Schriftenreihe Neurologie — Neurology Series

11

Herausgeber

H. J. Bauer, Göttingen · H. Gänshirt, Heidelberg · P. Vogel, Heidelberg

Beirat

H. Caspers, Münster · H. Hager, Gießen · M. Mumenthaler, Bern
A. Pentschew, Baltimore · G. Pilleri, Bern · G. Quadbeck, Heidelberg
F. Seitelberger, Wien · W. Tönnis, Köln

Bernhard Neundörfer

Differentialtypologie der Polyneuritiden und Polyneuropathien

Mit 18 Abbildungen

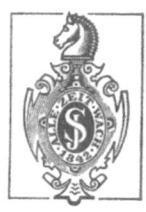

Springer-Verlag Berlin · Heidelberg · New York 1973

Privatdozent Dr. BERNHARD NEUNDÖRFER
Oberarzt an der Neurologischen Klinik im Klinikum Mannheim der Universität Heidelberg

ISBN-13: 978-3-642-65501-2   e-ISBN-13: 978-3-642-65500-5
DOI: 10.1007/978-3-642-65500-5

Das Werk ist urheberrechtlich geschützt. Die dadurch begründeten Rechte, insbesondere die der Übersetzung, des Nachdruckes, der Entnahme von Abbildungen, der Funksendung, der Wiedergabe auf photomechanischem oder ähnlichem Wege und der Speicherung in Datenverarbeitungsanlagen bleiben, auch bei nur auszugsweiser Verwertung, vorbehalten.
Bei Vervielfältigungen für gewerbliche Zwecke ist gemäß § 54 UrhG eine Vergütung an den Verlag zu zahlen, deren Höhe mit dem Verlag zu vereinbaren ist.
© by Springer-Verlag Berlin · Heidelberg 1973. Library of Congress Catalog Card Number 72-92345
Softcover reprint of the hardcover 1st edition 1973

Die Wiedergabe von Gebrauchsnamen, Handelsnamen, Warenbezeichnungen usw. in diesem Werk berechtigt auch ohne besondere Kennzeichnung nicht zu der Annahme, daß solche Namen im Sinne der Warenzeichen- und Markenschutz-Gesetzgebung als frei zu betrachten wären und daher von jedermann benutzt werden dürften.
Herstellung: Konrad Triltsch, Graphischer Betrieb, 87 Würzburg

Meiner Frau gewidmet

Geleitwort

Vor einigen Jahren fand in einem kleinen Ort nahe Aachen der sog. Contergan-Prozeß statt. Der Disput der von Anklage und Verteidigung gehörten Sachverständigen geriet vor den Gerichtsschranken bald zu einem lebhaften wissenschaftlichen Streitgespräch, zu einem an falschem Orte tagenden Kongreß. Dabei ging es um zweierlei:
1. um die Frage der Gen-Beeinflussung durch ein Medikament (hier speziell um Contergan),
2. darum, ob Contergan einzig und allein geeignet war, eine Polyneuropathie zu verursachen.

Die zweite Frage implizierte eine weitergehende: Ob es überhaupt ursachen-spezifische Polyneuropathien gebe oder ob Polyneuropathien nicht durchweg eine „polygenetische Reaktionsform" des peripheren Nervensystems darstellen. Diese Frage ließ sich — verständlicherweise — juristisch nicht entscheiden. Immerhin wurde sie aber so provokativ herausgestellt, daß erfahrene Kliniker in ihrer Beantwortung eine Aufgabe sehen mußten — auch wenn frühere Beobachtungen eine solche Antwort bereits vorweg zu nehmen schienen.

Herr Priv.-Doz. Dr. NEUNDÖRFER versuchte, anhand eines vielzähligen eigenen Krankenguts (750 Fälle) und zahlreicher Kasuistiken der Weltliteratur (4500 Fallbeschreibungen) die Frage zu klären, ob Polyneuropathien tatsächlich multifaktoriell entstehen oder ob deren klinisches Bild durch die jeweilige Ätiologie akzentuiert wird. Das Ergebnis seiner Untersuchungen war der abgesicherte Nachweis, daß die letztgenannte Möglichkeit zutreffe. D. h., aus den subtilen klinischen Besonderheiten läßt sich sehr wohl auf die Ursache einer Polyneuropathie schließen — vice versa: Unterschiedliche Noxen bedingen jeweils charakteristische Ausprägungen einer Polyneuropathie. Herrn Priv.-Doz. Dr. NEUNDÖRFER ist damit ein fundamentaler Beitrag zum Thema der Polyneuropathien gelungen. Die fast lückenlose Bearbeitung und Erwähnung der Weltliteratur läßt diese Monographie zugleich zu einem Nachschlagewerk und zu einer Bibliographie der Polyneuritiden werden.

Mannheim, im Herbst 1972   O. HALLEN

Inhaltsverzeichnis

Einleitung 1

I. Allgemeine Symptomatologie 5

    A. Alter — Geschlecht — Vererbung 5
        1. Alter 5
        2. Geschlecht 9
        3. Vererbung 11

    B. Hauptmanifestationstypen 12
        1. Der symmetrisch-sensible Manifestationstyp 12
        2. Der symmetrisch-paretische Manifestationstyp 17
        3. Manifestationstyp der Mononeuritis multiplex und Schwerpunktspolyneuritis 21

    C. Reizerscheinungen 25
        1. Sensible Reizerscheinungen 25
        2. Spontanschmerzen 29
        3. „Burning-feet"-Syndrom 32
        4. Hyperaesthesie und Hyperpathie 33
        5. Druckschmerzhaftigkeit von Nerven und Muskeln 33
        6. Motorische Reizerscheinungen 35

    D. Untersuchungsbefunde 36
        1. Sensibilitätsstörungen 36
        2. Motorische Ausfälle 38
        3. Muskelatrophie 46
        4. Vasomotorisch-neurotrophische Störungen 46
        5. Störungen von Blasen-, Mastdarm- und Sexualfunktion . . 49
        6. Reflexstörungen 50
        7. Hirnnervenlähmungen 52

    E. Verlaufscharakteristik 59

II. Nosographie 65

    A. Die „entzündlichen" Polyneuritiden 66

- B. Die vasculär bedingten Polyneuropathien (unter Einschluß der Kollagenosen) 75

- C. Exotoxische Polyneuropathien 80

- D. Endotoxisch-metabolische Polyneuropathien (unter Einschluß von Granulomatosen und malignen Prozessen mit Infiltration und Kompression peripherer Nerven) 91

Zusammenfassung 109

Literatur 110

Sachverzeichnis 198

Einleitung

Schon immer war es ein Anliegen der medizinischen Forschung, Symptome und Syndrome so zu analysieren, daß schon aus der Anamnese, Inspektion und körperlichen Untersuchung der Patienten sofort zumindest gewisse Rückschlüsse auf die Ätiologie gezogen werden können. Auf den ersten Blick ist es nicht ganz abwegig, ein solches Unterfangen bei Erkrankungen des peripheren Nervensystems als undurchführbar anzusehen, wenn man bedenkt, wie eintönig doch die morphologische Struktur der peripheren Nerven ist, und welche Vielfalt von Noxen und anderen Störfaktoren dem gegenüber stehen. Auch die Möglichkeit der peripheren Nerven, auf Krankheitsprozesse mit Reiz- und Ausfallssymptomen zu reagieren, scheint verhältnismäßig beschränkt zu sein. Vor allem auf solchen Überlegungen mag die Ansicht basieren, daß es sich bei Polyneuropathien und Polyneuritiden demnach gleichsam nur um eine „polygenetische Reaktionsform" (JANZEN [30]) handelt, die eine weitere differentialdiagnostische Aufgliederung von der polyneuritischen Symptomatik her nicht zuläßt.

Auf der anderen Seite lehrt die Erfahrung aus dem klinischen Alltag, daß — wie es SCHELLER 1953 [56] in seiner allgemeinen Vorbemerkung zur Beschreibung polyneuritischer Krankheitsbilder ausführt — „je nach Art des schädigenden Faktors bald diese, bald jene Bahnen innerhalb des peripheren Neurons vorzugsweise ergriffen sein können, was sich klinisch dann in der Weise äußert, daß in einem Falle Lähmungen, im anderen aber vegetative oder sensible Störungen dem Krankheitsbild die charakteristische Note geben. Die Krankheitserscheinungen können mehr oder weniger stürmisch unter dem Bild eines akut sich entwickelnden Prozesses auftreten, in anderen Fällen ist der Verlauf außerordentlich langsam und schleichend." Mit anderen Worten: es zeichnen sich durch unterschiedliche Betonung und Kombination einzelner Symptome sowie bestimmter Verlaufsgestalten Muster ab, die sich voneinander unterscheiden lassen und „als Eckpfeiler für eine praktisch brauchbare Systematik dienen können" (ERBSLÖH 1967 [17]).

Im Folgenden soll nun dargelegt werden, daß die einzelnen Formen der Polyneuritiden und Polyneuropathien gleichsam eine charakteristische Physiognomie tragen, so daß es dem Untersucher möglich ist, eine spezifische Diagnose zu stellen oder zumindest in bestimmte Richtungen gehende differentialdiagnostische Überlegungen anzustellen. Im ersten — nicht so sehr dem Umfang als dem Sachverhalt nach — wesentlicheren Teil wird aufgezeigt, daß die einzelnen Symptome und Symptomenkomplexe den verschiedenen ätiologisch unterscheidbaren Formen der Polyneuritiden und Polyneuropathien in unterschiedlicher Häufigkeit und Qualität zugeordnet werden können. Dabei herrscht meistens das Prinzip des „Mehr oder Weniger", seltener das der Ausschließlichkeit vor. Es werden sich Kerngruppen mit typischen Mustern herauskristallisieren lassen; es wird aber auch deutlich werden, daß jenseits dieser Kerngruppen — wie bei allen Krankheitserscheinungen — Fälle mit fließenden Übergängen zu anderen Mustern und auch Ausnahmen vorhanden sind.

Gemäß dem Anliegen der vorliegenden Studie werden nur Symptome beschrieben, die dem „polyneuritischen Syndrom" angehören, also auf Störungen des peripheren Nervensystems zurückgehen, während andere neurologische und von anderen Organsystemen ausgehende Störungen sowie Laborbefunde unberücksichtigt bleiben. Aus-

Tabelle 1. Aufgliederung des eigenen Krankengutes

Ätiologie	Fallzahl
Diabetes mellitus	230
Alkoholismus [a]	198
sog. idiopathische Polyradiculoneuritis	102
neuralgische Schulteramyotrophie	42
Rachendiphtherie	31
Tri-Aryl-Phosphat	16
Urämie (nephrogene Polyneuropathie) [a]	15
Uliron und Neouliron	11
serogenetische Polyneuritis	11
Thalidomid	8
rheumatische Arthritis	8
Porphyrie	7
Malabsorption	7
INH [a]	5
Nitrofurantoin [a]	5
Salvarsan	5
Paraneoplastische Polyneuropathie	4
Wund-Diphtherie	3
Periarteriitis nodosa	3
Myxödem [a]	3
Myelom [a]	3
neurale Muskelatrophie [a]	3
lymphocytäre Meningitis [a]	2
Hydantoin	2
Vincristin [a]	2
Barbiturat-Koma [a]	2
Anticoagulantien [a]	2
Polycythämie [a]	2
Leukämie	2
maligne Reticulose	2
Paramyloidose	2
myotonische Dystrophie	2
Mumps	1
Brucellose	1
Lues	1
Ruhr	1
Lupus erythematodes	1
Gravidität	1
Arsen	1
Benzol	1
Thallium	1
Morbus Waldenström [a]	1
Summe:	750

[a] nur Fälle aus dem Mannheimer Krankengut

nahmen bilden Hinweise auf spastische Symptome bei der Tri-Aryl-Phosphat-Intoxikation, weil diese hier besonders eng mit dem „polyneuritischen" Symptomenkomplex vermischt sind, sowie auf wesentliche Mitsymptome bei weniger bekannten Syndromen, wie dem Fisher-, Bassen-Kornzweig- und Louis-Bar-Syndrom. Miteinbezogen wurden Manifestationsalter, Geschlechtsspezifität und Heredität, wobei es sich um Merkmale handelt, die man nicht vom „polyneuritischen Syndrom" trennen kann, ja die ihm nachgerade immanent sind.

Versuche, in derartiger und umfassender Weise vom Einzelsymptom ausgehend eine Differentialtypologie der Polyneuritiden und Polyneuropathien zu gestalten, sind unseres Wissens nur selten und dann meist nur bruchstückhaft oder einzelne Symptome betreffend (u. a. [17, 23, 33, 68, 69]) unternommen worden.

Im zweiten Teil werden dann, wie es sonst üblich ist, nochmals die einzelnen Formen der Polyneuritiden und Polyneuropathien gesondert besprochen, wobei auf die im ersten Teil aufgezeigten Gesetzmäßigkeiten zurückgegriffen wird. Auch hier bleibt mit den oben angegebenen Ausnahmen die Charakterisierung auf die dem „polyneuritischen Syndrom" angehörenden Symptome beschränkt.

Diese Studie stützt sich auf die Analyse von 750 Fallbeobachtungen aus den Jahren 1943—1968 [1] der Universitätsnervenklinik Heidelberg und der Jahre 1969 bis 1971 der Neurologischen Klinik der Medizinischen Fakultät Mannheim. Sie sind in Tabelle 1 der Häufigkeit nach aufgereiht.

Es wurden nur Fälle berücksichtigt, deren ätiologische Zuordnung zweifelsfrei ist, so daß damit nichts über die Gesamtzahl der in diesen Zeiträumen zur Beobachtung gelangten Fälle ausgesagt wird. Es wird damit gleichzeitig zum Ausdruck gebracht, daß wir wie andere Autoren (u. a. [178, 263]) auch die sogenannte „idiopathische" Polyradiculoneuritis weitgehend als nosologische Einheit betrachten. Das gleiche gilt für die neuralgische Schulteramyotrophie. Außerdem haben wir zur Überprüfung und Ergänzung unseres eigenen Materials das einschlägige Schrifttum herangezogen und ca. 4500 Einzel- und serielle Fallberichte nach den gleichen Gesichtspunkten wie unsere eigenen Fälle ausgewertet. Dabei haben wir bei den häufiger vorkommenden Formen meist nur eine zufällige Auswahl getroffen, während bei den seltener auftretenden Gruppen (wie z. B. bei Polyneuropathien bei Myelom, Morbus Waldenström, Kryoglobulinämie und anderen) wir möglichst alle auswertbaren Kasuistiken zu erfassen versucht haben.

Bei Fallzahlen über 50 wurden der Übersichtlichkeit und Vergleichbarkeit halber die Relationen auch in Prozenten, bei Fallzahlen darunter mit ganz wenigen Ausnahmen nur mit einfachen Zahlenrelationen angegeben. Das Schrifttum, das der Einzelfallauswertung zugrunde gelegt wurde, wurde — um laufende Wiederholungen zu vermeiden — in der Regel nur einmal, nämlich in Zusammenhang mit der ersten Erwähnung der betreffenden Polyneuritis- oder Polyneuropathieform angeführt.

---

[1] Herrn Prof. Dr. H. GÄNSHIRT, Direktor der Neurologischen Universitätsklinik Heidelberg, danke ich herzlich für die Überlassung der Krankengeschichten.

I. Allgemeine Symptomatologie

A. Alter - Geschlecht - Vererbung

1. Alter

Eine eigentliche, für das Kindesalter spezifische Polyneuritis gibt es nicht, doch finden sich vereinzelt bei Kinderkrankheiten Polyneuritiden und Polyradiculoneuritiden wie bei Masern [402—413], Röteln [408, 414—416], Varicellen [408, 417 bis 423] und Mumps [512—530], die allerdings gerade bei der letzteren Erkrankung auch im Jugend- und Erwachsenenalter angetroffen werden. Einige hereditäre Polyneuropathieformen können ebenfalls in den ersten Lebensjahren einsetzen. Ausnahmsweise schon im 1. Lebensjahr, meist im 2.—4. Lebensjahr [2924 a], beginnt die infantile Form der metachromatischen Leukodystrophie, bei der man häufig als erstes Krankheitszeichen schlaffe Lähmungen mit Reflexverlust vorfindet. Unter 35 [2915 bis 2927] aus der Literatur überprüften Fällen zeigten 13 zumindest vorübergehend abgeschwächte oder fehlende Eigenreflexe. Auch das Louis-Bar-Syndrom, bei dem wir unter 56 aus der Literatur ausgewerteten Fällen 40mal (=71%) Hinweise auf eine zumindest leichte Neuropathie (vor allem in Form von Reflexstörungen, aber auch schlaffe Paresen und Atrophien) vorfanden [2942, 2946—2948, 2951, 2952, 2955, 2957, 2966, 2970, 2972, 2977, 2979, 2980], sowie das Bassen-Kornzweig-Syndrom, bei dem nicht selten atrophische Tetraparesen auftreten, setzen meist in der Kindheit ein [2928—2940]. Das Refsum-Syndrom mit Beginn vorwiegend in der 2. und 3. Dekade [2894] kann sich auch schon in der Kindheit manifestieren [2890, 2910]. Das gleiche gilt von der hereditären sensiblen Neuropathie [2693, 2697, 2704, 2707].

Die neurale Muskelatrophie und die progressive hypertrophische Neuritis setzen vorwiegend in der Kindheit und frühen Jugendzeit ein. BOETERS [2726] stellte in seinem Krankengut von 118 Fällen als Haupterkrankungsalter die Spanne zwischen dem 5. und 25. Lebensjahr mit einem Gipfel um das 15. Lebensjahr fest. Besonders frühzeitig beginnt der recessiv erbliche Typ der neuralen Muskelatrophie, bei dem BECKER [3] unter 58 Lit.-Fällen 37mal (=64%) die ersten 5 Lebensjahre und 12mal (=21%) die anschließenden Jahre bis zum 10. Lebensjahr als Erkrankungsalter angegeben fand. Das Erkrankungsalter bei der progressiven hypertrophischen Neuritis liegt bei 83 von 115 Fällen (=72%) in der Lit. [3] unterhalb des 16. Lebensjahres, während der Rest sich gleichmäßig auf die folgenden Jahre bis zum 50. Lebensjahr verteilt.

Die familiäre Form der Amyloidpolyneuropathie beginnt, vor allem bei den portugiesischen Fällen, hauptsächlich in der 3. Dekade [3, 2636, 2640, 2641, 2674], wenn auch das Erkrankungsrisiko zwischen dem 15. und 60. Lebensjahr anzusetzen ist.

ANDERSSON berichtete neulich [2635] über familiäre Fälle in Nordeuropa, die erst um das 50. Lebensjahr herum erkrankten. Auch die sporadischen Fälle haben einen späteren Beginn mit einem Höhepunkt zwischen dem 50. und 60. Lebensjahr [2622]. Das Durchschnittsalter von 25 in der Literatur überprüften Fällen [2633, 2642, 2643, 2649—2653, 2658, 2661—2663, 2666—2668, 2670, 2671, 2676] beträgt dementsprechend 51 Jahre. Bei zwei eigenen Fällen traten die ersten neuritischen Zeichen im 42. und 64. Lebensjahr auf.

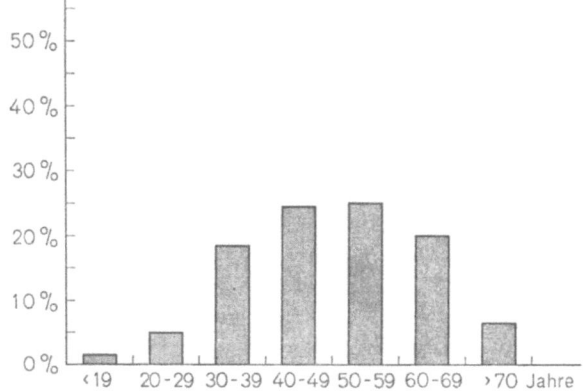

Abb. 1 a. Altersprofil von 198 Fällen mit Alkoholpolyneuropathie

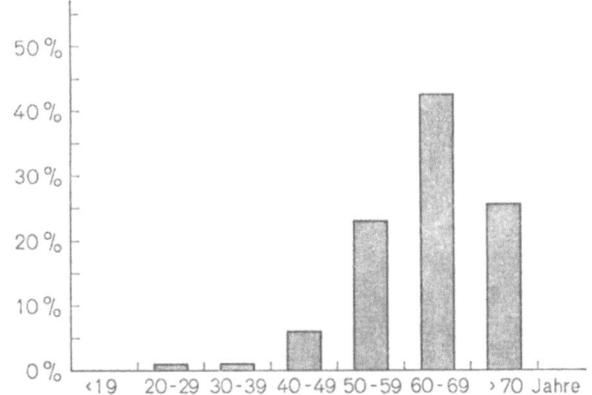

Abb. 1 b. Altersprofil von 230 Fällen mit diabetischer Polyneuropathie

Der erste Schub der Porphyrie-Polyneuropathie manifestiert sich vorwiegend in der Zeit zwischen dem 20. und 40. Lebensjahr [1853, 1856, 1888, 1910, 1923]. Bei 61 aus der Literatur ausgewählten Fällen [1825—1829, 1832, 1833, 1838, 1840, 1843, 1846, 1848, 1850, 1854, 1857, 1860, 1865, 1869, 1871, 1875, 1879, 1886, 1887, 1893, 1897, 1899, 1900, 1907, 1909, 1911, 1914, 1917, 1925] war das Durchschnittsalter 34 Jahre (14.—66. Lbj.). Demgegenüber ist das Durchschnittsalter von 47 Jahren unserer eigenen 7 Fälle relativ hoch. Die Schwangerschaftspolyneuropathie, eine weitere endogen-toxische Neuropathieform, hat ihr Maximum um das 30. Lebensjahr (Durchschnittsalter von 51 ausgewerteten Lit.-Fällen ([1932, 1933, 1935, 1936, 1939,

1941, 1942, 1944, 1946, 1948, 1952, 1953, 1955, 1961, 1962, 1964, 1968, 1969, 1970, 1973, 1974, 1975, 1981, 1984, 1985, 1986, 1987, 1988, 1990, 1995, 1996, 1997, 1999, 2000, 2001] = 30 Jahre, ein eigener Fall 37 Jahre alt), was uns, wenn auch ein exakter statistischer Beleg fehlt, für ein gehäufteres Vorkommen bei Gravidität in höherem Lebensalter zu sprechen scheint.

Das Altersprofil der beiden häufigsten Polyneuropathien, der Alkohol- und der diabetischen Polyneuropathie, die auch differentialdiagnostisch vom Symptomenkomplex her kaum unterscheidbar sind, zeigt deutliche Unterschiede. Nach KOHL-

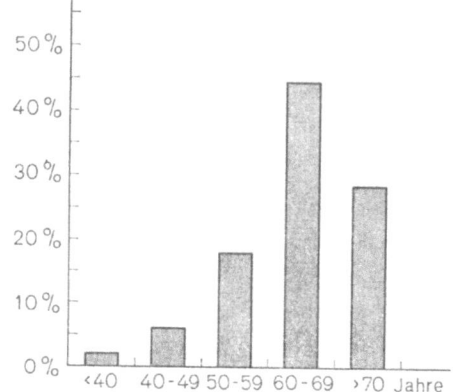

Abb. 1 c. 167 Fälle mit sensiblem Kernsyndrom bei diabetischer Polyneuropathie

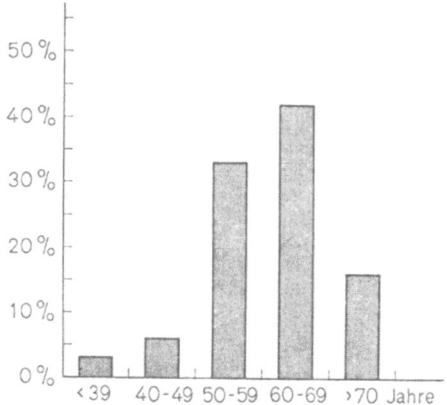

Abb. 1 d. 63 Fälle mit anderen Manifestationstypen bei der diabetischen Polyneuropathie

MEYER [33] liegt der Gipfel der Alkoholpolyneuropathie bei den Gießener Fällen gegen Ende des 4. und Anfang des 5. Dezenniums, während die Alterspädilektion der diabetischen Neuropathie 2 Lebensjahrzehnte höher anzusetzen sei. In unserem eigenen Krankengut von 198 Fällen von Alkoholpolyneuropathie liegt das Durchschnittsalter bei 50 Jahren, das der diabetischen (230 Fälle) bei 64 Jahren. Dabei befinden sich in der Altersgruppe unter 39 Jahren 48 Fälle (= 24%) von Alkoholpolyneuropathie und nur 6 Patienten (= 2,6%) mit einem Diabetes mellitus, während umgekehrt jenseits des 60. Lebensjahres 158 Diabetiker (= 69%) und nur 51 Alkoholiker (= 26%) zu finden sind (Abb. 1 a und 1 b).

Ein wesentlicher Unterschied im Durchschnittsalter zeigt sich nicht bei gesonderter Berechnung für die Fälle mit dem symmetrisch-sensiblen Kernsyndrom (167 Fälle: Durchschnittsalter [DA] = 64 Jahre) und den anderen Formen der diabetischen Neuropathie (63 Fälle: DA = 61 Jahre). Wie aus den Abb. 1 c und 1 d hervorgeht, ergeben sich jedoch deutliche Unterschiede in der Verteilung auf die einzelnen Dekaden: so fallen nur 18% in die 6. Dekade bei der vorwiegend symmetrisch-sensiblen Form gegenüber 33% bei den anderen Formen, und umgekehrt 29% jenseits des 70. Lebensjahres bei der ersteren gegenüber 16% bei den letzteren.

Das Altersprofil unserer Alkohol-Patienten deckt sich in etwa mit den Angaben BISCHOFFs [1509] (Durchschnittsalter 53 Jahre bei 145 Patienten) und liegt etwas höher als beim Krankengut von FUNK [1519], der unter 128 nur 34 Patienten über dem 45. Lebensjahr verzeichnet. Das Durchschnittsalter unserer Fälle mit diabetischer Polyneuropathie entspricht mit 63 Jahren fast dem von DAEPEN [2063] (88 Patienten: DA = 64 Jahre mit 91% über 50 Jahren) und übertrifft um 4—5 Jahre das von GIBBELS u. SCHLIEP [2112] (100 Fälle: DA = 59,3 Jahre) sowie von FEUDELL [2100] (323 Fälle: DA = 58,5 Jahre), was unschwer aus dem unterschiedlich zusammengesetzten Krankengut zu erklären ist.

Entsprechend der Altersverteilung der Grundkrankheit liegt das Durchschnittsalter von Fällen mit Polyneuritis oder Polyradiculoneuritis bei Mononucleose im Ausgang des Jugendalters (DA = 21 Jahre bei 34 Fällen aus der Literatur [489, 493, 499, 500, 502, 504, 510, 511]). Durchschnittsalterswerte, die das 3. und 4. Dezennium betreffen, berechneten wir auch für Neuropathien im Rahmen des Lupus erythematodes (24 Fälle: DA = 34 Jahre [1152, 1154, 1161—1163, 1165, 1166, 1168, 1171—1174, 1179 bis 1184]) sowie für Fälle mit peripher neurologischen Störungen bei Meningiosis glioblastomatosa (7 Fälle: DA = 26 Jahre [2420, 2512, 2536, 2539]) und Meningiosis sarcomatosa (19 Fälle: DA = 32 Jahre [2505, 2506, 2508, 2511, 2520, 2522, 2536, 2540, 2542]).

Die Polyneuropathie bei Periarteriitis nodosa tritt am häufigsten im mittleren Lebensalter auf [1123]. Unter 91 Fällen aus der Literatur befanden sich 63 (= 69%) im 4., 5. und 6. Lebensjahrzehnt bei einem Durchschnittsalter von 50 Jahren [1028, 1030, 1038, 1040, 1051, 1053—1055, 1058, 1064, 1071, 1078, 1081, 1084, 1086, 1089, 1091, 1092, 1097—1100, 1105, 1108, 1118, 1120, 1123, 1127]. Bei der Myelompolyneuropathie liegt der Häufigkeitsgipfel unter Berücksichtigung von 23 Lit.-Fällen bei einem Durchschnittsalter von 51 Jahren [2414, 2419, 2425—2427, 2433, 2437, 2440, 2448, 2460, 2468, 2473, 2485, 2487, 2497] im 5. (11 Fälle), 6. (5 Fälle) und 7. Lebensjahrzehnt (5 Fälle). Die gleichen Lebensabschnitte bevorzugen die paraneoplastischen Polyneuropathien (63 Lit.-Fälle: DA = 55 Jahre [2365—2367, 2369, 2373, 2376, 2379—2382, 2384, 2386—2390, 2397—2400, 2405, 2407, 2409—2411, 2413]) sowie die Meningiosis carcinomatosa, die auch zu peripheren neurologischen Ausfällen führen kann (28 Fälle: DA = 52 Jahre [2503, 2510, 2514, 2517—2519, 2523—2527, 2529—2535, 2537, 2538]).

Die übrigen Polyneuropathien und Polyneuritiden zeigen keine besondere Altersbeziehung oder sind zahlenmäßig zu klein, um eine diesbezügliche Aussage zu ermöglichen.

2. Geschlecht

In der Mehrzahl der Polyneuritiden und Polyneuropathien, bei denen Geschlechtsunterschiede festgestellt werden können, liegt ein bevorzugter Befall des männlichen Geschlechtes vor (Tab. 3). So handelte es sich bei unseren 102 Patienten mit idiopathischer Polyradiculoneuritis um 62 männliche (= 61%) und 40 (= 39%) weibliche Patienten. Dieser Befund deckt sich mit Angaben aus der Literatur, wo ebenfalls meist ein mehr oder weniger starkes Überwiegen des männlichen Geschlechtes festgestellt werden konnte (Tab. 2).

Tabelle 2. Relation von männlichen zu weiblichen Patienten bei der idiopathischen Polyradiculoneuritis

Autoren	Gesamtzahl	männlich	weiblich
eigene Fälle	102	62 (61%)	40 (39%)
RAVN [263]	127	72 (57%)	52 (43%)
WIEDERHOLT u. Mitarb. [317]	97	67 (69%)	30 (31%)
PLEASURE u. Mitarb. [258]	81	47 (58%)	34 (42%)
WIECK [316]	62	43 (69%)	19 (31%)
EIBEN u. GERSONY [134]	48	56%	44%
MARSHALL [224]	35	22 (63%)	13 (37%)
McFARLAND u. HELLER [233]	100	49%	51%
HEWER u. Mitarb. [180]	44	15 (34%)	29 (66%)

Ein Überwiegen weiblicher Patienten verzeichneten in größeren Serien lediglich McFARLAND u. HELLER [233] (100 Fälle mit 49 ♂ : 51 ♀) und HEWER u. Mitarb. [180] (44 Patienten mit 15 ♂ : 29 ♀ [= 34% : 66%]). Auch Serien, in denen über das Auftreten der Polyradiculoneuritiden nur im Kindesalter berichtet wird, zeigen die Bevorzugung von Knaben: Low u. Mitarb. [352] 17 ♂ : 9 ♀, WITZEL [372] 9 ♂ : 1 ♀.

Bei der Periarteriitis nodosa sind Männer deutlich häufiger befallen als Frauen. Unter 93 Fällen aus der Lit. [1028, 1030, 1038, 1040, 1051, 1053—1055, 1058, 1064, 1071, 1078, 1081, 1084, 1086, 1089, 1091, 1092, 1097—1100, 1105, 1108, 1118 bis 1120, 1123, 1127] fanden wir 70 (= 75%) männliche und 23 (= 25%) weibliche Patienten. STAMMLER [1123], der ca. 600 Lit.-Fälle, worunter sich 268 Patienten mit Mono- und Polyneuropathie befanden, überblickte, gab ein Verhältnis von ca. 2 ♂ : 1 ♀ an. Von unseren eigenen 3 Patienten waren 2 weiblichen, einer männlichen Geschlechtes. Dieses Geschlechtsverhältnis spiegelt sich auch bei der Wegenerschen Granulomatose wider, bei der wir in der Literatur einen Quotienten von 11 ♂ : 4 ♀ vorfanden [1134—1136, 1139, 1141—1144, 1146, 1148]. Auch die paraneoplastischen Polyneuropathien [2365—2367, 2369, 2373, 2376, 2379—2382, 2384, 2386—2390, 2397—2400, 2407—2411, 2413] und die Myelompolyneuropathie zeigen ein deutliches Überwiegen beim männlichen Geschlecht (paraneoplastische Polyneuropathie mit 66 Fällen: 47 ♂ : 19 ♀ = 71% : 29% und 23 Fälle mit Myelompolyneuropathie bei 17 ♂ : 6 ♀ = 71% : 29%). Unter 55 Fällen mit Meningiosis blastomatosa, die wir aus der Literatur zusammenstellten [2420, 2503, 2505, 2508, 2510—2512, 2514, 2516 bis 2520, 2522—2527, 2529—2540, 2542], befanden sich 38 Männer (= 70%) und 17 Frauen (= 30%), was also auch ein Verhältnis von größer als 2 : 1 ergibt.

Sowohl bei der sporadischen Form der Amyloidpolyneuropathie [2633, 2642, 2643, 2649—2653, 2658, 2661—2663, 2666—2668, 2670, 2671, 2676] (26 Fälle: 22 ♂ : 4 ♀), wie auch bei der familiären Form (BECKER u. Mitarb. [2640]: 88 ♂ : 51 ♀ = 63%: 37%) sind die männlichen Patienten häufiger betroffen als die weiblichen, wobei bei der sporadischen Form der Unterschied noch wesentlich deutlicher ist. Der dominant vererbliche Typ der neuralen Muskelatrophie weist nach BECKER [3] unter 586 Fällen in der Literatur ein Verhältnis von 327 ♂ : 259 ♀ = 56% : 44%, der recessive Typ von 28 ♂ : 11 ♀ = 72% : 28% und die progressive hypertrophische Neuritis unter 224 Fällen ein Verhältnis von 128 ♂ : 96 ♀ = 57% : 43% auf. Außerdem gibt es noch einen X-chromosomalen Typ der neuralen Muskelatrophie, der folglich nur männliche Merkmalsträger aufzeigt [3].

Tabelle 3. Polyneuritiden und Polyneuropathien mit Bevorzugung des männlichen Geschlechtes

---

idiopathische Polyradiculoneuritis
Periarteriitis nodosa
Wegenersche Granulomatose
paraneoplastische Polyneuropathie
Myelompolyneuropathie
Meningiosis blastomatosa
Paramyloidose
neurale Muskelatrophie
progressive hypertrophische Neuritis
Alkoholpolyneuropathie

Ein Überwiegen des weiblichen Geschlechtes (Tab. 4) findet man gemäß der Grundkrankheit bei der Polyneuropathie im Rahmen der rheumatischen Arthritis und Polyarthritis [1185, 1187—1189, 1191, 1192, 1195—1199, 1201, 1202, 1204, 1205, 1208, 1210—1212, 1214, 1217]. Das Geschlechtsverhältnis bei 162 ausgewerteten Fällen betrug 71 ♂ : 91 ♀ = 44% : 56%. Bei den Polyneuropathiefällen im Rahmen des Lupus erythematodes, die wir aus der Literatur überprüften, ergab sich sogar eine Relation von 4 ♂ : 20 ♀. Unser kleines Krankengut zeigt sich hier allerdings völlig konträr: bei der rheumatischen Arthritis waren es 6 männliche und 2 weibliche Patienten.

Die Polyneuropathie der akuten intermittierenden Porphyrie tritt gleichfalls häufiger bei Frauen als bei Männern auf [1853, 1856, 1888, 1906, 1910]. Unter 88 Fällen, die wir aus der Literatur zusammenstellten [1825—1829, 1832, 1833, 1838, 1840, 1843, 1846, 1848, 1850, 1854, 1857, 1860, 1865, 1869, 1871, 1875, 1879, 1886, 1887, 1893, 1897, 1899, 1900, 1903, 1907, 1909, 1911, 1914, 1917, 1925], fanden sich 38 ♂ (= 43%) und 50 ♀ (= 57%). Unsere eigenen 7 Fälle zeigten dagegen ein Verhältnis von 4 ♂ : 3 ♀.

Die diabetische Polyneuropathie weist bei Zusammenstellung größerer Serien immer ein leichtes Überwiegen des weiblichen Geschlechtes auf. Unter unseren 230 Patienten war das Geschlechtsverhältnis sogar 92 ♂ : 138 ♀ = 40% : 60%; bei FEUDELL [2100] betrug es ♂ : ♀ = 0,91, bei BISCHOFF [2034] 96 ♂ : 104 ♀ = 48% : 52% und bei GIBBELS u. SCHLIEP [2112] 45 ♂ : 55 ♀ = 45% : 55%. Berücksichtigt man gleichzeitig, daß die Alkoholpolyneuropathie entsprechend den Trinksitten bei Männern unverhältnismäßig häufiger als bei Frauen vorzufinden ist (in unserem Material 161 ♂ : 37 ♀ = 81%:19%, bei FUNK [1519] 98 ♂ : 30 ♀ = 77%:23%, bei BISCHOFF [1509] 128 ♂ : 17 ♀ = 88%:12%), so ergibt sich ein weiteres wichtiges differentialdiagnostisches Kriterium in der Unterscheidung der diabetischen und alkoholischen Polyneuropathie.

Tabelle 4. Polyneuropathien mit Bevorzugung des weiblichen Geschlechtes

rheumatische Arthritis und Polyarthritis
Lupus erythematodes
akute intermittierende Porphyrie
Diabetes mellitus

3. Vererbung

Die häufigste und wichtigste hereditär bedingte Polyneuropathie stellt die akute intermittierende Porphyrie dar. Sie folgt einem dominanten Erbgang [1856]. Nach diesem Modus werden auch die familiäre Amyloidose [2636—2638, 2640, 2641, 2645—2647, 2656, 2657, 2673, 2674], zumindest zum Teil die hereditäre sensible Neuropathie [2679, 2684, 2687, 2693, 2697, 2699, 2703, 2704, 2707, 2714], die neurale Muskelatrophie [3, 2725, 2726, 2727], die progressive hypertrophische Neuritis [3, 2725, 2726, 2727] und die myatrophische Ataxie [3] weiter vererbt. Offenbar handelt es sich auch bei der familiären rezidivierenden polytopen Neuropathie [2866 bis 2871] ebenfalls um ein dominantes Erbleiden.

Tabelle 5 a. Polyneuropathien mit dominantem Erbgang	Tabelle 5 b. Polyneuropathien mit recessivem Erbgang
akute intermittierende Porphyrie	
familiäre Amyloidose	Refsum-Syndrom
hereditäre sensible Neuropathie (größerer Anteil)	hereditäre sensible Neuropathie (kleinerer Anteil)
neurale Muskelatrophie (größerer Anteil)	neurale Muskelatrophie (kleinerer Anteil)
progressive hypertrophische Neuritis (größerer Anteil)	progressive hypertrophische Neuritis (kleinerer Anteil)
myatrophische Ataxie (größerer Anteil)	myatrophische Ataxie (kleinerer Anteil)
familiär rezidivierende polytope Neuropathie	Bassen-Kornzweig-Syndrom
	Louis-Bar-Syndrom

Einem recessiven Erbgang folgen das Refsum-Syndrom [2889, 2894, 2903, 2907], die infantile Form der metachromatischen Leukodystrophie [2924a] und einige Sippen der neuralen Muskelatrophie, der myatrophischen Ataxie [3] sowie der hereditären sensiblen Neuropathie [2701, 2704]. Sehr wahrscheinlich unterliegen das Bassen-Kornzweig- und das Louis-Bar-Syndrom ebenfalls einem recessiven Erbmodus [3]. Bei der neuralen Muskelatrophie gibt es eine Untergruppe mit X-chromosomalem Erbgang [3]. Schließlich sei noch das familiäre Vorkommen von rezidivierenden Armplexus-Neuritiden erwähnt [578—580].

B. Hauptmanifestationstypen

Seit v. LEYDEN [37] unterscheidet man in der Systematik der Polyneuritiden und Polyneuropathien zwei Haupttypen: die symmetrische Polyneuritis sowie die asymmetrische multiple Neuritis. In den letzten 2 Jahrzehnten wurden — vor allem im deutschen Sprachraum — zur exakteren Charakterisierung noch Unterteilungen vorgenommen, an die wir uns auch als Grundgerüst für die weitere Differenzierung der einzelnen Polyneuritis- und Polyneuropathieformen halten wollen. SCHEID [52, 53] und GIBBELS [23] beschreiben einen Tetraplegietyp mit symmetrischer bis leicht asymmetrischer Verteilung der Ausfälle, der dem symmetrisch-paretischen, bzw. symmetrisch-sensiblen Manifestationstyp von ERBSLÖH [17] entspricht. Das andere Extrem stellt der Typ der Mononeuritis multiplex dar, bei dem sich die Symptome streng an das Ausbreitungsgebiet einzelner Nerven halten. Dazwischen — aber mehr dem Mononeuritis-multiplex-Typ angehörig — steht die sogenannte Schwerpunktspolyneuritis [17], die wohl nicht gänzlich dem Multiplextyp von SCHEID [52, 53] und GIBBELS [23] gleichgesetzt werden kann. Sie ist nach ERBSLÖH [17] dadurch ausgezeichnet, daß neben einem deutlichen schwerpunktsmäßigen Befall einer oder mehrerer peripherer Nervenregionen doch auch diskrete Zeichen einer Generalisation — wie z. B. abgeschwächte oder fehlende Achillessehnenreflexe — vorhanden sind. Diese Einteilung in Untergruppen bezieht sich im Folgenden nur auf die Ausfälle der spinalen Nerven, so daß z. B. trotz asymmetrischen Befalls im Hirnnervenbereich bei Symmetrie an den Extremitäten nicht von einer Schwerpunktspolyneuritis gesprochen wird. Bei isoliertem Hirnnervenbefall wird dies gesondert erwähnt. Das gleiche gilt für die Fälle, bei denen sich die neuritischen Symptome lediglich in Reflexstörungen oder sensiblen Reizerscheinungen erschöpfen. Fehlen sensible Ausfälle, dann wird trotz sensibler Reizerscheinungen beim Auftreten von Lähmungen von rein motorischer Polyneuritis oder Polyneuropathie gesprochen.

1. Der symmetrisch-sensible Manifestationstyp

Der symmetrisch-sensible Manifestationstyp ist allein oder zumindest vorwiegend von sensiblen Ausfällen geprägt und schließt auch Fälle ein, die nur sensible Reizerscheinungen oder Reflexstörungen zeigen. Die Ausfälle sind streng symmetrisch bis leicht asymmetrisch. WARTENBERG [65] hat vorwiegend dieser Form eine ganze Monographie gewidmet, ohne dabei allerdings ätiologische Zuordnungen vorzunehmen. Diesem Typ gehören — wie die weitere Aufschlüsselung zeigen wird — vor allem toxische und metabolisch-endotoxische Polyneuropathien an.

Das Vorkommen von rein sensiblen idiopathischen Polyradiculoneuritiden wird in der Literatur kaum erwähnt. Unter unseren eigenen 102 Fällen befinden sich nur zwei.

CASTAIGNE u. Mitarb. [113] berichten allerdings von 10% mit vorwiegend sensiblen Störungen bei 200 Fällen von Polyradiculoneuritis.

Beim Fisher-Syndrom [373—392], das wohl als eine Sonderform der Polyradiculoneuritis mit vorwiegend Hirnnervenbefall aufgefaßt werden muß, ist das Ausfallssyndrom im Bereich der spinalen Nerven und Wurzeln fast ausschließlich dem sensiblen Manifestationstyp zuzuordnen. Unter den 27 Fällen, die von RAD [390] zusammenstellte, sowie den erst kürzlich von ELIZAN u. Mitarb. [378] mitgeteilten 11 Fällen, hatten nur 7 meist leichte motorische Ausfälle, während die anderen sensible Reizerscheinungen, Sensibilitäts- und vor allem Reflexstörungen zeigten.

Auch bei der Wund- und Rachendiphtherie können sich die Ausfälle an den Extremitäten auf diesen Bereich beschränken. So fanden GASKILL u. KORB [868] unter 61 Patienten mit Polyneuritis nach Wund-Diphtherie 19 Fälle (= 31%) mit rein sensiblen Störungen und BAGINSKY [760] unter 525 Fällen mit Rachendiphtherie viermal lediglich eine Areflexie. Wir konnten 3 unter 31 Patienten mit postdiphtherischer Polyneuritis der symmetrisch-sensiblen Form zuordnen. Einmal fanden wir unter

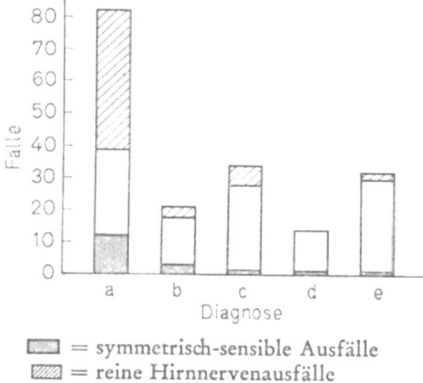

Abb. 2. Häufigkeit des *symmetrisch-sensiblen Manifestationstyps* bei Polyneuritiden im Zusammenhang mit lymphocytärer Meningitis (a), Grippe (b), Mononucleose (c), Mumps (d) und Herpes zoster (e) unter Einschluß der eigenen Fälle

31 Lit.-Fällen [905, 907—911, 913—915, 919] mit luetischer Polyneuritis eine Beschreibung mit nur sensiblen Ausfällen.

Gehäuft lassen sich dagegen solche Bilder bei der lymphocytären Meningitis mit Polyneuritis feststellen [534, 540, 543, 546, 550, 553, 555]. Unter 80 Fällen, von denen allerdings 43 (= 51%) allein Hirnnervenausfälle boten, zeigten sich — wie auch bei einem von zwei eigenen Fällen — 7mal lediglich symmetrische Reflexstörungen, zweimal isoliert sensible Ausfälle und zweimal allein sensible Reizerscheinungen. Vereinzelt findet man hierhergehörige Fälle bei Polyneuritiden in Zusammenhang mit Grippe (dreimal unter 21 Fällen [443, 449, 450, 455—458]), Mononucleose (einmal unter 34 Fällen), Mumps (einmal unter 13 Fällen [512, 518, 523, 525, 527—529]) und Herpes zoster (einmal unter 32 Fällen [461—463, 465—469, 471, 473, 475—478, 481, 483, 534]) (Abb. 2).

Bei der Periarteriitis nodosa ist der symmetrisch-sensible Manifestationstyp selten. Unter 94 Fällen aus der Lit. [1028, 1030, 1038, 1040, 1045, 1051, 1058, 1064, 1071,

1078, 1081, 1084, 1086, 1089, 1091, 1092, 1097—1100, 1105, 1107, 1108, 1118 bis 1120, 1123, 1127] befanden sich nur 8 (= 8,5%) derartige Fallbeschreibungen (5mal mit rein sensiblen Ausfällen, zweimal lediglich mit Reflexstörungen und einmal nur mit Reizerscheinungen). Erstaunlicherweise entdeckten wir unter 14 Fällen mit Wegenerscher Granulomatose [1134—1136, 1139, 1141—1144, 1146, 1148] zwei Fälle, die hier anzuführen sind (einmal rein sensible Ausfälle, einmal lediglich Reizerscheinungen). Unter 26 Fällen mit Polyneuropathie bei Lupus erythematodes [1152, 1154, 1161—1163, 1165, 1166, 1168, 1171—1174, 1177, 1179—1184] waren 2 Fälle

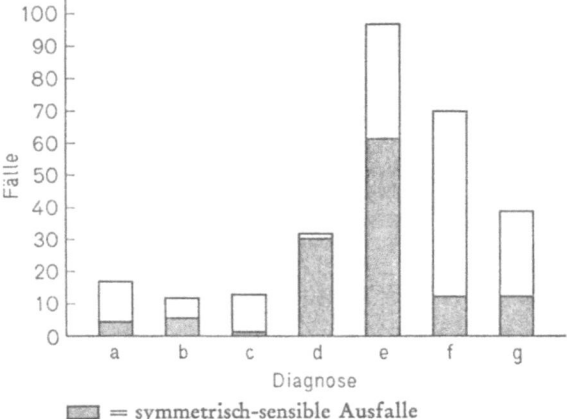

Abb. 3. Häufigkeit des *symmetrisch-sensiblen Manifestationstyps* bei Polyneuropathien durch Antabus (a), DDT (b), Gold (c), Hydantoin (d), INH (e), Nitrofurantoin (f) und Salvarsan (g) unter Einschluß der eigenen Fälle

rein sensibel und 1 Fall vorwiegend sensibel-symmetrisch. Auch unser eigener Fall zeigte nur symmetrisch-sensible Ausfälle. Fast die Hälfte der 162 Lit.-Fälle von Polyneuropathie bei rheumatischer Arthritis [1185, 1187—1189, 1191, 1192, 1195—1199, 1201, 1202, 1204, 1205, 1208, 1210—1212, 1214, 1217] gehören der symmetrisch-sensiblen Form an (74 Fälle). Unter unseren eigenen 8 Fällen sind es zwei.

Unter den medikamentös-toxischen Formen haben drei von 17 Fällen mit Antabuspolyneuropathie [1223—1230] lediglich sensible Ausfälle, einer nur Reflexstörungen und einer nur Reizerscheinungen. Von 12 Fällen mit DDT-Polyneuropathie [1242, 1246—1250] gehört die Hälfte (5mal rein sensibel, einmal vorwiegend sensibel) dem sensiblen Manifestationstyp an. Unter 13 Fällen mit einer Polyneuropathie nach Goldinjektionen [1253, 1255—1258, 1260, 1263, 1264, 1267] befand sich nur ein solcher Fall. Die Polyneuropathie unter Hydantoin gehört fast ausschließlich in diese Gruppe [1270, 1271]; so zeigten von 30 überprüften Fällen 23 rein sensible und 6 nur Reflexstörungen. Auch zwei eigene Fälle hatten lediglich Eigenreflexabschwächungen an den Beinen (Abb. 3).

Von 92 aus der Literatur herausgegriffenen Fällen mit INH-Polyneuropathie sind 61 (= 66%) dem symmetrisch-sensiblen Manifestationstyp zuzuordnen [1277, 1278, 1285, 1288, 1290, 1291, 1293—1295, 1300—1303, 1305, 1306, 1308, 1309, 1311], worunter ein Fall vorwiegend und 44 Fälle rein sensible Störungen zeigten und 16 lediglich über sensible Reizerscheinungen klagten. Unsere 5 eigenen Fälle zeigten alle motorische Lähmungen unterschiedlichen Grades. Die Nitrofurantoinpolyneuropathie dagegen gehört nicht so häufig dieser Gruppe an. Bei Auswertung von 65 Fällen aus der Literatur waren 10 (=15%) hierhergehörig (7mal rein sensible, einmal vorwiegend sensible Ausfälle, zweimal lediglich sensible Reizerscheinungen [1316, 1317, 1320, 1321, 1323, 1325, 1331, 1333, 1335—1338, 1340—1342, 1349, 1350, 1352, 1353, 1355, 1359, 1360, 1362]). Die seltenen Fälle von Polyneuropathien bei Nitrofural- und Furaldatongaben [1316, 1320] waren in dieser Aufstellung miteinbezogen worden. Von 5 eigenen Fällen handelte es sich zweimal um eine rein sensible Polyneuropathie. Daß auch Salvarsan zu diskret sensiblen oder sogar lediglich zu Reflexausfällen führen könne, betonte MERTENS [1375]. Wir fanden 10 von 34 Lit.-Fällen [1366, 1369, 1371, 1373, 1375—1377, 1379, 1380] sowie 2 von 5 eigenen Fällen dieser Kategorie zugehörig (Abb. 3).

Ein nachgerade klassisches Beispiel dieses Manifestationstyps stellt die Thalidomidpolyneuropathie dar. GIBBELS [1394], die sich besonders mit der spezifischen Charakterisierung dieser Polyneuropathie beschäftigt hat, konnte bei 114 Patienten nur 20mal (=17,5%) motorische Ausfälle feststellen, so daß der Rest als dieser Kategorie zugehörig aufgefaßt werden kann. Bei Überprüfung von weiteren 129 Fallberichten aus der Lit. [1381, 1383, 1392, 1397, 1404] ergab sich das gleiche Bild: nur 14mal (=11%) auch leichte motorische Ausfälle, dagegen 110mal (=85%) rein sensible Störungen und 5mal (=4%) lediglich sensible Reizerscheinungen. Sämtliche 8 eigenen Fälle waren ohne Paresen.

Noch strenger als beim INH, wo schon eine gewisse Dosisabhängigkeit des Auftretens einer Polyneuropathie festgestellt werden kann [1277], ist beim Vincristin das Erscheinen der verschiedenen neuritischen Symptome an die Höhe der Gesamtdosis gekoppelt. Auf der untersten Stufe findet man oft lediglich Reflexausfälle und/oder sensible Reizerscheinungen, so daß sich das Bild einer rein sensiblen Polyneuropathie ergibt [1456, 1460, 1464, 1468—1472].

Die überwiegende Mehrzahl der Fälle mit Alkoholpolyneuropathie ist blande und zeigt lediglich Sensibilitäts- und/oder Reflexstörungen. Von 198 eigenen Fällen waren 107 (=54%) von Sensibilitäts- und Reflexstörungen und 46 (=23%) allein von Reflexabschwächungen oder -aufhebungen geprägt. Nur 45 Fälle (=23%) hatten motorische Ausfälle. In anderen zahlenmäßig vergleichbaren Untersuchungsserien liegt der Anteil motorischer Störungen höher: 80 von 145 (=55%) bei BISCHOFF [1509], 50 von 100 bei SCHEID u. HUHN [1541], 29 von 53 (=55%) bei NIEDERMAYER u. PROKOP [1535]. Der Unterschied ergibt sich daraus, daß es sich bei unseren Fällen zu einem nicht unbeträchtlichen Teil um Zufallsbefunde bei Konsiliaruntersuchungen handelt, während das Krankengut der anderen Untersucher aus neurologischen Kliniken oder Polikliniken stammt, die in der Regel von diesen Patienten schon mit bestehenden Beschwerden aufgesucht werden.

Auch bei der Arsenpolyneuropathie sind häufig sensible und Reflexstörungen die einzigen neuritischen Zeichen: unter 103 Lit.-Fällen 11 (=10,5%) mit rein sensiblen und 33 (=32%) mit vorwiegend symmetrisch bis leicht asymmetrisch sensiblen Ausfällen [1553, 1554, 1556, 1559, 1563, 1565, 1566, 1568, 1571, 1573, 1575, 1578]. Bei chronischen Quecksilbervergiftungen wurden ebenfalls rein sensible Bilder beobachtet [1570, 1595, 1599]. Bei der Thalliumpolyneuropathie kommt der sensibel-symmetrische Manifestationstyp relativ selten vor: unter 65 Lit.-Fällen [1621, 1625, 1626, 1629, 1630, 1632, 1641, 1655, 1658, 1676, 1682, 1688, 1693, 1707, 1719] 7mal

(= 11%). Einzelberichte liegen über einen Fall von rein sensibler Polyneuropathie nach Anwendung des Herbizides 2,4 D (= Di-Chlorphenglyoxylsäure) [1245] vor und bei chronischem Mißbrauch von Chlorjodhydroxychinolin [1234, 1235].

Sicherlich wenig bekannt ist, daß es auch bei der akuten intermittierenden Porphyrie, allerdings äußerst selten Bilder gibt, die dem symmetrisch-sensiblen Typ angehören: zweimal der sieben eigenen Fälle, 4 unter 102 Lit.-Fällen [1825—1829, 1832, 1833, 1838—1840, 1843, 1846, 1848, 1850, 1854, 1857, 1860, 1865, 1869—1871, 1875, 1879, 1886, 1887, 1893, 1897, 1899, 1900, 1903, 1907, 1909, 1911, 1914, 1917, 1925].

Gleichsam das Kernsyndrom [17] der diabetischen Polyneuropathie stellen die Fälle mit dem symmetrisch-sensiblen Manifestationstyp dar: 165 (= 72%) von 230 eigenen Fällen zeigten diese Konstellation. Auch im Krankengut FEUDELLs [2100], der über 323 Fälle von diabetischer Neuropathie berichtete, fanden sich lediglich 40mal (= 12%) motorische Ausfälle, so daß wohl der größte Teil des Restes dem sensiblen Kernsyndrom zugeordnet werden kann. Von den 66 Patienten von FRY u. Mitarb. [2104] und den 53 Patienten von BAUER u. SEITZ [2024] gehören ca. $2/3$, von den 200 Patienten von BISCHOFF [2034] und den 92 Patienten von KOHLMEYER [33] etwa die Hälfte diesem Typ an, während er im Krankengut von GIBBELS u. SCHLIEP [2112] (100 Fälle) nur 32mal vertreten ist.

Bei Hypothyreose klagen die Patienten häufig über Paraesthesien an den Extremitätenacren [2275, 2279, 2282, 2283]. Über Polyneuropathien mit genauer Symptomaufschlüsselung sind jedoch wenig Literaturangaben vorhanden. Unter 33 von uns ausgewerteten Literaturkasuistiken [2271—2273, 2276, 2277, 2280] fanden sich 14 Fälle, die — wie unsere 3 eigenen Fälle — dem sensibel-symmetrischen Typ entsprechen. Über rein sensible Polyneuropathien, die nach in der Psychosebehandlung gesetzten Insulinschocks aufgetreten waren (10 Fälle: 5mal Sensibilitätsstörungen und 5mal lediglich Reizerscheinungen), berichteten STERN u. Mitarb. [2266].

Vereinzelt finden sich Hinweise auf rein sensible Polyneuropathien bei gastroenterogener Malabsorption (ERBSLÖH [17]: 3 von 15 Fällen, COOKE u. SMITH [2316]: 2 von 16 Fällen) und bei der primären biliären Cirrhose [2329] alle 3 Fälle. Ein fest umrissenes, beinahe ausschließlich sensibel-symmetrisches Syndrom entstand während des Krieges unter der Situation der schweren Mangelernährung in den Kriegsgefangenenlagern des Ostens: die sogenannte „Burning-feet"-Krankheit [2290—2295, 2309 bis 2311]. Auch PERAITA [2304, 2305] hat sie schon in der Madrider Hungersnot während des spanischen Bürgerkrieges beschrieben. Lähmungen traten nur selten auf: so unter 756 Fällen, die SMITH [2310] beschrieben hat, nur in 6%.

Ein rein sensibles Syndrom wird auch häufig bei der nephrogenen Polyneuropathie beschrieben. Unter 60 ausgewählten Lit.-Fällen war es 24mal (= 40%) vorhanden: 17mal rein sensible Ausfälle, 7mal lediglich Reizerscheinungen [2334—2336, 2339, 2340, 2342, 2343, 2345—2350, 2353—2355, 2359, 2364]. Von unseren 15 Patienten gehören 9 Fälle dazu: 6 hatten sensible Störungen, 3 lediglich Reflexausfälle.

Eine völlig dem symmetrisch-sensiblen Manifestationstyp zugehörige Polyneuropathie ist die sensible Form der paraneoplastischen Polyneuropathie („sensory neuropathy"). Unter 67 Einzelkasuistiken der Lit. [2365—2367, 2369, 2373, 2376, 2379 bis 2382, 2384, 2386—2390, 2397—2400, 2407—2411, 2413] fanden wir sie 18mal, wobei 10mal das klinische Bild allein von sensiblen Störungen geprägt war, während

8mal diskrete motorische Ausfälle nachweisbar waren. Über größere Fallzahlen verfügt vor allem die Arbeitsgruppe HENSON u. URICH [2391].
Unter 23 Fällen von Myelompolyneuropathie befanden sich 2 mit rein sensibler Symptomatik. Außerdem gehört auch ein Fall von CURRIE u. Mitarb. [2438] dazu, dessen Symptomatik aber nicht näher beschrieben wurde. Einer von 3 eigenen Fällen war von sensiblen Reizerscheinungen geprägt. Relativ häufig fanden wir rein sensible Bilder bei der selten vorkommenden Polyneuropathie im Rahmen des Morbus Waldenström (17 Einzelkasuistiken aus der Lit. [2597, 2598, 2601—2605, 2607—2610, 2612 bis 2614, 2616, 2618, 2619, 2621]: 3mal sensibel-symmetrischer Manifestationstyp). Außerdem berichtete SOLOMON [2617] pauschal über 5 Patienten mit einer vorwiegend sensiblen Polyneuropathie bei Makroglobulinämie. 4 von 6 Fällen mit Polyneuropathie bei Morbus Hodgkin, die nicht auf Kompression oder Infiltration zurückgeführt werden konnte [2430, 2445, 2454, 2471], waren rein sensibel und unter 11 Polycythämiefällen ([2419, 2581, 2584, 2585, 2587, 2588, 2589 a, 2590] und 2 eigene Fälle) befand sich einer, der lediglich Reflexausfälle hatte. Ein weiterer Fall wird von CURRIE u. Mitarb. [2438] erwähnt. Bei der im Rahmen des Morbus Boeck auftretenden Polyneuropathie ergeben sich auch Ausfallsyndrome, die entweder nur symmetrisch sensible (einmal unter 21 Fällen [2546, 2549, 2550, 2553, 2554, 2556, 2557, 2559, 2562, 2564, 2566, 2567, 2569, 2571, 2572, 2576—2579]) oder an den Extremitäten isolierte Reflexstörungen (5mal von 21 Fällen) haben, wobei allerdings die letzteren 5 auch gleichzeitig Hirnnervenausfälle boten.
Bei der familiären Amyloidose wird im Beginn des Leidens — manchmal über Jahre — das klinische Bild von sensiblen Störungen geprägt [2638—2640, 2646]. Die sporadische Form der Amyloidpolyneuropathie zeigt nur selten rein sensible Ausfälle (zwei unter 26 Lit.-Fällen). Fast durchwegs bei symmetrisch bis leicht asymmetrischen Sensibilitätsstörungen bleibt die hereditäre sensible Neuropathie stehen. Unter 109 Fällen aus der Lit. [2680, 2683, 2687, 2693, 2697, 2699, 2703, 2704, 2707, 2711, 2712, 2714] war dies 105mal (= 97%) der Fall. Die Zeichen einer Mitbeteiligung der peripheren Nerven bei der metachromatischen Leukodystrophie [2915—2927] und beim Louis-Bar-Syndrom [2941—2981] bleiben häufig nur auf Reflexstörungen beschränkt.

2. Der symmetrisch-paretische Manifestationstyp

Der symmetrisch-paretische Typ beinhaltet all die Polyneuritiden und Polyneuropathien, die symmetrisch bis leicht asymmetrisch gemischt sensomotorische oder rein motorische Ausfälle meist mit Hypo- bis Areflexie und oft mit neurotrophisch-vasomotorischen Störungen haben. Es kann sich dabei um Ausfälle nur an den oberen oder unteren oder an allen 4 Extremitäten handeln. Dieser der klassischen Polyneuritisbeschreibung am ehesten entsprechende Manifestationstyp kommt in allen ätiologischen Gruppierungen vor, bietet jedoch auch Schwerpunkte: so — abgesehen von der neuralgischen Schulteramyotrophie und der Serumneuritis — bei den „entzündlichen" Polyneuritiden und in Ergänzung zu dem sensiblen Typ bei den exotoxischen sowie bei bestimmten Gruppen der metabolisch-endotoxischen Formen.
Die idiopathischen Polyradiculoneuritiden sowohl im Erwachsenen- [74—321] wie im Kindesalter [322—372] sind in der Überzahl hier einzuordnen. Abgesehen von den schon oben angeführten 2 Fällen von rein sensibler Polyradiculoneuritis ge-

hören die restlichen 100 eigenen Fälle auch dazu. Gleiches gilt für die seltenen Polyradiculoneuritiden bei Hepatitis epidemica [393—401], Masern, Röteln und Varicellen. Schon weniger häufig findet man diesen Typ bei der lymphocytären Meningitis (6 von 80 Fällen [=7,5%], bzw. von 37 [=16%] mit spinaler Wurzel- und Nervenbeteiligung), Zeckenbißmening(o-encephalo-myel)itis (2 von 19 Fällen [532—534, 536, 538, 539]). Dazwischen stehen die Polyneuritiden in Zusammenhang mit der Encephalitis epidemica (5 von 13 Fällen [428, 432, 433, 435, 436]), mit Grippe (6 von 21 Fällen), Herpes zoster (11 von 32 Fällen), Mononucleose (23 von 34 Fällen) und Mumps (1 eigener Fall, 9 von 13 Lit.-Fällen). Bei all diesen Erkrankungen liegt überwiegend oder zumindest teilweise — wie im nächsten Kapitel zu zeigen ist — eine Schwerpunktspolyneuritis oder eine Mononeuritis multiplex vor (Abb. 4).

Extrem selten findet man auch bei der Serumneuritis symmetrisch-paretische Ausfälle (8mal unter 130 Fällen (=6%) in der Lit. [581, 585, 587, 589, 591, 593—596,

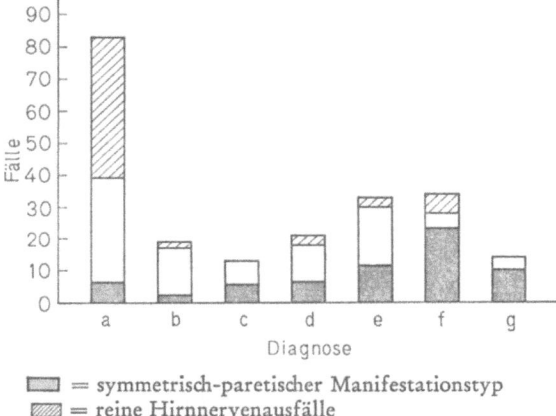

▭ = symmetrisch-paretischer Manifestationstyp
▨ = reine Hirnnervenausfälle

Abb. 4. Häufigkeit des *symmetrisch-paretischen Manifestationstyps* bei der lymphocytären Meningitis (a), Zeckenbißmening(o-encephalo-myel)itis (b), Encephalitis epidemica (c), Grippe (d), Herpes zoster (e), Mononucleose (f) und Mumps (g) unter Einschluß eigener Fälle

599, 601, 604, 608, 610, 618—620, 627, 628, 633, 636, 640, 644, 648, 654, 657, 658, 660, 664, 674, 680—683, 686, 688, 689]).

Bei den durch bakterielle Infektionen bedingten Polyneuritiden ist der symmetrisch-paretische Manifestationstyp ebenfalls vertreten: so bei den Brucellosen [727—735], bei den diphtherischen Spätlähmungen sogar überwiegend (Wund-Diphtherie [863 bis 876], Rachendiphtherie [759—862]), dann auch zum Teil bei den Leptospirosen (890 bis 904), der Lues (13 von 31 Fällen [905—919]), der Ruhr ([929—932], ein eigener Fall) und dem Typhus [7, 906, 937—947] sowie den seltenen Fällen von Polyneuritis bei Toxoplasmose (2 Fälle [934, 936]). Auch ein kleinerer Teil der vor allem von HOPF [707] bearbeiteten Fälle von Polyneuritis bei Acrodermatitis chronica atrophicans dürfte hierher gehören.

Bei der Periarteriitis nodosa machen — wenigstens im Beginn der Erkrankung — die symmetrischen Manifestationstypen nur etwa die Hälfte aus (zu den 7 Fällen (=7,5%) mit symmetrisch-sensibler Verteilung kommen 44 (=47%) symmetrisch-paretische Muster aus der Gesamtzahl von 94 Lit.-Fällen). Von unseren 3 Fällen zeigte einer von Anfang an symmetrische Ausfälle. Bei der Wegenerschen Granulomatose fanden wir 2 von 14 Fällen, beim Lupus erythematodes 13 von 26 Fällen hierhergehörig. Von 162 Fällen mit rheumatischer Polyarthritis hatten 36 (=22%) symmetrisch bis leicht asymmetrische sensomotorische Störungen. Bei 2 von 3 Fällen [1221, 1222] mit Polyneuropathie bei Sklerodermie waren die Ausfälle von Beginn an symmetrisch.

In der Gruppe der medikamentös-toxischen Polyneuropathien ist der symmetrisch-paretische Manifestationstyp erwartungsgemäß wieder stark vertreten und ergänzt

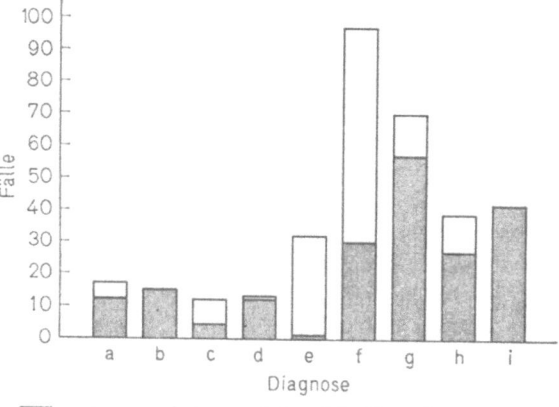

= symmetrisch-paretischer Manifestationstyp

Abb. 5. Häufigkeit des *symmetrisch-paretischen Manifestationstyps* bei Polyneuropathien durch Antabus (a), Chloroquin (b), DDT (c), Gold (d), Hydantoin (e), INH (f), Nitrofurantoin (g), Salvarsan (h) und Uliron (i) unter Einschluß eigener Fälle

hier weitgehend die Zahlenangaben beim symmetrisch-sensiblen Typ. So ergeben sich folgende Relationen: 12 von 17 Fällen bei Antabus; alle 15 Fälle bei Chloroquin [1236—1238, 1240]; 4 von 12 Fällen bei DDT; 12 von 13 Fällen bei Gold; 1 Fall von 32 bei Hydantoin; 25 von 92 Fällen (=27%) mit INH-Polyneuropathie sowie alle 5 eigenen Fälle; 54 von 65 Fällen (=83%) bei Nitrofurantoin und 3 von 5 eigenen; 24 von 34 Salvarsanpolyneuropathie-Fällen sowie 3 von 5 eigenen Fällen; alle 5 Fälle von Polyneuropathie unter Imipramin [1274—1276]; sämtliche 31 Uliron-Polyneuropathiefälle [1432, 1433, 1436, 1441, 1443, 1445, 1446, 1452] wie auch alle 11 eigenen Fälle (Abb. 5).

Im fortgeschrittenen Stadium gehört auch — wie zwei eigene Fälle — die Vincristinpolyneuropathie hierher. Auf das relativ seltene Vorkommen von Paresen bei Thalidomidpolyneuropathie wurde schon im Abschnitt zuvor hingewiesen (20 von 114 Patienten bei den Fällen von GIBBELS [1394] [=17,5%], 14 von 129 [=11%] anderen Lit.-Fällen).

Einzelfallberichte, die noch hier Erwähnung finden sollen, sind die Hinweise auf das Auftreten einer Polyneuropathie unter Chlorjodhydroxychinolin [1234, 1235], Ospolot [1475] und Nialamid [1315].

Die Relationen von motorischen zu sensiblen oder gar nur Reflexstörungen bei der Alkoholpolyneuropathie, die immer symmetrisch bis leicht asymmetrisch angeordnet sind, wurden schon im Abschnitt zuvor besprochen. Bei den weiteren toxischen Polyneuropathien konnten wieder folgende Quotienten ermittelt werden: 15 von 103 Arsenpolyneuropathiefällen (= 14,5%) zuzüglich einem eigenen Fall, 4 von 6 Polyneuropathiefällen bei Benzinintoxikation [1581, 1582], ein Fall von 2,4 D-Intoxikation [1245], 58 von 65 Thalliumpolyneuropathie-Fällen (= 89%) zuzüglich einem eigenen Fall. Die Schwefelkohlenstoffpolyneuropathie [1600—1612] in ihrer stärkeren Ausprägung sowie die Tri-Aryl-Phosphat-Polyneuropathie (16 eigene Fälle, [1753 bis 1819]) haben ebenfalls dieses Muster. Der letzteren sehr ähnlich wurden 2 Fälle mit Intoxikation von bis-Mono-isopropylamino-fluorophosphinoxyd, einem Insecticid, das eine organische Phosphorverbindung darstellt, beschrieben [1822].

Die Porphyrie-Polyneuropathie ist durchwegs symmetrisch bis leicht asymmetrisch und vor allem von motorischen Ausfällen geprägt. Dementsprechend gehören von 102 Lit.-Fällen 97 (= 95%), von den eigenen 7 Fällen drei, zu dem symmetrischparetischen Manifestationstyp. Die Schwangerschaftspolyneuropathie verläuft — wie auch unser eigener Fall — in ca. zwei Drittel der Lit.-Fälle [1929, 1930, 1932, 1933, 1935, 1936, 1938, 1939, 1940, 1941, 1942, 1943, 1944, 1946, 1948, 1950, 1952, 1953, 1955, 1958a, 1959, 1960, 1961, 1962, 1964, 1966, 1968, 1969, 1970, 1973, 1974, 1975, 1977, 1978, 1981, 1982, 1984, 1985, 1986, 1987, 1988, 1990, 1991, 1995, 1996, 1997, 1999, 2000, 2001] nach diesem Muster (46 von 77 Fällen = 60%).

Den symmetrisch-paretischen Manifestationstyp fanden wir bei unseren Diabetikerfällen nur sehr selten: 18mal auf 230 Fälle (= 8%); KOHLMEYER [33] sah ihn in 20% seiner 98 Fälle. Die in der Literatur so häufig als besonderer Typ angeführte diabetische Amyotrophie ist z. T. hier, zum größeren Teil aber unter der später abzuhandelnden Schwerpunktspolyneuropathie einzuordnen (u. a. [2016, 2031, 2032, 2034, 2107, 2108, 2112, 2127, 2137, 2163, 2195, 2205, 2206]).

Bei der Neuropathie im Rahmen eines Insuloms ist der symmetrisch-paretische Manifestationstyp bei 25 von 26 Literaturangaben [2257, 2259, 2263, 2264] vorhanden; einmal fanden sich nur abgeschwächte Achillessehnenreflexe. Einzelfallberichte über eine symmetrische rein motorische Polyneuropathie bei Akromegalie [2288] und über eine sensomotorische Polyneuropathie bei primärem Hyperparathyreoidismus [2285] müssen gleichfalls hier eingeordnet werden. Beim Myxödem ergab sich ergänzend zu den rein sensiblen Polyneuropathien eine Relation von 9 auf 33 Lit.-Fälle.

Bei gastro-enterogener Malabsorption überwiegt der symmetrisch-sensomotorische Typ (alle 7 eigenen Fälle, 12 von 15 Fällen bei ERBSLÖH [17], 14 von 16 Fällen bei COOKE u. SMITH [2316], 3 Fälle von JANZEN [2320]). Die Polyneuropathien bei Hungerdystrophie [2312] und bei Beri-Beri [2294—2296, 2307, 2308] sind in der Regel von symmetrisch bis leicht asymmetrischen sensomotorischen Ausfällen geprägt. Auf den geringen Anteil motorischer Störungen bei der sogenannten „Burning-feet"-Krankheit wurde schon aufmerksam gemacht.

Bei der nephrogenen Polyneuropathie fanden sich unter den 60 Lit.-Fällen ergänzend zu den rein sensiblen Formen 36mal (= 60%) Berichte über sensomotorische Ausfälle, bei unseren eigenen 15 Fällen waren es 6.

Zu dem symmetrisch-paretischen Manifestationstyp gehören auch weitgehend die sensomotorischen paraneoplastischen Polyneuropathien (2 von 4 eigenen Fällen, 26 von 28 der 67 ausgewerteten Lit.-Fälle) sowie die rein motorische Form (die 2 anderen eigenen Fälle sowie 21 der Lit.-Fälle). Weiter anzuführen sind 2 eigene und 21 von

23 Myelomfällen ergänzt durch 2 weitere Fallberichte von CURRIE u. Mitarb. [2438], 9 von 17 Fällen beim Morbus Waldenström, 2 von 9 Fällen mit Polyneuropathie bei Kryoglobulinämie [2609, 2622—2628, 2630], 1 von 6 Fällen beim Morbus Hodgkin ohne Kompression oder spezifische Zellinfiltration der peripheren Nerven, zuzüglich dreier weiterer Fallberichte von CURRIE u. Mitarb. [2438], 5 von 11 Fällen mit Polycythämie, ein exakt beschriebener Fall von Polyneuropathie bei Leukämie ohne sichere Zellinfiltration der Wurzeln oder der peripheren Nerven [2457], ebenfalls ergänzt durch 2 weitere Fälle von CURRIE u. Mitarb. [2438] sowie schließlich 6 Fälle von sensomotorischer Polyneuropathie als paraneoplastisches Syndrom bei malignen Retikulosen [2422, 2438, 2461, 2478].

Seltener sind Bilder mit symmetrisch bis leicht asymmetrisch paretischer Verteilung der Ausfälle bei Erkrankungen, die auf eine maligne Zellinfiltration oder Geschwulstkompression peripherer Nerven zurückgehen. Wir fanden folgende Relationen bei Fällen aus der Literatur: einmal unter 15 Fällen beim Morbus Hodgkin [2426, 2453, 2459, 2494], 8 von 38 [2418, 2421, 2423, 2425, 2435, 2436, 2442, 2449, 2462, 2466, 2470, 2472, 2475, 2479, 2481, 2482, 2488, 2489, 2491 a, 2492, 2495] Fällen bei Leukämie, 3 von 11 Fällen bei malignen Retikulosen [2416, 2420, 2429, 2439, 2440, 2541, 2491 a] und schließlich 9 von 55 (= 16%) Fällen mit Meningiosis blastomatosa. 8 von 21 Polyneuropathiefällen beim M. Boeck müssen gleichfalls hier erwähnt werden.

24 der 26 Fälle mit sporadischer Amyloidpolyneuropathie haben das Muster des symmetrisch-paretischen Typs, und die spätere Phase der familiären Amyloidpolyneuropathie und des Refsum-Syndroms ist gleichfalls hier einzuordnen. Schließlich sind zu erwähnen die polyneuropathischen Bilder der neuralen Muskelatrophie, der progressiven hypertrophischen Neuritis und der amyotrophischen Ataxie sowie ein Teil der peripher neurologischen Ausfallssyndrome bei der metachromatischen Leukodystrophie, beim Bassen-Kornzweig- und Louis-Bar-Syndrom.

3. Manifestationstyp der Mononeuritis multiplex und Schwerpunktspolyneuritis

Weitere Manifestationstypen sind die Schwerpunktspolyneuritis und die Mononeuritis multiplex. Beim Typ der Mononeuritis multiplex halten sich die sensiblen und motorischen Ausfälle streng an die Versorgungsgrenzen der peripheren Nerven, während bei der Schwerpunktspolyneuritis noch diskrete „poly"-neuritische Zeichen hinzutreten. Da die Übergänge zwischen beiden Typen sehr fließend sind, werden beide Formen in einem Abschnitt zusammen abgehandelt und auch nicht immer bei den einzelnen Polyneuritis- und Polyneuropathiearten gesondert angeführt. Dieser Manifestationstyp ist die Domäne bestimmter „entzündlicher" Polyneuritiden, der vasculären Polyneuropathien, der durch Infiltration und Kompression bedingten Neuropathien und gewisser metabolisch-endotoxischer und hereditärer Formen.

Während das Verteilungsmuster der Mononeuritis multiplex oder der Schwerpunktspolyneuritis nicht zum Bild der idiopathischen Polyradiculoneuritis gehört, findet man es häufig — besonders nach Art der Schwerpunktspolyneuritis in nachgerade klassischer Weise [17] — bei der Polyneuritis bei lymphocytärer Meningitis (22 von 80 Fällen, abzüglich 43 reiner Hirnnervenausfälle und in einem von zwei eigenen Fällen), bei der Zeckenbißmening(o-encephalo-myel)itis (15mal von 19 Fällen abzüglich 2 Fälle reiner Hirnnervenstörungen), bei der Insektenstichmening(o-encephalo-myel)itis (5 von 6 Fällen, bei einem Fall lediglich mit Hirnnervenstörungen [534, 535]), der Encephalitis epidemica (8 von 13 Fällen mit 5mal als Armplexusneuritis), im Rahmen der Grippe (9mal unter 21 Fällen abzüglich 3mal isolierter Hirnnervenausfälle), beim Herpes zoster (19mal von 32 Fällen bei 2mal isolierten Hirnnervenausfällen), bei Masern (2 von 20 Fällen [402—407, 409—413]), bei Mononucleose (5 von 34 Fällen bei 6 Fällen nur mit Hirnnervenstörungen), bei Mumps (1 eigener Fall, 4 von 13 Fällen). (Abb. 6)

Dem Bild einer Mononeuritis multiplex entspricht immer — zumindest im Ausbruch der Erkrankung — die Neurolymphomatose [557—561].

Klassische Beispiele des Schwerpunkts- und Mononeuritis-multiplex-Typs sind die neuralgische Schulteramyotrophie (42 eigene Fälle, [562—577]) und die serogenetische

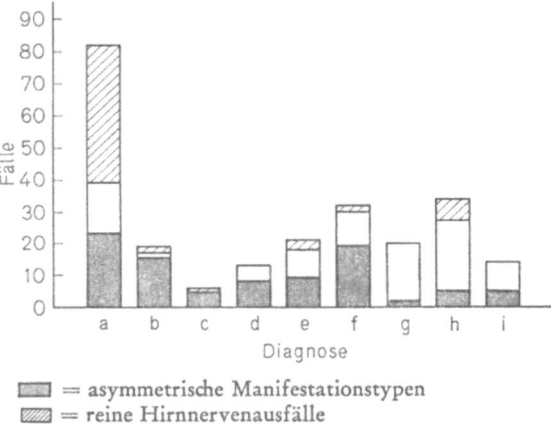

Abb. 6. Häufigkeit des *Manifestationstyps der Mononeuritis multiplex und der Schwerpunktspolyneuritis* unter Einschluß der eigenen Fälle bei Polyneuritiden in Zusammenhang mit lymphocytärer Meningitis (a), Zeckenbißmening(o-encephalo-myel)itis (b), Insektenstichmening(o-encephalo-myel)itis (c), Encephalitis epidemica (d), Grippe (e), Herpes zoster (f), Masern (g), Mononucleose (h) und Mumps (i)

Polyneuritis mit ebenfalls vorzugsweisem Befall des Plexus brachialis (11 eigene Fälle, 130 Lit.-Fälle). Wie im Abschnitt zuvor erwähnt, fanden sich unter diesen 130 Fällen nur 8, die nicht in diese Kategorie gehören.

Auch bei manchen bakteriellen Infektionen entsprechen die Ausfälle — zumindest schwerpunktsmäßig — dem Versorgungsmuster peripherer Nerven: so zum Teil bei Brucellosen [727—735], Rickettiosen [920—928], vor allem beim Fleckfieber, bei Leptospirosen [890—905], bei Lues (17 von 31 Lit.-Fällen), Lepra [5, 877—879, 881—889] und beim Typhus. Auch bei der Acrodermatitis chronica atrophicans [696 bis 726] scheint ein Großteil der Fälle hierher zu gehören.

Insbesondere im Beginn der Erkrankung zeigen sich starke Asymmetrien bei der Periarteriitis nodosa (2 von 3 eigenen Fällen, 41 von 94 (=43,5%) selbst ausgewerteten Lit.-Fällen, was ganz mit den Angaben STAMMLERs [1123] übereinstimmt, der einen Prozentsatz von 45% unter 268 Fällen fand). Bei der Wegenerschen Granulomatose handelt es sich sogar um 11 von 14 Fällen, die dem Manifestationstyp der Schwerpunktspolyneuritis bzw. Mononeuritis multiplex angehören. Bei dem Lupus erythematodes ist die Relation 7:26, bei der rheumatischen Arthritis unter den eigenen Fällen 6:8 und bei den Literaturberichten 52:162 (=33%). Man findet diesen Typ auch bei der Sklerodermie (einmal anfänglich bei 3 Lit.-Fällen) und mit Sjögrensyndrom [1210, 1218] (Abb. 7).

Abgesehen von der Bleipolyneuropathie [1585—1594] ist das Muster der Schwerpunktspolyneuritis oder der Mononeuritis multiplex bei toxischen Polyneuropathien extrem selten. Unter unseren Fällen war es nicht vorhanden. In der Literatur fanden wir einen unter 92 INH-Polyneuropathiefällen, einen unter 65 Fällen mit Nitrofurantoinpolyneuropathie, bei der Arsenpolyneuropathie einen von 103 Fällen. Zu erwähnen sind: einer von 6 Benzin-Intoxikationsfällen, einer von 3 Fällen mit 2,4-D-Vergiftung [1822], zwei Fälle bei Hydrallazinintoxikation [1272], einer von 2 Fällen mit Polyneuropathie unter Nialamid [1315]. Wenn bei der Alkoholpolyneuropathie

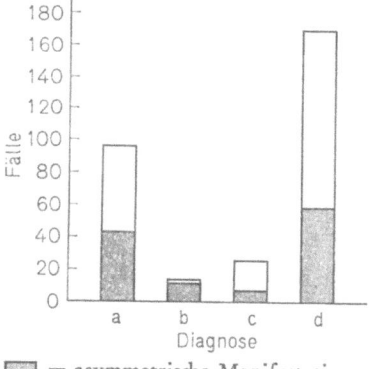

▨ = asymmetrische Manifestationstypen

Abb. 7. Häufigkeit des *Manifestationstyps der Mononeuritis multiplex* und der *Schwerpunktspolyneuritis* bei Periarteriitis nodosa (a), Wegenerscher Granulomatose (b), Lupus erythematodes (c) und rheumatischer Arthritis (d)

isolierte Nervenausfälle auftreten, spielen durchwegs mechanische Momente eine Rolle (Schlafdrucklähmungen!).

Besonders hervorhebenswert sind die disseminierten Neuropathien [1499] nach Intoxikations-Komata: zwei eigene Fälle und 18 aus der Literatur, die nach Barbituratintoxikationen aufgetreten waren, sind hier anzuführen [1488—1493, 1495, 1499, 1501, 1507]. Auch nach Co-Vergiftung können dieselben Bilder beobachtet werden (9 von 12 Fällen zuzüglich einem Fall mit isoliertem Hirnnervenbefall [1497, 1501—1503, 1505, 1508]). Ein Fall zeigte allerdings nur Reizerscheinungen und ein weiterer entsprach dem symmetrisch-paretischen Muster. Eine disseminierte Neuropathie trat auch nach einem Koma durch Meprobamatüberdosierung auf [1494].

Zum Bild der Porphyrie-Polyneuropathie gehört das Muster der Schwerpunktspolyneuritis und der Mononeuritis multiplex nur ganz ausnahmsweise (1mal unter 102 Lit.-Fällen, allerdings 2mal unter 7 eigenen Fällen). Bei der Schwangerschaftspolyneuropathie ist es dagegen in gut einem Drittel der Fälle (26 von 77) vertreten, wobei möglicherweise auch zum Teil mechanische Beeinträchtigungen der Nervenstränge mitverursachend wirken.

Unter 230 eigenen Fällen mit diabetischer Polyneuropathie hatten 29 (= 12%) Ausfälle, die dem Muster der Schwerpunktspolyneuritis, und 18 (= 8%), die der Mononeuritis multiplex entsprachen, was eine Gesamtsumme von 47 Fällen (= 20%) ergibt. Bei den 98 Fällen von KOHLMEYER [33] waren es insgesamt 30% (10% Mononeuritis multiplex und 20% Schwerpunktspolyneuritis, allerdings unter Einschluß von Hirnnervenausfällen). Mit den anderen größeren Serien in der Literatur ist ein Vergleich wegen des unterschiedlichen Einteilungsprinzipes nicht möglich.

Wie schon eingangs ausgeführt, findet man das asymmetrische Muster besonders auch bei komprimierenden und infiltrierenden Prozessen (Abb. 8): beim M. Hodgkin in 14 von 15 aus der Literatur ausgewerteten Fällen, bei Leukämie in 30 von 38 Fällen zuzüglich 28 Fälle mit reinen Hirnnervenstörungen, bei malignen Retikulosen in 8 von

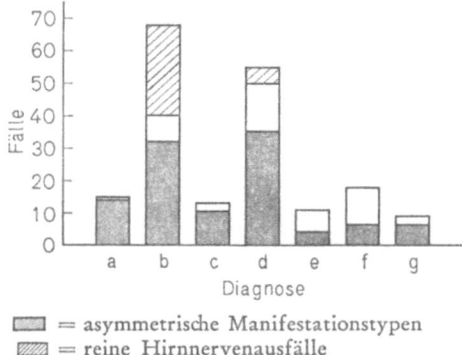

Abb. 8. Häufigkeit des *Manifestationstyps der Mononeuritis multiplex* und der *Schwerpunktspolyneuritis* bei komprimierenden und infiltrierenden Prozessen im Rahmen des Morbus Hodgkin (a), bei Leukämie (b), maligner Retikulose (c), Meningiosis blastomatosa (d) sowie bei Polycythämie (e), Morbus Waldenström (f), Kryoglobulinämie (g) unter Einschluß der eigenen Fälle

11 Fällen sowie schließlich 35mal von 55 Fällen (= 64%) ergänzt durch 5 Fälle mit isolierten Hirnnervenstörungen bei Meningiosis blastomatosa. Je zwei eigene Fälle mit Leukämie und mit maligner Retikulose lassen das gleiche Muster erkennen. Auch bei der Polycythämie (2 eigene Fälle, 2mal von 9 Lit.-Fällen), beim Morbus Waldenström (1 eigener Fall, 5 von 17 Lit.-Fällen) und bei der Kryoglobulinämie (6 von 9 Fällen) können sich die Ausfälle vorwiegend an das Verteilungsmuster der peripheren Nerven halten. Beim Morbus Boeck sind es 7 Fälle von 21, die diese Verteilung bieten.

Letztlich entsprechen diesem Typ aus der Gruppe der hereditären Polyneuropathien die hereditäre Armplexus-Neuritis [578—580] und die familiäre rezidivierende polytope Neuropathie [2866—2871].

C. Reizerscheinungen

1. Sensible Reizerscheinungen

Nicht selten gehen den neurologischen Ausfallsymptomen sensible Reizerscheinungen voraus oder stehen sogar ganz im Vordergrund. Es handelt sich dabei um Taubheits- und Einschlafgefühle, um Empfindungen des „Abgestorbenseins", kribbelnde und prickelnde Mißempfindungen, Ameisenlaufen, um mehr stechende Mißempfindungen, was die angelsächsische Literatur als „pins and needles" bezeichnet, ferner um das Gefühl, wie auf Sand oder Samt zu laufen, um Kälte- und Wärmeparaesthesien und andere mehr. Meist sind sie vor allem an den Extremitätenacren lokalisiert, manchmal jedoch auch im Mund- und Afterbereich.

Bei unseren 102 Patienten mit idiopathischer Polyradiculoneuritis waren sie in fast der Hälfte der Fälle das Erstsymptom (50mal: davon 29mal allein [=28%], 21mal [=20%] zusammen mit anderen Symptomen). Von RAVNs [263] 127 Patienten klagten 70 über Paraesthesien als Initialsymptom (45mal allein = 64%), bei den 97 Patienten von WIEDERHOLT u. Mitarb. [317] waren es etwa zwei Fünftel. Insgesamt klagten 68 unserer 102 Patienten im Verlauf der Erkrankung über Mißempfindungen (10mal sogar im Mundbereich); unter den 127 Patienten RAVNs [263] hatten 86 Patienten (=68%), unter den 35 Patienten von MARSHALL [224] 29 (=83%) diese Klagen über Paraesthesien vorzubringen; bei den 50 Patienten von HAYMAKER u. KERNOHAN [178] waren es 29 (=58%). Beim Fisher-Syndrom sind die sensiblen Reizerscheinungen ebenfalls häufig vorhanden (19mal von 23 ausgewerteten Fällen aus der Zusammenstellung von RADS [390] sowie 8 von 11 Fällen von ELIZAN u. Mitarb. [378]).

Bei der Armplexusneuritis (neuralgische Schulteramyotrophie) treten sie ebenfalls — vor allem gegenüber den Schmerzen — zurück (16mal von 42 eigenen Patienten [=38%], 17mal auf 100 Lit.-Fälle [562, 563, 565, 570, 573, 575]). Während bei der serogenetischen Polyneuritis immerhin 6 von 11 Patienten über Mißempfindungen klagten, waren die Angaben in der Literatur diesbezüglich sehr spärlich (15mal auf 130 Fälle = 11,5%).

Unter den bakteriellen Infektionen zeichnet sich die postdiphtherische Polyneuritis durch häufig auftretende Mißempfindungen, die meist das Stadium der Spätlähmungen einleiten [761, 762, 837, 852, 858] aus. Unter unseren 34 Fällen hatten immerhin 29 solche Klagen vorzubringen. Sie sind häufig perioral oder im Zungenbereich lokalisiert [837, 843], wie es auch 9mal bei unseren Patienten der Fall war. Über quälende, fast immer zu beobachtende Paraesthesien bei der Ruhrpolyneuritis berichten SCHLESINGER [930] und HERRLICH [929]. Ebenfalls klagen viele Patienten mit einer Acrodermatitis chronica atrophicans darüber [707]. Bei den — auf Virusinfektionen zurückzuführenden — Polyneuritiden können sensible Reizerscheinungen auftreten, müssen aber nicht unbedingt vorhanden sein. In allgemeinen Beschreibungen wird ihr Auftreten bei der Zeckenbiß- und Insektenstichmening(o-encephalo-myel)itis (u. a [534, 539]) zwar hervorgehoben, obwohl bei Auswertung von Kasuistiken die Relationen nicht so eindrucksvoll sind (4mal auf 19 Fälle mit Zeckenbiß- und einmal auf 6 Fälle mit Insektenstichmening[o-encephalo-myel]itis).

Folgende Relation fanden wir bei den anderen Formen: 14mal (= 17,5%) bei 80 Fällen mit lymphocytärer Meningitis, wobei der Prozentsatz jedoch wesentlich höher liegt (39%), wenn er auf die 37 Fälle bezogen wird, die auch Ausfälle an den Extremitäten zeigten, siebenmal bei 21 Fällen mit Grippe, 7 auf 32 Fälle mit Herpes zoster, 11mal auf 34 Fälle mit Mononucleose und 5 auf 13 Fälle mit Mumps.

Sensible Reizerscheinungen sind auch für die Periarteriitis nodosa (40 von 94 Lit.-Fällen [= 42,5%], 2 bei 3 eigenen Fällen) und die Polyneuropathie beim Lupus erythematodes (13 von 26 Lit.-Fällen) von einer gewissen Bedeutung. Häufig findet man sie bei den Polyneuropathien im Rahmen einer rheumatischen Arthritis (bei allen 8 eige-

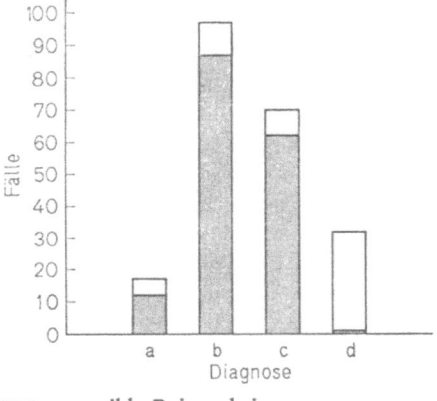

Abb. 9. Häufigkeit von sensiblen Reizerscheinungen bei Antabus (a), INH (b), Nitrofurantoin (c) und Hydantoin (d)

nen Fällen und 106mal von 162 Lit.-Fällen [= 65%]), wobei sie bei der rein sensiblen Form fast durchweg vorhanden sind.

Beherrschend können sensible Reizerscheinungen bei manchen toxischen Formen sein (Abb. 9). Besonders hervorzuheben sind sie beim Antabus (12 von 17 Fällen), INH (83 von 92 Fällen = 90%), Nitrofurantoin (59 bei 65 Fällen = 91%) und Vincristin [1455—1470, 1472]. Bei unseren eigenen Fällen war die Relation folgendermaßen verteilt: 4:5 bei INH-Polyneuropathien, 3:5 bei der Nitrofurantoinpolyneuropathie; beide Patienten mit Vincristinpolyneuropathie hatten anfänglich Paraesthesien. Auffällig blande verhält sich offenbar die Polyneuropathie unter Hydantoin, da in der Literatur bei 30 Fallberichten kein einziges Mal Reizerscheinungen erwähnt werden. Von unseren 2 Patienten klagte einer über diskrete Paraesthesien.

Fast obligat waren die tags und nachts sehr quälenden Mißempfindungen bei der Thalidomidpolyneuropathie. Unter den 114 Fällen von GIBBELS [1394] waren sie bei 110 Patienten (= 96,4%) und bei den 129 zusätzlich aus der Literatur ausgewählten Fällen wie auch bei den eigenen 8 Patienten waren sie ausnahmslos vorhanden. Sie konnten lange das Absetzen des Medikamentes überdauern (u. a. [1381, 1384, 1391, 1394, 1407, 1415]).

Bei der Alkoholpolyneuropathie sind sensible Reizerscheinungen nicht so häufig, wie manche Autoren früher angenommen hatten [17, 44, 55, 67, 1513, 1535], die sie sogar als nahezu pathognomonisches Zeichen ansahen. Unter unseren 198 Patienten klagten nur 21 Patienten (= 10%) darüber. Von 145 Patienten BISCHOFFS [1509] waren es allerdings 37%, doch erklärt sich der Unterschied, wie schon zuvor aufgezeigt, aus dem unterschiedlichen Krankengut.

Dagegen gehören Mißempfindungen fast durchweg zur Arsenpolyneuropathie (93 von 103 Fällen = 90%) und zur Schwefelkohlenstoffneuropathie [1603]. Häufig findet man sie noch bei der Thalliumpolyneuropathie (48 von 65 Fällen = 74%), bei der Polyneuropathie durch Benzinvergiftung (4 von 6) und bei DDT (8 von 12 Fällen).

Bei der Tri-Aryl-Phosphat-Vergiftung treten sie zwar gegenüber den Schmerzen und motorischen Reizerscheinungen zurück, sind jedoch vor allem als Kälteparaesthesien nicht selten im präparalytischen Stadium vorhanden [1772, 1802]. Ihr Vorkommen wird fast überhaupt nicht erwähnt bei der Ulironpolyneuropathie (bei keinem der 31 Fallberichte aus der Literatur, bei 2 von 11 eigenen Patienten) sowie bei der Bleipolyneuropathie.

In der Regel spielen sensible Reizerscheinungen bei der Porphyrie keine große Rolle (2 von 7 eigenen Fällen, worunter sich allerdings ein Patient befand, bei dem sie ganz im Vordergrund standen, sowie 24 von 102 Lit.-Fällen = 23,5%). Etwas größer ist der Prozentsatz bei der Schwangerschaftspolyneuropathie (25 auf 77 Patientinnen = 32%), worunter sich jedoch möglicherweise z. T. Mißempfindungen verbergen, die durch ein Carpaltunnelsyndrom hervorgerufen werden, was in der Gravidität häufig vorgefunden wird [1958]. Dazu würde gut passen, daß die Paraesthesien an Händen die an den Füßen sogar zahlenmäßig übertrafen (19 : 16).

Nicht ganz ein Drittel (nämlich 70 von 230 Patienten = 30%) unserer Diabetesfälle klagten über sensible Reizerscheinungen. Die relativ niedrige Anzahl erklärt sich daraus, daß sich unser Krankengut in nicht unbeträchtlichem Anteil aus Fällen rekrutiert, bei denen erst über den zufällig erhobenen neurologischen Befund die Diagnose eines oft nur latenten Diabetes mellitus gestellt wurde. Die Angaben anderer Untersucher sind dementsprechend höher: 67 auf 100 Fälle bei GIBBELS u. SCHLIEP [2112], 43 (= 59%) auf 73 Patienten bei MAYNE [2176]. Dagegen stimmen die Zahlenangaben von FEUDELL [2100], dessen Krankengut auch am ehesten mit dem unseren verglichen werden kann, mit 93 auf 323 Fälle (= 29%) in etwa mit den unseren überein.

Myxödempatienten klagen in hohem Prozentsatz über Paraesthesien: so ca. 50% unter 100 Patienten von NICKEL u. FRAME [2279], 75% von 109 Patienten von SANDERS [2282] und schließlich 92% von 80 Fällen von BLOOMER u. KYLE [2270]. Auch alle 33 ausgewerteten Einzelkasuistiken von Polyneuropathien beim Myxödem hatten diese Beschwerden.

Alle Patienten (10 Fälle), über deren polyneuritische Beschwerden nach Insulinschocks STERN *u. Mitarb.* [2266] berichteten, hatten Taubheitsgefühle und/oder Kribbeln an Händen, zum Teil auch an Füßen und im Mundbereich. Im Rahmen der Neuropathie bei Insulomen (26 Fälle) klagten 16 Patienten darüber.

Bei gastro-enterogener Malabsorption gehören Mißempfindungen fast durchweg zum klinischen Bild der dadurch hervorgerufenen Polyneuropathie [2316, 2320],

(6 von 7 eigenen Fällen). Auch bei Mangelernährung und Hungerdystrophie sind sie so gut wie immer vorhanden [2304, 2305, 2312]. Besonders eindrücklich sind sie neben den Brennschmerzen auch vor allem bei der sogenannten „Burning-feet"-Krankheit [2290—2292, 2297, 2300, 2309—2311]. Man findet sie gleichfalls bei der Beri-Beri [2293—2296, 2306—2308, 2310, 2311], wo sie jedoch nicht so vorherrschend sind.

Bei der nephrogenen Polyneuropathie treten sensible Reizerscheinungen häufig auf und sind manchmal das erste Zeichen. In der Literatur werden sie in drei Viertel der Fälle (45 von 60 Fällen = 75%) angegeben, so daß unsere Anzahl von 5 auf 15 Patienten niedrig erscheint. Die Erklärung liegt darin, daß die Fälle unserer Serie zum Teil bei Routinedurchuntersuchung von Patienten mit chronischer Niereninsuffizienz entdeckt wurden.

Mißempfindungen sind für die sensible Form der paraneoplastischen Polyneuropathie nahezu obligatorisch (18 von 18 Lit.-Fällen [2365, 2366, 2376, 2379, 2387, 2389, 2390, 2399, 2407, 2413]), kommen bei der sensomotorischen Form häufig vor (20 von 28 Fällen [2367, 2369, 2380, 2381, 2386, 2389, 2390, 2397, 2405, 2410, 2411, 2413]) und treten bei der rein motorischen Form zurück (5 von 21 Fällen [2367, 2373, 2382, 2384, 2388, 2390, 2398, 2400, 2405, 2408]).

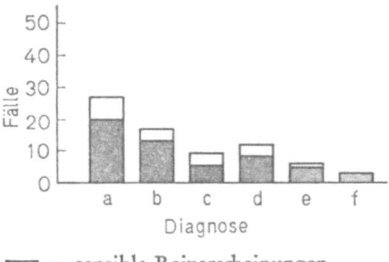

▨ = sensible Reizerscheinungen

Abb. 10. Häufigkeit sensibler Reizerscheinungen bei Polyneuropathien beim Myelom (a), Morbus Waldenström (b), Kryoglobulinämie (c), Polycythämie (d) sowie bei Polyneuropathien ohne Kompression und Infiltration bei Morbus Hodgkin (e) und maligner Retikulose (f) unter Einschluß des eigenen Krankengutes

Nicht selten (Abb. 10) sind sie anzutreffen bei der Myelomneuropathie (bei allen 3 eigenen Fällen, 17 von 23 Fällen in der Literatur), bei der Polyneuropathie beim M. Waldenström (13 von 17 Fällen), bei der Kryoglobulinämie (5 von 9 Fällen), der Polycythämie (die beiden eigenen Fälle, sowie 6 von 9 Lit.-Fällen), sowie auch bei den Polyneuropathien, die nicht auf Kompression oder Infiltration zurückgehen: beim M. Hodgkin (5 von 6 Fällen) und bei malignen Retikulosen (alle 3 Fälle [2422, 2461, 2478]). Keinen zahlenmäßig bedeutenden Anteil haben die Reizerscheinungen bei den komprimierenden oder infiltrierenden Prozessen.

Mit quälenden Paraesthesien setzt meistens die familiäre Amyloidpolyneuropathie ein [2636, 2638, 2640], und auch bei den sporadischen Fällen gehören sie häufig (16 von 26 Fällen) zum klinischen Bild. Schließlich sind sie auch beim Refsum-Syndrom (16 von 35 ausgewählten Lit.-Fällen [2872, 2877, 2880, 2881, 2884, 2887—2889, 2894, 2898, 2903, 2906]) vorzufinden.

Auf besondere Reizerscheinungen der Tiefensensibilität mit vor allem Abschnürgefühlen in der Tiefe der Gewebe machte GIBBELS [1394] aufmerksam. Sie fand sie in

85,9% (=98 von 114 Fällen) ihrer Patienten mit Thalidomidpolyneuropathie und häufig auch — wenn gezielt gefragt wurde — bei der diabetischen Polyneuropathie [2112]. Auf solche Reizerscheinungen bei der Thalliumpolyneuropathie weisen auch PASSARGE u. WIECK [1707] hin.

2. Spontanschmerzen

Spontanschmerzen — und zwar vor allem mit Lokalisation im Kreuz und in den Beinen — waren das häufigste Initialsymptom unserer 102 Fälle mit idiopathischer Polyradiculoneuritis (33mal allein, 20mal in Kombination mit anderen Symptomen). Von den 127 Fällen von RAVN [263] wurden Schmerzen nur von 27 Patienten (=21%), davon 13mal allein, als Erstsymptom angegeben. Im Verlauf der Erkrankung klagten sogar 78 unserer 102 Patienten über schmerzhafte Sensationen, im Krankengut von RAVN [263] waren es nur 33 (=26%). Höher war der Prozentsatz in den Berichten von HAYMAKER u. KERNOHAN [178] (28 von 50=56%) und von MARSHALL [224] (19 von 35).

Sehr häufig werden Schmerzen — oft dem Ausbreitungsgebiet eines Nerven entsprechend oder mit radikulärer Ausstrahlung — bei der Zeckenbißmening(o-encephalomyel)itis (14 von 19 Fällen), der Insektenstichmening(o-encephalo-myel)itis (von allen 6 Fällen aus der Literatur) und bei der lymphocytären Meningitis (40 von 80 Fällen, was noch an Bedeutung gewinnt, wenn man bedenkt, daß von den 80 Fällen immerhin 43 nur Hirnnervenausfälle zeigten) vorgebracht. Auch bei den anderen viralen entzündlichen Polyneuritiden können Schmerzen auftreten, werden aber in der Literatur nicht so häufig erwähnt.

Ein obligates Symptom stellt der Schmerz bei der neuralgischen Schulteramyotrophie (bei allen 42 eigenen Patienten und 100 ausgewerteten Lit.-Fällen) dar. Er zeichnet sich durch seine Lokalisation im Schulterarmbereich und durch seine Heftigkeit in Form eines dumpfen Reißens aus, was besonders nachts sehr quälend sein kann. Die Schmerzen können Tage, aber auch Wochen andauern [562, 563, 565, 567, 569 bis 571, 573—575]. Es gibt keine sichere Korrelation zwischen der Lokalisation des Schmerzes und den nachfolgenden Paresen der Muskeln [571].

In gleicher Lokalisation und meist in gleicher Heftigkeit treten die Schmerzen bei der Serumneuritis auf, die ja — wie schon weiter oben ausgeführt — ebenfalls fast immer im Schulterarmbereich lokalisiert sind. So war es bei 10 von 11 Patienten aus unserem Krankengut der Fall; ein Patient konnte keine Angaben machen, weil zum gleichen Zeitpunkt ein schweres Delirium tremens abgelaufen war. Zahlenangaben aus den überprüften 130 Lit.-Fällen würden ein falsches Bild ergeben, da bezüglich der Schmerzen die Berichte teilweise unvollständig sind.

Bei den bakteriellen Infektionen sind erhebliche Schmerzsensationen bei den Polyneuritiden im Zusammenhang mit dem M. Bang [730], der Lues (23 von 31 Lit.-Fällen), dem Typhus (u. a. [938, 940, 942, 946]), der Ruhr [930] und der Toxoplasmose (bei allen 3 Fällen aus der Literatur [934—936]) zu erwähnen. Erhebliche Schmerzen können auch bei der Acrodermatitis chronica atrophicans [707] auftreten.

Für die Polyneuritis bei Rachen- und Wunddiphtherie ist dagegen die Schmerzlosigkeit geradezu ein Charakteristikum und ein wichtiges differentialdiagnostisches Kriterium [761, 863], besonders gegenüber der idiopathischen Polyradiculoneuritis.

Heftige Schmerzen können auch das klinische Bild der Periarteiitis nodosa prägen. Die Qualität kann reißend, bohrend, krampfartig oder stechend sein, selten lanzinierend [1123]. Am häufigsten sind sie lokalisiert in dem Bereich der Schienbein-, Waden- und Fußmuskeln und nicht selten in den Gelenken [1124]. Alle 3 unserer Patienten hatten über diese Schmerzen zu klagen; in 74 von 94 Literaturberichten (=79%) wurden ebenfalls Schmerzen erwähnt. Auch bei Neuropathien im Zusammenhang mit einer Thrombangitis obliterans sind Schmerzen führend [964, 968, 969, 973, 975, 978, 985, 989]. In etwa der Hälfte der Fälle werden Schmerzen bei der Wegenerschen Granulomatose (7 von 14) und beim Lupus erythematodes (14 von 26), nur in ca. einem Fünftel der Fälle bei der rheumatischen Arthritis (31 von 162 Fällen = 19%) erwähnt.

Wenn auch bei unseren Fällen von medikamentös toxischer Polyneuropathie relativ häufig Schmerzen angegeben wurden (4 von 5 IHN-, 4 von 5 Salvarsan- und 2 von 5 Nitrofurantoinpolyneuropathiefällen), so sind die Angaben in der Literatur diesbezüglich zurückhaltender: z. B. 32 auf 92 INH- (=35%), 17 auf 65 Nitrofurantoin- (=26%) und nur 6 auf 34 Salvarsanpolyneuropathiefälle (=18%). Höher liegt der Prozentsatz mit Schmerzen bei der Goldpolyneuropathie (9 von 13 Fällen) und bei Polyneuropathie nach Uliron und Abkömmlingen (8 von 11 eigenen, 9 von 31 Lit.-Fällen). Während unter 129 aus der Literatur überprüften Fällen nur 4mal Schmerzen angeführt wurden, gibt GIBBELS [1394] bei der Thalidomidpolyneuropathie einen Prozentsatz von 61,4% (70 von 114 Fällen) an. Auch andere Autoren berichteten darüber (u. a. [1387, 1388, 1391, 1415]). Von unseren eigenen 8 Patienten klagte nur einer über Spontanschmerzen. Schmerzen — besonders häufig als Muskelschmerzen — treten auch oft bei der Vincristinpolyneuropathie auf (u. a. [1455—1457, 1462, 1465 bis 1470, 1472]).

Aus der Gruppe der anderen exotoxischen Polyneuropathien bedürfen die Arsenpolyneuropathie, bei der 79 von 103 Patienten (=77%) über Schmerzen klagten, die Schwefelkohlenstoffpolyneuropathie mit Muskel- und Extremitätenschmerzen [1603] und vor allem die Thalliumpolyneuropathie mit ihren meist im Initialstadium auftretenden heftigsten Schmerzen (60 von 65 Fallberichten [=92%]) sowie schließlich die Tri-Aryl-Phosphat-Polyneuropathie (u. a. [1758, 1762, 1772, 1796, 1802, 1807, 1808, 1814]), bei der ebenfalls die Schmerzen meist im präparalytischen Stadium auftreten, besonderer Erwähnung. Starke Schmerzen können auch in den betroffenen Extremitätenabschnitten bei den meist disseminierten Neuropathien nach schweren Barbiturat- und Co-Intoxikationen auftreten (in 10 von 18 Fällen bei der ersteren, in 6 von 12 Fällen bei der letzteren, bei beiden eigenen Fällen).

Bei der Alkoholpolyneuropathie konnten wir unter unseren 198 Fällen nur 9mal (=4,5%) anamnestische Angaben über Spontanschmerzen in Erfahrung bringen, während unter den 128 Patienten von FUNK [1519] immerhin 15 Patienten (=12%) über Schmerzen an den oberen Extremitäten und 58 (=45%) an den unteren Extremitäten zu klagen hatten. Auch unter dem Krankengut BISCHOFFS [1509] liegt der Prozentsatz mit 45% Schmerzangaben (von 145 Patienten) sehr hoch.

Sehr heftig können die Schmerzen, die häufig als dumpfe Gliederschmerzen geschildert werden [1832], im Beginn der Porphyriepolyneuropathie sein. Sie können aber auch durch die häufig gleichzeitig auftretenden Bauchkoliken völlig überdeckt werden. 5 unserer 7 Patienten sowie 70 (=68%) von 102 Fällen in der Literatur gaben eine Schmerzanamnese an. Bei der Schwangerschaftspolyneuropathie treten

Schmerzen in etwa der Hälfte der Fälle (besonders beim Manifestationstyp der Schwerpunktspolyneuritis und der Mononeuritis multiplex) in Erscheinung.

Über Schmerzen klagten nur 59 (= 25%) unserer 230 Patienten mit diabetischer Neuropathie. Wesentlich höhere Prozentzahlen werden von anderen Autoren angeführt: 78% (bei 200 Patienten) von BISCHOFF [2034], 67% (von 73 Patienten) bei MAYNE [2176], 59% (von 100 Patienten) von GIBBELS u. SCHLIEP [2112] und ca. 49% (von 323 Patienten) von FEUDELL [2100]. Die Schmerzen sollen nachts exacerbieren (u. a. [2046, 2093, 2100, 2121, 2145, 2225]), was aber von GIBBELS u. SCHLIEP [2112] nicht bestätigt werden konnte. Ausgehend von unserem Krankengut kann diesbezüglich keine Stellung bezogen werden, weil darauf nicht geachtet wurde. Wie im Patientengut von GIBBELS u. SCHLIEP [2112] waren die Schmerzen bei unseren Fällen fast durchweg (nämlich 57mal) an den Beinen lokalisiert.

Polyneuropathien im Rahmen von hypoglykämischen Zuständen verlaufen ganz offenbar völlig schmerzlos, jedenfalls fehlen jegliche Angaben darüber in der Literatur. Bei der Myxödempolyneuropathie dagegen machten immerhin mehr als die Hälfte entsprechende Angaben (19 von 33).

Bei gastro-enterogener Malabsorption werden zum Teil beim Auftreten von Polyneuropathien Schmerzen geklagt [2316] (3 von 7 eigenen Patienten). Während bei der Beri-Beri die Schmerzen eher zurücktreten [2307, 2308], sind sie neben dem charakteristischen Brennschmerz auch in Form von sehr quälenden Stichen zusätzlich bei der „Burning-feet"-Krankheit vorhanden [2292].

Bei der nephrogenen Polyneuropathie treten — abgesehen von quälenden Brennschmerzen — andersartige Spontanschmerzen eher in den Hintergrund (3mal unter den 15 eigenen Patienten, 6mal von 60 Fallberichten der Literatur). Bei der paraneoplastischen Polyneuropathie findet sich der höchste Prozentsatz von Schmerzangaben bei der sensomotorischen Form (13 von 28), dann folgen die sensible (7 von 18) und die rein motorische Form (7 von 21 Patienten).

Besonders kennzeichnend sind Schmerzen — meist schweren quälenden Charakters —, wie es zwei von unseren 3 eigenen Patienten und 21 von 23 Fällen aus der Literatur zu klagen hatten, bei der Myelompolyneuropathie, während die Polyneuropathie beim M. Waldenström meistens — wie bei unserer Patientin und bei 12 von 17 Fällen aus der Literatur — schmerzlos verläuft.

Schmerzen werden aber auch zum Teil geklagt bei den Polyneuropathien bei Kryoglobulinämie (5 von 9 Fällen), Polycythämie (8 von 11 Fällen), sowie auch bei den Polyneuropathien, die nicht auf Kompression oder spezifische Infiltration zurückgehen: beim M. Hodgkin (3 von 6 Fällen) und den malignen Retikulosen (2 von 3 Fällen). Bei den die peripheren Nerven komprimierenden und vor allem infiltrierenden Prozessen sind ebenfalls häufig Schmerzen vorhanden: Bei 14 von 15 Fällen mit M. Hodgkin, bei 21 von 38 Fällen mit Leukämie sowie bei 2 eigenen Fällen, bei 4 von 11 Fällen mit malignen Retikulosen sowie bei einem von 2 eigenen Fällen und schließlich bei 35 von 55 Fällen mit Meningiosis blastomatosa.

Bei der sporadischen Form der Amyloidpolyneuropathie fanden wir 11mal unter 26 ausgewerteten Fällen Angaben über Schmerzen; bei der familiären Amyloidpolyneuropathie sind die Schmerzen eher diskret [2640].

Bei der hereditären sensiblen Neuropathie sind offenbar Schmerzen selten, denn wir entdeckten unter 109 überprüften Lit.-Fällen nur 17mal (= 15,5%) Schmerzangaben. Auch beim Refsum-Syndrom gehören Schmerzen nicht unbedingt zum klinischen Bild, wenngleich die dabei auftretende Polyneuropathie nicht immer schmerzlos verläuft (10mal Schmerzangaben unter 35 Lit.-Fällen). Schließlich sei noch erwähnt, daß bei der progressiven hypertrophischen Neuritis oft über einschießende, seltener krampfartige Schmerzen geklagt wird, während bei der neuralen Muskelatrophie Schmerzen eher eine Seltenheit darstellen [3].

3. „Burning-feet"-Syndrom

Für manche Polyneuropathien sind besonders charakteristisch Klagen über quälende, vor allem nachts sich steigernde, „wie Feuer" brennende Schmerzen an den Fußsohlen, denen die Patienten durch ständiges Umhergehen, Aneinanderreiben der Füße oder Eintauchen der Füße in kaltes Wasser zu begegnen versuchen. Manchmal greifen die Schmerzen auf den Fußrücken und auf die Hände über. In der angloamerikanischen Literatur hat sich dafür vor allem die Bezeichnung „burning feet"-Syndrom eingebürgert. Synonyma sind: Painfull-feet, electric feet, hot feet, happy dancing jumping feet, jittery legs.

Dieses Syndrom hat der fast ausschließlich sensiblen Polyneuropathie, die während des letzten Krieges bei Mangelernährung in den Kriegsgefangenenlagern — vor allem des Ostens — beobachtet wurde, den Namen gegeben: die „Burning-feet"-Krankheit [2290—2292, 2297, 2300, 2309—2311]. Schon PERAITA [2304, 2305] berichtete über ähnliche Erscheinungen bei der Madrider Bevölkerung während der Hungersnot im spanischen Bürgerkrieg.

In manchen Fällen von Periarteriitis nodosa (10 von 94 Lit.-Fällen = 9,5%) sowie häufig bei Neuropathien im Zusammenhang mit arteriellen Verschlußkrankheiten [983 a] tritt ebenfalls das „burning-feet"-Syndrom auf. In der Gruppe der Kollagen-Erkrankungen ist besonders die Polyneuropathie bei rheumatischer Arthritis nicht selten mit diesen quälenden Mißempfindungen behaftet. In über einem Drittel der Lit.-Fälle (57 von 162 Patienten = 35%) wurden diesbezügliche Angaben gemacht.

Unter den toxischen Polyneuropathien findet sich das „burning-feet"-Syndrom besonders häufig bei der INH- (43 von 92 Fällen = 47%) und der Thalidomidpolyneuropathie (42[= 32,5%] von 129 Lit.-Fällen, 45,5% im Krankengut von GIBBELS [1394]). Während wir in der Literatur nur bei 2 von 65 (= 3%) Fallberichten über Furantoinpolyneuropathie entsprechende Angaben vorfanden, klagten 4 von 5 eigenen Fällen über das sehr lästige Brenngefühl an den Füßen.

Wesentlich seltener als bei DAEPPEN [2063] (47%: 41 von 88 Patienten) und BISCHOFF [2034] (25%: 50 von 200 Patienten) fand sich das „burning-feet"-Syndrom bei der diabetischen Neuropathie in unserem eigenen (10 von 230 Patienten = 4%) und FEUDELLs [2100] Krankengut (13 von 323 Patienten = 4%). GIBBELS u. SCHLIEP [2112] konnten es sogar in keinem Fall verzeichnen.

Während PRILL [2357 a] betont, daß der Brennschmerz bei der nephrogenen Polyneuropathie eher selten sei, wurde er immerhin in 30 von 60 Kasuistiken in der Literatur erwähnt. Allerdings trat er bei unseren 15 Patienten auch nur 2mal auf.

Relativ häufig gehört das „burning-feet"-Syndrom ebenfalls zum Bild der Myelompolyneuropathie (2 von 3 eigenen Fällen, 6 von 23 Lit.-Fällen) und der Polyneuropathie beim M. Waldenström (3 von 17 Lit.-Fällen). Auch die Polyneuropathie bei familiärer Amyloidose setzt oft mit nächtlichen Brennschmerzen an den Füßen ein [2640].

4. Hyperaesthesie und Hyperpathie

Eine besondere Überempfindlichkeit der Haut gegenüber Berührungs- und Schmerzreizen, die man unter den Begriffen Hyperaesthesie, Hyperalgesie und Hyperpathie zusammenfaßt, zeichnet manche Formen der toxischen Polyneuropathien aus. In etwa je einem Drittel der INH-Polyneuropathie- (32 von 92 Fällen = 35%) und der Nitrofurantoinpolyneuropathiekasuistiken (21 von 65 = 32%) wird darüber berichtet. Unter den 114 Fällen mit Thalidomidpolyneuropathie von GIBBELS [1394] hatten 23,6% Hyperalgesie und 19,2% Hyperpathie. Besonders häufig findet man diesbezügliche Angaben auch bei der Thalliumpolyneuropathie (34 von 65 Fällen = 52%), bei der nach PASSARGE u. WIECK [1707] vor allem die Zehenendglieder eine erhebliche Druckempfindlichkeit aufweisen sollen.

Eine besonders ausgeprägte Hyperaesthesie und Hyperpathie war bei unseren 3 Patienten mit Myelompolyneuropathie zu beobachten. Auch bei 5 von 23 Lit.-Fällen wird darauf hingewiesen, während bei den anderen paraproteinämischen bzw. paraneoplastischen Polyneuropathien eine solche besondere Überempfindlichkeit nur in Ausnahmefällen erwähnt wird.

Bei der „Burning-feet"-Krankheit wurde neben den quälenden Brennschmerzen ebenfalls nicht selten (z. B. in 22% von 500 Fällen CRUICKSHANKS [2292]) eine Hyperaesthesie und Hyperpathie verzeichnet. Das gleiche gilt für die nephrogene Polyneuropathie (16 von 60 Lit.-Fällen = 27%).

5. Druckschmerzhaftigkeit von Nerven und Muskeln

Mit Paraesthesien, Spontanschmerzen und Hyperaesthesie ist häufig eine Druckempfindlichkeit der peripheren Nerven und Muskeln verbunden. Aber auch ohne diese subjektiven Reizerscheinungen kann sie in charakteristischer Weise vorgefunden werden. Als besondere Druckpunkte der peripheren Nerven gelten an den oberen Extremitäten der Erbsche Punkt in der Supraclaviculargrube für den Armplexus und der Sulcus olecrani für den N. ulnaris, an den unteren Extremitäten das Fibulaköpfchen für den N. peronaeus und die Wade zwischen den Gastrocnemiusköpfen für den N. tibialis. Im Wadenbereich ist eine strenge Trennung von Muskel- und Nervendruckschmerzen zwar nicht immer mit Sicherheit möglich, jedoch kann eine weitgehende Differenzierung dadurch vorgenommen werden, daß der Untersucher die Wadenmuskulatur auch seitlich komprimiert. Werden dabei im Unterschied zum Druck in die Tiefe zwischen die Gastrocnemiusköpfe keine Schmerzen angegeben, ist eine isolierte Druckempfindlichkeit des N. tibialis sehr wahrscheinlich. Da in der Literatur die Angaben zur Druckempfindlichkeit der peripheren Nerven und Muskeln häufig sehr lückenhaft sind oder sogar ausdrücklich betont wird, daß nicht darauf geachtet wurde (z. B. [2112]), beziehen wir uns im folgenden zum Teil vor allem auf eigene Erfahrungen.

So fanden wir bei unseren 102 Fällen von idiopathischer Polyradiculoneuritis immerhin 82mal (= 80%) eine erhebliche Druckempfindlichkeit der peripheren Nerven, besonders an den unteren Extremitäten. Nahezu obligat ist eine Druckempfindlichkeit des Armplexus (bei allen 42 eigenen Fällen, (u. a. [576]) und auch häufig der betroffenen Muskeln [562] bei der neuralgischen Schulteramyotrophie. Ähnliches gilt für die serogenetische Polyneuritis (in allen 11 eigenen Fällen, u. a. [684]). Auf eine starke Druckschmerzhaftigkeit sowohl der peripheren Nerven wie auch der Muskeln bei Polyneuritiden bei Ruhr weist SCHLESINGER [930] hin.

Bei der Periarteriitis nodosa, die ja meist schon mit schweren Spontanschmerzen einhergeht, fanden wir in der Literatur unter 94 Fällen 14mal (=15%) Angaben über Muskel- und 5mal (=5,3%) über Nervendruckschmerzen. Es ist jedoch anzunehmen, daß der Prozentsatz wesentlich höher liegt. Unsere 3 eigenen Patienten wiesen erhebliche Nervenkompressionsschmerzen auf.

Unter den toxischen Polyneuropathien ist vor allem die Alkoholpolyneuropathie anzuführen, die so gut wie ausnahmslos eine Druckschmerzhaftigkeit der langen Nervenstränge an den unteren Extremitäten aufweist. Keiner unserer 198 Fälle ließ dieses Symptom vermissen. Das gleiche gilt für die 128 Fälle von FUNK [1519]. Auch OPPENHEIM [45], WEXBERG [67], BUMKE u. KANT [1513], SCHELLER [55], NIEDERMEYER u. PROKOP [1535] sowie BODECHTEL [5] und HALLEN [26] heben die Bedeutung dieses Symptomes als ein Charakteristikum der Alkoholneuropathie hervor.

Während GIBBELS [1394] das Symptom des Nervendruckschmerzes bei der Thalidomidpolyneuropathie nicht erwähnt, wird es immerhin in 97 von 129 (=75%) anderen aus der Literatur ausgewählten Fällen angeführt. Auffällig ist, daß alle 5 eigenen Patienten mit INH- und Nitrofurantoinpolyneuropathie dieses Symptom aufwiesen, in der Literatur dagegen wurden nur 4mal Nerven- und 9mal Muskeldruckschmerzen bei der INH- und niemals bei der Nitrofurantoinpolyneuropathie aufgeführt. Auf eine z. T. erhebliche Druckempfindlichkeit der Nervenstränge bei der Schwefelkohlenstoffpolyneuropathie wies VON DER HEYDT [1603] hin. Bei der Arsenpolyneuropathie wird dagegen besonders häufig eine Druckempfindlichkeit der Muskeln erwähnt (77 von 103 Fällen=75%).

Auch bei der Porphyrie werden nicht selten bei Kompression der Muskeln (20 von 102 Fällen=19%) Schmerzen angegeben. Bei der Schwangerschaftspolyneuropathie dagegen gibt es mehr Berichte über Nervendruckschmerzen (29 von 77 Fällen=38%) als solche über Muskeldruckempfindlichkeit (6 von 77 Fällen=8%).

Bei der diabetischen Polyneuropathie fanden wir in fast der Hälfte der Fälle (112 von 230 Fällen=49%) einen Druckschmerz der peripheren Nerven an den unteren Extremitäten, wobei neben dem Wadendruckschmerz meist auch eine Druckempfindlichkeit des N. peronaeus zu verzeichnen war. BISCHOFF [2034] und ELLENBERG [2085] hingegen beschreiben lediglich eine Druckempfindlichkeit der Muskeln.

Auch bei den Neuropathien in Zusammenhang mit Fehl- oder Mangelernährung wie bei der Beri-Beri [2307, 2308, 2310] sowie bei der „Burning-feet"-Krankheit [2304, 2305] kommen Nerven- und Muskeldruckempfindlichkeit vor, wenn auch keineswegs obligat. Bei der nephrogenen Polyneuropathie ist das Symptom des Nervendruckschmerzes sicherlich auch häufiger als es aus der Literatur den Anschein hat, wo es bei 60 Kasuistiken nicht einmal erwähnt wurde, während immerhin 10 unserer 15 Patienten darüber zu klagen hatten.

Eine auffällige Druckempfindlichkeit der Nervenstränge an den Beinen boten auch unsere 3 Patienten mit Myelompolyneuropathie, wohingegen in der Literatur nur 4mal unter 23 Fallberichten dieses Symptom erwähnt wird. Einen erheblichen Nervendruckschmerz wies auch HALLENs Patient mit einer Mononeuritis multiplex beim Skleromyxödem Arndt-Gottron auf [2631].

6. Motorische Reizerscheinungen

Motorische Reizerscheinungen in Form von Muskelkrämpfen gehören nicht in das Bild der „entzündlichen" Polyradiculoneuritiden und Polyneuritiden. Etwas gehäuft treten sie hingegen — vor allem im Bereich der Wadenmuskeln — bei Polyneuropathien in Zusammenhang mit rheumatischer Arthritis (26 von 162 Fällen = 16%), bei der INH- (17 von 92 Fällen = 18%), der DDT- (5 von 12 Fällen) und der Thalidomidpolyneuropathie (68,4% bei 78 von 114 Fällen von GIBBELS [1394] und 32mal [= 25%] unter 129 anderen Lit.-Fällen) in Erscheinung.

Während nur 8 von unseren 198 Fällen (= 4%) mit Alkoholpolyneuropathie über Crampi zu klagen hatten, führt BISCHOFF [1509] einen Prozentsatz von 30 an. Es soll sich dabei besonders um Krämpfe im Bereich der Fußsohlen, weniger der Hände handeln, die meist nachts auftreten würden. Bei der Tri-Aryl-Phosphat-Intoxikation leiten Muskelschmerzen — besonders im Bereich der Waden — die zum Teil wie Muskelkater beschrieben werden, fast immer das Lähmungsstadium ein (u. a. [1758, 1762, 1772, 1796, 1802, 1807, 1808, 1814]).

Bei der diabetischen Neuropathie fanden wir diesbezügliche Angaben nur bei 11 von 230 (= 5%) eigenen Fällen, was in etwa der Relation des FEUDELLschen Krankengutes [2100] entspricht (25 von 323 Fällen = 8%). Höhere Prozentzahlen geben GIBBELS u. SCHLIEP [2112] (12%) sowie BISCHOFF [2034] (21,5%) an. Es ist GIBBELS u. SCHLIEP [2112] aber unbedingt zuzustimmen, daß die Crampi keineswegs zu den vordringlichen und häufigen Symptomen der diabetischen Polyneuropathie gehören.

Letztlich ist noch hervorzuheben, daß — vor allem nächtliche Muskelkrämpfe — nicht selten die nephrogene Polyneuropathie einleiten [2357 a]. Immerhin klagten bei Befragung 9 unter unseren 15 Patienten zumindest im Beginn der Erkrankung darüber. Die Relation von 6 zu 60 — bezogen auf Einzelkasuistiken in der Literatur — scheint uns deshalb nicht den wahren Sachverhalt widerzuspiegeln.

D. Untersuchungsbefunde

1. Sensibilitätsstörungen

Die sensiblen Ausfälle der Polyneuritiden und Polyneuropathien sind mit Ausnahme des Typs der Mononeuritis multiplex durchwegs distal betont und symmetrisch bis leicht asymmetrisch angeordnet. Man spricht von socken- bis strumpfförmigen sowie handschuhförmigen Ausfällen, wobei die Begrenzung häufig wie „Manschetten" abschließt. Auf die rein oder vorwiegend sensiblen Formen der Polyneuritiden und Polyneuropathien wurde schon im Rahmen der Besprechung der Manifestationstypen ausführlich eingegangen. Es bleibt nur noch zu erwähnen, daß natürlich auch Polyneuritiden und Polyneuropathien vom Typ der Schwerpunktspolyneuritis oder Mononeuritis multiplex — wenn auch eher selten — mitunter rein sensibel sein können.

Über eine *besondere Felderung* der Oberflächensensibilitätsstörungen bei der postdiphtherischen Polyneuritis sowie der idiopathischen Polyradiculoneuritis berichten SCHEID u. WIECK [842], SCHEID [52], WIECK [316] und GIBBELS [23]. Sie beobachteten eine Aussparung der Mitte der Handinnenflächen und Fußsohlen sowie der Volarseite der Fingergelenke. Ähnliche Muster mit geringeren Sensibilitätsstörungen im Zentrum der Vola manus und den medialen Anteilen der Fußsohle fanden GIBBELS [1394] sowie FAUST [1390] bei der Thalidomidpolyneuropathie, DAUN u. HARTWICH [1459] bei der Vincristinpolyneuropathie sowie GIBBELS u. SCHLIEP [2112] in manchen Fällen der diabetischen Polyneuropathie.

Das Vorkommen *fleckförmig begrenzter Oberflächensensibilitätsstörungen* wird von BISCHOFF [2034] bei der diabetischen, von STAMMLER [1123] bei der periarteriitischen sowie von BECKER [1832] bei der Porphyriepolyneuropathie erwähnt. Auch bei der Amyloidpolyneuropathie fällt nicht selten ein solches Muster auf [2640].

Eine gewisse *Dissoziation der Oberflächensensibilitätsstörungen* mit stärkerem oder vorwiegendem Ausfall des Schmerz- und Temperaturempfindens gegenüber dem Berührungsempfinden, das normalerweise mit einem Prozeß im Rückenmarksbereich in Verbindung gebracht wird, zeichnet einige Formen der Polyneuropathien aus: bei den entzündlichen Formen vor allem die Leprapolyneuritis [5] und die Acrodermatitis chronica atrophicans (unter 37 Fällen von HOPF [707]: 5mal dissoziierte Empfindungsstörungen).

Auf das Vorkommen dieses Symptomes bei der Thalidomidpolyneuropathie wies GIBBELS [1394] und bei der Schwefelkohlenstoffpolyneuropathie VON DER HEYDT [1603] hin.

Besonders häufig findet man eine Dissoziation sowohl bei den sporadischen (2 eigene Fälle sowie 11 von 26 Lit.-Fällen) wie auch bei den familiären Fällen der Amyloidpolyneuropathie (u. a. [2640]), wobei vielfach sich die Zone der dissoziierten Empfindungsstörungen einem Bereich mit Ausfällen aller drei Oberflächensensibilitätsqualitäten anschließt. Auch bei der hereditären sensiblen Neuropathie ist dieses Muster typisch (bei 63 von 109 [=58%] ausgewerteten Fällen).

Bei manchen Formen der Polyneuritiden und Polyneuropathien können *Tiefensensibilitätsstörungen* mit Ausfällen des Lage- und Vibrationsempfindens überwiegend oder sogar allein das „polyneuritische" Syndrom beherrschen, so daß sich das Bild einer „Pseudotabes peripherica" ergibt. Dabei ist zu betonen, daß gerade die Prüfung des Vibrationsempfindens eine der wichtigsten Untersuchungsmaßnahmen ist, da eine Pallhyp- oder -anaesthesie häufig das Erstsymptom einer beginnenden Polyneuritis oder Polyneuropathie darstellt. Um so verwunderlicher ist deshalb die Beobachtung, daß in der Literatur vielfach diese Untersuchungsmöglichkeit überhaupt nicht erwähnt wird.

Bei der idiopathischen Polyradiculoneuritis wird nur — wie bei 2 eigenen Fällen — selten ein vorwiegend spinalataktisches Bild vorgefunden. Über einzelne Fälle berichten u. a. MARTIN [225, 226] und VAN GEHUCHTEN [154].

BECK [761] sowie BECK u. STOLTZENBERG [863] weisen auf den besonderen Befall der Tiefensensibilität noch vor schwereren sensiblen und motorischen Ausfällen bei der postdiphtherischen Polyneuritis hin. Sie stehen damit im Gegensatz zu SCHEID u. WIECK [835—838, 840—843, 856], die die bei dieser Form im Beginn der Erkrankung auftretenden schweren ataktischen Störungen auf Paresen im Beckengürtelbereich beziehen, wodurch sich „pseudoataktische" Bilder ergeben würden.

Über lange Zeit und sogar in einem Teil der Fälle bleibend ist die blande Alkoholpolyneuropathie — abgesehen von Reflexstörungen — allein oder vorwiegend von Tiefensensibilitätsausfällen geprägt. Wir fanden in 135 von 198 Fällen (=68%) Tiefensensibilitätsstörungen (103mal Lage- und 135mal Vibrationsempfindungsstörungen). 46mal (=23%) ergab sich das Bild einer Pseudotabes alcoholica mit vorherrschenden Tiefensensibilitätsausfällen. Bei den 145 Patienten BISCHOFFS [1509] mit einer Alkoholpolyneuropathie gehörten die Tiefensensibilitätsstörungen ebenfalls zu den häufigsten Symptomen (90% Vibrations- und 48% Lageempfindungsstörungen). Auch REMAK [49], OPPENHEIM [45], WEXBERG [67], SCHELLER [55], FUNK [1519] und HORNABROOK [1525] weisen auf die besondere Bedeutung der Tiefensensibilitätsausfälle bei der Alkoholpolyneuropathie hin.

Auch bei der sehr blande verlaufenden Hydantoinpolyneuropathie sind Tiefensensibilitätsstörungen häufig das vordringliche Symptom (23mal unter 30 Lit.-Fällen). Auch darf nicht unerwähnt bleiben, daß bei allen unseren 5 Nitrofurantoin-Polyneuropathiefällen die Tiefensensibilitätsstörungen gegenüber denen der Oberflächensensibilität deutlich überwogen, was wir in der Literatur nur zweimal unter 65 (=3%) ausgewerteten Fällen feststellen konnten.

Ähnliche Verhältnisse wie bei der Alkoholpolyneuropathie ergeben sich bei der diabetischen Polyneuropathie. Unter 230 eigenen Fällen konnten wir 135mal (=58%) Störungen des Vibrations- und 93mal (=40%) des Lageempfindens konstatieren. 95mal (=41%) ergab sich das Bild der Pseudotabes diabetica. GIBBELS u. SCHLIEP [2112] heben ebenfalls die Bedeutung der Tiefensensibilitätsstörungen bei der diabetischen Polyneuropathie hervor, wobei sie insbesondere darauf hinweisen, daß sie in 20 von daraufhin gezielt untersuchten Fällen 18mal eine Pallhyp- bis -anaesthesie beobachten konnten. Die Angaben anderer Untersucher bezüglich des Auftretens von Tiefensensibilitätsausfällen bei diabetischer Polyneuropathie schwanken z. T. erheb-

Tabelle 6. Häufigkeit der Tiefensensibilitätsstörungen bei diabetischer Polyneuropathie

Autoren	Gesamtzahl	Lage-empfindungs-störungen	Vibrations-empfindungs-störungen
eigene Fälle	230	93 (40%)	135 (58%)
Daeppen [2063]	88	—	69 (78%)
Mayne [2176]	73	50 (68%)	45 (62%)
Feudell [2100]	323	—	107 (33%)
Bischoff [2034]	200	10 (5%)	104 (52%)

lich, wobei es auch vor allem darauf ankommt, ob sie neben dem Lage- auch das Vibrationsempfinden in den Untersuchungsgang mit einbezogen haben (Tab. 6).

Bei der Myxödempolyneuropathie, die auch vorwiegend sensibel und blande verläuft, findet man ebenfalls nicht selten — wie bei 2 von 3 eigenen und 8 von 33 Lit.-Fällen — Tiefensensibilitätsstörungen im Vordergrund stehend. Das gilt auch für die nephrogene Polyneuropathie, wo die Verminderung des Vibrationsempfindens häufig der wichtigste Indikator für das Vorliegen einer Polyneuropathie ist [2345]. Wir fanden in 11 von 15 eigenen Fällen Abschwächungen des Vibrationsempfindens an den unteren Extremitäten und 8mal Störungen des Lageempfindens. In 11 Fällen waren die Tiefensensibilitätsstörungen deutlich führend. Bei den aus der Literatur ausgewerteten Fällen ergaben sich ähnliche Relationen: 20mal (=33%) Störungen des Lage- und 43mal (=71%) des Vibrationsempfindens bei insgesamt 60 Kasuistiken. 6mal waren darunter Fälle mit vorherrschenden Tiefensensibilitätsstörungen verzeichnet.

Auch ein erwähnenswerter Anteil der Fälle mit paraneoplastischer Polyneuropathie (5 von 18 Fällen mit der rein sensiblen Form, sowie 5 von 28 Fällen mit der sensomotorischen Form) und der Fälle mit Refsumsyndrom (19 von 35 Lit.-Fällen) sind vorherrschend von Tiefensensibilitätsstörungen geprägt.

2. Motorische Ausfälle

Die motorischen Ausfälle sind gleichfalls wie die Sensibilitätsstörungen im klassischen Polyneuritis- und Polyneuropathietyp symmetrisch bis leicht asymmetrisch distal betont angeordnet. Im Vergleich zu der relativen Eintönigkeit des Ausfallsmusters der Sensibilitätsstörungen sind die Paresen und Paralysen jedoch vielgestaltiger und variabler in ihrer Verteilung und geben so den einzelnen Formen ein charakteristisches Gepräge.

Bei manchen Polyneuritiden und Polyneuropathien *stehen die motorischen Ausfälle* gegenüber den sensiblen Störungen ganz *im Vordergrund*. Bei den idiopathischen Polyradiculoneuritiden gibt es einen nicht unbeträchtlichen Anteil, der allein motorische Ausfälle aufweist, zumindest aber überwiegen meistens die motorischen Störungen. Unter unseren 102 eigenen Fällen fanden sich 21 (=20,5%), die rein motorische und 73 (=71,5%), die vorwiegend motorische Ausfälle boten. Unter den 127 Fällen

RAVNS [263] hatten nur 45 Patienten (= 36%) „sogenannte objektive Sensibilitätsstörungen", die anderen waren nur von Paresen und Paralysen geprägt. Unter den 100 Fällen von McFARLAND u. HELLER [233] waren 30 rein motorisch und unter den 97 Fällen von WIEDERHOLT *u. Mitarb.* [317] war es ebenfalls ungefähr ein Drittel. Ähnliche Relationen ergeben sich bei den 48 Fällen von EIBEN u. GERSONY [134]: 17mal rein motorische, und bei den 35 Patienten von MARSHALL [224]: 10mal keine sensiblen Ausfälle.

Auch die anderen „entzündlichen" Polyneuritiden zeigen häufig rein oder vorwiegend motorische Störungen (Abb. 11): 11 von 37 unter 82 Fällen mit lymphocytärer Meningitis, die Ausfälle spinaler Nerven oder Wurzeln hatten, 7 von 19 Fällen mit Zeckenbißmening(o-encephalo-myel)itis, 8 von 13 Fällen mit Encephalitis epidemica, 21 von 32 mit Herpes zoster (10mal rein, 11mal vorwiegend motorische Ausfälle), 15 von 20 Fällen mit Masern, 23 von 34 mit Mononucleose (20mal rein, 3mal vorwiegend

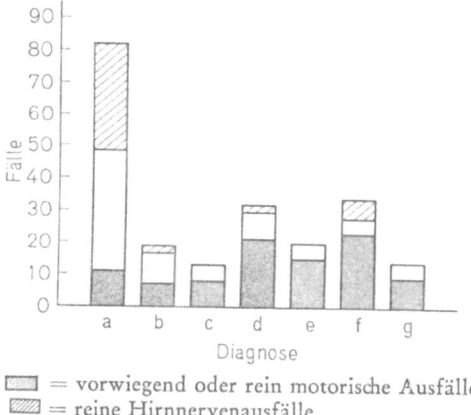

Abb. 11. Häufigkeit von vorwiegend oder rein motorischen Ausfällen bei Polyneuritiden bei lymphocytärer Meningitis (a), Zeckenbißmening(o-encephalo-myel)itis (b), Encephalitis epidemica (c), Herpes zoster (d), Masern (e), Mononucleose (f) und Mumps (g)

motorische Ausfälle), sowie 9 von 14 Fällen mit Mumps (5mal rein, 4mal vorwiegend motorische Ausfälle).

Bei der neuralgischen Schulteramyotrophie gibt es ebenfalls einen nicht zu vernachlässigenden Anteil, der rein motorische Ausfälle aufweist: von 42 eigenen Fällen waren es 17, von 136 Fällen aus dem Krankengut von PARSONAGE u. TURNER [571] waren es sogar 78 (= 57%). Ähnliche Verhältnisse liegen bei der serogenetischen Polyneuritis vor: von 11 eigenen Fällen waren 4 allein von motorischen Ausfällen geprägt, unter 130 Lit.-Fällen 53 (= 41%).

Nur Paresen bis Paralysen ohne Sensibilitätsstörungen treten natürlich auch beim Botulismus auf [736—758]. Bei Polyneuritiden, die im Rahmen von Leptospirosen, insbesondere des M. Weil, in Erscheinung treten, sind nicht selten motorische Ausfälle das führende oder sogar ausschließliche Symptom [893—896, 899, 902, 903]. Das gleiche gilt von der luetischen Neuritis und Polyneuritis, bei der wir unter 31 Lit.-Fällen 8mal rein und 5mal vorwiegend motorische Ausfälle konstatieren konnten. Während SCHLESINGER [930] ausführte, daß bei den Polyneuritiden in Zusammenhang mit Ruhr die Lähmungen eher gegenüber den Sensibilitätsstörungen zurücktreten würden, betont WILKE [932] das Gegenteil: proximal betonte Lähmungen bei Zurücktreten sensibler Ausfälle. Ein eigener Fall zeigte eine rein motorische Tetraplegie. Unter 3 Fällen von Polyneuritiden bei Toxoplasmose aus der Literatur waren zwei rein motorisch.

Während rein motorische Ausfälle bei der Periarteriitis nodosa nur selten (nämlich 3 von 94 Lit.-Fällen = 3%) beobachtet werden, so sind sie jedoch in über zwei Drittel der ausgewerteten Fälle aus der Literatur deutlich überwiegend (68 von 94 Fällen = 72%). Unter 26 Fällen mit Lupus erythematodes-Polyneuropathie waren 4 rein und 9 Fälle vorwiegend motorisch.

Ein klassisches Beispiel einer fast rein motorischen Polyneuropathie stellt die Bleipolyneuropathie dar (u. a. [1592]). Auch unter den anderen toxischen Polyneuropathien gibt es bestimmte Formen, bei denen die Sensibilitätsstörungen zumindest in einem Teil der Fälle in den Hintergrund treten oder ganz fehlen (Abb. 12): so bei den Polyneuropathien durch Chloroquin (14mal rein, einmal vorwiegend motorische Ausfälle unter 15 Fällen), Gold (13 Fälle: 5mal rein, 5mal überwiegend motorische Aus-

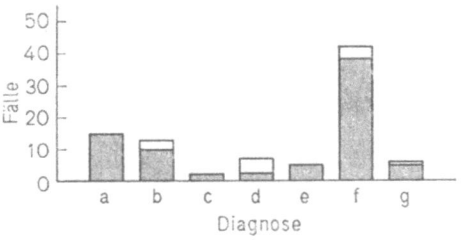

= vorwiegend oder rein motorische Ausfälle

Abb. 12. Häufigkeit von vorwiegend oder rein motorischen Ausfällen bei Polyneuropathien durch Chloroquin (a), Gold (b), Nialamid (c), Penicillin (d), Imipramin (e), Uliron (f) und Benzin (g) unter Einschluß der eigenen Fälle

fälle), Nialamid ([1315] 2 Fälle: einmal rein und einmal überwiegend motorische Ausfälle), Penicillin ([1365] 7 Fälle: 2mal rein motorische Ausfälle), Imipramin (5 Fälle: 4mal rein, 1mal überwiegend motorisch), Uliron und Abkömmlinge (11 eigene Fälle: 10mal rein, 1mal überwiegend motorische Ausfälle, 31 Lit.-Fälle: 25mal rein, zweimal vorwiegend motorische Störungen) sowie Benzin (6 Fälle: 3mal rein, 2mal vorwiegend motorische Ausfälle). Bei der Vincristinpolyneuropathie sind die motorischen Ausfälle — wie bei beiden eigenen Fallbeobachtungen — offenbar ebenfalls zumindest teilweise deutlich führend [1456, 1464, 1468, 1470—1472].

Während nach schwerer Barbituratintoxikation nur einer von 18 Fällen rein motorische Ausfälle aufwies, zeigten von den 12 Fällen nach Co-Intoxikation 2 rein und 2 andere vorwiegend motorische Störungen. Wenn auch alle Fälle mit Thalliumpolyneuropathie von PASSARGE u. WIECK [1707] neben den Lähmungen auch Sensibilitätsstörungen hatten, fanden sich unter 65 ausgewerteten Lit.-Fällen doch 9 Fälle (= 14%), die nur von Paresen geprägt waren.

Ausschließlich oder zumindest immer vorwiegend motorische Ausfälle sind das Charakteristikum der Tri-Aryl-Phosphat-Polyneuropathie: unter den 16 eigenen

Fällen waren 13 rein und 3 überwiegend motorisch. Unter 1836 in dieser Hinsicht ausgewerteten Patienten aus der Massenintoxikation in Marokko [1772] zeigten einen Monat nach Beginn nur 16% sensible Ausfälle, die aber immer deutlich geringer waren als die motorischen Störungen. Keine Sensibilitätsstörungen sahen unter ca. 100 Fällen SCHEID [1802] und unter ca. 80 Fällen STÄHELIN [1807, 1808].

Die Polyneuropathie bei Porphyrie ist gleichfalls eine der Formen, die vordringlich von motorischen Störungen geprägt ist: von 102 Lit.-Fällen zeigten 53 (=52%) rein motorische und 37 (=36%) überwiegend motorische Ausfälle; von den eigenen 7 Fällen war einer rein und 3 vorwiegend motorisch. Unter den 77 ausgewerteten Fällen mit Schwangerschaftspolyneuropathie befanden sich 28 (=36%), die ausschließlich und 12 (=15,5%), die vorwiegend motorische Störungen boten. Unter 26 Fällen mit einer Neuropathie bei insulombedingter Hypoglykämie befanden sich 19 mit rein und 6 mit vorwiegend motorischen Ausfällen, so daß man diese Form auch zu den vorwiegend motorischen Neuropathien rechnen kann.

Ein weiteres klassisches Beispiel einer motorischen Neuropathie ist der motorische Typ der paraneoplastischen Polyneuropathie, der aber allein vom klinischen Bild her nicht von den paraneoplastischen Myopathien zu unterscheiden ist. Deshalb spricht man auch im englischen Sprachraum ganz allgemein von „neuromuscular disorder".

Bei infiltrierenden oder komprimierenden Prozessen bei Leukämien (38 Fälle mit spinaler Wurzel- oder Nervenbeteiligung) und bei Meningiosis blastomatosa (50 Fälle mit spinaler Wurzel- oder Nervenbeteiligung) fand sich ein nicht unbeträchtlicher Anteil mit rein (10 bzw. 16 Fälle) oder vorwiegend (1 bzw. 2 Fälle) motorischen Ausfällen.

Schließlich bleibt noch zu erwähnen, daß unter 35 ausgewerteten Kasuistiken mit Refsum-Syndrom 5 Fälle waren, die keinerlei Sensibilitätsstörungen zeigten und 15 weitere Fälle, bei denen diese ganz gegenüber den motorischen Ausfällen zurückstehen.

Außer bei der neuralgischen Schulteramyotrophie und der Serumneuritis, wo besonders die Schultergürtel- und Oberarmmuskeln befallen werden — auf Einzelheiten wird weiter unten noch eingegangen —, sind die Lähmungen nur bei wenigen Formen von Polyneuritiden und Polyneuropathien *ausschließlich oder vorwiegend proximal* lokalisiert.

Unter unseren 102 Fällen mit idiopathischer Polyradiculoneuritis fanden sich 23 Fälle (=22,5%), bei denen die Lähmungen an den oberen Extremitäten und 46 Fälle (=45%), bei denen sie an den unteren Extremitäten deutlich proximal betont waren (2mal an den oberen und 8mal an den unteren Extremitäten sogar dort ausschließlich). Auf dieses Verteilungsmuster machte SCHEID [361] bei der kindlichen Form der idiopathischen Polyradiculoneuritis aufmerksam, die er als „pseudomyopathisch" bezeichnete. Auch andere Untersucher konnten sowohl bei Kindern (u. a. [331, 352, 365]) wie auch bei Erwachsenen (u. a. [83, 110, 113, 163, 176, 178, 190, 198, 218, 224, 226, 233, 247, 316, 324]) in einem Teil ihrer Fälle ein proximales Überwiegen der motorischen Ausfälle konstatieren.

Alle anderen Polyneuritiden, die an den oberen Extremitäten proximal betonte Paresen aufweisen, zeigen ein Ausfallsmuster, das dem Verteilungstyp der neuralgischen Schulteramyotrophie und der Serumneuritis vergleichbar ist: so in einigen Fällen bei der lymphocytären Meningitis, der Zeckenbißmening(o-encephalo-myel)itis, dem Herpes zoster, der Mononucleose, bei Leptospirosen, Brucellosen und Typhus. Proximal betonte Paresen bei Ruhrpolyneuritis hob — wie schon oben angegeben — besonders WILKE [932] hervor. Bei der postdiphtherischen Polyneuritis zeigten unter 34 eigenen Fällen 11 Patienten an den oberen Extremitäten und 16 an den unteren Extremitäten überwiegend (8/14) bzw. ausschließlich (3/2) proximale Lähmungen. Auf dieses Verteilungsmuster haben auch in ihrem großen Krankengut vor allem SCHEID u. WIECK [835—838, 840, 842, 843, 856] hingewiesen.

Unter den toxischen Polyneuropathien sind lediglich die Chloroquinpolyneuropathie, wo unter 15 Fällen 4mal an den oberen und 4mal an den unteren Extremitäten, und die Goldpolyneuropathie, bei der unter 13 Fällen je 3mal an den oberen und unteren Extremitäten proximal betonte bzw. ausschließliche Paresen vorzufinden waren, zu erwähnen.

Bei der Porphyrie sind die Paresen nicht selten sowohl an den oberen (31mal bei 102 Fällen = 30%) wie auch an den unteren Extremitäten (32mal bei 102 Fällen = 31%) proximal betont. Bei unseren eigenen 7 Fällen war es an den Armen 3mal und an den Beinen 2mal der Fall. Dagegen kann die Behauptung von GARCIN u. LAPRESLE [1852], daß in zwei Drittel der Fälle die oberen Extremitäten stärker betroffen seien als die unteren, nicht aufrecht erhalten werden. Unter 102 Fällen aus der Literatur fanden sich nur 2, bei denen die Ausfälle allein und nur 14, bei denen die Lähmungen vorwiegend an den oberen Extremitäten zu verzeichnen waren.

Bei der diabetischen Polyneuropathie wird als ein besonderer Typ die sogenannte „diabetische Amyotrophie" nach GARLAND [2107] beschrieben (u. a. [2016, 2031, 2032, 2034, 2107, 2108, 2112, 2127, 2137, 2163, 2195, 2205, 2206]). Er zeichnet sich durch vorwiegend motorische, meist asymmetrisch angeordnete Ausfälle mit bevorzugter Lokalisation an den proximalen Gliedmaßenabschnitten aus, wobei jedoch die oberen Extremitäten wesentlich seltener miteinbezogen werden. Unter unseren 230 eigenen Fällen sind nur 13 Fälle hier einzuordnen, bei denen 11mal ausschließlich und 2mal betont an den proximalen Abschnitten der unteren Extremitäten Paresen nachweisbar waren. GIBBELS u. SCHLIEP [2112] haben unter 100 Fällen 17 hierzugerechnet.

Wenn im Rahmen der Myxödempolyneuropathie Paresen auftreten, dann sind sie in der Überzahl proximal ausgeprägt, wie es sich bei 7 von 10 Patienten zeigte, die von den 30 aus der Literatur ausgewählten Fällen überhaupt motorische Ausfälle boten.

Ebenfalls durch proximal betonte Paresen ist die motorische Form der paraneoplastischen Polyneuropathie ausgezeichnet. Von 21 ausgewerteten Lit.-Fällen zeigten 9 an den oberen und 15 an den unteren Extremitäten proximal betonte Lähmungen, wobei die motorischen Ausfälle 4mal an den Armen und 8mal an den Beinen sogar ausschließlich proximal lokalisiert waren. Auf die schwierige Differentialdiagnose zu Myopathien wurde allerdings schon hingewiesen.

Obere Armplexusparesen finden sich schließlich gehäuft beim M. Hodgkin durch Kompression oder sogar Infiltration, ausgehend von den befallenen Axillar- oder seitlichen Halslymphknoten [2459].

Eine Mitbeteiligung von *Rücken-Bauch-Zwerchfell- und Intercostalmuskeln* wird gehäuft nur bei wenigen Formen der Polyneuritiden und Polyneuropathien angetroffen. Globale Lähmungen mit vor allem auch Störungen der Atemmuskeln treten besonders bei der idiopathischen Polyradiculoneuritis in Erscheinung. Unter unseren 102 Patienten hatten 25 eine Mitbeteiligung der Rücken-, 18 der Bauch- und 21 der Intercostal- und Zwerchfellmuskeln. Die diesbezüglichen Angaben in der Literatur zeigen erhebliche Unterschiede, je nachdem ob es sich um das Krankengut einer vorwiegend mit Intensivpflege befaßten Station handelt, wie bei RAVN [263], unter dessen 127 Patienten 109 Atemstörungen aufwiesen, oder um ein unausgelesenes Patientenmaterial wie z. B. bei WIEDERHOLT u. Mitarb. [317], von deren 97 Patienten dann nur 13, oder wie bei MARSHALL [224], von dessen 35 Patienten nur 3, oder schließlich bei DUVOISIN [133], von dessen 23 Patienten 5 Fälle Ateminsuffizienz boten.

Auch bei den Polyneuritiden in Zusammenhang mit Zeckenbißmening(o-encephalomyel)itis, Encephalitis epidemica, Hepatitis epidemica, Herpes zoster und Mononucleose kommt gehäuft eine Mitbeteiligung der Stammuskulatur vor. Bedrohlich können auch die Lähmungen der Atemmuskeln beim Botulismus und bei der postdiphtherischen Polyneuritis werden (u. a. [760—762, 837, 838, 840—843, 856, 858, 862]).

Unter den toxischen Polyneuropathien ist ein Befall der Stamm-Muskeln extrem selten: zu erwähnen sind hier nur 4 von 6 Fällen bei Benzinintoxikation und 9 von 65 Fällen mit Thalliumintoxikation, wovon 5 eine Zwerchfellparese aufwiesen.

Einen gehäuften Befall der Stamm-Muskeln findet man dagegen bei der akuten, intermittierenden Porphyrie. Unter 102 ausgewerteten Fällen zeigten 25 eine Parese der Atem-, 12 der Rücken- und 11 der Bauchmuskeln.

Bei der Myelompolyneuropathie wurden unter 23 Lit.-Fällen 3mal eine Parese der Bauch- und Rückenmuskeln sowie einmal des Zwerchfells angeführt. Bei der motorischen Form der paraneoplastischen Polyneuropathie waren unter 21 Fällen 4mal die Rücken- und einmal die Bauchmuskeln sowie bei der sensomotorischen Form unter 28 Fällen 4mal die Rücken- und 3mal die Bauchmuskeln sowie einmal das Zwerchfell in die Lähmung miteinbezogen. Unter 55 Fällen mit einer Meningiosis blastomatosa waren 3mal Atemmuskel- und 5mal Bauchmuskellähmungen aufgezeigt.

Auf häufigen, z. T. isolierten Befall der Bauchmuskeln beim Herpes zoster machen BLOEDORN u. ROBERTS [461], ANDRE-THOMAS [460] und KISSEL u. DUREUX [474] sowie beim Diabetes mellitus BISCHOFF [2034] aufmerksam. GARLAND [2107], MARTIN [2170] und RUNDLES [2225] beschrieben beim Diabetes mellitus auch den Befall anderer Rumpfmuskeln.

Manche Polyneuritiden und Polyneuropathien zeigen durch besondere Betonung oder isolierten Befall einzelner Muskeln oder Muskelgruppen *besondere Paresenprofile*, von denen die wichtigsten im folgenden angeführt seien: Paresen beginnen bei der nephrogenen [2357 a] und der Alkoholpolyneuropathie [45, 55, 67, 1534, 1541] in der Regel distal an den unteren Extremitäten mit häufig deutlicher Betonung im Versorgungsbereich des N. peronaeus. Bei der Tri-Aryl-Phosphat-Polyneuropathie dagegen sind die dem N. tibialis zuzuordnenden Muskeln meist in gleicher Stärke befallen [1772, 1802]. Bei der Thalliumpolyneuropathie beschränken sich die Paresen weitgehend auf die unteren Extremitäten, befallen dort jedoch ziemlich gleichmäßig die Muskeln der Ober- und Unterschenkel [1707]. Eine besondere Paresentrias kann nicht selten bei der idiopathischen Polyradiculoneuritis [316] und der postdiphtherischen Polyneuritis [836—838, 842, 843, 856] beobachtet werden. Sie zeichnet sich dadurch aus, daß bei den beckennahen Muskeln die Abductoren und Beuger der Hüftgelenke sowie die Beuger der Kniegelenke stärker betroffen werden als ihre Gegenspieler. Ein ähnliches Muster fanden auch DAUN u. HARTWICH [1459, 1463] bei der Vincristinpolyneuropathie. Bei der diabetischen Polyneuropathie stellten MONEDERO [1892] sowie GIBBELS u. SCHLIEP [2112] eine Betonung der Ausfälle im Bereich der Hüftbeuger, der Kniestrecker sowie der Fuß- und Zehenextensoren fest; ein Überwiegen der Adductoren der Oberschenkel gegenüber den Abductoren konstatierte BISCHOFF [2100], was GIBBELS u. SCHLIEP [2112] allerdings nicht bestätigen konnten. Bei der Schwefelkohlenstoffpolyneuropathie [1603] erstrecken sich die Ausfälle vor allem auf die Flexoren von Hand und Fuß sowie auf die Extensoren an Oberarm und Oberschenkel. Die motorischen Lähmungen der Nitrofurantoinpolyneuropathie befallen meistens die Fuß- und Hand- sowie Unterschenkel- und Unterarmmuskeln gleichermaßen [1353].

Ein sehr ungewöhnliches Muster bietet die Bleipolyneuropathie: REMAK [1592], dessen Erfahrung sich auf 98 eigene Fallbeobachtungen stützte, berichtete, daß die Lähmung in der Regel mit einer Extensorparese des 3. und 4. Fingers beginne, dann auf die Streckfunktion des 5. und 2. Fingers übergreife, während der Extensor pollicis longus erst später befallen werde. Bei weiterer Ausbreitung komme es dann zu einer

Tabelle 7. Lähmungsprofil bei neuralgischer Schulteramyotrophie von 42 eigenen (a) und 100 Lit.-Fällen (b)

	a 42 Fälle	b 100 Fälle
M. trapezius	2 (5%)	9
M. serratus lateralis	10 (24%)	25
Mm. rhomboidei und M. latissimus dorsi	1 (2%)	5
M. supra- und infraspinam	9 (21%)	62
M. deltoideus	19 (45%)	70
M. pectoralis major	1 (2%)	8
M. biceps brachii	11 (26%)	36
M. triceps brachii	10 (24%)	26
M. brachioradialis	7 (17%)	6
Hand- und Fingerextensoren	12 (29%)	30
Hand- und Fingerflexoren	5 (12%)	7
Thenarmuskeln	3 (7%)	1
Hypothenarmuskeln	3 (7%)	3
Mm. interossei	4 (10%)	6
M. adductor pollicis	3 (7%)	3

Lähmung der Handgelenksstrecker, wobei der Extensor carpi radialis vor dem Extensor carpi ulnaris ausfalle. Es bietet sich dann das allgemein bekannte Bild der Fallhand. Noch vor dem M. abductor pollicis und dem M. supinator trete eine Parese und Atrophie des Daumenballens und der Mm. interossei auf. Die Lähmung greift dann auf den M. deltoideus über und befällt nur in schwersten Fällen auch die Mm. biceps, brachialis und brachioradialis. Werden — was nur in seltenen Fällen geschieht — die unteren Extremitäten auch miteinbezogen, dann kommt es vor allem zu einer Parese der vom N. peroneaus versorgten Muskeln unter Verschonung des M. tibialis anterior. Daß auch bei der Porphyrie eine Betonung — zumindest im Beginn der Lähmung — im Bereich der Finger- und Handstrecker vorliegen kann, heben BONDUELLE u. Mitarb. [1838], GARCIN u. LAPRESLE [1852], NOEL [1896] sowie SCHMIDT [1906] hervor. Von 102 ausgewerteten Lit.-Fällen zeigten allerdings nur 8 dieses Muster.

Durch besonderen Befall einzelner Muskeln ergeben sich auch bei der neuralgischen Schulteramyotrophie und der Serumneuritis charakteristische Profile: bei unseren 42 Patienten mit neuralgischer Schulteramyotrophie war der M. deltoideus weitaus am häufigsten befallen (19mal); es folgen dann die Hand- und Fingerstrecker (12mal), der M. biceps brachii (11mal), der M. triceps brachii und der M. serratus lateralis (je 10mal) sowie die Mm. spinati (9mal); die anderen Schultergürtel- und Armmuskeln lagen zahlenmäßig darunter (Tab. 7 a). Bei 100 ausgewerteten Lit.-Fällen stand der M. deltoideus mit 70maligem Befall noch deutlicher an der Spitze. Dichtauf folgen hier allerdings die Mm. spinati mit 62maligem Befall. Die weitere Reihenfolge lautet dann: M. biceps brachii 36mal, Finger- und Handstrecker 30mal, M. triceps brachii 26mal sowie M. serratus lateralis 25mal. Die anderen Muskeln sind alle weniger oft

Tabelle 8. Lähmungsprofil im Schultergürtelbereich bei serogenetischer Polyneuritis von 11 eigenen (a) und 130 Lit.-Fällen (b)

	a 11 Fälle	b 130 Fälle
M. trapezius	1 (9%)	8 (6%)
M. serratus lateralis	8 (73%)	45 (34%)
Mm. rhomboidei und M. latissimus dorsi	—	8 (6%)
Mm. supra- und infraspinam	5 (45%)	60 (46%)
M. deltoideus	7 (64%)	53 (41%)
M. pectoralis major	1 (9%)	4 (3%)
M. biceps brachii	2 (18%)	16 (12%)
M. triceps brachii	2 (18%)	16 (12%)
M. brachioradialis	1 (9%)	11 (8%)
Hand- und Fingerextensoren	1 (9%)	21 (16%)
Hand- und Fingerflexoren	—	11 (8%)
Thenarmuskeln	—	10 (8%)
Hypothenarmuskeln	—	11 (8%)
Mm. interossei	—	9 (7%)
M. adductor pollicis	—	9 (7%)

als 10mal betroffen (Tab. 7 b). Hervorzuheben ist noch, daß auch 5mal eine Phrenicusparese festgestellt werden konnte.

Ähnliche Profile ergeben sich bei der Serumneuritis, wobei jedoch im Unterschied zur Armplexusneuritis nach Art der neuralgischen Schulteramyotrophie der Schwerpunkt noch stärker auf den Mm. deltoideus, spinati und serratus lateralis liegt. Es ergeben sich folgende Relationen unter den 11 eigenen Patienten: M. serratus lateralis 8mal, M. deltoideus 7mal, Mm. spinati 5mal; die anderen Muskeln waren nur zwei- oder einmal befallen (Tab. 8 a). Bei den 130 Lit.-Fällen waren die Mm. spinati 60mal, der M. deltoideus 53mal und der M. serratus lateralis 45mal betroffen. Die anderen Muskeln waren alle weniger als 25mal in die Lähmung miteinbezogen (Tab. 8 b). Das Zwerchfell war 6mal mitbetroffen. Ein wesentlicher Unterschied im Paresenprofil zwischen der Neuritis nach Tetanusseruminjektion oder nach Injektion anderer Seren bestand nicht.

3. Muskelatrophie

Bestehen die Paresen über längere Zeit, dann entwickeln sich Muskelatrophien, die dann bei besonderem Befall bestimmter Muskeln schon bei der Inspektion eines Kranken dem klinischen Bild ein charakteristisches Gepräge geben können. So fallen natürlich sofort bei der neuralgischen Schulteramyotrophie und der Serumneuritis die Atrophien der Schultergürtelmuskeln mit der Scapula alata und der konturlosen Schulterpartie ins Auge. Bei der diabetischen Neuropathie imponiert beim Typ der „diabetischen Myatrophie" [2107] der Schwund des M. quadriceps femoris. Sind gleichzeitig — wie ja häufig der Fall — noch die Muskeln der Peronaeusloge betroffen, so ergibt sich das Bild, was GREENFIELD u. Mitarb. [2121 a] das „anterior-compartment"-Syndrom nennen. Durch gleichzeitigen Befall der vom N. peronaeus und N. tibialis betroffenen Muskeln entwickeln sich — wie bei der Tri-Aryl-Phosphat-Intoxikation und vor allem bei der neuralen Muskelatrophie sowie der progressiven hypertrophischen Neuritis DEJERINE-SOTTAS — die Stelzen- oder Storchenbeine.

Als ein wichtiges differentialdiagnostisches Kriterium der postdiphtherischen Polyneuritis vor allem gegenüber der idiopathischen Polyradiculoneuritis, bei der doch teilweise ein so erheblicher Muskelschwund eintritt, daß KAUDERS u. REISNER [199, 265, 266] als eine besondere Form sogar die Polyneuritis atrophicans abgrenzten, sahen BECK [761] sowie BECK u. STOLTZENBERG [863] das Fehlen stärkerer Muskelatrophie — selbst bei erheblichen Paresen — an.

Bei der Alkoholpolyneuropathie fiel uns öfters auf, daß schon eine erhebliche Muskelatrophie bestand, ohne daß eine merkbare Schwäche konstatiert werden konnte. Auch VICTOR u. ADAMS [1546] sprechen von den „auffallend dünnen Beinen" der Alkoholiker.

Auffallend frühzeitig und rasch bilden sich Atrophien schließlich bei der Porphyriepolyneuropathie aus [1852, 1888, 1896, 1899, 1906, 1917], die dann auch trotz Rückbildung der Paresen als Residuum zurückbleiben können [1832, 1849].

4. Vasomotorisch-neurotrophische Störungen

Irritationen der vegetativen Fasern werden — wie GIBBELS u. SCHLIEP [2112] betonen — erfahrungsgemäß bei der neurologischen Untersuchung stiefmütterlich behandelt und deshalb oft nicht bemerkt oder dokumentarisch festgehalten. Bei ihrem Auftreten kommt es zu Störungen der Schweißsekretion mit Hypo-Anhidrosis oder Hyperhidrosis sowie zu Durchblutungs- und trophischen Störungen der Haut und ihrer Anhangsgebilde, was zu Veränderungen der Hauttemperatur und der natürlichen Hautfarbe (Marmorierung, Rötung, Pigmentierung), zu Ödemen, Ulcerationen und schließlich Veränderungen der Nägel sowie Gelenke und Knochen führen kann. Gesondert ist auch einzugehen auf das Vorkommen von Störungen der Sphincteren von Blase und Mastdarm sowie der Sexualfunktion.

Bei den „entzündlichen" Polyradiculoneuritiden und Polyneuritiden werden vasomotorisch-neurotrophische Störungen nur selten erwähnt. Bei unseren 102 Patienten mit idiopathischer Polyradiculoneuritis waren sie nur 7mal, vor allem in Form von Hyperhidrosis, in den Krankenblattaufzeichnungen vermerkt. Einen wesentlich höheren Prozentsatz mit 39 unter 83 (=47%) Kindern gaben GECOW u. PAWELA [340] und mit 57 (=74%) unter 77 Patienten REISNER [265] an. Auch GUILLAIN

[175], BARRÉ [93] und VAN BOGAERT u. Mitarb. [99] weisen auf ein häufiges Vorkommen hin. Bei der postdiphtherischen Polyneuritis werden u. a. von BECK [761] und WINDORFER [858] ebenfalls z. T. eine erhebliche Hyperhidrosis hervorgehoben. Für die Leprapolyneuritis sind trophische Störungen geradezu typisch [5, 877—889], was ja wegen der schweren Verstümmelungen zur Bezeichnung „Lepra mutilans" geführt hat.

Bei der Periarteriitis nodosa werden in etwa einem Viertel der Fälle (24 von 94 Fällen) vasomotorisch-neurotrophische Störungen angeführt, wobei es sich vor allem um ödematöse Schwellungen und vereinzelt auch Ulcerationen und Gangränbildung handelt, worauf gleichfalls zum Teil bei der Polyneuropathie der rheumatischen Arthritis hingewiesen wird [1188, 1191, 1192, 1195, 1196, 1198, 1199, 1201, 1207, 1217].

Auch manche Formen toxischer Polyneuritiden zeichnen sich durch erhebliche Störungen der vegetativen Fasern aus. Bei der INH-Polyneuropathie kommt es neben Hyperhidrosis zu atrophischen Hautveränderungen an Fingern und Zehen sowie zu einer röntgenologisch nachweisbaren Atrophie des Knochenskeletes [1284]. Während unsere fünf Patienten solche trophischen Veränderungen boten, waren in der Literatur jedoch nur in 23 von 92 Fällen ähnliche Hinweise vorhanden. Bei der Thalidomidpolyneuropathie fand GIBBELS [1394] unter 114 Patienten in 16% eine livide Verfärbung der Acren, was auch andere Autoren [1383, 1387, 1388, 1391, 1392] beschrieben haben. Eine Blässe der Extremitätenenden fiel ihr in 14,9% und Störungen des Nagelwachstums in 6,1% auf. Unter unseren 8 eigenen Patienten hatte nur ein Fall solche vegetative Störungen.

Nach schweren meist mit Koma einhergehenden Barbiturat- und Co-Intoxikationen finden sich in fast der Hälfte der Fälle (8 von 18 Fällen mit Barbiturat- und 6 von 12 Fällen mit Co-Intoxikationen) erhebliche vasomotorisch-neurotrophische Störungen mit ödematösen Schwellungen und Cyanose der Haut bis hin zu Ulcerationen.

In einem nicht unbeträchtlichen Anteil der Fälle mit Alkoholpolyneuropathie sind gleichfalls neurotrophische Störungen vor allem mit Hyperhidrosis, Marmorierung der Haut und Ödemen, vorwiegend an den unteren Extremitäten, festzustellen. Unter unseren 198 Fällen fanden sich 80mal derartige Veränderungen. NIEDERMEYER u. PROKOP [1535] sahen sogar bei den meisten ihrer Kranken in „zumindest angedeutetem Maße" vasomotorische Störungen an den Füßen und Beinen. Unter den 145 Patienten BISCHOFFS [1509] waren allerdings nur 4% mit Hyperhidrosis, Fußödemen und Ulcera verzeichnet. Auf die Häufigkeit und Bedeutung dieser trophischen Störungen haben aber auch REMAK [49], OPPENHEIM [45], WEXBERG [67], GORMAN [1521] und HORNABROOK [1525] aufmerksam gemacht.

Zur Arsenpolyneuropathie gehören — wie in unserem eigenen Fall und in allen 103 Lit.-Fällen — vasomotorisch-neurotrophische Störungen obligat zum klinischen Bild. Neben den Hautpigmentationen — der Arsenmelanose — fallen vor allem die Nagelveränderungen mit den Meesschen Querstreifen ins Auge. Außerdem finden sich Störungen der Schweißsekretion, Erytheme und Hautabschilferungen sowie auch Hyperceratosen [49, 1556, 1566], in schweren Fällen auch Ulcerationen [1558].

Bei der Schwefelkohlenstoffpolyneuropathie beobachtete VON DER HEYDT [1603] bei seinen 22 Fällen in etwa der Hälfte an den distalen Extremitätenabschnitten Cyanose, Hyperhidrosis, Temperaturherabsetzung der Haut und Hautschwellungen.

Auf schwere vegetative Erscheinungen bei der Thalliumpolyneuropathie hat MERTENS [1696] aufmerksam gemacht: Rötung der Füße, Schwellung der Haut und manchmal fleckige Entkalkung der Knochen. Häufig war die Haut anhidrotisch und trocken. Es zeigten sich Hyperceratosen an den Zehen, eine schuppige Desquamation der Haut und Nagelveränderungen.

Eine auffällige Kühle der Haut, Cyanose und Hyperhidrosis sind auch z. T. hervorstechende Merkmale der Tri-Aryl-Phosphat-Polyneuropathie (u. a. [1772, 1802, 1807, 1808]). GROSS [1772] verzeichnete im Beginn der Erkrankung bei der Massenvergiftung in Marokko unter 1836 Patienten in 65% eine Hyperhidrosis, später in 50% der Fälle, lokalisiert auf die gelähmten Extremitätenabschnitte. Noch bis zu 27 Jahre nach der Intoxikation konnten wir zusammen mit JANZ in einer Nachuntersuchung [1787] bei 13 von 16 Patienten neurotrophische Störungen konstatieren. Auch KÖNIG [1791] berichtete über die gleichen Erfahrungen.

Bei der diabetischen Polyneuropathie waren in unserem Krankengut von 230 Fällen nur 11mal (= 5%) vasomotorisch-neurotrophische Störungen verzeichnet. Wesentlich höhere Prozentsätze geben andere Untersucher an: DAEPPEN [2063] fand sie bei seinen 88 Fällen 21mal (= 24%), BISCHOFF [2034] gibt bei 200 Patienten 64mal Störungen des autonomen Nervensystems an, wobei jedoch auch Blasen-, Mastdarm-, Sexual- und gastrointestinale Störungen miteingeschlossen sind; FEUDELL [2100] berichtet über das Vorkommen von Ulcera in 28 von 323 Fällen (= 9%) und GIBBELS u. SCHLIEP [2112] führen unter 100 Fällen 12mal vasomotorisch-neurotrophische Störungen und 4mal Ulcera an. Zusammenfassend werden bei der diabetischen Neuropathie folgende vegetative Irritationen hervorgehoben:

1. Störungen der Schweißsekretion entweder nach Art einer Anhidrosis [2002, 2118, 2171, 2225] oder Hyperhidrosis [2105, 2225].

2. Vasomotorenstörungen entweder mit anhaltender Gefäßdilatation [2171] oder konstanter Vasoconstriction an den Füßen [2171]. Erwähnt sei hier auch die sogenannte Rubeosis plantorum [2034] mit Rosaverfärbung der Zehen beim Aufstehen der Patienten.

3. Ödeme, die vor allem über den Knöcheln und an Fußrücken in Erscheinung treten [2034, 2170, 2225].

4. Trophische Ulcera [2034, 2112, 2170].

5. Arthro- und Osteopathien, die vor allem im Bereich der Tarsal- sowie Metatarso-phalangal- und Interphalangalgelenke zu beobachten sind [2018, 2034, 2035, 2036, 2037, 2085, 2170, 2211]. Es kommt dabei zu osteolytischen Veränderungen mit nur geringen produktiven Reaktionen, zu Subluxationen, Luxation und schweren Fußdeformierungen. Dabei ist besonders die Schmerzlosigkeit hervorzuheben.

Auf die von manchen Autoren (s. bei [2034] und [2112]) auch in die neuritische Symptomatik miteinbezogenen Störungen des Gastrointestinaltraktes sowie der Blutdruckregulation möchten wir nur hinweisen. Wir sind der Meinung, daß diese Symptome nicht mehr zu dem eigentlichen Polyneuritis- bzw. Polyneuropathiesyndrom gerechnet werden können.

Bei der Beri-Beri-Polyneuropathie werden Ödeme [2307, 2308] sowie Erythromelalgie [2296] beschrieben, bei der „Burning-feet"-Krankheit manchmal Hyperhidrosis im „Brennbereich" [2297] sowie Nagelveränderungen [2304, 2305].

Bei der Polyneuropathie beim Myelom (2 eigene, 9 von 23 Lit.-Fällen) und beim M. Waldenström (7 von 17 Lit.-Fällen) sind ebenfalls nicht selten vasomotorisch-neurotrophische Störungen wie Hyperhidrosis, Marmorierung der Haut, Ödeme bis hin zu Ulcerationen vorzufinden.

Hervorzuheben sind schwere trophische Störungen auch bei der sporadischen (2 eigene, 19 von 26 Lit.-Fällen) wie auch der familiären Form der Amyloidpolyneuropathie [2635, 2636, 2638—2641, 2646, 2647, 2648, 2656, 2674].

Geradezu als Hauptsymptom sind vasomotorisch-neurotrophische Störungen bei der hereditären sensiblen Neuropathie anzusehen. Hier kommt es zu schweren Ulcerationen und Verstümmelungen an den Extremitätenenden, die oft zu Amputationen zwingen. Bei der neuralen Muskelatrophie (u. a. [3, 2716, 2725, 2727, 2746, 2763]) wie auch bei der progressiven hypertrophischen Neuritis (u. a. [3, 2820, 2836, 2838, 2841]) sind nicht selten neurotrophische Störungen zu beobachten. Besonders typisch beim Refsum-Syndrom sind Ichthyosis sowie teilweise Hyperceratosen, wie es in 18 von 35 ausgewerteten Lit.-Fällen berichtet wurde.

5. Störungen von Blasen-, Mastdarm- und Sexualfunktion

Störungen der Sphincterfunktion von Blase und Mastdarm — sowohl im Sinne von Harnverhalt bzw. Obstipation wie auch von Insuffizienz — sowie der Sexualfunktion werden üblicherweise mit in das Syndrom der Polyneuritis und Polyneuropathie einbezogen. Sie finden sich jedoch gehäuft nur bei manchen Formen.

Unter unseren 102 Fällen von idiopathischer Polyradiculoneuritis hatten 17 (=17%) Blasen- und 5 (=5%) Mastdarmstörungen. Unter den 127 Fällen Ravns [263] fanden sich 18 Fälle (=14%) mit Blasen-, 2 (=1,5%) mit Mastdarm- und 12 (=9%) mit Störungen beider Funktionen, unter den 50 Fällen von Haymaker u. Kernohan [178] 12mal (=6%), den 44 Patienten von Hewer u. Mitarb. [180] 21mal sowie unter den 35 Patienten von Marshall [224] 14mal Blasenstörungen. Bei den anderen „entzündlichen" Polyneuritiden, die auf Virusinfektionen zurückgehen, können auch in Einzelfällen Dysfunktionen der Blasen- und Mastdarmschließmuskeln auftreten. Unter 31 Fällen mit luetischer Polyneuritis wurde 5mal eine Blasen- und 4mal eine Mastdarmstörung angegeben.

Unter den toxischen Polyneuropathien kommen Blasen- und Mastdarmstörungen in einem erwähnenswerten Prozentsatz nur bei der Thallium- (12mal=18% Blasen- und 5mal=8% Mastdarmstörungen unter 65 Fällen) und der Tri-Aryl-Phosphat-Intoxikation (Blasenstörungen in ca. einem Drittel der nahezu 100 Fälle Scheids [1802] und der 80 Fälle von Staehelin [1808]) vor. Relativ häufig, nämlich in über einem Fünftel der ausgewerteten Fälle (22 von 102 Fällen) wurden — wie in einem von 7 eigenen Fällen — Blasen- und Mastdarmstörungen bei der Porphyrie angeführt. Unter den 77 Fällen mit Schwangerschaftspolyneuropathie befanden sich 6 (=8%) mit Blasen- und 4 (=5%) mit Mastdarmschließmuskeldysfunktion.

Unter unseren 230 Fällen mit diabetischer Polyneuropathie hatten nur 4 Patienten (=2%) über Blasenstörungen zu klagen. Andere Autoren haben wesentlich höhere Prozentsätze: unter 88 Fällen fand Daeppen [2063] 7mal (=8%) Blasen- und 8mal (=9%) Mastdarmfunktionsstörungen, unter 200 Patienten Bischoff [2034] 15mal (=7,5%) Blasen- und 8mal (=4%) Mastdarm-, unter 100 Patienten Gibbels u. Schliep [2112] 9mal Blasen- und 4mal Mastdarmstörungen. Auf eine Dysfunktion des Blasensphincters weisen auch Aarseth [2003], Ellenberg [2086], Erbslöh u. Schrader [2093], Jordan u. Crabtree [2143], Jordan [2145], Martin [2170], Pirart [2198], Rudy

u. MUELLNER [2222] hin. Störungen der Mastdarmfunktion werden nur sehr selten erwähnt [2168, 2225]. Es handelt sich dabei meistens um Obstipation, selten um eine Inkontinenz.

In erwähnenswerter Häufigkeit wurden Blasen- und Mastdarmstörungen noch angeführt bei der Meningiosis blastomatosa (unter 55 Fällen 12mal (=22%) Blasen- und 8mal (=14,5%) Mastdarmstörungen) und bei den sporadischen Fällen von Amyloidpolyneuropathie (je 1mal bei unseren 2 eigenen Fällen Blasen- und Mastdarmstörungen sowie 7mal Blasen- und 5mal Mastdarmstörungen unter 26 Fällen aus der Literatur). Im Spätstadium der familiären Paramyloidose kommt es auch meist zu Harn- und Stuhlinkontinenz [2640].

Störungen der Sexualfunktion werden vor allem beim Diabetes mellitus sowie bei der Amyloidpolyneuropathie (u. a. [2635, 2636, 2640, 2641]) angetroffen. Bei unseren 230 Fällen mit diabetischer Polyneuropathie wurde bei keinem eine solche Störung vermerkt, allerdings wurde auch nicht systematisch darauf geachtet. Im Krankengut von DAEPPEN [2063] (88 Fälle) hatten 6 (=7%) und unter den 200 Patienten von BISCHOFF [2034] 9 (=4,5%) über Potenzstörungen zu klagen. Diese Angaben beziehen sich vor allem auf den diabetischen Mann, wo überwiegend eine Erektionsschwäche bei erhaltener Libido auftritt. Sehr hohe Prozentzahlen stammen von MARTIN [2170] mit in 54% und RUNDLES [2225] mit in 27,5% Potenzstörungen bei Männern mit diabetischer Neuropathie. Hinweise auf solche Störungen kommen u. a. auch von AYAD [2015], ELLENBERG [2085], MALINS [2168], RUBIN u. BABBOTT [2220].

Ein Frühsymptom stellt die Erektionsschwäche bzw. Amenorrhoe bei der familiären Amyloidpolyneuropathie (u. a. [2636, 2637, 2640, 2641, 2645, 2646, 2656, 2665]) dar. Auch bei sporadisch auftretenden Fällen sind Sexualfunktionsstörungen nicht selten vorhanden (bei beiden eigenen Fällen und in 6 von 26 Lit.-Fällen).

Über Potenzstörungen schließlich berichtete GIBBELS [1394] bei 5 von 35 (=14,2%) Fällen mit Thalidomidpolyneuropathie sowie PERAITA [2304, 2305] bei den Polyneuropathien in Zusammenhang mit Mangelernährung.

6. Reflexstörungen

In der Regel kommt es parallel zu der Entwicklung von Sensibilitätsstörungen und Motilitätsstörungen zu einer Abschwächung oder Aufhebung der Eigenreflexe. Bei manchen Formen der Polyneuropathien, so vor allem der alkoholtoxischen, der nephrogenen und der diabetischen, sind jedoch Abschwächung oder Erlöschen der Achillessehnenreflexe mitunter die ersten und einzigen Symptome.

Unter unseren 198 Fällen mit Alkoholpolyneuropathie waren neben der Nervendruckschmerzhaftigkeit 46mal (=23%) Reflexausfälle, vor allem der Achillessehnenreflexe, die einzigen Symptome. Auch unter den 128 Patienten FUNKs [1519] fand sich ein nicht unbeträchtlicher Anteil von Fällen, die nur eine Hypo-Areflexie an den Beinen aufwiesen. Daß abgeschwächte oder fehlende Achillessehnenreflexe Erst- und lange einziges Symptom sein können, wird auch von GORMAN [1521], VICTOR [1547] sowie VICTOR u. ADAMS [1546] bestätigt.

Auch bei der diabetischen Polyneuropathie können abgeschwächte oder erloschene Achillessehnenreflexe nicht selten einziges Symptom sein. Wie wir in einer differentialdiagnostischen Aufgliederung zu diesem Symptom [2188] zeigen konnten, kann seine

Beachtung für die Entdeckung einer diabetischen Stoffwechsellage von entscheidender Bedeutung sein. Unter unseren 230 Fällen mit diabetischer Polyneuropathie fanden sich 34 Patienten (= 15%), die lediglich Reflexstörungen an den Beinen aufwiesen. Dieser Ansicht, daß isolierte Reflexstörungen beim Diabetiker zur Diagnosestellung einer Neuropathie genügen, wird auch von anderen Autoren [2034, 2063, 2118] zugestimmt. Die Behauptung CRITCHLEYs [2062 a], daß im höheren Alter sowieso die Achillessehnenreflexe häufig fehlen würden, so daß dieser Feststellung keine pathologische Bedeutung zukomme, wurde durch die Untersuchungsergebnisse von GOODMAN u. Mitarb. [2118] klar widerlegt. Sie konnten nämlich bei Normalpersonen im Alter von 55—69 Jahren in 94,6% und bei solchen jenseits des 70. Lebensjahres noch in 81,8% die Achillessehnenreflexe auslösen, während bei 261 Diabetikern die Reflexe in 48,2% erloschen waren.

Auf die Möglichkeit, daß abgeschwächte oder aufgehobene Achillessehnenreflexe erstes und einziges klinisch faßbares Zeichen einer nephrogenen Neuropathie sein können, haben DOBBELSTEIN u. Mitarb. [2345], FUNCK-BRENTANO u. VANTELON [2346] sowie PRILL [2357 a] hingewiesen. Auch unter unseren 15 Patienten waren 3, die lediglich eine Störung der Achillessehnenreflexe boten.

Bei der sehr blande verlaufenden Hydantoinpolyneuropathie sind ebenfalls abgeschwächte oder fehlende Achillessehnenreflexe vielfach das alleinige Symptom wie bei unseren 2 eigenen und in 6 von 30 Lit.-Fällen.

Beim Fisher-Syndrom [373—392], als einer Sonderform der idiopathischen Polyradiculoneuritis, ist zusätzlich zu den Augenmuskelparesen und der cerebellaren Ataxie, durchwegs nur eine Hypo- bis Areflexie vorhanden. Auch bei der lymphocytären Meningitis sind Reflexabschwächungen oder -ausfälle oft einziger Hinweis auf eine Mitbeteiligung spinaler Wurzeln oder Nerven (in 11 von 80 bzw. 37 Fällen sowie in beiden eigenen Fällen). Das gleiche gilt — wie schon eingangs erwähnt — ebenfalls häufig für die Neuropathie bei metachromatischer Leukodystrophie und beim Louis-Bar-Syndrom.

Umgekehrt treten Reflexausfälle bei der Thallium- [1707] und der Thalidomidpolyneuropathie [1394] eher später auf und gegenüber den anderen Ausfallssymptomen sogar in den Hintergrund.

Da in der Regel die Achillessehnenreflexe vor den Patellarsehnenreflexen schwinden, sind Polyneuropathien, bei denen auch der umgekehrte Fall häufiger anzutreffen ist, besonders hervorzuheben, weil sich dadurch ein wichtiges differentialdiagnostisches Kriterium ergibt. Als klassisches Beispiel hierfür gilt die Porphyriepolyneuropathie. Unter 102 ausgewerteten Lit.-Fällen fand sich in fast einem Viertel diese Konstellation. In 25 Fällen waren — wie in einem von 7 eigenen Fällen — die Patellarsehnenreflexe bei erhaltenen Achillessehnenreflexen erloschen. Auf den rasch wechselnden Reflexbefund bei der Porphyrie — wie wir es auch bei einem unserer Fälle beobachten konnten — hat besonders ERBSLÖH [1849] hingewiesen.

Diese Diskrepanz zwischen Patellarsehnen- und Achillessehnenreflex findet sich natürlich auch bei den Formen, bei denen das Verteilungsmuster der Ausfälle sich an den Manifestationstyp der Mononeuritis multiplex oder der Schwerpunktspolyneuritis hält, und in diesem Rahmen isoliert der N. femoralis befallen wird, wie z. B. nicht selten bei der lymphocytären Meningitis, der diabetischen Polyneuropathie und der Meningiosis blastomatosa.

Bei der rein motorischen Form der paraneoplastischen Polyneuropathie können entsprechend der proximalen Betonung der Lähmung an den unteren Extremitäten ebenfalls die Patellarsehnenreflexausfälle (einmal bei unseren 2 eigenen und 5mal bei 21 Lit.-Fällen) überwiegen.

Geradezu beweisend für das Vorliegen einer Tri-Aryl-Phosphat-Vergiftung ist der Befund einer Diskrepanz zwischen abgeschwächten oder fehlenden Achillessehnenreflexen und gesteigerten Patellarsehnenreflexen, worauf u. a. besonders VOGEL [1810], SCHEID [1802] und WALTHARD [1814, 1815] aufmerksam gemacht haben. Es erklärt sich aus dem gleichermaßen Befallensein des 1. und 2. motorischen Neurons.

7. Hirnnervenlähmungen

Die „entzündlichen" Polyneuritiden sind eher häufig, die vasculär bedingten und toxischen Polyneuropathien dagegen nur selten mit Hirnnervenausfällen verbunden.

Bei der idiopathischen Polyradiculoneuritis sind vor allem Paresen des N. facialis sowie des N. glossopharyngeus und vagus, was zu Schluck-, Schling- und zentraler Atemstörung führen kann, anzutreffen, während die Ausfälle anderer Hirnnerven eher zurücktreten. Bei unseren 102 eigenen Fällen ergibt sich folgendes Lähmungsbild: VII: 28mal; IX und X: 17mal; äußere Augenmuskeln und V: je 7mal; Pupillenstörungen: 3mal; XII: einmal. Unter 500 aus der Literatur zusammengetragenen Fällen [133, 134, 157, 178, 224, 233, 263, 317] sind die Hirnnervenausfälle noch wesentlich häufiger: VII: 221mal; IX und X: 184mal; äußere Augenmuskeln: 60mal; XI: 39mal; V: 32mal; XII: 22mal; vestibulärer Nystagmus: 7mal; Papillenödem: 4mal.

Eine Sonderstellung nimmt das Fisher-Syndrom ein [373—392], bei dem eine externe und z. T. auch interne Ophthalmoplegie das klinische Bild beherrscht. Vereinzelt finden sich auch Facialis- und Gaumensegelparesen. Auf isolierte, z. T. multiple Hirnnervenausfälle als eine Untergruppe der idiopathischen Polyradiculoneuritiden haben vor allem GUILLAIN u. KREIS („forme mésocéphalique pure") [175] und VAN BOGAERT [100] sowie andere Autoren [114, 116, 149, 158, 217, 229, 270] hingewiesen.

Hirnnervenausfälle — und zwar überwiegend Facialisparesen — kommen auch bei den virusbedingten „entzündlichen" Polyneuritiden (lymphocytäre Meningitis, Zeckenbißmening(o-encephalo-myel)itis, Insektenstichmening(o-encephalo-myel)itis, Encephalitis epidemica, Grippeencephalitis, Hepatitis epidemica, Herpes zoster, Masern, Mononucleose, Mumps, Röteln und Varicellen) vor. Auch bei der Neurolymphomatose treten Hirnnervenlähmungen auf.

Besonders ausgezeichnet durch ihr Hirnnervensyndrom ist die postdiphtherische Polyneuritis. Die Hirnnervenstörungen gehen hierbei immer den Ausfällen an den Extremitäten voraus oder können sogar isoliert in Erscheinung treten (u. a. [760—762, 807, 830, 835—838, 840—843, 857, 862]). Dabei konnten SCHEID u. WIECK [837, 838, 840, 842, 856] bei der Polyneuritis nach Rachendiphtherie eine besondere Zeitgesetzlichkeit herausarbeiten, nach der die Hirnnervensymptome ihren Höhepunkt am 45. und die peripheren Ausfälle am 90. Tag erreichen (Abb. 13). Außerdem konnten sie an ihrem großen Krankengut nachweisen, daß die oberen Hirnnerven, also die Augenmuskelnerven, der N. trigeminus und der N. facialis, nur dann betroffen werden, wenn auch die untere Hirnnervensymptomatik ein bestimmtes Ausmaß erlangt hat. Das zahlenmäßig häufigste Symptom stellt die Gaumensegelparese dar (unter 282 [760, 761, 807, 858] ausgewerteten Fällen 213mal [=75,5%], unter 31 eigenen Fällen 28mal), dann folgt an Häufigkeit die bei anderen Polyneuritiden und Polyneuropathien nur äußerst selten anzutreffende Akkomodationsparese (118mal [=55%] unter 213 Lit.-Fällen und 17mal unter 31 eigenen Fällen). Andere Hirnnervenstörungen treten demgegenüber zurück. Während SCHEID früher ausdrücklich betonte [843], daß er nie äußere Augenmuskelparesen gesehen habe, wurden sie unter den 282 ausgewählten Fällen immerhin 32mal (=11%) angeführt; unter unseren eigenen 31 Fällen waren sie 4mal (einmal III- und 3mal VI-Parese) nachzuweisen.

Beim Botulismus [5, 52, 736—758], der gleichfalls meist mit Hirnnervenausfällen einsetzt, werden nur motorische Hirnnerven befallen. Außerdem ist sehr oft eine reflektorische oder gar totale Pupillenstarre bei Mydriasis vorhanden [5]. Selten läßt sich eine retrobulbäre Neuritis nachweisen [5].

Beim Fleckfieber konnte RABINOWITSCH [928] häufig isoliert oder im Rahmen der dabei auftretenden Polyneuritis Recurrensparesen feststellen. Bei der Leprapolyneuritis

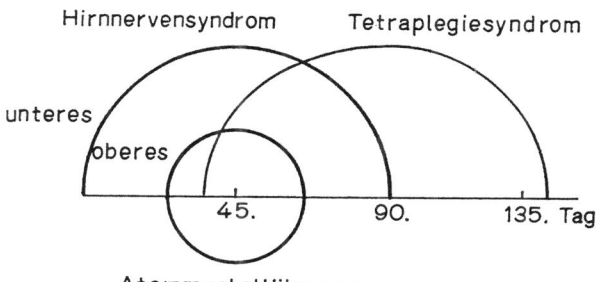

Abb. 13. Diphtherische Polyneuritis mit Verlaufsschema. Die Atemmuskellähmung ist nach unten eingezeichnet. (Nach SCHEID [52])

sind oft der N. trigeminus und der N. facialis befallen [5, 879]. Beim Typhus werden nicht selten Opticus- und Acusticusneuritiden beschrieben [5]. Unter 31 ausgewerteten Fällen mit luetischer Polyneuritis fanden sich einmal eine Amaurose, 3mal Augenmuskelparesen, 2mal Pupillenstörungen, 4mal VII- und je einmal eine V-, Recurrens-, XI- und XII-Parese. Selten dagegen sind Hirnnervenausfälle bei Brucellosen [730] und der Ruhr (WILKE [932] berichtet von gelegentlichen Facialis- und Vestibularisparesen). Unter den 37 Fällen mit Polyneuritis bei Acrodermatitis chronica atrophicans von HOPF [707] wurde in keinem Fall eine Hirnnervenstörung erwähnt.

Gelegentlich treten Hirnnervenausfälle im Rahmen der serogenetischen Polyneuritis in Erscheinung: unter unseren eigenen 11 Fällen war je einmal eine VII-, eine kombinierte IX- und X- sowie eine Recurrensparese zu beobachten; unter 130 ausgewerteten Fällen aus der Literatur wurde 9mal über eine Opticusneuritis (7mal isoliert) sowie 3mal über eine VII-Parese berichtet. Interessant ist auch, daß in 3 von 4 Fällen, wo peripher neuritische Erscheinungen nach Tetanus-Toxoid-Auffrischimpfung bisher bekannt geworden sind, Hirnnerven betroffen worden sind: im Falle WIRTHS [693] eine Cochlearisneuritis, im Fall von EICHER u. NEUNDÖRFER eine

Recurrensparese [607] sowie im Falle von HARRER u. Mitarb. [622] Akkomodations- und Schlucklähmung.

Bei der Periarteriitis nodosa sind Hirnnervenausfälle nur selten als neuritisches Symptom erwähnt (unter 94 Lit.-Fällen einmal Papillenödem, 3mal Augenmuskelparesen, 4mal Pupillenstörungen, 2mal Schluckstörungen, je einmal VII-, VIII-, XI- und XII-Parese sowie einmal Nystagmus und 2mal Recurrensparese; unter 3 eigenen Fällen 1mal VII-Parese). Das gleiche gilt für die Wegenersche Granulomatose. Extrem selten treten Hirnnervenstörungen bei der Polyneuropathie im Rahmen der rheumatischen Arthritis (unter 162 Lit.-Fällen: je 2mal eine III- und V-Parese, je 3mal eine VII- und einmal eine XII-Parese) auf. Etwas häufiger dagegen sind sie bei Polyneuropathie im Rahmen des Lupus erythematodes angeführt (unter 26 Lit.-Fällen: einmal Opticusneuritis, 6mal Augenmuskelparesen, 3mal V-, 2mal kombinierte IX- und X- und je einmal VII- und XI-Parese sowie einmal Nystagmus).

Unter den medikamentös-toxischen Polyneuropathien überwiegen deutlich die Formen, die entweder gar keine Hirnnervenlähmungen — wie die Polyneuropathien bei Chloroquin, Hydantoin, Hydrallazin, Penicillin und Ospolot— oder nur selten solche Störungen — wie die Polyneuropathien durch Gold (unter 13 Fällen: je einmal V-, VII- und XI-Parese), Imipramin (unter 5 Fällen einmal III-Parese), INH (2mal Opticusneuritis, einmal Untererregbarkeit des N. vestibularis) sowie Uliron und Abkömmlinge (niemals unter 11 eigenen Fällen, einmal XII-Parese unter 31 Lit.-Fällen) — aufweisen. In die letztere Gruppe gehören auch die disseminierten Neuropathien nach schwerer Barbiturat- und CO-Intoxikation (keine Hirnnervenstörungen bei unseren 2 eigenen Fällen, unter 18 Barbituratintoxikationen aus der Literatur je einmal VII- und XII-, unter 12 CO-Intoxikationen einmal VII-Parese). Unter 17 Fällen mit Antabuspolyneuropathie fanden sich 3mal Facialisparesen sowie einmal eine Opticusneuritis und Recurrenslähmung.

Häufiger werden Hirnnervenausfälle nach DDT, Nitrofurantoin, Salvarsan, Thalidomid, Trichloräthylen und Vincristin beschrieben. Unter 12 Fällen mit DDT-Neuropathie fanden sich 4mal eine retrobulbäre Neuritis sowie je einmal eine Akkomodationsparese, Ptosis, VII- und VIII-Parese sowie einmal vestibulärer Nystagmus. Während wir unter unseren eigenen 5 Fällen mit Nitrofurantoinpolyneuropathie niemals Hirnnervenausfälle vorfanden, werden unter den 65 ausgewerteten Lit.-Fällen 3mal VII-, 2mal kombinierte IX- und X-, je 2mal Augenmuskel- und Recurrens- und einmal XII-Paresen sowie einmal eine retrobulbäre Neuritis angeführt. Unter 34 Fällen mit Salvarsanpolyneuropathie zeigten sich 3mal VII-, 2mal VIII- und je einmal kombinierte IX- und X- und Augenmuskelparesen sowie 3mal vestibulärer Nystagmus. Unsere eigenen 5 Fälle waren frei von diesen Symptomen.

Unter den 114 Fällen mit Thalidomidpolyneuropathie von GIBBELS [1394] waren 14% mit Hirnnervenausfällen, die sich vor allem auf sensible Störungen im Trigeminusbereich bezogen, die durchwegs den Sölderschen Linien um Nase und Mund folgten. In unserem eigenen Krankengut (8 Fälle) und den anderen ausgewerteten 129 Fällen waren Hirnnervenlähmungen nicht vermerkt.

Trichloräthylen hat — wie das Streptomycin zum N. cochlearis — eine auffällige Affinität zum N. trigeminus und führt nicht selten zu Ausfällen in diesem Bereich [1416—1419, 1424, 1427, 1429, 1430]. Darüber hinaus werden jedoch auch Schädigungen des Sehnerven [1419, 1428—1430], Augenmuskelparesen [1419, 1427], Facialisparesen [1418, 1419] und Recurrensparesen [1418] berichtet. Allerdings scheint nicht das Trichloräthylen selbst, sondern Umwandlungsprodukte die schädigende Noxe zu sein [1416 a, 1421 a]. Unter Vincristin wurden Schädigungen des N. opticus [1471], Augenmuskelparesen [1456, 1465, 1467, 1469—1471], Facialisparesen [1457, 1470] sowie Recurrenslähmungen [1456, 1465] bekannt.

Unter den anderen exotoxischen Polyneuropathien sind von Hirnnervenausfällen frei oder so gut wie frei: die Arsenpolyneuropathie (nur 1mal Opticusneuritis und 1mal VII-Parese unter 103 Lit.-Fällen), die Polyneuropathien durch 2,4 D [1245] und Schwefelkohlenstoff [1603].

Selten finden sich Hirnnervenausfälle bei Polyneuropathien durch Benzin (einmal XI-Parese unter 6 Patienten), Blei [1570, 1592] und Tri-Aryl-Phosphat [1778 a, 1787 a, 1802, 1807].

Häufig sind dagegen Hirnnervenstörungen bei Thalliumintoxikation, wo am häufigsten Ausfälle des N. opticus, des N. recurrens und der Augenmuskelnerven beobachtet werden. Nach PASSARGE u. WIECK [1707], die 250 Literaturkasuistiken und 37 eigene Fälle überblicken, ergibt sich folgende Verteilung:

Tabelle 9

	Lit.-Fälle	Fälle von PASSARGE und WIECK
Anosmie	1 (0,4%)	⌀
Amaurose, Opticusatrophie, Verschwommensehen	38 (15,2%)	4 (10,8%)
Ptosis	21 (8,8%)	2 (15,4%)
Doppelsehen	9 (3,6%)	1 (2,7%)
Sensibilitätsstörungen im Gesicht	5 (1,0%)	9 (24,3%)
Parese der mimischen Muskulatur	15 (6,0%)	10 (27,0%)
Innenohrschwerhörigkeit	4 (1,6%)	⌀
Schluckbeschwerden	14 (5,6%)	3 (8,1%)
Gaumensegelparese	3 (1,2%)	⌀
Heiserkeit	25 (10,0%)	6 (16,2%)
Einschränkung der Zungenbewegung	1 (0,4%)	2 (5,4%)

Zum typischen Bild der Alkoholpolyneuropathie gehören Hirnnervenlähmungen nicht. Treten Augenmuskelparesen oder Nystagmus auf, so sind sie als Symptom einer Wernicke-Encephalopathie aufzufassen [56, 1534]. Über andere Hirnnervenausfälle gibt es nur einzelne Hinweise in der Literatur: retrobulbäre Neuritis [45, 1516, 1522, 1535, 1551], Ausfälle des N. trigeminus [67], des N. facialis [45, 1535], des N. vagus und N. phrenicus [45] und schließlich des N. hypoglossus [67]. Unter unseren 198 Fällen war außer Augenmuskelparesen (4mal III-, 9mal VI-Parese) nur einmal noch eine Sensibilitätsstörung im Trigeminusbereich zu beobachten. Die von anderen Autoren so häufig festgestellten Pupillenstörungen fanden wir nur 13mal, worunter sich wiederum 8 Patienten befanden, die eine sichere Wernicke-Encephalopathie hatten. Auch SCHEID u. HUHN [1541] sahen nur bei 2 ihrer 100 Patienten eine fehlende und einmal eine schwache Lichtreaktion. Demgegenüber steht der Bericht von SECUNDA u.

TROWBRIDGE [1543] über Pupillenstörungen in 44%/o von 641 Patienten mit chronischem Alkoholismus und von NIEDERMEYER u. PROKOP [1535] in 31 unter 53 Fällen mit Alkoholpolyneuropathie. In extrem seltenen Fällen konnte eine reflektorische Pupillenstarre beobachtet werden [45, 1524].

Bei der akuten Porphyrie kommt es oft zu Paresen des N. glossopharyngicus und vagus mit Schluck- und Schlingstörungen (29mal [= 28%/o] unter 102 Lit.-Fällen, einmal unter 7 eigenen Fällen) und des N. facialis (23mal [= 21,5%/o] unter den Lit.-Fällen und 2mal unter den eigenen Fällen). Hervorzuheben ist auch das relativ häufige Auftreten von Recurrensparesen (10mal), die sonst bei Polyneuropathien nur selten angetroffen werden. Aber auch die anderen Hirnnerven bleiben bei der Porphyrie nicht verschont: einmal retrobulbäre Neuritis, 12mal Augenmuskelparesen, 4mal V-Ausfälle, 4mal XI- und 5mal XII-Paresen. Auch bei den Schwangerschaftspolyneuropathien werden Hirnnervenlähmungen verzeichnet (unter 77 Fällen: 4mal Augenmuskelparesen, je 6mal VII- und kombinierte IX- und X-Paresen, 2mal XII- und einmal Recurrensparese sowie 2mal Nystagmus).

Unter unseren 230 Fällen mit diabetischer Polyneuropathie waren nur relativ selten Hirnnervenlähmungen festzustellen: 2mal III-, 7mal VII- und je einmal V- und VI-Parese; 14mal wurden Pupillenstörungen registriert. Sehr hoch ist der Prozentsatz von 45 Patienten mit Hirnnervenlähmungen unter 200 Fällen im Krankengut BISCHOFFS [2034]. Im einzelnen handelte es sich dabei 2mal um eine Anosmie, 2mal retrobulbäre Neuritis, 11mal Augenmuskelparesen, 12mal Schwerhörigkeit, 8mal VII- und 2mal Recurrensparesen. 16mal traten Pupillenstörungen auf. Ähnlich wie in unserem Material waren Hirnnervenausfälle selten im Krankengut von GIBBELS u. SCHLIEP [2112]: unter 100 Fällen 3mal Augenmuskelparesen, 1mal Facialislähmung und 4mal Pupillenstörungen. Unter 150 Patienten von MARTIN [2170] hatten nur 2 Patienten Augenmuskelparesen und 1 Patient eine Facialislähmung.

Während die einen Autoren (u. a. [17, 33, 2034, 2093, 2182, 2190]) die beim Diabetes mellitus auftretenden Hirnnervenausfälle als einen Teil der diabetischen Neuropathie ansehen, stehen BAILEY [2017], GIBBELS u. SCHLIEP [2112], LOCKE *u. Mitarb.* [2163], MAYNE [2176] und MUMENTHALER [2184] dieser Auffassung eher zurückhaltend und skeptisch gegenüber.

Als typisch für das klinische Bild diabetischer Hirnnervenstörungen gilt das plötzliche Einsetzen, die einseitige Lokalisation und das Auftreten von Schmerzen im Orbital- und Stirnbereich im Beginn [2034, 2093, 2134, 2190].

Am häufigsten werden Augenmuskelparesen [2011, 2069, 2105, 2116, 2134, 2138, 2153, 2182, 2247, 2253] und Lähmungen des N. facialis (u. a. [2016, 2017, 2063, 2065, 2116, 2118, 2142, 2146, 2170, 2210]) in Übersichtsreferaten wie in Einzelkasuistiken angeführt.

Besondere Aufmerksamkeit im Schrifttum haben immer wieder Pupillenstörungen gefunden. MARTIN [2170] stellte sie in 9%/o, JORDAN [2145] in 20%/o und BONKALO [2039] sogar in 28%/o ihrer Fälle fest. Es handelt sich dabei vor allem um träge Reaktionen auf Licht und Konvergenz. Vereinzelt wird das Vorkommen eines Argyll Robertson-Phänomens angeführt [2132, 2145, 2170, 2181, 2225].

Weiter finden sich Berichte über Störungen des Geruchssinnes [2147, 2160], des Geschmackssinnes [2070], des N. opticus [2202, 2249], des Gehörsinnes [2017, 2065, 2146, 2172, 2179] beim Diabetes mellitus. Bezüglich der Hörminderung beim Diabetiker haben allerdings AXELSSON u. FAGERBERG [2014] nachweisen können, daß solche

Störungen am ehesten retrocochleären Ursprunges sind und somit nicht mehr auf die Polyneuropathie zu beziehen sind. Einzelfallberichte liegen schließlich auch über Ausfälle im V-, IX- und X-Bereich vor [2016, 2065, 2105, 2130].

Bei der Polyneuropathie im Rahmen eines Hyperinsulinismus (26 Fälle) sind keine Hirnnervenausfälle bekannt, dagegen fanden sich unter 10 Patienten 2mal Störungen des Geschmackssinnes nach Insulinschocks [2266]. Unter 33 Fällen mit Myxödempolyneuropathie ist lediglich einmal eine VII-Parese verzeichnet; von manchen Autoren wird auf Hörminderungen und vestibuläre Reizerscheinungen hingewiesen [2279, 2282, 2283]. Bei den seltenen Polyneuropathien in Zusammenhang mit einer Akromegalie [2288] und bei dem einzigen Fall einer Neuropathie bei Hyperparathyreoidismus [2285], der bisher bekannt geworden ist, waren keine Hirnnervenausfälle vorhanden.

Auch beim klassischen Bild der Beri-Beri [2293, 2307, 2308] fehlen Hirnnervenstörungen. Dagegen wurden bei schwerer Mangelernährung, wie es in den Kriegsgefangenenlagern des Ostens im letzten Krieg oder im spanischen Bürgerkrieg eine Zeitlang in Madrid in extremer Weise der Fall war, oft eine retrobulbäre Neuritis und Hörstörungen festgestellt [2295, 2310, 2311]. Unter 32 Fällen mit schwerer Hungerdystrophie, von denen 7 eine ausgeprägte Polyneuropathie hatten, fand SPECKMANN [2312] allerdings keine Hirnnervenlähmungen.

Polyneuropathien durch gastro-enterogene Malabsorption [5, 15—18, 31, 32, 41, 2315, 2316, 2318—2320, 2322—2326] verlaufen — soweit wir die Literatur überblicken und wie wir es bei unseren 7 eigenen Patienten beobachten konnten — ohne Hirnnervenausfälle. Das gleiche gilt für 3 Fälle von Polyneuropathie bei biliärer Cirrhose [2329]. Auch zum klinischen Bild der nephrogenen Polyneuropathie gehören Hirnnervenausfälle nicht. Unter 75 Fällen (60 Lit.- und 15 eigene Fälle) war lediglich einmal ein Trigeminusausfall vermerkt.

Nicht bei unseren eigenen Fällen, jedoch in Einzelfällen in der Literatur sind Hirnnervenstörungen zu verzeichnen bei der Myelompolyneuropathie (unter 23 Fällen: einmal Papillenödem, einmal Schluckstörungen und einmal XII-Parese), bei der Polyneuropathie beim M. Waldenström (unter 17 Lit.-Fällen je einmal V- und VII-Parese sowie Pupillenstörungen), bei Kryoglobulinämie (9 Lit.-Fälle: einmal VII- und einmal kombinierte IX- und X-Parese) und beim M. Hodgkin ohne Kompression und Infiltration (6 Fälle: einmal IX- und X-Parese). Keine Hirnnervenausfälle werden angeführt bei 10 Fällen mit Polycythämie und den 3 Polyneuropathiefällen bei maligner Retikulose, denen kein infiltrativer oder komprimierender Prozeß zugrunde liegt.

Ganz anders sieht es aus bei den Formen von Neuropathien, bei denen spezifische Zellverbände die peripheren und Hirnnerven infiltrieren oder komprimieren: so bei Prozessen am Schädel beim Myelom (u. a. [2431, 2432, 2447, 2490, 2491, 2491 a]),
bei 15 Fällen mit Infiltration und Kompression vor allem im Hals-Schulter-Bereich beim M. Hodgkin (7mal Hornersyndrom, 4mal Recurrensparese),
bei 66 Fällen mit Leukämie, wovon 28 sowieso nur Hirnnervenstörungen zeigten (4mal Amaurose, 8mal Opticusläsionen, 16mal Augenmuskelparesen, 6mal V-, 18mal VII-, 3mal kombinierte IX- und X-Paresen, 4mal Hörstörungen und 1mal Nystagmus),
bei 11 Fällen mit maligner Retikulose (einmal Opticusatrophie, 3mal Augenmuskelparesen, 2mal Pupillenstörungen, einmal V- und 3mal VII-Paresen und einmal Hörminderung),

sowie schließlich vor allem bei der Meningiosis blastomatosa (55 Fälle: 8mal Amaurose und Opticusatrophie, 23mal Augenmuskelparesen, 5mal Pupillenstörungen, 6mal V-, 20mal VII-, 7mal IX- und X-, 7mal Recurrens-, einmal XI- und 2mal XII-Paresen sowie 12mal Hörminderung und einmal Nystagmus). Dabei ist anzumerken, daß bei all diesen Formen auffallend häufig Hörstörungen vorzufinden sind, die sonst nicht zum neuritischen Syndrom gehören. Am häufigsten sind aber auch hier der N. facialis und die Augenmuskelnerven betroffen.

Sehr häufig trifft man — abgesehen von Facialisparesen — Störungen des N. opticus beim M. Boeck [2543, 2544, 2547—2552, 2553, 2558, 2560, 2561, 2563, 2568, 2570, 2573, 2574]. Aber auch die anderen Hirnnerven können betroffen sein [2549, 2565, 2573].

Bei der paraneoplastischen Polyneuropathie fehlen Hirnnervenstörungen nicht. Am häufigsten kommt es zu Störungen des IX. und X. Hirnnerven (einmal unter 18 Fällen der sensiblen, je 4mal von 21 bzw. 28 Fällen der motorischen bzw. der sensomotorischen Form), zu Ptosis (4mal bei der motorischen, einmal bei der sensomotorischen Form) und zu vestibulärem Nystagmus (5mal bei allen 3 Formen zusammen). Je einmal wurde bei der motorischen und der sensomotorischen Form eine Recurrensparese angetroffen.

Bei den sporadischen Fällen der Amyloidpolyneuropathie fanden sich unter 26 Fällen 4mal Pupillenstörungen, 2mal Schluckstörungen, 2mal eine Hörminderung, je einmal eine V- und VII-Parese sowie 4mal eine Hypoglossuslähmung. Unsere 2 eigenen Fallbeobachtungen waren allerdings frei von Hirnnervenlähmungen. Auch bei der familiären Form finden sich bei fortgeschrittenen Fällen gelegentlich Pupillenstörungen, Facialisparesen, Zungenatrophien und Hörminderung [2640].

Bei der hereditären sensiblen Neuropathie bleiben die Hirnnerven in der Regel ausgespart [2679—2715]. Bei der neuralen Muskelatrophie gibt es sowohl bei dem dominant vererblichen [2726, 2730, 2736, 2794 a] wie auch bei dem recessiv vererblichen Typ [2736, 2779] Sippen, die gleichzeitig eine Opticusatrophie aufweisen. Bei der progressiven hypertrophischen Neuritis sind — wie schon in der Originalbeschreibung [2836—2838] ausgeführt — Pupillenstörungen mit Miosis und träger oder fehlender Lichtreaktion ein Charakteristikum. Keine Hirnnervensymptome sind anzutreffen bei der myatrophischen Ataxie.

Beim Refsum-Syndrom sind Hirnnervenstörungen relativ häufig: vor allem sind öfters eine Anosmie (8mal unter 35 ausgewerteten Fällen), Pupillenstörungen (13mal, meist Miosis) und Hypo- bis Anakusis (15mal) vorzufinden. Beim Louis-Bar-Syndrom werden vereinzelt periphere Facialisparesen (u. a. [2942, 2952]), beim Bassen-Kornzweig-Syndrom vor allem Augenmuskelparesen ([2937]: unter 11 Fällen 4mal) aufgeführt.

Bei der hereditären Armplexusneuritis findet man nicht selten gleichzeitig eine Recurrensparese [579] und bei der rezidivierenden polytopen Neuropathie kann auch der N. trigeminus mitbetroffen sein [2867, 2868, 2870].

E. Verlaufscharakteristik

Ein strenges *zeitliches Entwicklungsgefüge* (Abb. 13) konnten — wie schon weiter oben angeführt — SCHEID u. WIECK [837, 838, 840, 842, 856] für die Polyneuritis nach Rachendiphtherie herausarbeiten. Der Höhepunkt der Hirnnervenausfälle liegt um den 45., der der Extremitätenlähmungen um den 90. Tag. Ausfälle der Intercostal- und Atemhilfsmuskulatur treten vor allem um den 35. bis 45. Tag auf. Die Rückbildung erfolgt in der gleichen Zeit wie sich die Lähmungen entwickelt haben. Nach etwa 150 Tagen sind alle Ausfälle ohne Residuen wieder abgeklungen.

Bei der idiopathischen Polyradiculoneuritis läßt sich eine solche strenge Zeitgesetzlichkeit nicht erkennen. Zwar setzt sie in den meisten Fällen akut bis subakut ein, doch gibt es auch einen nicht unbeträchtlichen Anteil, der prolongiert-chronisch verläuft. Für 101 eigene Fälle ergibt sich — wie Abb. 14 zeigt— folgendes Muster für die Entwicklung bis zum Lähmungshöhepunkt: nahezu 60% haben den Höhepunkt nach 3 Wochen erreicht, wobei sich je 22 Fälle auf die ersten beiden Wochen und 16 auf die 3. Woche verteilen. Nach 4 Wochen waren 70 Fälle auf dem Lähmungshöhepunkt. In den nächsten 2 Monaten folgten noch weitere 25 Fälle, während 6 einen ausgesprochen

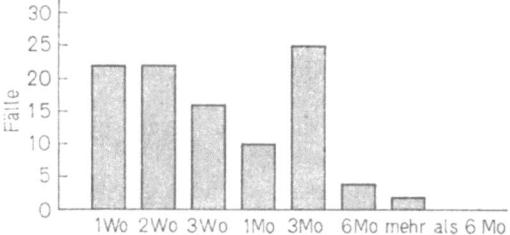

Abb. 14. Zeitliche Entwicklung der Ausfälle bis zum Lähmungsmaximum in 101 Fällen des eigenen Krankengutes

chronischen Verlauf zeigten (4 hatten zwischen dem 3. und 6. Monat und 2 erst danach das Lähmungsmaximum erlangt).

Unter 687 Fällen, die CASTAIGNE *u. Mitarb.* [113] zusammengestellt haben, waren 602 Fälle innerhalb von 45 Tagen zum Lähmungshöhepunkt gekommen, davon brauchten 54,2% weniger als 11, 81% weniger als 21 Tage. Der Zeitpunkt des Rückbildungsbeginnes, der bei unseren Patienten nicht genau erfaßt war, lag bei 50,6% im Zeitraum bis zu 11 Tagen, in 84,6% bis zum 21. Tag. Eine befriedigende Rückbildung war in 68,7% in weniger als 3 Monaten erreicht. Schwere chronische Verläufe, die mehrere Monate bis sogar Jahre andauerten, verzeichneten sie in mindestens 21 Fällen. Auch andere Autoren weisen auf solche Entwicklungen hin (u. a. [103, 133, 193, 197, 231, 284]).

In der Regel wird bei der idiopathischen Polyradiculoneuritis ein ascendierender Verlauf — das heißt: eine Ausbreitung der Lähmungen von distal an den unteren Extremitäten beginnend nach proximal bis zu den Hirnnerven hin — angenommen. Dieser Verlaufstyp war jedoch nur in etwas mehr als der Hälfte unserer Patienten (55mal unter 102 Fällen) vorhanden. 28mal begannen die Lähmungen an den oberen und unteren Extremitäten zum gleichen Zeitpunkt, 9mal waren die Ausfälle an den Extremitäten auf die Beine beschränkt, 6mal war eine Ausbreitung von den oberen zu den unteren Extremitäten hin — also ein descendierender Verlauf —, 2mal ein Absteigen von proximal nach distal nur an den unteren Extremitäten, einmal eine Ausbreitung vom Beckengürtel aus nach distal zu den Beinen und nach proximal zum Rumpf und den Armen und schließlich einmal ein Beginn im Bereich der Hirnnerven zu konstatieren. Unter 107 diesbezüglich auswertbaren Fällen von RAVN [263] zeigten 51 einen ascendierenden, 6 einen descendierenden Verlauf, 49mal begannen die Ausfälle in allen 4 Extremitäten gleichzeitig, einmal war die Lähmung sofort am ganzen Körper vorhanden. Unter 23 Fällen von DUVOISIN [133] begannen die Lähmungen 14mal an den Beinen, 2mal an den Armen, 2mal im Hirnnervenbereich (N. facialis) und traten 5mal sofort generalisiert auf. Bei 15 Fällen von DEMPSEY u. Mitarb. [127] begannen die Lähmungen 10mal gleichzeitig an allen 4 Extremitäten, 2mal an den Beinen, einmal an den Armen und 2mal im Bereich der Hirnnerven. Zusammenfassend ist also festzustellen, daß der klassische ascendierende Verlaufstyp, wie ihn LANDRY schon 1859 bei 10 Fällen [206, 207] angegeben hat, zwar in der Überzahl ist, daß aber sehr häufig die Lähmungen auch gleichzeitig an allen 4 Extremitäten auftreten.

Bei genauer Verlaufsanalyse gelang es GERSTENBRAND u. WEINGARTEN [156], aus dem Ausbreitungsmodus gewisse prognostische Schlüsse zu ziehen. Sie konnten zeigen, daß, wenn die oberen Hirnnerven vor den bulbären ergriffen werden, wie sie bei 13 von 24 Fällen beobachten konnten, die letzteren weniger stark befallen werden, so daß — wie in all diesen Fällen — ein, quoad vitam, günstiger Ausgang erwartet werden kann. Dagegen wenn die Lähmungen direkt von den Extremitäten auf die unteren Hirnnerven übergreifen, wie es in 11 ihrer Fälle vorkam, so sind die Ausfälle wesentlich ausgeprägter und die Prognose sehr ungünstig: von den 11 Fällen starben 8.

Nach KAESER [197] lassen sich auf das Zurückbleiben von Residualsymptomen Schlüsse ziehen aus der Schnelligkeit, mit der sich die Ausfälle entwickelt haben. Während 16 Fälle, die das Lähmungsmaximum innerhalb von 14 Tagen erreicht hatten, bei einer Nachuntersuchung keinerlei Restsymptome zeigten, wiesen 5 von 6 Fällen, die den Höhepunkt in einem Zeitraum von 3 Wochen bis 4 Monaten erlangt hatten, noch z. T. erhebliche Residuen auf. PLEASURE u. Mitarb. [258] kamen bei der Nachuntersuchung von 49 Fällen wie CASTAIGNE u. Mitarb. [113] zu der Überzeugung, daß die Schnelligkeit der Progression keinen Einfluß habe, sondern lediglich die Schwere der primären Ausfälle.

Wie aus dem oben Gesagten schon hervorgeht, sind also — im Gegensatz zur postdiphtherischen Polyneuritis — *Residualsymptome* bei der idiopathischen Polyradiculoneuritis nicht ungewöhnlich: so berichten WIEDERHOLT u. Mitarb. [317] über eine inkomplette Remission bei 12 unter 97 Patienten, MARSHALL [224] zweimal unter 35 Fällen, DUVOISIN [133] bei 2 unter 23 Patienten. Viel höher lag der Prozentsatz von Residualsymptomen bei PLEASURE u. Mitarb. [258], die bei 29 von 49 Patienten Restsymptome feststellen mußten sowie bei VON HAGEN u. BAKER [176] mit 9mal unvollständiger Ausheilung unter 23 Fällen. Bei den Fällen mit einem Fisher-Syndrom, als einer Unterform der idiopathischen Polyradiculoneuritis, kommt es dagegen in der Regel zu einer vollständigen Remission.

Rezidivierende Verläufe mit sich meist schnell, manchmal sogar perakut, entwickelnden Symptomen und Remissionen sind typisch für die Polyneuropathie bei akuter intermittierender Porphyrie (u. a. [1831, 1832, 1838, 1843, 1852, 1896, 1911, 1925]). Selbst während der einzelnen Schübe können die Symptome — besonders im Reflex- und Sensibilitätsbefund — sehr wechselhaft sein (u. a. [1831, 1832, 1838, 1849, 1875, 1893, 1925]). BECKER [1831, 1832] hat darauf hingewiesen, daß ein Großteil der Fälle der früher als eine besondere Form beschriebenen „rezidivierenden Polyneuritis" wohl der Porphyriepolyneuropathie zuzuordnen sind.

Rezidivierende Verläufe gibt es auch bei der idiopathischen Polyradiculoneuritis: 2mal unter 100 Fällen von McFARLAND u. HELLER [233], 4mal unter 127 Fällen von

Tabelle 10. Mortalität bei idiopathischer Polyradiculoneuritis

Autoren	Gesamtzahl	Todesfälle
Eigene Fälle	102	5 (5%)
RAVN [263]	127	24 (19%)
McFARLAND u. HELLER [233]	100	2 (2%)
WIEDERHOLT u. Mitarb. [317]	97	6 (6%)
EIBEN u. GERSONY [134]	48	9 (19%)
HEWER u. Mitarb. [180]	44	6 (14%)
MARSHALL [224]	35	4 (11%)
GERSTENBRAND u. WEINGARTEN [156]	32	8 (25%)
MATTHEWS [231]	31	7 (22,5%)
GUILLAIN [175]	19	1 (5%)
DEMPSEY u. Mitarb. [127]	15	5 (33%)
DE JONG [193]	15	2 (13%)

RAVN [263], 8mal unter 81 Fällen von PLEASURE *u. Mitarb.* [258], 14mal unter 602 Fällen von CASTAIGNE *u. Mitarb.* [113], 2mal unter 31 Fällen von MATTHEWS [231]. Auch REISNER [266], KANDEL [198], SCHALTENBRAND u. BAMMER [284] sowie ASHWORTH u. SMYTH [84] haben auf solche Verläufe hingewiesen. Auf rezidivierende Polyradiculoneuritiden, die von Corticosteroiden oder ACTH abhängig sind, haben neuerdings THOMAS *u. Mitarb.* [306], DE VIVO u. ENGEL [311] und MATTHEWS *u. Mitarb.* [232] aufmerksam gemacht.

Vereinzelt gibt es auch in der Literatur Berichte über Rezidive bei der neuralgischen Schulteramyotrophie (TURNER u. PARSONAGE [574]: unter 82 Fällen zweimal; DIXON u. DICK [564]: unter 16 Fällen 5mal). Unter unseren 42 Fällen wiederholte sich die Erkrankung in 2 Fällen. Einen besonderen vererblichen Typ von rezidivierender Armplexusneuritis führen JACOB *u. Mitarb.* [578], TAYLOR [579] sowie UNGLEY [580] an.

Rezidivierendes Auftreten von Lähmungen einzelner peripherer Nerven in familiärer Häufung prägt das Bild der rezidivierenden polytopen Neuropathie [2866 bis

2871], der eine hereditär bedingte Überempfindlichkeit der peripheren Nerven gegenüber physiko-mechanischer Beeinflussung zugrunde liegt.

Einzelfallberichte existieren über ein sporadisches Vorkommen einer rezidivierenden „hypertrophischen Neuritis", die NATRASS [2864] erstmals beschrieben hat und die auch andere Autoren beobachten konnten [2860, 2861, 2863, 2865].

Ein Ondulieren, ein „Auf und Ab" der Symptomatik kann manchmal, wie wir es aus 7 von 94 Fallberichten entnommen haben, bei der Polyneuropathie bei Periarteriitis nodosa beobachtet werden, worauf auch STAMMLER [1122, 1123] hinweist. Auch echt rezidivierende Verläufe kommen vor [1037, 1122, 1123]. Das gleiche zeigt sich auch bei einem kleinen Teil der Fälle mit paraneoplastischer Polyneuropathie [2378, 2391].

Tabelle 11 (nach GIBBELS u. SCHLIEP [2112]). Entwicklung von Einzelsymptomen unter antidiabetischer Behandlung bei 54 Fällen im Verlauf von 4 Wochen bis zu 20 Jahren

	Besserung	Verschlechterung	unverändert	fraglich
proximale Paresen (32 Fälle)	18	4	7	3
Schmerzen (35 Fälle)	17	2	9	7
Hypästhesien (43 Fälle)	18	14	8	3
distale Paresen (35 Fälle)	14	12	5	4
Reizerscheinungen der Oberflächensensibilität (28 Fälle)	11	6	4	7
Reizerscheinungen der Tiefensensibilität (12 Fälle)	4	6	1	1
Patellarreflexminderung (43 Fälle)	12	4	26	1
vegetative Erscheinungen (8 Fälle)	2	5	1	—
Ausfallserscheinungen der Tiefensensibilität (33 Fälle)	5	8	17	3
Achillessehnenreflexminderung (51 Fälle)	6	6	39	—
motorische Reizerscheinungen (5 Fälle)	—	3	1	1

Polyneuritiden und Polyneuropathien führen bei den meisten Formen erfreulicherweise nicht zum Tode. Mit einer hohen *Letalität* — in erster Linie durch das Grundleiden — sind vor allem die Periarteriitis nodosa [1022, 1023] und die Porphyrie [1846, 1853, 1893] behaftet. DENNY-BROWN u. SCIARRA [1846] geben bei der letzteren eine Mortalität von 50%/o beim ersten Schub, GARCIN [1853] von 60%/o an. Nach NAEF *u. Mitarb.* [1893] sind 5 Jahre nach dem ersten Schub 80%/o der Patienten verstorben.

Bei der idiopathischen Polyradiculoneuritis kommt es auch in einem Teil der Fälle zu letalem Ausgang. Unter unseren 102 Patienten starben fünf. Die Angaben in der Literatur schwanken (Tab. 10). Die Differenzen erklären sich zum Teil aus den unterschiedlichen Kautelen, unter denen die Patienten in die entsprechenden Stationen aufgenommen wurden. Über größere Serien mit ausschließlich tödlichem Ausgang berichten von pathologisch-anatomischer Sicht her HAYMAKER u. KERNOHAN [178] (50 Fälle) und ASBURY *u. Mitarb.* [83] (19 Fälle).

Die meisten Polyneuritiden und Polyneuropathien klingen nach Abheilen der Grundkrankheit oder Weglassen der entsprechenden Noxe folgenlos ab. Sogar die Reflexe kehren bei den meisten Formen wieder. Es gibt aber auch hier Ausnahmen. Über unvollständige Remissionen nach idiopathischer Polyradiculoneuritis wurde schon berichtet. Noch sehr lange, zum Teil Jahre nach Absetzen des Medikamentes, hatten die Patienten mit Thalidomidpolyneuropathie über quälende Mißempfindungen zu klagen (u. a. [1384, 1394]). Bei der Tri-Aryl-Phosphat-Polyneuropathie konnten wir selbst [1787] wie auch KÖNIG [1791] noch bis über 25 Jahre nach der Intoxikation schwere Restsymptome beobachten.

Ausgesprochen chronisch ist der Verlauf der diabetischen Polyneuropathie. Auch bei guter Einstellung des Zuckerstoffwechsels sind vollständige Heilungen nur selten in

Tabelle 12 (nach DAUN u. HARTWICH [1459]). Korrelation zwischen Dosierungshöhe und Schweregrad der neurologischen Ausfälle

Vincristin-Sulfat-Gesamt-dosis in mg/kg Körpergewicht	Motilität	Sensibilität	Reflexe
0,06—0,09	nur distal gut mittelgradige Paresen	leichteste Hypästhesien an den Enden der Finger und Zehen	ASR fehlen, übrige Sehnenreflexe abgeschwächt
0,12—0,18	distal mittel- bis hochgradige Paresen, Bewegungen der mittleren Extremitätengelenke leicht bis mittelgradig beeinträchtigt	Hypästhesien an den Fingern und Zehen sowie der Beugeseite der Hände und Füße, distal leicht bis mittelgradig	ASR sowie PSR oder Armsehnenreflexe fehlen, übrige Sehnenreflexe stark abgeschwächt
0,27—0,34	distal hochgradige bis maximale Paresen, proximal leichte bis mittelgradige Schwäche	Hypästhesien bis zu den Unterarmen und Unterschenkeln hinaufreichend, distal mittel- bis hochgradig	Arm- und Beinsehnenreflexe fehlen

der Literatur angeführt (u. a. [2110, 2224]). Unter 54 nachuntersuchten Patienten von GIBBELS u. SCHLIEP [2112] konnte nur in etwa der Hälfte eine Besserung festgestellt werden, was in etwa der Erfahrung von MAYNE [2176] entsprach, der 73 Patienten einer Nachuntersuchung unterzog. In einem Drittel des Patientengutes von GIBBELS u. SCHLIEP [2112] war sogar eine Verschlechterung eingetreten, im Krankengut von MAYNE [2176] nur in 5 Fällen. Am ehesten scheinen Paresen und Schmerzen eine Rückbildungstendenz zu zeigen [2112, 2176], s. auch Tab. 11).

Eine Verlaufsgesetzlichkeit, die nicht vom Zeitfaktor abhängig ist, sondern eine ziemlich strenge Parallelität zur Dosierungshöhe der Noxe zeigt, liegt bei der Vincristin-Polyneuropathie vor. DAUN u. HARTWICH [1459] konnten eine gute Korrelation zwischen Dosierungsmenge des Medikamentes und der Schwere der neurologischen Ausfälle aufzeigen (Tab. 12). Auch FREUND *u. Mitarb.* [1460] sowie HILDEBRAND u. COERS [1464] kamen zu dem gleichen Ergebnis.

AXT *u. Mitarb.* [1277] wiesen bei der INH-Polyneuropathie darauf hin, daß kein Zusammenhang zwischen der Gesamtmenge des Medikamentes und dem Auftreten einer Polyneuropathie bestünde, sondern die Höhe der täglichen Dosierung die entscheidende Rolle spiele. Bei Überschreiten einer Dosis von 10 mg/kg Körpergewicht steige das Risiko erheblich an.

Ein bestimmtes vom Schweregrad abhängiges Nacheinander des Auftretens der einzelnen Symptome scheint sich nach unserer Erfahrung [1534] bei der Alkoholpolyneuropathie abzuzeichnen. Das erste Symptom stellt die Druckschmerzhaftigkeit der Nervenstränge dar, dann folgen Reflexabschwächung oder -aufhebung bei gleichzeitig sich entwickelnden Tiefensensibilitätsstörungen; schließlich kommt es zu Ausfällen der Oberflächensensibilität und der Motorik. Lähmungen und schwere Atrophien können dann im weiteren Verlauf ganz in den Vordergrund treten und das klinische Bild beherrschen.

II. Nosographie

In diesem zweiten Abschnitt soll nun eine spezielle Nosographie der einzelnen Formen der Polyneuritiden und Polyneuropathien erfolgen. Dabei können wir uns in der Regel auf eine kurze Skizzierung der wichtigsten und hervorstechendsten Symptome konzentrieren, da ja schon im ersten Teil eine ausführliche Schilderung — allerdings hier vom Symptom ausgehend — vorgenommen wurde. Jedoch werden sich Wiederholungen nicht vermeiden lassen. Dieser Abschnitt soll keineswegs ein Ersatz für spezielle Monographien über einzelne Formen sein, noch zusammenfassende Übersichten in einschlägigen Hand- und Lehrbüchern ersetzen, zumal wir uns von der Anlage der Arbeit her auf die speziellen zum polyneuritischen Syndrom gehörenden Symptome beschränken wollen. In Ergänzung zum ersten Teil soll auch hier wieder zum Vorschein kommen, daß die einzelnen Formen der Polyneuritiden und Polyneuropathien, zumindest in ihren Kerngruppen, charakteristische Züge tragen, die eine Differentialdiagnose vom Symptom her ermöglichen. Dabei sollen Ausnahmen jedoch nicht unerwähnt bleiben.

In der Gruppierung der einzelnen Formen folgen wir im wesentlichen der bewährten Einteilung von BODECHTEL [5] und ERBSLÖH [17], die in ihren Grundzügen auch auf histopathologischen [34] und neurophysiologischen Erkenntnissen basiert. Dabei sind wir uns voll bewußt, daß im Einzelfall die Zuordnung problematisch sein kann. Die Unterteilung erfolgt in 4 Gruppen:
1. die „entzündlichen" Polyradiculoneuritiden und Polyneuritiden
2. die vasculär bedingten
3. die exotoxischen und
4. die metabolisch-endotoxischen Polyneuropathien,

wobei bei den vasculär bedingten Formen auch die Polyneuropathien im Rahmen der Kollagenosen und bei den metabolisch-endotoxischen Formen die Neuropathien, die durch infiltrierende und komprimierende Prozesse zustande kommen, untergebracht werden.

A. Die „entzündlichen" Polyneuritiden

Unter den entzündlichen Formen nimmt die sogenannte *idiopathische Polyradiculoneuritis* zahlenmäßig die erste Stelle ein. Darüber gibt es eine kaum überschaubare Vielzahl von Veröffentlichungen [74—372]. Da bisher, wie schon der Name zum Ausdruck bringt, die eigentliche Ursache der Erkrankung unbekannt blieb, ist auch die Terminologie sehr vielgestaltig, je nachdem welchen Standpunkt der Beschreiber einnimmt. Einige Bezeichnungen seien hier aufgeführt: Polyneuritis, Polyradiculoneuritis, Polyneuroradiculitis, Polyganglioradiculoneuritis, Encephalomyelopolyradiculoneuritis, Neuronitis, wobei dann Zusätze wie „idiopathisch, serös, allergisch, infektiös, rheumatisch, amyotrophicans" und andere mehr eine nähere Kennzeichnung beinhalten sollen. Auch Eigennamen, wie vor allem GUILLAIN-BARRÉ-Syndrom oder LANDRY-GUILLAIN-BARRÉ-Syndrom, werden zur Bezeichnung dieses Krankheitsbildes herangezogen. Wir selbst haben den Begriff idiopathische Polyradiculoneuritis gewählt, der zwar die Unkenntnis über die Ätiologie, aber das Wissen um die Lokalisation des Prozesses umgreift. Wie u. a. HAYMAKER u. KERNOHAN [178] sowie auch RAVN [263] sind wir der Ansicht, daß es sich dabei trotz unbekannter Verursachung weitgehend um eine nosologische Einheit handelt.

Vom Historischen her gesehen, bilden 2 klinische Arbeiten einen Markstein: auf der einen Seite steht die Fallschilderung von LANDRY [206, 207] aus dem Jahre 1859, in der er über einen 43jährigen Patienten berichtet, der nach vorausgehenden Paraesthesien innerhalb einiger Tage durch eine von den Füßen aufsteigende Lähmung, die auch die Atemmuskeln und die Hirnnerven ergriff, zu Tode kam. Das klinische Bild war mehr von motorischen als sensiblen Ausfällen geprägt. Im zweiten Teil seiner Arbeit weist er noch auf 4 weitere ähnliche eigene Fallbeobachtungen und 5 Fallberichte aus der Literatur hin. Auf der anderen Seite steht die Veröffentlichung von GUILLAIN, BARRÉ u. STROHL [168] aus dem Jahre 1916 über 2 Fälle, die ein fast identisches Krankheitsbild zu dem des Patienten von LANDRY [206] boten, aber ohne tödlichen Ausgang. Die wichtigste Entdeckung dabei war die albumino-cytologische Dissoziation im Liquor. Obwohl LANDRY nur bei 2 seiner 10 Fallberichte einen letalen Ausgang anführte, hing dem Verlaufstyp nach LANDRY immer der Ruch einer schlechten Prognose und dem GUILLAIN-BARRÉ-Syndrom die Erwartung einer guten Prognose an. GUILLAIN u. BARRÉ haben selbst immer diesen letzteren Standpunkt vertreten und erst in ihren Veröffentlichungen aus den Jahren 1936 und 1938 [93, 171, 173] sowie 1953 [175] zugestanden, daß auch tödliche Ausgänge vorkommen können.

Bei einem — wenn auch nur kurzen historischen Überblick — soll jedoch nicht vergessen werden, daß nach LANDRY, aber zum Teil lang vor GUILLAIN, BARRÉ und STROHL andere Autoren das Krankheitsbild der idiopathischen Polyradiculoneuritis — nur unter anderen Namen — beschrieben haben: so z. B. BERNHARDT 1871 [96], EISENLOHR 1874 [135] und WESTPHAL 1876 [315]. LEYDEN, der die Landrysche Paralyse als erster von der Poliomyelitis abgrenzte (1880 [212]), sprach von einer "spontanen Polyneuritis", und REMAK [49] in seinem Handbuchbeitrag im Jahre 1900 von der „rheumatischen" und „infektiösen" Polyneuritis. Schließlich sei auf die Arbeiten von HOLMES [184] aus dem Jahre 1917 und von BRADFORD *u. Mitarb.* [105] aus dem Jahre 1918 hingewiesen, die ebenfalls wie die Originalarbeit von GUILLAIN, BARRÉ u. STROHL in den Jahren des Ersten Weltkrieges entstanden.

Während sich nur die meisten französisch-sprechenden Autoren in ihrer Definition der idiopathischen Polyradiculoneuritis an der Originalbeschreibung von GUILLAIN, BARRÉ u. STROHL [168] orientierten, wobei vor allem der gutartige Verlauf und der Liquorbefund mit einer albumino-cytologischen Dissoziation den Ausschlag gaben, dehnten die angelsächsischen Autoren — vorwiegend basierend auf der Arbeit von HAYMAKER u. KERNOHAN [178] — den Krankheitsbegriff auch auf rasant und tödlich verlaufende Fälle ohne wesentliche Beachtung des Liquorsyndromes aus. Eine Ausnahme bilden hier allerdings vor allem OSLER u. SIDELL [244], die die engere Definition verteidigen.

Die idiopathische Polyradiculoneuritis kann in jedem Lebensalter auftreten. Es gibt mehrfach Veröffentlichungen, die sich speziell mit ihrem Vorkommen im Kindesalter beschäftigen [322—372]. Hinsichtlich des Geschlechtes ist insgesamt ein leichtes Überwiegen männlicher Patienten zu verzeichnen (I A 2).

Nicht selten findet man in der Anamnese Vorerkrankungen, wobei es sich meistens um unspezifische Infekte der oberen Luftwege und des Magen-Darmtraktes handelt. Unter unseren 102 Patienten war dies bei 39 der Fall. Bei einer Zusammenstellung von 1100 Fällen aus der Literatur fand LENEMANN [210] sogar 735mal entsprechende Angaben. Speziell auf chirurgische Eingriffe in der Vorgeschichte haben bei 6 Fällen ARNASON u. ASBURY [82] hingewiesen.

Vom Manifestationstyp her handelt es sich durchwegs um symmetrisch bis leicht asymmetrisch vorwiegend motorische Ausfälle (I B 2). Reine sensible Ausfälle sind eine Seltenheit (I B 1), sie treten sogar in der Regel ganz zurück (I D 2). Dagegen wird — besonders im Beginn — häufig über sensible Reizerscheinungen (I C 1) und Spontanschmerzen (I C 2) — besonders im Kreuz und in den unteren Extremitäten — geklagt. Bei Kompression der langen Nervenstränge wird vielfach eine erhebliche Druckempfindlichkeit angegeben (I C 5). Über eine Besonderheit in der Felderung der Oberflächensensibilität mit Aussparung der Mitte der Handinnenflächen und Fußsohlen sowie der Volarseite der Fingergelenke berichten SCHEID [52] und WIECK [316]. Vorwiegend spinal-ataktische Bilder gehören zu den extremen Seltenheiten (I D 1).

Die motorischen Ausfälle, die in einem nicht unbeträchtlichen Anteil (I D 2) allein das klinische Bild prägen können, sind nicht selten proximal betont (I D 2) und greifen häufig auf die Stamm- einschließlich Atemmuskeln über (I D 2). Von einzelnen Autoren wird auch das Vorkommen vasomotorisch-neurotrophischer Störungen erwähnt [93, 99, 175, 265, 340]. Vorübergehende Blasen- und Mastdarmstörungen bei einem Teil der Fälle gehören nicht zu den ungewöhnlichen Ereignissen (I D 5).

Die Ausfälle gehen sehr oft auf die Hirnnerven über, wobei vor allem der N. facialis sowie die Nn. glossopharyngeus und vagus befallen werden (I D 7). GUILLAIN [175] führt sogar eine besondere Untergruppe, die „forme mésocéphalique pure" mit isoliertem Hirnnervenbefall an, worauf auch andere Autoren (I D 7) hingewiesen haben.

Eine Sonderstellung nimmt auch das *Fisher-Syndrom* [373—392] ein, bei dem eine komplette externe Ophthalmoplegie mit kurzfristig trägen Pupillenreaktionen ganz im Vordergrund steht. Außerdem findet man eine Areflexie und cerebellare Ataxie.

Abgesehen von Paraesthesien im Beginn der Erkrankung, treten höchstens minimale Sensibilitätsstörungen auf. Auch fehlen motorische Ausfälle in der Regel.

Der Verlauf der idiopathischen Polyradiculoneuritis ist meist akut bis subakut; der Höhepunkt ist bei den meisten Fällen bis spätestens nach 4 Wochen erreicht (I E). Auch chronische und rezidivierende Verläufe sind bekannt (I E). Die Lähmungen steigen nur in etwa der Hälfte der Fälle in der klassischen Weise — wie von LANDRY [206] beschrieben — von distal an den unteren Extremitäten beginnend nach proximal auf; in einem nicht unbeträchtlichen Teil beginnen sie jedoch in allen vier Extremitäten zugleich, manchmal zeigen sie sogar einen descendierenden Verlauf oder beginnen gar im Hirnnervenbereich (I E).

Wenn auch in den meisten Fällen — wie beim FISHER-Syndrom fast ausschließlich — eine vollständige Ausheilung erfolgt, so kann sie auch letal enden oder Restsymptome aufweisen (I E). Nach KAESER [197] bleiben um so weniger Residualsymptome zurück, je schneller sich primär das Lähmungsmaximum ausbildet. Nach PLEASURE *u. Mitarb.* [258] dagegen hängt die weitere Prognose allein von der Schwere der primären Ausfälle ab. GERSTENBRAND u. WEINGARTEN [156] weisen darauf hin, daß die Prognose, quo ad vitam, bei Fällen, bei denen die Ausfälle von den Extremitäten direkt auf die bulbären Hirnnerven übergreifen, sehr ungünstig ist, während, wenn zuvor ein oberes Hirnnervensyndrom auftritt, ein letaler Ausgang unwahrscheinlich ist.

Ein der idiopathischen Polyradiculoneuritis vergleichbares Muster und Verlauf — auch hinsichtlich der Prognose, sowohl quo ad vitam, wie bezüglich der Rückbildung der Symptome — zeigen die Polyneuritiden bzw. Polyradiculoneuritiden bei *Hepatitis epidemica* [393—401], bei *Masern* [402—413], *Röteln* [408, 414—416] sowie *Varicellen* [408, 417—423].

Bei der *Encephalitis epidemica* sind — vor allem in den Epidemiejahren — Polyneuritiden beschrieben worden [425—438]. Sie gehören entweder dem symmetrisch-paretischen Manifestationstyp (I B 2) an und können dann auch wie eine Landrysche Paralyse verlaufen [428, 434, 436] oder aber sie sind — wie es offenbar häufiger der Fall war — dem Typ der Mononeuritis multiplex und der Schwerpunktspolyneuritis zuzurechnen (I B 3). Dabei handelte es sich nicht selten um Armplexusneuritiden [432, 435]. LILIENSTEIN [431] sah als kennzeichnend folgende Kriterien an:
1. im Vordergrund stehende Schmerzen und Paraesthesien,
2. häufig fibrilläre Muskelzuckungen, Muskelsteife und -unruhe,
3. motorische Ausfälle, nie in Form von Paralysen, sondern lediglich Paresen,
4. Sensibilitätsstörungen in segmentaler Verteilung,
5. häufig Schmerzen in Knochen und Gelenken.

Auch in und außerhalb der *Grippeepidemiezeiten* gibt es immer wieder Hinweise auf das Auftreten von Polyneuritiden in Zusammenhang mit der Influenza [439 bis 458]. Sie verlaufen entweder symmetrisch (I B 1 und I B 2) — und zwar dann selten rein sensibel (I B 1), meist jedoch sensomotorisch oder rein motorisch (I B 2, [447, 449, 452, 457]) — oder nach Art einer Mononeuritis multiplex oder Schwerpunktspolyneuritis, vor allem in Form von Armplexusneuritiden (I B 3, [455, 456]). Besonders ist das gehäufte Auftreten von Hirnnervenausfällen, wobei vor allem der N. facialis betroffen wird, hervorzuheben (I D 7, [443, 447, 449]).

Im Rahmen des *Herpes zoster* sind Polyneuritiden nicht als große Seltenheit anzusehen [460—488]. Auf der einen Seite stehen die Fälle, die dem Typ der Mononeuritis multiplex und der Schwerpunktspolyneuritis entsprechen (I B 3), wobei meistens, aber nicht immer, das Segment der Herpeseruptionen den Ausgangspunkt darstellt, und in überwiegender Mehrzahl die oberen Extremitäten (nach KISSEL u. DUREUX [474]: in 45%) und die Bauchmuskeln (nach KISSEL u. DUREUX [474]: 40%) befallen werden, während die unteren Extremitäten (15%) deutlich abfallen. In einem kleineren Teil der Fälle schreiten die Ausfälle fort, und es kommt zur Generalisation (u. a. [467, 469, 475, 478, 534]). Es werden aber auch Fälle beschrieben, die von vorneherein ein symmetrisches Muster, bevorzugt dem symmetrisch-paretischen Typ angehörend, aufweisen (I B 2, u. a. [462, 476, 478, 481, 483]) und häufig rein oder vorwiegend motorische Störungen zeigen (I D 2). Abgesehen vom Zoster ophthalmicus und Zoster oticus mit den entsprechenden Hirnnervenausfällen, können Hirnnervenlähmungen auch im Rahmen der Polyneuritiden auftreten (I D 7).

Die *Polyneuritiden* bei *infektiöser Mononucleose* treten entsprechend der Grundkrankheit vor allem im Jugendalter in Erscheinung (I A 1). Sie zeigen ebenfalls zwei verschiedene Syndromtypen [489—511]. Zum einen findet man Fälle, die dem symmetrisch-paretischen Typ (I B 2) zuzuordnen sind, zum anderen solche, die dem Typ der Mononeuritis multiplex bzw. der Schwerpunktspolyneuritis angehören (I B 3) und vorwiegend nach Art einer Armplexusneuritis verlaufen (u. a. [489, 510]). Motorische Ausfälle überwiegen (I D 2). Hirnnervenausfälle treten beim ersten Verlaufstyp oft auf und betreffen vorwiegend den N. facialis sowie die Nn. glossopharyngeus und vagus (unter 34 Lit.-Fällen: 19mal VII-, 10mal IX- und X-, 6mal Augenmuskel-, 5mal V-, 2mal Recurrens- und je einmal XI- und XII-Parese, einmal Papillenödem, einmal Pupillenstörung).

Völlig Identisches läßt sich über die *Polyneuritis* bei *Mumps* [512—530] berichten: der Verlauf ist entweder nach Art des symmetrisch-paretischen Manifestationstyps (I B 2) oder als Armplexusneuritis (I B 3, [527, 528]). Sensible Störungen treten zurück. Hirnnervenausfälle kommen relativ häufig vor (unter 13 ausgewerteten Fällen: 7mal VII-, je 2mal Augenmuskel- und IX- und X- und je einmal V- und XII-Parese).

Vorwiegend dem Manifestationstyp der Schwerpunktspolyneuritis (I B 3) sind zuzuordnen die *Polyneuritiden* durch *Zeckenbiß* und *Insektenstich* [531—539], meist im Rahmen einer Mening(o-encephalo-myel)itis. Besonders SCHALTENBRAND u. Mitarb. [532, 538, 539] haben sich im deutschen Sprachraum um die Abklärung und klinische Einordnung dieser Krankheitsbilder bemüht. Nach einem Zeckenbiß oder einem Insektenstich entwickeln sich meist nach abgelaufenem lokalem Erythem von der entsprechenden Stelle aufsteigend sensible Reizerscheinungen (I C 1), Schmerzen (I C 2) und vielfach sensible Ausfälle, die sich an das Versorgungsgebiet eines peripheren Nerven oder einer oder mehrerer Wurzeln halten. Später kommt es dann zum Übergreifen auf benachbarte Wurzel- und Nervengebiete und in vielen Fällen auf die Hirnnerven, wo ebenfalls wieder besonders der N. facialis in Mitleidenschaft gezogen wird (8mal unter 19 Fällen bei Zeckenbiß- und 4mal unter 6 Fällen mit Insektenstichmening[o-encephalo-myel]itis). Nicht selten bleiben die Ausfälle an den Extremitäten — abgesehen von Paraesthesien — auf das motorische Gebiet beschränkt (7mal unter 19 Fällen mit Zeckenbißmening[o-encephalo-myel]itis).

Fließende Übergänge bestehen von den letzten beiden Formen zu *Polyneuritiden* bei *lymphocytärer Meningitis* [540—556], die ebenfalls hauptsächlich der Schwerpunktspolyneuritis (I B 3) angehören, aber auch in Einzelfällen den symmetrischen Manifestationstypen (I B 1 und I B 2) zugeordnet werden können. Sie werden häufig mit dem Namen BANNWARTHs verbunden, der 1941 [540] eine umfangreiche Studie darüber veröffentlichte. Ohne lokale Hautaffektion setzen auch sie meist mit Schmerzen (I C 2) und häufig mit Paraesthesien (I C 1) ein, zeigen häufig erhebliche Asymmetrien der peripheren Ausfälle, die sich oft entweder nur auf motorische (I D 2) oder Reflexstörungen beschränken. Es können auch Blasen- und Mastdarmstörungen vorkommen. Hirnnervenausfälle gehören zu den Hauptsymptomen, die sogar nicht selten allein das klinische Bild bestimmen (43mal unter 80 ausgewerteten Fällen). Der N. facialis liegt dabei weitaus an der Spitze mit 62maligem Befall. Aber auch die anderen Hirnnerven können betroffen werden (Opticusneuritis: zweimal, Augenmuskelparesen: 7mal, 11mal V-, 2mal VIII-, 5mal IX- und X-Paresen und 2mal Neuritis vestibularis). Die Verläufe sind häufig chronisch [540, 555].

Eine seltene Erkrankung des peripheren Nervensystemes stellt die *Neurolymphomatose* [557—561] dar, die mit größter Wahrscheinlichkeit auf eine Virusinfektion zurückgeht, die bei Hühnern vorkommt. Sie entspricht — zumindest im Anfang der Erkrankung — immer dem Typ der Mononeuritis multiplex, zeigt sensomotorische Ausfälle, auch Hirnnervenlähmungen, Blasenstörungen und kann chronisch oder rezidivierend verlaufen.

Ein klassisches Beispiel einer umschriebenen Polyneuritis, und damit dem Typ der Mononeuritis multiplex bzw. Schwerpunktspolyneuritis angehörend, ist die *neuralgische Schulteramyotrophie* oder *Armplexusneuritis*, wobei der Zusatz „idiopathisch" angebracht ist [562—577]. Die Erkrankung tritt häufig in der Rekonvaleszenzzeit nach einer anderen Erkrankung oder unspezifischen Infekten (u. a. [565, 570, 571, 573, 574]) in Erscheinung. Sie beginnt immer mit heftigen Schmerzen (I C 2) im Nacken-Schulter-Armbereich, die besonders nachts und bei Bewegungen im Schulterbereich exacerbieren können. Der Plexus brachialis ist druckschmerzhaft (I C 5). Sensible Reizerscheinungen treten zurück (I C 2). Manche Muskeln werden häufiger betroffen als andere (I D 2). Es handelt sich dabei um den M. deltoideus, die Mm. spinati, den M. serratus lateralis, die Mm. biceps und triceps brachii sowie die langen Finger- und Handstrecker. Häufig bleiben die Ausfälle auf den motorischen Sektor begrenzt; sensible Störungen, wenn sie auftreten, befallen vor allem den N. axillaris (9mal bei 25mal sensibler Beteiligung unter unseren eigenen 42 Fällen, sowie 60mal unter 100 ausgewerteten Fällen der Literatur), oder die Wurzel C 5 (6mal unter unseren eigenen und 12mal unter 100 Lit.-Fällen). Die Lähmungen können auch beiderseits lokalisiert sein (z. B. 39mal unter 136 Fällen [571]). Manchmal kommt es auch zu Zwerchfellähmungen. Sehr schnell treten Muskelatrophien (I D 3) auf, die noch lange nachweisbar sein können oder sogar nicht selten mit Paresen als Restsymptom zurückbleiben. Unter 24 nachuntersuchten Fällen fand EBBELL [565] nur in einem Drittel eine volle Remission; allerdings war ein weiteres Drittel trotz leichter Residuen arbeitsfähig. Im Gegensatz zu TURNER u. PARSONAGE [574] blieben in seinem Krankengut niemals totale Paresen zurück. Vereinzelt kommt es auch zu Rezidiven.

Von einer *hereditären Armplexusneuritis* spricht man dann, wenn diese Polyneuritis familiär gehäuft in Erscheinung tritt, wie es bei manchen Sippen beschrieben wurde [578—580]. Die Symptomatologie entspricht weitgehend der der neuralgischen Schulteramyotrophie. Nur kommen offenbar etwas häufiger gleichzeitig Sensibilitätsstörungen sowie Beteiligungen des Lumbosacralplexus und der Hirnnerven (besonders des N. recurrens) vor. Bei den weiblichen Familienmitgliedern ist auffällig oft die

Gravidität der Zeitpunkt für den Ausbruch der Erkrankung. Der Erbgang ist autosomal dominant, die Nervenentzündungen können rezidivieren.

Mit der neuralgischen Schulteramyotrophie gemeinsam hat die *serogenetische Polyneuritis* [581—695] die Lokalisation — zumindest in weitaus den meisten Fällen — im Armplexusbereich. Im deutschen Sprachraum hat vor allem P. VOGEL [683, 684] schon in den 30er Jahren auf dieses besondere Krankheitsbild mit seiner Praedilektion im Schulterarmbereich aufmerksam gemacht. Er konnte jedoch schon damals darauf hinweisen, daß es im anglo-amerikanischen und französischen Schrifttum schon mehrfach durch Fallberichte bekannt geworden war. In der Folgezeit entstand dann in der Literatur eine umfangreiche Sammlung von Kasuistiken, die sich sowohl auf Fälle nach Gaben von Tetanusserum wie aber auch nach allen anderen Serumarten und Vaccinationen mit abgetöteten Bakterien bezogen. In den typischen Fällen beginnt — meist nach vorangegangener allergischer Lokal- und Allgemeinreaktion — die Erkrankung in der Zeit zwischen dem 5. und 14. Tag — mit Häufigkeitsgipfel am 8. und 9. Tag — nach der Seruminjektion mit heftigen Schmerzen (I C 2) im Schulter-Oberarm-Nackenbereich, selten auch an den Beinen [684]. Der Armplexus ist druckschmerzhaft. Die Lähmungen betreffen vor allem den M. deltoideus, die Mm. spinati und den M. serratus lateralis. In Ausnahmefällen treten jedoch auch generalisierte Ausfälle, die dann dem symmetrisch-paretischen Manifestationstyp zuzuordnen sind (I B 2) oder Ausfälle in anderen umschriebenen Nervengebieten (u. a. [595, 610, 680]) in Erscheinung. Manchmal findet man, wie es bei der Schwerpunktspolyneuritis typisch ist, neben dem Armplexusbefall Ausfälle an den Beinen (u. a. [594, 633, 640, 683, 684]). Häufig findet man lediglich motorische Störungen (I D 2); die sensiblen betreffen vorwiegend den N. axillaris (3mal unter 11 eigenen und 22mal unter 130 Lit.-Fällen). Vielfach trifft man Hirnnervenstörungen — z. T. sogar isoliert — an (I D 7), wobei die Opticusneuritis im Vordergrund steht.

Eine Seltenheit sind periphere *Nervenausfälle* nach *Tetanustoxoidgaben*, wobei 3 Fälle Hirnnervenstörungen [607, 622, 693] und 1 Fall eine Armplexusneuritis boten [694].

Vergleichbar — von der ätiologischen Zuordnung her — mit der *serogenetischen Polyneuritis* sind die extrem selten *aufsteigenden Polyradiculoneuritiden nach Bluttransfusion*, wie es WIECK [690] sowie DESTUNIS u. WIGAND [603] in je einem Fall beschrieben haben. Die Ausfälle waren bei beiden Fällen symmetrisch, sensomotorisch und führten in WIECKs Fall zum Tode.

Daß *neuritische und polyneuritische* Bilder bei der *Acrodermatitis chronica atrophicans* keineswegs selten sind, haben STROUX [724] und später HOPF [707] an einem größeren Krankengut nachweisen können. Auch andere Autoren haben schon vor ihnen auf Einzelfälle hingewiesen [696—726]. Es bestehen dabei häufig mehr oder weniger enge Beziehungen zu dem atrophischen Hautprozeß, indem die Neuritis bzw. Polyneuritis sich entweder alleine oder zumindest oft bevorzugt an der Extremität abspielt, wo die Hautveränderungen sitzen oder überwiegen. Es wird häufig über Schmerzen und sensible Reizerscheinungen geklagt. Im Frühstadium werden nicht selten lokale Störungen mit Hyperalgesie und Hyperaesthesie in den erkrankten Hautpartien angetroffen, die aber auch überschritten werden können. Auch findet man dort fleckförmige Sensibilitätsstörungen. Die Ausfälle der Polyneuritiden sind häufiger asymmetrisch (30mal unter 37 Fällen von HOPF [707]) als symmetrisch angeordnet. Die sensiblen Störungen, unter denen man auch dissoziierte Empfindungsstörungen beobachten kann (5mal unter 37 Fällen bei Hopf), herrschen vor (35mal unter 37 Fällen bei Hopf), während motorische Ausfälle (17mal) seltener sind. Hirnnervenausfälle gehören nicht zu diesem Krankheitsbild.

Die *Polyneuritiden* bei *Brucellosen* — insbesondere beim *M. Bang* — hat kürzlich Pavlák [730] in einer Monographie ausführlich abgehandelt. Aus seiner Literaturzusammenstellung geht hervor, daß diese Erkrankung vor allem im slawisch-sprechenden Schrifttum Erwähnung gefunden hat, obwohl auch im deutschen [735], französischen [731—733] und anglo-amerikanischen Schrifttum [728, 729] Berichte darüber erschienen sind. Die Polyneuritiden können sowohl den symmetrischen Manifestationstypen wie auch dem Typ der Mononeuritis multiplex bzw. Schwerpunktspolyneuritis zugeordnet werden. Nicht selten findet man Armplexusneuritiden [730, 735]. Hervorzuheben sind schwere „polyarthromyoneuralgische" Schmerzzustände [730]. Vereinzelt werden Hirnnervenstörungen angetroffen.

Wie u. a. Wieck [69], Scheid [52] und Bodechtel [5] möchten auch wir den *Botulismus* [736—758] unter die Polyneuritiden einordnen. Im Beginn des Prozesses stehen die Hirnnervenausfälle, wobei jedoch nur die motorischen Hirnnerven (I D 7) — meist gleichzeitig — befallen werden. Auffallend sind die Pupillenstörungen mit Mydriasis und reflektorischer, seltener totaler Lichtstarre. Auch an Stamm und Extremitäten sind die Ausfälle, die weitgehend symmetrisch angeordnet sind, rein motorisch — häufig mit proximaler Betonung an den Extremitäten — und ergreifen in schweren Fällen die Atemmuskeln. Blasen- und Mastdarmstörungen kommen vor. Die Eigenreflexe sind relativ lange erhalten.

Die *postdiphtherische Polyneuritis* hatte vor dem Zeitalter der aktiven Impfschutzmaßnahmen eine große Bedeutung, was sich in dem umfangreichen Schrifttum widerspiegelt [759—876]. Wie Scheid u. Wieck [838] aufzeigen konnten, war sie sogar im Altertum und im Mittelalter schon bekannt und beschrieben worden. Daß man ihr Vorkommen aber auch jetzt nicht ganz „ad acta" legen sollte, ergibt sich daraus, daß immerhin 3 unserer 34 Fälle in den letzten 4 Jahren diagnostiziert wurden. Fast immer stehen — zumindest bei der Polyneuritis nach Rachendiphtherie — Hirnnervenausfälle am Beginn der Erkrankung. Am häufigsten sind Gaumensegel- und Akkommodationslähmungen (I D 7) zu beobachten. Dabei entwickelt sich ein oberes Hirnnervensyndrom mit Befall des N. trigeminus, facialis und der Augenmuskelnerven nur dann, wenn auch das untere Hirnnervensyndrom ein bestimmtes Ausmaß erlangt hat. Scheid u. Wieck [835—838, 840, 842, 843, 856] betonen, daß im Bereich der unteren Hirnnerven Schlucklähmungen nahezu ebenso häufig wie Gaumensegelparesen auftreten würden und im Bereich der oberen Hirnnerven Störungen im Versorgungsgebiet des N. trigeminus sogar häufiger als die Akkommodationsparese in ihrem Krankengut nachzuweisen gewesen seien. Während diese Autoren Augenmuskelparesen niemals bei Erwachsenen beobachten konnten, waren sie sowohl in unserem wie auch in dem Krankengut anderer Autoren vorhanden (I D 7). Im weiteren Verlauf zeigt sich eine strenge Zeitgesetzlichkeit, indem die Hirnnervenausfälle ihren Höhepunkt um den 45. und die Ausfälle im Bereich der Extremitäten um den 90. Tag erreichen (s. Abb. 13) (I D 7 und I E); Atemmuskellähmungen setzen vorwiegend um den 35. bis 45. Tag ein. Schwere Lähmungen treten früher ein und brauchen länger zur Rückbildung, die etwa um den 150. Tag abgeschlossen ist. Die Remission erfolgt ohne Residuen. Das Verteilungsmuster der Ausfälle an den Extremitäten entspricht meist dem des symmetrisch-paretischen Typs, seltener dem des symmetrisch-sensiblen

(I B 1 und I B 2). Die motorischen Ausfälle sind häufig — zumindest im Verlauf — proximal betont (I D 2), wobei sich eine besondere Paresentrias (I D 2) mit stärkerer Ausprägung der Lähmungen in den Abductoren und Beugern des Hüftgelenkes sowie in den Beugern des Kniegelenkes als in ihren Antagonisten abzeichnet (I D 2). Bei den Oberflächensensibilitätsstörungen kann zum Teil eine besondere Felderung mit geringerem Befall des Fußgewölbes und der Handinnenfläche sowie der volaren Seite der Fingergelenke nachgewiesen werden (I D 1). Auf den fast vollständig schmerzlosen Verlauf, das Fehlen von Muskelatrophien und das Hervortreten von Tiefensensibilitätsstörungen bei der postdiphtherischen Polyneuritis (ganz gleich, ob nach Wund- oder Rachendiphtherie) haben BECK [761] sowie BECK u. STOLTZENBERG [863] hingewiesen. Auf Grund dieser Kriterien konnte STOLTZENBERG [299] 10 von 16 Fällen, die BANNWARTH [91] als typisch für eine allergische Genese bei Fokalinfektion anführte, als postdiphtherische Polyneuritis identifizieren. Die Polyneuritiden nach Wunddiphtherie [863—876] zeigen im wesentlichen das gleiche Bild wie nach Rachendiphtherie; vielleicht sind Hirnnervenbeteiligungen etwas seltener [760].

Obwohl die *Lepra* keine Erkrankung unserer Breiten ist, wird sie doch vereinzelt bei Patienten, die aus den entsprechenden Gebieten nach Europa kommen, zu diagnostizieren sein. So konnte beispielsweise BODECHTEL [5] in seinem Lehrbuch über 2 eigene Fallbeobachtungen berichten. Die *Leprapolyneuritis* [5, 56, 67, 877—889] verläuft nach Art einer Mononeuritis multiplex, wobei die Nn. ulnaris, peronaeus und auricularis magnus von den peripheren Nerven sowie der N. trigeminus und N. facialis unter den Hirnnerven am häufigsten befallen werden. Im Beginn stehen meist Paraesthesien und Juckgefühle, später treten — oft dissoziierte — Empfindungsstörungen, Paresen und Atrophien hinzu. Die Nervenstränge sind knotig oder spindelförmig verdickt. Schwere trophische Störungen können im weiteren Verlauf zu Mutilationen führen (Lepra mutilans) (I D 4). Eine Ausnahme stellt der Fallbericht von GARCIN u. Mitarb. [880] über einen 53jährigen Patienten dar, bei dem die sehr chronisch verlaufende Polyneuritis, von Anfang an symmetrisch, langsam von den unteren Extremitäten nach proximal fortschritt und schließlich zum Tode führte.

Selten sind *Polyneuritiden* bei *Leptospirosen* beschrieben worden [890—904]. Man findet sowohl Fälle, die der Mononeuritis multiplex bzw. Schwerpunktspolyneuritis zugeordnet werden können [890, 891, 895, 898, 900, 903], wobei auch wieder Armplexusneuritiden im Vordergrund stehen, als auch symmetrische, meist von motorischen Ausfällen geprägte Polyneuritisfälle [893, 894, 896, 897, 899, 901], wobei die Störungen sich vielfach auf die unteren Extremitäten beschränken.

Obwohl immer wieder umstritten, kann es doch keinen Zweifel daran geben, daß es im Rahmen der *Lues* zu *Neuritiden* und *Polyneuritiden* kommen kann. Allerdings ist die *luetische Polyneuritis* in ihrer Ausgestaltung sehr uneinheitlich [67, 905 bis 919]. Wie vor allem NONNE [910] zeigen konnte, kann sie im Stadium II und III in Erscheinung treten. Die Mehrzahl der Fälle gehört dem Typ der Mononeuritis multiplex (I B 3) an; es gibt aber auch mehrfach Fallberichte über symmetrisch-paretische Ausfälle (I B 2), wobei sogar Verläufe nach Art einer aufsteigenden Landryschen Paralyse bekannt geworden sind (u. a. [5, 906, 907, 919]). Sehr häufig klagen die Patienten über Schmerzen (I C 2). Sensible Reizerscheinungen anderer Art werden seltener angegeben. Öfters findet man rein oder zumindest vorwiegend motorische Ausfälle (I D 2). Hirnnervenstörungen können auftreten.

Auf *Polyneuritiden* bei *Rickettiosen*, vor allem bei *Fleckfieber*, deren Vorkommen aber von SCHELLER bezweifelt wird [56], hat vor allem RABINOWITSCH [928] hingewiesen. Auch andere Autoren führen einzelne Fälle an (u. a. [920—928]). Nach RABINOWITSCH [928] beginnt die Polyneuritis mit dem ersten Fieberanfall um den 13. bis 15. Krankheitstag und betrifft vor allem den N. peronaeus, ein- oder doppelseitig, seltener den N. tibialis und den N. femoralis. Es kommt zu sensomotorischen Ausfällen und Atrophien sowie zu vasomotorisch-neurotrophischen Störungen. Bei leichteren Fällen bilden sich die Lähmungen nach 2—3 Wochen wieder zurück, in schweren Fällen persistieren sie lange. Von einer sogenannten „anaesthetischen" Form mit Sensibilitätsstörungen für alle Qualitäten trennt RABINOWITSCH [928] eine seltener vorkommende hyperaesthetische Form ab, die — wie der Name schon ausdrückt — vor allem von einer erheblichen Überempfindlichkeit gegenüber Berührungs- und Schmerzreize an den Füßen geprägt ist und weniger motorische Ausfälle zeigt. Häufig komme es zu Recurrensparesen. Aus jüngster Zeit liegt ein Bericht von BONDUELLE u. Mitarb. [921] über eine Schwerpunktspolyneuritis nach einem Insektenstich vor, bei der eine Rickettiose nachgewiesen werden konnte.

Polyneuritiden bei *Ruhr* wurden vor allem in den beiden Weltkriegen beobachtet [91, 929—932]. Es handelt sich dabei vorwiegend um Fälle, die dem symmetrisch-paretischen Manifestationstyp angehören, obwohl auch einzelne Fälle von Armplexusneuritis angeführt werden [929]. Im Beginn treten Schmerzen und Paraesthesien auf. Während SCHLESINGER [930] von vorwiegend sensiblen Ausfällen berichtet, weist WILKE [932] auf das Überwiegen motorischer Störungen mit proximaler Betonung im Bereich der Extremitäten hin. Die Nerven und Muskeln sind zum Teil erheblich druckschmerzhaft. WILKE [932] erwähnt auch das Vorkommen von Hirnnervenlähmungen.

Sehr selten sind Hinweise auf *Polyneuritiden* bei *Toxoplasmose* [933—936]. Zwei von 3 in der Literatur näher beschriebenen Fällen sind symmetrisch bis leicht asymmetrisch und rein motorisch bei starken Schmerzen. Beim dritten Fall [935] ist die klinische Beschreibung ungenügend, um das Ausfallsmuster erfassen zu können. Offenbar standen vor allem Schmerzen im Vordergrund.

Polyneuritiden nach *Typhus* [906, 937—947] verlaufen meistens entweder nach Art einer Armplexusneuritis oder auch seltener mit symmetrischen Ausfällen, die sogar in Einzelfällen wie eine aufsteigende Landrysche Paralyse verlaufen können. In leichteren Fällen sind vor allem beide Nn. peronaei betroffen. Als Hirnnervenstörungen werden vor allem Opticus- und Acusticusneuritiden erwähnt. Schließlich ist noch daraufhinzuweisen, daß einzelne Fälle von *Polyneuritiden* bei *Malaria* [948—950], *Scharlach* [951—958] und *Dengue-Fieber* [959—962] beschrieben worden sind.

B. Die vasculär bedingten Polyneuropathien
unter Einschluß der Kollagenosen

Bei plötzlichen *Gefäßverschlüssen* großer *Extremitätengefäße* durch *Thrombose* und *Embolie* kommt es, wie im umgebenden Gewebe, zu Ernährungsstörungen der betroffenen Nerven mit zunächst schweren Schmerzzuständen und nachfolgenden Sensibilitäts- und Motilitätsstörungen sowie zum Schwinden der Reflexe. Die Extremitäten sind kalt, cyanotisch und pulslos. Wenn nicht frühzeitig eine Vasotomie mit Beseitigung des Verschlußhindernisses vorgenommen wird, kommt es zur Gangrän (u. a. [5, 17, 975, 980, 981, 988]).

Auch bei mehr langsam *fortschreitenden chronischen Gefäßverschlüssen* im Rahmen einer *Arteriosklerose* und *Thrombangitis obliterans,* die meist mit intermittierendem Hinken beginnen, können — davon abgesehen — auch anders geartete in Ruhe auftretende Schmerzen auf eine Ischämie der Extremitäten hinweisen [5, 17, 964, 968, 973, 978, 979, 983, 984, 985, 987, 988, 992]. Im anglo-amerikanischen Schrifttum kennt man hierfür den Begriff der „ischemic neuritis". Unter 100 Patienten mit einem Extremitätengefäßverschluß, die GOLDSMITH u. BROWN [978] beschrieben haben, hatten abgesehen vom „intermittierenden Hinken" eine große Anzahl von Patienten „Ruheschmerzen", die meist den Ulcerationen und Gangränbildungen vorausgingen. Es handelte sich dabei vor allem um „Brennschmerzen", z. T. traten jedoch auch Kribbelparaesthesien auf. Im Gangränbereich bestand nicht selten eine erhebliche Hyperaesthesie. Bei schweren Fällen traten Schmerzen in Erscheinung, die sich entweder an das Ausbreitungsgebiet der peripheren Nerven hielten oder auf die ganze Extremität ausdehnten. Sie konnten kontinuierlich oder aber auch — besonders nachts — paroxysmal auftreten; zum Teil konnten auch neurologische Ausfälle, wie vor allem Reflex- und Sensibilitätsstörungen, festgestellt werden. Unter 145 Patienten mit chronischen Gefäßverschlüssen (entweder bedingt durch Arteriosklerose oder durch Thrombangitis obliterans), die MUFSON [985] exakt neurologisch untersuchte, hatten 54 Patienten nachweisbare Sensibilitäts- und 8 motorische Störungen; unter 32 Patienten, über die EAMES u. LANGE [968] berichteten, hatten 21 Patienten über Paraesthesien zu klagen, 4 hatten eine Pallhypaesthesie, 9 zusätzlich eine Lageempfindungsstörung sowie Störungen der Oberflächensensibilität, 11 fleckförmige Hypaesthesie unterhalb des Knies sowie strumpfförmige Abschwächung des Berührungsempfindens an einem oder beiden Beinen (15mal). Motorische Ausfälle zeigten sich bei 16 Patienten, bei 10 zusätzlich auch eine Muskelatrophie; 13 Fälle hatten abgeschwächte oder fehlende Achillessehnenreflexe. Über ähnliche Befunde berichteten u. a. auch BARKER [964], HUTCHINSON u. LIVERSEDGE [979] sowie SCHLESINGER [990].

Über mehr *generalisierte Polyneuropathien* bei *Thrombangitis obliterans* liegen nur vereinzelte Fallberichte vor: so von SCHLESINGER [989], FRIEDERICI [972] sowie ERBSLÖH u. KAZMEIER [969].

Vor allem um die Jahrhundertwende, jedoch bis sogar hin in die 30er Jahre wurden immer wieder Fälle berichtet, die unter der Bezeichnung *arteriosklerotische* oder *senile Polyneuropathie* liefen [963, 966, 967, 970, 971, 982, 993, 994]. SCHLESINGER faßte diese Berichte 1933 [990] nochmals zusammen und konnte 4 Gruppen unterscheiden:
1. einen senso-motorischen, chronisch verlaufenden Typ, der mit wenig Schmerzen und nur geringer Druckempfindlichkeit der Nerven einherging, den vor allem OPPENHEIM beschrieb [986],
2. eine vorwiegend sensible Polyneuropathie [993],
3. eine Polyneuropathie mit Ataxie, Hirnnervenausfällen und Druckempfindlichkeit der Muskeln, auf die AUERBACH [963] aufmerksam gemacht hatte, sowie schließlich
4. eine Mononeuritis multiplex mit Ausfällen besonders im Bereich des Plexus lumbosacralis, mit starken Schmerzen, atrophischen Lähmungen, Reflexverlusten ohne wesentliche Sensibilitätsstörungen sowie mit teils rezidivierenden, teils chronischen Verläufen.

Bei Durchmusterung all dieser Kasuistiken können wir uns des Eindruckes nicht erwehren, daß es sich dabei um ein sehr uneinheitliches Krankengut handelt, und daß wohl sicherlich, wie schon ERBSLÖH u. KAZMEIER [969] zum Ausdruck gebracht haben, ein Teil der Fälle unter die Rubrik Thrombangitis obliterans fallen, zum Teil jedoch — wobei wir vor allem an die Fälle STEINs [993] denken — der Polyneuropathie bei Altersdiabetes zugeordnet werden können.

Bei der Erörterung ischämisch bedingter Neuro- und Polyneuropathien sind am Rande auch *Nervenläsionen* zu erwähnen, die durch *Blutungen um und in die Nervenscheide* zustande kommen, wie es bei *Hämophilie* (u. a. [995, 997—999, 1001, 1002, 1005, 1008, 1011, 1019, 1020, 1022]), sowie in vereinzelten Fällen bei *Leukämie* [1000], *Thrombopenie* [998] und bei *Anticoagulantientherapie* [996, 998, 1003, 1004, 1006, 1007, 1009, 1010, 1012—1018, 1021, 1023] entstehen kann. Dabei wird sogar mitunter, wenn mehrere Nerven betroffen werden, das Bild einer Polyneuropathie vom Typ der Mononeuritis multiplex vorgetäuscht.

Die *Polyneuropathie* bei *Periarteriitis nodosa* (Abb. 15) gilt als klassisches Beispiel einer vasculär bedingten peripheren Nervenerkrankung. In früheren Zeiten war sie fast durchwegs erst eine Diagnose, die auf dem Obduktionstisch gestellt wurde. Seit jedoch durch Bekanntwerden vieler Kasuistiken sich einige typische Merkmale herauskristallisiert haben und durch Biopsien auch eine verfeinerte Diagnostik möglich geworden ist, gelingt es doch relativ häufig, sie auch in vivo zu diagnostizieren, was nicht unerhebliche therapeutische Konsequenzen hat. Seit der Erstbeschreibung von KUSSMAUL u. MAIER [1084], nach denen — vor allem in der französischen Literatur — die Erkrankung auch heute noch häufig benannt wird, hat sich ein umfangreiches Schrifttum über dieses Krankheitsbild angesammelt [1024—1131]. Die Polyneuropathie bei Periarteriitis nodosa setzt am häufigsten im mittleren Lebensalter ein (I A 1), Männer sind deutlich häufiger befallen als Frauen (I A 2). Sehr selten findet man Fälle, die dem symmetrisch-sensiblen Manifestationstyp zugeordnet werden (I B 1). Sie gehören je etwa zur Hälfte dem symmetrisch-paretischen Typ (I B 2) und dem Typ der Mononeuritis multiplex bzw. Schwerpunktspolyneuritis an, so daß die Periarteriitis nodosa ein Hauptkontingent des letzteren Manifestationstypes stellt (I B 3). Heftige Schmerzen von reißendem, bohrendem, krampfartigem oder stechendem Charakter, die vor allem im Bereich der Schienbein-, Waden- und Fußmuskeln und nicht selten in den Gelenken lokalisiert sind, werden in der Mehrzahl der Fälle geklagt (I C 2). Auch sensible Reizerscheinungen treten in etwa der Hälfte der Fälle auf (I C 1). Manche Patienten werden von lästigem Brennschmerz nach Art des „burning-feet"-Syndromes gequält (I C 3). Auch Muskel- und Nervendruckschmerzen (I C 5) kommen vor. Rein motorische Bilder sind sehr selten, doch sind die motorischen Ausfälle in ca. zwei Drittel der Fälle führend (I D 2). Lähmungen der Muskulatur des Rumpfes sind nur in Einzelfällen beobachtet worden (I D 2). Das gleiche gilt

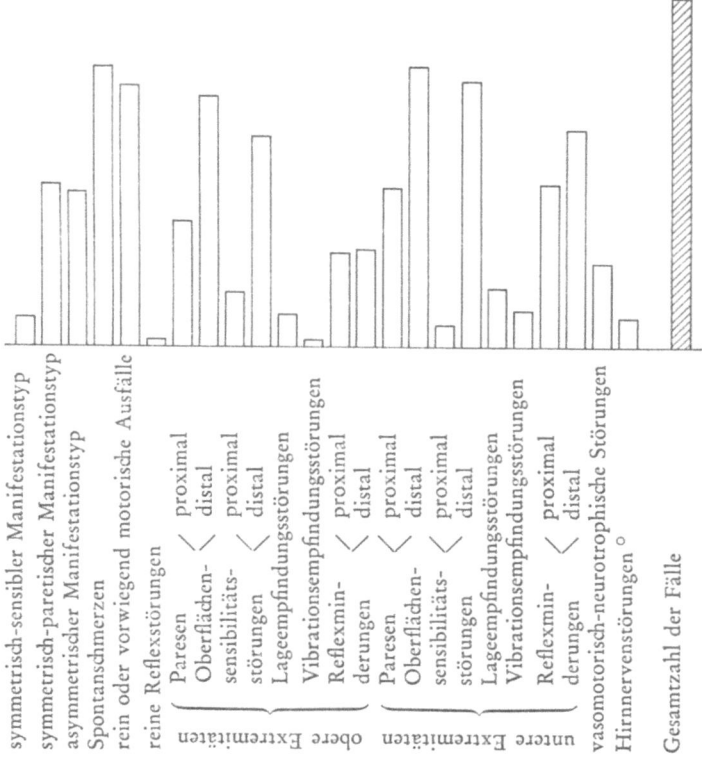

Abb. 15. Symptomenprofil von 97 Fällen mit Polyneuropathie bei Periarteriitis nodosa (94 Lit.-Fälle und 3 eigene Fälle). ° = unter Ausschluß der Pupillenstörungen

für die Ausdehnung der Sensibilitätsstörungen. Bei vasomotorisch-neurotrophischen Störungen, die in etwa einem Viertel der Fälle auftreten, handelt es sich vor allem um ödematöse Schwellungen und vereinzelt um Ulcerationen und Gangränen (I D 4). Hirnnervenausfälle gehören zu den seltenen Symptomen (I D 7, u. a. [1050, 1078, 1079, 1127, 1129]). Die Prognose der Polyneuropathie bei Periarteriitis nodosa ist im großen und ganzen ungünstig; es gibt aber einzelne Fälle mit Spontanheilung und nicht ganz selten rezidivierende und ondulierende Verläufe.

Bei der *Polyneuropathie* im Rahmen der *Wegenerschen Granulomatose* [1132 bis 1151], die ebenfalls auf die bei dieser Erkrankung der Periarteriitis nodosa gleichzusetzenden Gefäßveränderungen zurückzuführen ist, finden sich dementsprechend ähnliche Muster und Schwerpunkte. Soweit bei der kleinen bisher bekanntgewordenen Fallzahl man überhaupt darüber etwas aussagen kann, ist der Typ der Mononeuritis multiplex bzw. Schwerpunktspolyneuritis anteilsmäßig noch häufiger vertreten als bei der Periarteriitis nodosa (I B 3). Auffällig sind jedoch auf der anderen Seite unter nur 14 Fällen zwei, die dem symmetrisch-sensiblen Typ zuzuordnen sind (I B 1). Schmerzen werden häufig von den Patienten geklagt (I C 2), sensible Reizerscheinungen treten dagegen eher zurück. Meist handelt es sich um gemischt sensomotorische Ausfälle; wie rein sensible, so gibt es aber auch manchmal ausschließlich motorische Störungen. Hirnnervenstörungen werden selten angeführt (zweimal unter 14 Lit.-Fällen).

Auch im Rahmen des *Lupus erythematodes* [1152—1184] werden Polyneuropathien beobachtet, wenn auch Komplikationen von seiten des Zentralnervensystemes wesentlich häufiger sind (u. a. [1156, 1159, 1166, 1172, 1180]). Unter 520 Fällen mit Lupus erythematodes fanden DUBOIS u. TUFFANELLI [1159] 11,7% mit Polyneuropathien gegenüber 25,5% mit cerebralen Ausfällen („CNS-damage"), 12,1% mit Psychosen und 13,8% mit epileptischen Anfällen. Relativ selten sind jedoch genaue kasuistische Schilderungen der Ausfallsmuster. Das Erkrankungsalter liegt vorwiegend im 3. und 4. Dezennium (I A 1), Frauen erkranken wesentlich häufiger als Männer. Häufiger als bei der Wegenerschen Granulomatose und auch als bei der Periarteriitis nodosa gehören die Fälle den symmetrischen Manifestationstypen an (I B 1 und I B 2). Nur etwa ein Viertel der Fälle entsprechen dem Verteilungsmuster der Mononeuritis multiplex und der Schwerpunktspolyneuritis. Schmerzen (I C 2) und sensible Reizerscheinungen (I C 1) treten in etwa der Hälfte der Fälle auf. Manchmal sind die Muskeln druckschmerzhaft. In der Mehrzahl der Fälle findet man gemischt sensomotorische Ausfälle; rein sensible (I B 1) wie auch rein motorische Störungen kommen vor. Hirnnervenausfälle finden sich in einem Drittel der Fälle, wobei vor allem Augenmuskelparesen überwiegen (I D 7).

In den letzten beiden Jahrzehnten entstand eine große Zahl von Fallberichten über *Polyneuropathien* bei *rheumatischer Arthritis* [1185—1217], wobei häufig auf enge zeitliche und ursächliche Beziehung mit Änderung oder Absetzen einer Corticosteroidbehandlung hingewiesen wird (u. a. [1192, 1197, 1198, 1201, 1202, 1204, 1208, 1210—1212]). Außerdem betonen manche Autoren, daß — vor allem basierend auf histologischen Untersuchungsbefunden an den Gefäßen — diese Neuropathien der Periarteriitis nodosa zuzuordnen seien (u. a. [1187, 1199, 1201, 1202, 1211]). Tatsächlich gehört auch ein nicht unbeträchtlicher Anteil, nämlich etwa ein Viertel (I B 3) der Fälle, dem Typ der Mononeuritis multiplex an, den man ja auch oft bei der Periarteriitis nodosa vertreten findet. Auf der anderen Seite stehen jedoch als Sondergruppe die Fälle mit symmetrisch-sensiblen Ausfällen (I B 1), die fast die Hälfte der mitgeteilten Beobachtungen ausmacht, während bei der Periarteriitis nodosa dieser Manifestationstyp selten vorzufinden ist. Das letzte Viertel zeigt symmetrisch bis leicht asymmetrisch motorische Ausfälle (I B 2). Die Erkrankung tritt — außer in der Kindheit — in jedem Lebensalter auf; Frauen sind — entsprechend der Grundkrankheit — etwas häufiger betroffen als Männer (I A 2); jedoch ergibt sich aus dem niedrigen Quotienten (44% ♂ : 56% ♀) ein relatives Überwiegen der Männer, da Frauen in wesentlich höherem Prozentsatz als Männer mit rheumatischer Arthritis behaftet sind. Häufig wird (I C 1) — besonders im Beginn und vor allem bei dem symmetrisch-sensiblen Manifestationstyp — über sensible Reizerscheinungen, seltener über

Spontanschmerzen (diese vor allem beim Mononeuritis multiplex-Typ) geklagt. Oft werden die Patienten von sehr unangenehmen brennenden Mißempfindungen (= „burning-feet"-Syndrom) an den Füßen belästigt (I C 3). Manchmal findet man Angaben über schmerzhafte Muskelkrämpfe (I C 6). Nicht selten werden in den Kasuistiken auch Ulcerationen und Gangränbildung an den Extremitätenacren angeführt (u. a. [1188, 1191, 1192, 1195, 1196, 1198, 1199, 1201, 1207, 1217]). Hirnnervenausfälle sind eine Seltenheit (I D 7).

Zu den Raritäten zählen *Polyneuropathien* beim *Sjögren-Syndrom* [1210, 1218, 1219] und bei der *Sklerodermie* [1220—1222]. Die beiden uns bekannt gewordenen Fälle bei Sjögren-Syndrom gehören dem Typ der Mononeuritis multiplex bzw. der Schwerpunktspolyneuritis an, dem auch einer [1220] der drei Fälle bei Sklerodermie zumindest im Beginn der Erkrankung zuzuordnen ist, während die beiden anderen symmetrisch sensomotorische Ausfälle zeigten.

C. Exotoxische Polyneuropathien

In seltenen Fällen kann bei längerem Gebrauch von *Disulfiram*, das in Deutschland unter dem Namen *Antabus* im Handel ist, eine Polyneuropathie [1223—1230] auftreten. Sie ist immer — in den bekanntgewordenen Fällen — symmetrisch, und zwar vorwiegend mit sensomotorisch gemischten Ausfällen (I B 2). Die beiden entgegengesetzten Extreme, rein sensibel oder ausschließlich motorisch, kommen jedoch auch vor (I B 1 und I B 2). Häufig stehen sensible Reizerscheinungen am Anfang (I C 1); manchmal wird über Spontanschmerzen, vereinzelt über „burning-feet" geklagt. Dreimal wurden unter den 17 ausgewerteten Fällen eine Facialisparese sowie je einmal eine Opticusneuritis und eine Recurrensparese angeführt. CHILD u. *Mitarb.* [1226] berichten, daß unter 54 Patienten zweimal nach dem Alkoholtest vorübergehend Doppelbilder aufgetreten seien. Ferner sollen mitunter isolierte Opticusneuritiden vorkommen [1227].

Über das Auftreten von *Polyneuropathien* bei langdauernder Einnahme von *Chlorjodhydroxychinolin* (u. a. als Mexaform oder Enteroviroform im Handel) berichtete kürzlich KAESER [1234, 1235]. Er führte 2 Fälle an, von denen einer eine rein sensible, der andere eine sensomotorische Polyneuropathie bot. Der letztere bekam zusätzlich eine Schwerhörigkeit und eine Opticusatrophie. Auch andere Autoren [1231 bis 1233] haben Sehstörungen und Visusverlust beobachtet.

Unter der Behandlung mit *Chloroquin*, das zuerst als Antimalariamedikament bekannt wurde und in letzter Zeit auch gehäuft zur Behandlung der primär chronischen Polyarthritis verwandt wird, kommt es zu einer fast ausschließlich rein motorischen symmetrischen Polyneuropathie [1236—1240]. Nicht selten sind die motorischen Ausfälle sowohl an den oberen wie auch an den unteren Extremitäten proximal betont oder gar allein lokalisiert (I D 2). Die Erkrankung verläuft fast durchwegs schmerzlos und ohne sensible Reizerscheinungen. Nach Absetzen der Medikation kommt es zur vollen Remission.

Bei Intoxikation mit dem weit verbreiteten Insekticid *DDT* sind mehrfach *Polyneuropathien* bekannt geworden [1241, 1242, 1244, 1246—1250]. Die Ausfallsmuster sind symmetrisch bis leicht asymmetrisch (I B 1 und I B 2). Nicht selten handelt es sich um rein sensible Bilder (I B 1). Sensible Reizerscheinungen leiten die Erkrankung oft ein (I C 1). Einmal wurde sogar der Mundbereich miteinbezogen. Auch über Muskelkrämpfe und Extremitätenschmerzen wird häufig geklagt. Öfters treten Hirnnervenstörungen auf, wobei vor allem der Sehnerv im Sinne einer retrobulbären Neuritis betroffen wird (I D 7). Über Selbstversuche und Zuführung von DDT bei Versuchspersonen berichten CASE [1243] sowie VELBINGER [1251]. Dabei kam es z. T. zu erheblichen subjektiven Störungen mit Schmerzen, Paraesthesien sowie Hyperaesthesien. Es traten Reflexstörungen und Hirnnervenausfälle, u. a. Hörminderungen, auf.

Auch bei Intoxikation mit anderen *Insekticiden* und *Herbiciden*, wie z. B. *Para-* und *Dichlorobenzen* [1242], *2,4 D* (=Dichlorophenglyoxylsäure) [1245] sowie *Penta-*

chlorphenol [1242] sind Polyneuropathien beobachtet worden. Von 3 Fällen unter 2,4 D ist hervorzuheben, daß alle 3 mit starken Schmerzen begannen, und daß ein Fall, was bei toxischen Polyneuropathien prinzipiell selten vorkommt, wie eine Schwerpunktspolyneuritis verlief.

Goldbehandlung, die früher bei Tuberkulose, heute bei primär chronischer Polyarthritis angewandt wird, führt mitunter zur *Polyneuropathie* [1252—1267]. Sie ist immer symmetrisch und meist rein oder zumindest vorwiegend motorisch (I B 2 und I D 2). Häufig haben die Patienten über Schmerzen und sensible Reizerscheinungen zu klagen. Die Lähmungen sind an den Extremitäten öfters proximal betont (I D 2). Neurotrophische Störungen werden manchmal erwähnt. Selten werden Hirnnervenausfälle registriert (I D 7).

In der Regel sehr diskret sind die Zeichen, die auf eine *Hydantoin-Polyneuropathie* [1268—1271] hinweisen. Die Ausfälle sind immer symmetrisch bis höchstens leicht asymmetrisch angeordnet. In der Regel handelt es sich lediglich um Sensibilitätsstörungen und/oder Reflexstörungen (I B 1 und I D 6). Tiefensensibilitätsstörungen mit Pallhyp- bis -anaesthesie an den Füßen stehen ganz im Vordergrund. Hirnnervenausfälle gehören nicht in dieses Krankheitsbild.

Auf 2 Fälle mit *Polyneuropathie* nach *Hydrallazin*, das als Antihypertonikum eingesetzt wird, machten KIRKENDALL u. PAGE [1272] aufmerksam. Hervorzuheben ist, daß beide Fälle, der Fall 1 zumindest im Beginn, der 2. Fall auch im weiteren Verlauf, dem Typ der Schwerpunktspolyneuritis zugeordnet werden können. Der erste Fall zeigt rein sensible, der 2. Fall sensomotorische Ausfälle, die nur auf die unteren Extremitäten beschränkt waren. Beide Fälle begannen mit Schmerzen und Taubheitsgefühl. Weitere 4 Fallbeschreibungen stammen von PERRY [1273].

Fünf Fälle mit *Polyneuropathie* unter *Imipramin* (Tofranil) wurden — soweit wir die Literatur überblicken — bisher bekannt [1274—1276]. Sie zeigen alle ein symmetrisch bis höchstens leicht asymmetrisches Muster. 4 Fälle haben rein, ein Fall vorherrschend motorische Ausfälle, die lediglich auf die unteren Extremitäten beschränkt waren, sich dort aber in 3 Fällen auch auf die proximale Muskulatur ausdehnten. Bei einem Fall werden Akkommodationsstörungen angeführt, die auch unabhängig von Ausfällen an den Extremitäten auftreten sollen [1275].

Eine zahlreiche Kasuistik über Beobachtungen von *Polyneuropathien* hat sich seit der Einführung von *INH* in die Tuberkulosebehandlung angesammelt [1277—1314]. Fast zwei Drittel der Fälle sind dem symmetrisch-sensiblen (I B 1), der Rest dem symmetrisch-paretischen Manifestationstyp angehörig (I B 2). Ein einziger Fall ist uns bekannt geworden, der Ausfälle wie eine Mononeuritis multiplex bot. Den Beginn markieren meist sensible Reizerscheinungen (I C 1) mit Kribbeln und Ameisenlaufen in den Zehen, manchmal auch in den Fingerspitzen. Die Patienten vermissen das „richtige Gefühl" in den Händen und Füßen und glauben, „auf Korksohlen" zu gehen oder „Handschuhe" anzuhaben [1284]. Wenn das Medikament rechtzeitig abgesetzt wird, bilden sich diese Mißempfindungen wieder rasch zurück. Auch Spontanschmerzen können in der weiteren Entwicklung auftreten (I C 2); besonders häufig findet man Hinweise auf das Auftreten eines „burning-feet"-Syndromes (I C 3). In fast einem Fünftel der Fälle kommt es zu Muskelkrämpfen (I C 6). Manchmal sind die Fußsohlen sehr überempfindlich auf Berührung (I C 4). Die Nervenstämme können druckschmerzhaft sein. Die oberen Extremitäten werden sowohl von den Sensibilitäts- (1:5 bei den eigenen, 11:45 bei den Lit.-Fällen) wie auch von den motorischen Ausfällen (0:5 bei den eigenen, 10:28 bei den Lit.-Fällen) wesentlich seltener betroffen als die Beine und Füße. Nicht ganz selten wird das klinische Bild nur von Reflexausfällen oder gar nur von sensiblen Reizerscheinungen geprägt (I B 1). Nach BÜNGER u. SCHULZ-EHLBECK [1284] und auch nach den eigenen Erfahrungen (I D 4) sind häufig vasomotorisch-neurotrophische Störungen mit Irritation der Schweißsekretion, atrophischen Hautveränderungen an den Fingern und Zehen, livider Verfärbung der Extremitätenacren, Veränderungen an den Nägeln sowie röntgenologisch nachweisbare Atrophien des Knochenskeletes zu beobachten. Extrem selten sind Hirnnervenausfälle angeführt (I D 7, [1288, 1308]). Nach AXT u. Mitarb. [1277] hängt das Auftreten einer Polyneuropathie weniger von der Gesamtmenge des eingenommenen Medikamentes als von der Höhe der täglichen Dosis ab. Bei Überschreiten von 10 mg/kg Körpergewicht täglich steige das Erkrankungsrisiko beträchtlich an. Haben sich schon schwerere Ausfälle gebildet, kann die Rückbildung der Symptome unvollkommen bleiben [1277, 1284] oder zumindest lange Zeit in Anspruch nehmen.

Zwei Fälle mit *Polyneuropathie* nach *Nialamidgabe* (einem Mono-amino-oxydasehemmer) berichteten DE SMEDT u. Mitarb. [1315]. Ein Fall zeigt das Muster einer Mononeuritis multiplex mit rein motorischer beidseitiger Peronaeusparese, der andere symmetrisch aufsteigende Lähmungen mit Blasenstörung und schließlich Ateminsuffizienz, die zum Tode führte.

Nitrofurantoin führt fast nur in Fällen, die eine gestörte Nierenfunktion aufweisen (u. a. [1325, 1326, 1362]), zur *Polyneuropathie*. Bisher umfaßt die Weltliteratur etwa um 100 Fallberichte [1317—1319, 1321—1339, 1341—1347, 1349 bis 1353, 1355—1360, 1362, 1364]. Auch unter den chemisch nah verwandten Substanzen *Nitrofural* [1318, 1320, 1354, 1361, 1363], das als Cytostatikum, und *Furaltadon* [1316, 1320, 1340], das als Antibioticum verordnet wird, treten Polyneuropathien auf. Die Anordnung der Ausfälle ist fast so gut wie immer symmetrisch bis höchstens leicht asymmetrisch, wobei der symmetrisch-paretische Manifestationstyp deutlich überwiegt (I B 1 und I B 2). Wir fanden unter 65 ausgewerteten Kasuistiken nur einen Fall, der dem Typ der Schwerpunktspolyneuritis entsprach. Sehr quälend können die meist geklagten Paraesthesien (I C 1) sein; Schmerzen werden in der Literatur seltener angeführt. Auch Brennschmerzen an den Füßen ("burning-feet") kommen vor (I C 3). Die langen Nervenstränge an den unteren Extremitäten können kompressionsempfindlich sein. Die motorischen Ausfälle sind in der Regel distal betont — eine Ausnahme bildet der Fall von VOIGT u. MANZ [1360], der eine deutliche Betonung der Lähmungen im Bereich der Beckengürtel- und Oberschenkelmuskulatur zeigte —, und befallen in einem Großteil der Fälle Fuß- und Hand- sowie Unterschenkel- und Unterarmmuskulatur gleichermaßen (I D 2). Die Sensibilitätsstörungen zeigen immer in etwa die gleiche Ausdehnung. Manchmal überwiegen Tiefensensibilitätsstörungen (I D 1). Die Prognose wird allgemein als schlecht bezeichnet (u. a. [1325, 1353]); die Ausfälle bilden sich nur langsam zurück und sind z. T. irreversibel, wobei die Sensibilitätsstörungen noch eine bessere Rückbildungstendenz zeigen als die motorischen Lähmungen [1351]. Je schwerer das primäre Bild, um so weniger vollständig ist die Remission [1356].

Über 7 Fälle von *Polyneuropathien* nach *Penicillinbehandlung* berichteten KOLB u. GRAY [1365], die alle das Bild einer Mononeuritis multiplex boten. Zwei zeigten lediglich motorische, die anderen gemischt sensomotorische Ausfälle. Einen Hinweis auf penicillinbedingte Neuropathien verdanken wir auch ERBSLÖH [15], der von einer

Imitation der serogenetischen Polyneuritis in einem Teil der ihm bekannt gewordenen Fälle spricht.

Früher, als es noch kein Penicillin oder andere Antibiotica zur Behandlung vor allem von venerischen Infektionen gab, hatte das *Salvarsan* und das *Neosalvarsan* eine große Bedeutung. In dieser Zeit gab es immer wieder Berichte über das Auftreten von Polyneuropathien unter dieser Therapie [1366—1380]. Die Ausfälle waren in der Regel symmetrisch bis leicht asymmetrisch, nicht selten rein sensibel (I B 1), in der Mehrzahl gemischt sensomotorisch (I B 2). Häufig wurde über Paraesthesien (18mal unter 34 ausgewerteten Lit.-Fällen, 4mal unter den eigenen 5 Fällen), seltener über Spontanschmerzen (I C 2) geklagt. Manchmal waren die Nervenstränge druckschmerzhaft (6mal unter den 34 Lit.-Fällen, 2mal unter unseren eigenen Fällen). Bei den schwerer erkrankten Patienten waren die sensiblen und motorischen Ausfälle sowohl an den unteren wie auch an den oberen Extremitäten, aber distal betont, nachweisbar [1366, 1369, 1371, 1373—1377, 1379, 1380]. In leichten Fällen zeigten sich lediglich Paraesthesien und abgeschwächte oder fehlende Achillessehnenreflexe (u. a. [1374, 1375, 1377]). Tiefensensibilitätsstörungen konnten gegenüber denen der Oberflächensensibilität überwiegen [1374—1376]. Auch vasomotorisch-neurotrophische Störungen [1374—1376, 1379] und Hirnnervenlähmungen wurden beobachtet, wobei besonders Ausfälle des N. statoacusticus hervorzuheben sind (I D 7).

Quälende Mißempfindungen, die tags und nachts die Patienten nicht zur Ruhe kommen ließen, bestimmten das Bild der *Thalidomidpolyneuropathie* [1381—1415]. Dabei wies GIBBELS [1394] besonders auch auf Paraesthesien der Tiefensensibilität hin. Auch über Spontanschmerzen (I C 2) sowie Brennschmerzen an den Füßen („burning-feet") (I C 3) wurde vielfach geklagt. Nicht selten traten vor allem in der Nacht Crampi auf (I C 6). Häufig waren die Nerven druckempfindlich (I C 5) und konnten Hyperaesthesien und Hyperpathien festgestellt werden. Die Ausfälle, die immer symmetrisch bis höchstens leicht asymmetrisch und distal betont waren, bezogen sich vor allem auf Sensibilitätsstörungen (I B 1). Dabei konnte oft eine besondere Felderung mit geringerer Ausprägung der Störung in der Mitte der Vola manus und des Fußgewölbes festgestellt werden (I D 1). Es bestand nicht selten eine gewisse Dissoziation mit Überwiegen der Ausfälle bezüglich des Schmerz- und Temperaturempfindens gegenüber denen des Berührungsempfindens (I D 1). An den Extremitätenacren waren öfters vasomotorisch-neurotrophische Störungen festzustellen (I D 4). Vereinzelt kam es zu Harnverhalt, Obstipation und zu Impotenz [1394]. Das Erlöschen der Eigenreflexe trat gegenüber den anderen Ausfällen eher spät auf und trat deutlich in den Hintergrund (I D 6). Hirnnervenlähmungen wurden relativ selten angeführt (I D 7, [1390, 1391, 1394]); es handelte sich dabei vor allem um Sensibilitätsstörungen im Versorgungsbereich des N. trigeminus, die sich an die Sölderschen Linien um Nase und Mund hielten. Besonders bekannt geworden ist die Thalidomidpolyneuropathie durch die Hartnäckigkeit ihrer Symptome, so daß die Patienten noch Jahre nach Absetzen der Medikation nicht symptomfrei waren (u. a. [1381, 1384, 1391, 1394, 1407, 1415]).

Eine besondere Affinität zum N. trigeminus hat das *Trichloräthylen*, das auch aus Narkosezwecken in der Medizin Verwendung findet. Aber auch andere *Hirnnerven* können geschädigt werden (I D 7). Vereinzelt werden auch *Polyneuropathien*, die die Extremitätennerven betreffen, berichtet [1417, 1423, 1426, 1427].

Im Beginn der Sulfonamidära waren es *Uliron* und *Abkömmlinge*, die nicht selten zu ganz spezifischen *polyneuropathischen Bildern* führten [1431—1454]. Die Ausfälle waren entweder allein oder zumindest vorwiegend von motorischen Ausfällen, die immer symmetrisch bis höchstens leicht asymmetrisch angeordnet waren, geprägt (I B 2 u. I D 2). Eingeleitet wurden die Lähmungen nicht selten (I C 2) durch Schmerzen, die besonders in den Waden lokalisiert waren. Die Lähmungen befielen die unteren Extremitäten immer stärker als die oberen und waren vielfach deutlich in der Peronaealmuskulatur betont (5 unter 11 eigenen, 8 unter 31 Lit.-Fällen). Hirnnervenstörungen waren extrem selten (I D 7).

In den letzten Jahren wurden *Polyneuropathien* unter *Vincristin*, das sich als hochwirksames Cytostatikum erwiesen hat, bekannt [1455—1472]. Es wurden bisher ca. 200 Fälle beschrieben. Auch bei Anwendung des chemisch mit Vincristin sehr nahe verwandten *Vinblastin* kann es zu peripheren Nervenschädigungen kommen [1461, 1465]. Das Auftreten und der Schweregrad der Symptome geht parallel zu der verabreichten Gesamtdosis (I E). Die Ausfälle sind immer weitgehend symmetrisch (I B 1 u. I B 2). Im Beginn klagen die Patienten meistens über Paraesthesien (I C 1), und es schwinden die Reflexe. Später folgen Sensibilitätsstörungen und motorische Ausfälle, wobei die letzteren nach Ansicht einiger Autoren dann im Vordergrund stehen oder sogar allein das klinische Bild beherrschen können (I D 2). Häufig werden Schmerzen geklagt, die nicht selten direkt in die Muskeln lokalisiert werden (I C 2). Bei den Oberflächensensibilitätsstörungen fanden DAUN u. HARTWICH [1459] in einem Teil der Fälle eine ähnliche Felderung wie schon SCHEID u. WIECK [52, 316, 842] bei der idiopathischen Polyradiculoneuritis und der postdiphtherischen Polyneuritis sowie GIBBELS [1394] bei der Thalidomidpolyneuropathie mit einer gewissen Aussparung der Mitte der Handinnenflächen und der Fußsohlen (I D 1). Hirnnervenausfälle treten verhältnismäßig häufig auf (I D 7). Die Prognose ist als günstig zu bewerten. Nach Absetzen des Medikamentes sind die Symptome weitgehend reversibel (u. a. [1459, 1463, 1464, 1468, 1472]).

Einzelne Fälle von Polyneuropathie sind auch unter *Glutethimid (Doriden* [1474, 1484]), *Ergotamin* [1480], *Chlorprotixen (Truxal* [1479]), *Ospolot* [1475] und unter kombinierten *Antiepileptica-Gaben* [1478] sowie unter *Phenylbutazon* [1473, 1483] angeführt worden. GOLDNER [1476] weist auf das Vorkommen von Polyneuropathien — abgesehen von isolierten Hirnnervenausfällen — bei *Streptomycin* (s. auch bei [1481]), *Neomycin, Kanamycin, Chloramphenicol* (s. auch bei [1482]), *Polymyxin, Colistin* und *Amphotericin* (s. auch bei [1477, 1485]) hin. Es handle sich dabei um sensomotorische Ausfälle, die meist mit Paraesthesien um den Mund und an den Extremitätenenden beginnen würden und voll reversibel seien.

Polyneuropathien, die MERTENS [1499] kennzeichnend als *disseminierte Neuropathien* benannte, treten nach schweren *Barbiturat-* und *Co-Intoxikationen* [1487 bis 1493, 1495—1509] nach meist mehr oder weniger lang anhaltendem Koma auf. Sehr wahrscheinlich liegen ihnen vor allem funktionelle Gefäßstörungen in der terminalen Strombahn zugrunde [1499], so daß sie eigentlich unter den vasculär bedingten Formen hätten aufgeführt werden müssen. Wie die Bezeichnung schon zum Ausdruck bringt, gehören sie fast ausschließlich dem Manifestationstyp der Mononeuritis multiplex bzw. der Schwerpunktspolyneuritis an (I B 3). Häufig stehen im Beginn Schmerzen (I C 2), seltener sensible Reizerscheinungen (I C 1). Manchmal sind Nerven und Muskeln druckschmerzhaft. Meist handelt es sich um sensomotorische Ausfälle. Einzelfälle zeigen rein sensible oder rein motorische Lähmungen. Vasomotorisch-neurotrophische Störungen sind nicht selten im Lähmungsbereich (I D 4) zu beobachten. Vereinzelt wurden Hirnnervenausfälle registriert. Die Symptome können schon nach wenigen Tagen verschwinden, jedoch auch lange Zeit zur Rückbildung bedürfen (u. a. [1488, 1495, 1499]).

Einen Fall einer Mononeuritis multiplex an den unteren Extremitäten nach Koma durch *Meprobamatüberdosierung* berichtet HUONG [1494].

Neben der diabetischen gehört in den letzten Jahren die *Alkoholpolyneuropathie* (Abb. 16) zu den am häufigsten vorkommenden Formen. Nach einer Aufstellung aus unserer Klinik [1534] und aus der Bremer Nervenklinik [1545 a] macht sie etwa ein Drittel aller Polyneuritiden und Polyneuropathien aus. Sie ist ein schon lange bekanntes [1526, 1532] und vielfach beschriebenes [43, 56, 67, 1509—1552] Krankheitsbild. Entsprechend den Trinksitten wird es vorwiegend bei Männern angetroffen (I A 2). Der Altersgipfel liegt zwischen dem 40. und 60. Lebensjahr (I A 1). Ein Großteil der Fälle ist dem symmetrisch-sensiblen (I B 1), der Rest dem symmetrisch-paretischen Manifestationstyp (I B 2) zuzurechnen. Ausfälle einzelner Nerven sind meistens Drucklähmungen oder andersartig mechanisch bedingt [33, 43, 1525, 1534], so daß das Muster der Mononeuritis multiplex bzw. Schwerpunktspolyneuritis nicht zum Bild der Alkoholpolyneuropathie gehört. Sensible (I C 1) und motorische Reizerscheinungen (I C 6) sowie Spontanschmerzen können vorkommen, sind jedoch eher selten. BISCHOFF [1509] sowie VICTOR u. ADAMS [1546] führen auch bei einem Teil ihrer Fälle Brennschmerzen („burning-feet") an den Füßen an. Für ein nahezu obligates Symptom halten wir die Druckschmerzhaftigkeit der langen Nervenstränge an den unteren Extremitäten (I C 5). In der Mehrzahl der Fälle ist die Alkoholpolyneuropathie lediglich von Reflex- und Sensibilitätsstörungen oder sogar nur von Reflexausfällen geprägt (I D 6). Am häufigsten und zuerst kommt es zur Abschwächung oder zum Erlöschen der Achillessehnenreflexe, wobei hier Asymmetrien nicht ganz selten sind: so fanden wir beispielsweise unter unseren 198 Fällen 32mal Seitenunterschiede bei insgesamt 193 Fällen mit Achillessehnenreflexstörungen. Auch die Patellarsehnenreflexe sind häufig abgeschwächt oder aufgehoben (73mal in unserem Krankengut, sogar 107mal unter 128 Patienten in der Aufstellung von FUNK [1519]). Dagegen sind — wie auch die anderen Ausfälle — Reflexminderungen an den oberen Extremitäten wesentlich seltener (16mal im eigenen, 43mal im Krankengut von FUNK [1519]). Die Tiefensensibilitätsstörungen mit Pallhyp- bis -anaesthesie sowie Lageempfindungsstörungen stehen gegenüber den Oberflächensensibilitätsausfällen ganz im Vordergrund (I D 1). Wir konnten so z. B. nur in 57 Fällen Oberflächensensibilitätsstörungen gegenüber 135 Fällen mit Tiefensensibilitätsstörungen konstatieren. Auch BISCHOFF [1509] führt in 90% eine Störung des Vibrationsempfindens und nur in 60% eine Hypaesthesie an. Motorische Ausfälle sind seltener (I B 1) und nur in wenigen Fällen beherrschend, wie es z. B. bei 3 eigenen Patienten und in 3 Fällen von NIELSEN [1536] festgestellt werden konnte. An den unteren Extremitäten sind die Lähmungen häufig in den Fuß- und Zehenstreckern stärker ausgeprägt als in den Beugern (I D 2). Auffällig waren in unserem Krankengut 3 Fälle, über die wir schon andernorts berichtet haben [1534], bei denen Atrophien und Paresen der kleinen Handmuskeln im Vordergrund standen, so daß Bilder ähnlich wie bei der spinalen Muskelatrophie vom Typ Duchenne-Aran entstanden. Manchmal imponiert eine Muskelatrophie, ohne daß schon Lähmungen objektivierbar sind. Sowohl die Sensibilitätsstörungen wie auch die

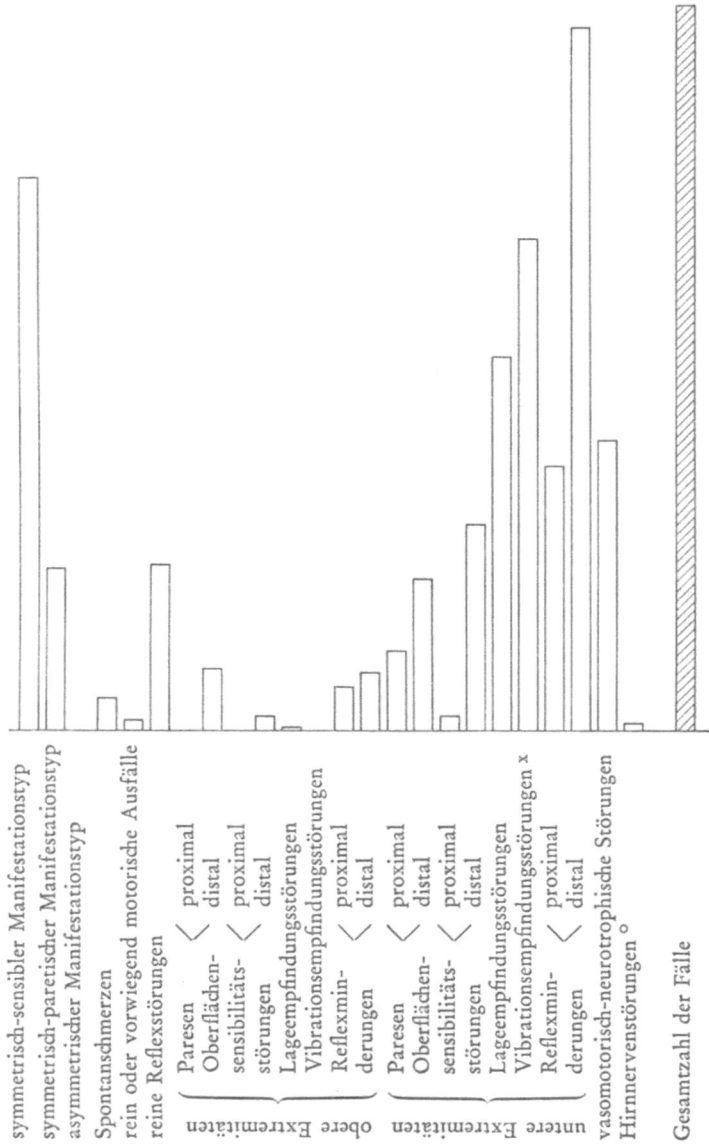

Abb. 16. Symptomenprofil von 198 Fällen des eigenen Krankengutes mit Alkoholpolyneuropathie

x = in 16 Fällen keine Prüfung des Vibrationsempfindens
° = abgesehen von Augenmuskelparesen und Pupillenstörungen

Paresen sind durchwegs distal und an den unteren Extremitäten betont: so war beispielsweise die Relation von Oberflächensensibilitätsstörungen an den unteren Extremitäten zu solchen an den oberen Extremitäten in unserem Krankengut 57:4, im

Krankengut Funks [1519] 69:14, die Relation von Paresen in unserem Krankengut 42:17, in dem von Funk [1519] 73:13. Oft sind an den unteren Extremitäten vasomotorisch-neurotrophische Störungen vorzufinden (I D 4). Blasen- und Mastdarmstörungen gehören nicht in das typische Bild. Außer Augenmuskelparesen, die aber eher als ein Symptom einer Wernicke-Encephalopathie aufzufassen sind (I D 7), gehören andersartige Hirnnervenlähmungen zu den Seltenheiten (I D 7). Von manchen Autoren wird aber das Auftreten von Pupillenstörungen hervorgehoben (I D 7). Die Prognose ist bei völliger Alkoholabstinenz günstig [56, 1527, 1534, 1541]. Auch schwere Paresen können sich wieder zurückbilden und die Reflexe wieder auslösbar werden.

Die *Arsenpolyneuropathie* [1553—1580] gehört ihrem Muster nach entweder dem symmetrisch-sensiblen (I B 1) oder dem symmetrisch-paretischen Manifestationstyp (I B 2) an. Nicht selten sind Reflex- und/oder Sensibilitätsstörungen die einzigen neuritischen Zeichen (I B 1). Die Patienten klagen fast durchweg über unangenehme Mißempfindungen (I C 1) und sehr häufig auch über Spontanschmerzen (I C 2). Die Muskeln sind oft erheblich druckschmerzhaft (I C 5). Sowohl die Paresen wie auch Sensibilitätsstörungen ergreifen in der Mehrzahl der Fälle die unteren wie auch die oberen Extremitäten (unter 103 Lit.-Fällen ergibt sich für die Paresen die Relation 81:64, für die Sensibilitätsstörungen 89:82). Relativ häufig werden auch Tiefensensibilitätsstörungen angeführt (59mal). Neurotrophische Störungen gehören geradezu als obligates Symptom zur Arsenpolyneuropathie (I D 4). Neben der Arsenmelanose imponieren vor allem die Nagelveränderungen mit den Meesschen Streifen; aber auch Störungen der Schweißsekretion, Erytheme und Hautabschilferungen, Hyperkeratosen und sogar Ulcerationen werden beobachtet. Ganz vereinzelt treten Blasenstörungen auf [1566]. Hirnnervenausfälle gehören ebenfalls zu den extrem Seltenheiten (I D 7).

Auf *Polyneuropathien* nach *Bariumvergiftung* mit aufsteigenden Lähmungen, die sich schon ein bis zwei Stunden nach der Intoxikation entwickeln, hat Bodechtel [5] hingewiesen. Es handle sich dabei um ausschließlich motorische Ausfälle mit Areflexie, die in leichteren Fällen sich innerhalb weniger Tage wieder zurückbilden würden.

Über 5 Fälle mit *Polyneuropathie* nach 4—6wöchigem Inhalieren von *Benzinverbrennungsgasen* berichteten Contamin u. Mitarb. [1581]. Es handelte sich dabei um symmetrische Ausfälle, die z. T. rein motorisch (3mal), z. T. gemischt sensomotorisch (2mal) waren und in 4 Fällen auch auf die Stamm-Muskulatur übergriffen. Im Beginn traten Paraesthesien auf und in 2 Fällen Schmerzen. Die Lähmungen betrafen in allen 5 Fällen die unteren Extremitäten auch in ihren proximalen Abschnitten und zweimal auch die Hand- und Unterarmmuskeln. Einmal war der M. sternocleidomastoideus in die Lähmung miteinbezogen. In 4 Fällen fanden sich auch Reflexstörungen an den oberen Extremitäten. Zwei ähnliche Kasuistiken aus der alten Literatur liegen vor [1584]. Ein Fallbericht von Kandel [1582] über eine Neuropathie mit Ischiaslähmung nach einer akuten Benzindampfvergiftung mit primärer Bewußtlosigkeit ist eher den Fällen mit „disseminierter Neuropathie" nach komatösen Zuständen bei Barbiturat- und Co-Vergiftung zuzurechnen.

Ganz am Rande sei auf das extrem seltene Vorkommen einer umschriebenen Medianusneuritis nach *chronischer Benzolvergiftung* (ein Fall von Landé u. Kalinowsky [1583] und ein eigener Fall) hingewiesen.

Die *Bleipolyneuropathie* [1585—1594] gehört zu den wenigen Formen der toxischen Polyneuropathien, die fast durchweg dem Typ der Mononeuritis multiplex oder zumindest der Schwerpunktspolyneuritis angehören. Die Ausfälle sind fast rein motorisch (I D 2). Über gelegentliches Vorkommen von Paraesthesien und Sensibilitätsstörungen berichten CANTAROW u. TRUMPER [1586]. Man unterscheidet mehrere Typen:
1. den Unterarmtyp mit der Finger- und Handstreckerlähmung — meist mit Aussparung des M. supinator und M. brachioradialis —, die in der Regel im Extensor des 3. und 4. Fingers beginnt (I D 2). Später kommt es auch zur Parese und Atrophie der Daumenballen-, Kleinfingerballen- und Interosseusmuskulatur;
2. den Oberarmtyp (I D 2), der sich meist aus dem Unterarmtyp heraus entwickelt, mit Parese der Mm. deltoideus, biceps, triceps und brachioradialis sowie der Schultergürtelmuskeln;
3. den Typ Aran-Duchenne, bei dem die kleinen Handmuskeln vor den Extensoren befallen werden. REMAK [1592] sah diesen Typ nur 3mal unter 98 Fällen;
4. den Typ der Lähmungen an den unteren Extremitäten (I D 2), bei dem vor allem die vom N. peronaeus versorgten Muskeln betroffen werden.

Anders verlaufen die Lähmungen bei Kindern, bei denen die Ausfälle an den unteren Extremitäten beginnen und in dieser Lokalisation ganz in den Vordergrund treten; sie sind zum Teil mit Sensibilitätsstörungen verbunden [1587, 1592, 1594]. Eher selten sind Hirnnervenstörungen, die vor allem den Sehnerven [1586, 1592], jedoch auch die Augenmuskeln [1586, 1594], den N. glossopharyngeus und vagus [1592] und gesondert den N. recurrens [1592, 1594] sowie schließlich den N. accessorius und N. hypoglossus [1592] betreffen. Die Rückbildung der Symptome erfolgt in der Reihenfolge der Ausbildung [1592]. Leichtere Fälle kommen zur vollen Remission, schwere Fälle behalten Restsymptome [1592, 1594].

Bei *Quecksilberintoxikationen*, die ja hauptsächlich zu cerebralen und cerebellaren Störungen führen, sind mitunter *Polyneuropathien* beschrieben worden [1570, 1595 bis 1599]. Auf der einen Seite stehen rein sensible Polyneuropathien mit Sensibilitätsausfällen an den distalen Extremitätenenden [1570, 1595, 1599], auf der anderen Seite gibt es ganz vereinzelt Fälle nach Art des Mononeuritis multiplex-Typs, bei denen vor allem die peripheren Nerven an den oberen Extremitäten betroffen werden [1596].

Bei Arbeitern, die mit *Schwefelkohlenstoff* zu tun haben, sind immer wieder *Polyneuropathien* beschrieben worden [1600—1612]. Die Ausfälle sind in der überwiegenden Mehrzahl symmetrisch bis höchstens leicht asymmetrisch, so daß diese Polyneuropathieform durchweg den symmetrischen Manifestationstypen zugeordnet werden kann (I B 1 u. I B 2). Vereinzelt sind Fälle mit einem Muster vom Typ der Mononeuritis multiplex bzw. Schwerpunktspolyneuritis bekannt geworden [1594]. Erste Zeichen sind meist sensible Reizerscheinungen (I C 1) und häufig Schmerzen, die besonders in die Muskeln lokalisiert werden (I C 2). Auffällig sind auch Rückenschmerzen [1603]. Die Nerven sind erheblich druckschmerzhaft (I C 5). Die Entwicklung kann sich über Monate hinziehen. Durchweg werden die oberen und unteren Extremitäten gleichzeitig befallen. Während die Schultergürtelmuskeln sowie der M. deltoideus meist ausgespart bleiben, überwiegen am Oberarm die Strecker sowie am Unterarm und an der Hand die Beuger. In gleicher Weise sind die Beckengürtelmuskeln frei und die Strecker am Oberschenkel stärker betroffen als die Beuger sowie umgekehrt am Unterschenkel und Fuß die Beuger stärker als die Strecker (I D 2). Die Sensibilitätsstörungen sind in ähnlicher Weise distal betont und zeigen häufig eine gewisse Dissoziation (I D 1). Nicht selten sind vasomotorisch-neurotrophische Störungen mit Hyperhidrosis, Cyanose, Hautschwellungen und Herabsetzung der Hauttemperatur zu beobachten (I D 4). Vereinzelt tritt Impotenz ein (3mal unter 22 Fällen von VON DER HEYDT [1603]). Wenn auch die Rückbildung der Symptome ziemlich langwierig sein kann — VON DER HEYDT [1603] gibt 92 bis 202 Tage an — ist im ganzen gesehen die Prognose als günstig zu bewerten. Lediglich die Reflexe bleiben häufig erloschen [1603].

Schwere *polyneuropathische Bilder* kann die *Thalliumintoxikation* machen [1613 bis 1752]. Die Ausfälle entsprechen immer den symmetrischen Manifestationstypen, wobei die rein sensiblen (I B 1) deutlich gegenüber den gemischt sensomotorischen oder rein motorischen Ausfällen zurückbleiben (I B 2 und I D 2). Das polyneuritische Syndrom setzt wenige Stunden bis zu 4 Tagen nach der Gifteinnahme [1707] ein. Meistens stehen im Anfang Klagen über Mißempfindungen (I C 1), auf die sehr bald sensible und motorische Ausfälle folgen. Nicht selten treten neben dem bekannten Retrosternalschmerz auch heftigste Gliederschmerzen hinzu (I C 2); außerdem bestehen eine erhebliche Hyperaesthesie und Hyperpathie, besonders an den Füßen und Unterschenkeln, sowie eine besondere Druckempfindlichkeit der Zehenkuppen (I C 4). Die Lähmungen bleiben vorwiegend auf die unteren Extremitäten beschränkt (nur 8mal unter 65 ausgewerteten Fällen betrafen sie auch die Hand- und Unterarmmuskeln) und befallen in der Regel ziemlich gleichmäßig die Ober- und Unterschenkelmuskeln (I D 2). Auffällig ist jedoch, daß nicht ganz selten auch die Stamm-Muskulatur und das Zwerchfell miteinbezogen werden (I D 2). Bei den Sensibilitätsausfällen treten Tiefensensibilitätsstörungen eher zurück [1707]. Die Reflexe schwinden verhältnismäßig spät und meist erst, wenn die Paresen schon manifest sind [1707]. Schwere vegetative Störungen können beobachtet werden (I D 4). Blasen- und Mastdarmstörungen werden öfters erwähnt (I D 5). Häufig trifft man Hirnnervenausfälle an, wobei der N. opticus, N. recurrens und die Augenmuskelnerven am meisten betroffen werden (I D 7). Während die Ausbildung der Symptome bis zu ihrem Höhepunkt bis zu 4 Wochen in Anspruch nehmen kann, braucht die Rückbildung erheblich längere Zeiträume. Grundsätzlich ist die Schnelligkeit der Rückbildung von dem Schweregrad der primären Ausfälle abhängig.

Ein sehr charakteristisches Syndrom zeigt auch die *Polyneuropathie* (besser Myelopolyneuropathie) bei *Tri-Aryl-Phosphatvergiftung* [1753—1819]. Immer wieder wurden im Laufe der letzten 75 Jahre kleinere oder größere Vergiftungsserien bis hin zur Massenvergiftung in Marokko im Jahre 1959 [1772, 1773] bekannt: So sind beispielsweise zu erwähnen die Lähmungsbilder nach Anwendung von Kreosotphosphaten bei der Behandlung der Tuberkulose [1760, 1778, 1780], die Ingwerschnapsvergiftungen in den Jahren 1930/31 in den USA [1753, 1759, 1788, 1790, 1805, 1817, 1819], die Apiolvergiftungen bei Frauen, die das Mittel als Abortivum benutzten [1757, 1770, 1774, 1784—1786, 1803] sowie umfangreichere Massenerkrankungen in den 40er Jahren: 1940 in der Schweiz [1807, 1808, 1814, 1816], in Eckenförden 1940/41 [1762], in Ragun bei Rostock [1758] sowie viele Einzel- und kleinere Gruppenerkrankungen, vor allem in den Kriegs- und Nachkriegsjahren. Das Gift wurde in der Regel peroral aufgenommen, konnte aber auch durch Hautkontakt [1756] oder Inhalation [1801 a] in den Körper gelangen. Die Ausfälle sind immer mehr oder weniger symmetrisch und fast ausschließlich oder zumindest immer überwiegend motorisch (I D 2). Nach einer Latenzzeit von 3—35 Tagen treten in der Regel im präparalytischen Stadium Schmerzen (I C 2), besonders in den Wadenmuskeln, die z. T. wie Muskelkater beschrieben werden [1802], sowie Muskelkrämpfe (I C 6) auf. Paraesthesien, wobei es sich vor allem um Kälteparaesthesien handelt, treten eher in den Hintergrund [1802]. Die Lähmungen setzen dann meist ziemlich plötzlich ein, beginnen an den Füßen und Unterschenkeln und breiten sich in schwereren Fällen auch auf die Oberschenkel-, Hand- und Unterarmmuskeln aus. Der Höhepunkt ist nach Gross [1772] im 2. bis 3. Monat erreicht, während die Ausbreitung schon nach etwa 8—10 Tagen beendet ist. An den Beinen sind die Beuger und Strecker an den Unterschenkeln fast in gleicher Häufigkeit und Stärke befallen (I D 2). Während Scheid [1802] und Staehelin [1807, 1808] niemals sensible Ausfälle in ihrem Krankengut beobachten konnten, berichtet Gross [1772] doch über den Nachweis einer Hypaesthesie in 16% unter 1836 marokkanischen Patienten (I D 2). Sehr häufig sind vasomotorisch-neurotrophische Störungen, insbesondere Hyperhidrosis, Cyanose sowie Kühle der Haut festzustellen (I D 4). Öfters treten vorübergehend Blasenstörungen ein (I D 5). Selten sind Hirnnervenstörungen registriert: u. a. von Staehelin [1807, 1808], der vor allem auf vorübergehende Akkomodationsstörungen in einem Teil seiner Fälle hinweist, von Scheid [1802], der einmal eine Parese der Gesichts- und Kaumuskulatur fand, sowie von Juhasz-Schäffer [1787 a] und Horovitz [1778 a], die das Auftreten von retrobulbärer Neuritis beschrieben haben. Besonders kennzeichnend für die Tri-Aryl-Phosphatpolyneuropathie ist das Hinzutreten spastischer Symptome, was sich z. T. schon frühzeitig, später fast durchweg in der Diskrepanz zwischen fehlenden oder abgeschwächten Achillessehnenreflexen und sehr lebhaften oder gesteigerten Patellarsehnenreflexen bemerkbar macht und auf eine Mitbeteiligung der Pyramidenbahn zurückgeht (I D 6). Im deutschen Schrifttum haben vor allem Vogel [1810] und Scheid [1802] fast gleichzeitig darauf aufmerksam gemacht. Die Prognose richtet sich — wie Gross [1773] an dem großen Krankengut aus Marokko zeigen konnte — im wesentlichen nach dem Schweregrad der primären Ausfälle. Wenn auch die überwiegende Mehrzahl der marokkanischen Patienten in der Abschlußuntersuchung nach ca. zwei Jahren völlig ausgeheilt war, zeigte doch noch ein bemerkenswerter Prozentsatz Lähmungserscheinungen. Auch Zeligs [1819], König [1791] und Janz u. Neundörfer [1787], die Nachuntersuchungen über Zeiträume von 6 bis 25 Jahren vorgenommen haben, konnten in einem nicht unbeträchtlichen Ausmaße erhebliche Restsymptome beobachten.

Zwei Fälle mit *Polyneuropathie*, die dem klinischen Bild der Tri-Aryl-Phosphat-Polyneuropathie sehr ähnlich sein soll, nach einer Intoxikation mit *bis-Mono-isopropylaminofluorosphinoxyd* (einer organischen Phosphatverbindung, die als Insecticid verwendet wird) haben Bidstrup u. Hunter [1822] angeführt.

Schließlich soll noch auf Berichte über das Auftreten von *Polyneuropathien* nach *Dinitrobenzol-* [1824], *Dinitrophenol-* ([1820, 1821, 1823] vorwiegend sensible Ausfälle), *E-605-* ([1824 a] vorwiegend motorische symmetrische Polyneuropathie) und *Silbervergiftung* (Remack [49]: Muster nach Art der Bleipolyneuropathie) hingewiesen werden.

D. Endotoxisch-metabolische Polyneuropathien
unter Einschluß von Granulomatosen und malignen Prozessen
mit Infiltration und Kompression peripherer Nerven

Diese letzte Gruppe ist von der Ätiologie wie auch vom Verteilungsmuster der Ausfälle her die uneinheitlichste Gruppe. Es gehören ihr sowohl ganz akut auftretende als auch sehr chronisch verlaufende Formen an.

Akut, ja perakut können die Lähmungen der *Polyneuropathie* bei *akuter intermittierender Porphyrie* (Abb. 17) einsetzen. Der ersten größeren zusammenfassenden Arbeit von H. GÜNTHER [1863] im Jahre 1912, in der schon damals auf noch früher zu datierende Einzelfallberichte hingewiesen werden konnte, folgte bis heute eine große Anzahl von Publikationen, die sich an Hand einzelner Fälle oder größerer Serien der Beschreibung dieser Polyneuropathie widmeten [1825—1928]. Auf die größte Fallzahl konnte WALDENSTRÖM in seiner Monographie [1922] 1937 hinweisen, in der er über 103 Kranke mit Porphyrie berichtete, von denen immerhin 60 Fälle neurologische Komplikationen zeigten. Die früher als eigene Form abgegrenzte toxische Porphyrie unterscheidet sich in nichts im klinischen Bild von der akuten Porphyrie [1922], nur bedarf es bei der ersteren Form eines Anstoßes durch sogenannte „Porphyrogene", zu denen vor allem Schlaf-, Schmerz- und Beruhigungsmittel aus der Reihe der Barbiturate, Phenothiazinderivate und Morphin sowie auch u. a. Butazolidin, Sulfonamide und Sulfonylharnstoffderivate [5] gehören.

Der erste Schub der Erkrankung tritt in der Regel zwischen dem 20. und 40. Lebensjahr auf (I A 1); Frauen sind häufiger betroffen als Männer (I A 2); der Vererbungsgang ist dominant (I A 3). Die Ausfälle sind in überwiegender Mehrzahl symmetrisch bis höchstens leicht asymmetrisch, so daß Muster, die dem Typ der Mononeuritis multiplex gleichen, nur extrem selten auftreten (I B 3). Nur wenige Fälle sind dem symmetrisch-sensiblen, die weitaus meisten dem symmetrisch-paretischen Manifestationstyp zuzuordnen (I B 1 u. I B 2). Sensible Reizerscheinungen treten in ca. einem Viertel der Fälle auf (I C 1); häufiger, nämlich in ca. drei Viertel der Fälle, wird über Spontanschmerzen, meist von dumpfem Charakter, in den Gliedern geklagt (I C 3), die oft von den schweren Bauchkoliken überdeckt werden. Nicht selten sind die Muskeln druckschmerzhaft (I C 5). Die insgesamt an Bedeutung in den Hintergrund tretenden Sensibilitätsstörungen sind manchmal fleckförmig angeordnet und sehr wechselhaft (I D 1). Die motorischen Störungen beherrschen deutlich das klinische Bild (I D 2) und sind oft (I D 6) mit Reflexstörungen zusammen die einzig faßbaren Symptome. Sie sind häufig sowohl an den oberen wie auch an den unteren Extremitäten proximal betont oder sogar dort allein lokalisiert (I D 2). An den oberen Extremitäten zeigen sie teilweise eine Bevorzugung der vom N. radialis versorgten Muskeln (I D 2). Sehr frühzeitig treten Muskelatrophien auf (I D 3). Blasen- und Mastdarmstörungen sind in etwa einem Fünftel der Fälle vorzufinden (I D 5). Sehr auffällig und damit ein wichtiges differentialdiagnostisches Kriterium ist die oft imponierende Diskrepanz

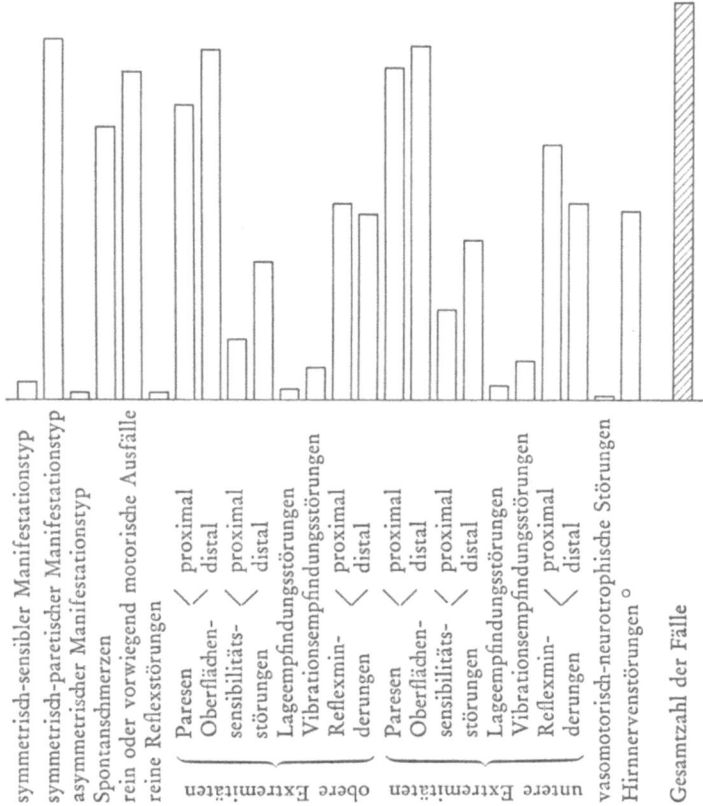

Abb. 17. Symptomenprofil von 109 Fällen mit Polyneuropathie bei akuter intermittierender Porphyrie (102 Lit.-Fälle und 7 eigene Fälle)
° unter Ausschluß der Pupillenstörungen

zwischen noch auslösbaren Achillessehnenreflexen und schon erloschenen Patellarsehnenreflexen (I D 6). Hirnnervenlähmungen sind ein häufiges Symptom, wobei vor allem Schluck- und Schlingstörungen, Facialis- und Recurrenslähmungen hervorzuheben sind (I D 7). Der Verlauf ist häufig rezidivierend (I E), jedoch sind auch chronische Verläufe [1832] bekannt geworden. Die Prognose ist ungünstig, schon der erste Schub ist mit einer hohen Mortalitätsrate belegt (I E).

So uneinheitlich wie die ganze Gruppe D, so divergierend in sich ist auch die Gruppe der *Schwangerschaftspolyneuropathien* [1929—2001]; von WIECK wird ihre Eigenständigkeit sogar bezweifelt [69]. Das Durchschnittsalter ihrer Manifestation ist in der Zeitspanne der Gebärfähigkeit mit ca. 30 Jahren relativ hoch (I A 1). Das Verteilungsmuster kann entweder dem symmetrisch-paretischen oder dem Typ der Schwerpunktspolyneuropathie bzw. Mononeuritis multiplex entsprechen. Die Fälle, die dem ersteren Typ angehören, verlaufen nicht selten nach Art einer Landryschen aufsteigenden Lähmung (u. a. [1931, 1956, 1959, 1966, 1990, 2001]), so daß auch die Mortalität relativ hoch ist. Nach SPILLANE [1992] beträgt sie 20—25%. Auf der anderen Seite

Tabelle 13 (nach KALM [2149]). Häufigkeit der diabetischen Polyneuropathie

Autor		Zahl der Fälle	Häufigkeit %	Art der Ausfälle
SEVRINGHAUS	1931	500	36	Schmerzen
			46	Reflexverlust
JORDAN	1940	422	2,1	
FEIN, RALLI, JOLLIFFE	1936	1000	2,5	
RUNDLES	1945	125	4,5	
BROCH, KLÖVSTADT	1947	426	20,6	
BONKALO	1950	150	49	
ENGEL	1950	644	6	
HIRSON, FEINMANN, WADE	1953	100	57	
WOLFF, THIELEMANN	1953	1170	2,9	
ROOT, POHE, FREHNER	1954	2288	10	
MATTHEWS	1955	545	37	
GOODMAN	1956	261	62	
SCHNEEWEISS, GASSMANN	1956	3673	2,6	
RICHARDSON	1956	384	24	
SCHUBERT, PETERS, STEVENS	1957	464	6,9	
BUSCHMANN, FRITZE, MARSCH	1958	1500	1,6	
DOBSON u. a.	1958	224	13	
WIESIECKA, ADAMSKA	1958	290	48	
DAEPPEN	1960	186	47	
MULDER, LAMBERT, BASTON, SPRAGUE	1961	103	44	mit EMG untersucht
GASTAGER, KORP, LATOUSCHEK	1962	500	6	sichere Polyneuropathie
			40	objektive und subjektive Störungen
SAMLO, CSAPO, SZUCS	1962	500	50	Reflexverlust
			43	motorische Störungen
FEUDELL	1963	640	70	irgendwelche objektive Zeichen
KROSNICK	1964	ambulante 157	31,2	Reflexverlust

stehen die Fälle mit Ausfallsmustern, die dem Verlauf peripherer Nerven entsprechen, wobei möglicherweise auch mechanische Beeinträchtigungen der Nervenstränge eine mitverursachende Rolle spielen (I B 3). Dabei sind die Nerven der oberen Extremitäten häufiger betroffen als die der unteren. Bei beiden Typen sind nicht selten motorische Ausfälle führend (I D 2); Hirnnervenstörungen können auftreten (I D 7). Die Symptome der Polyneuropathie können sowohl während der Gravidität als auch im Wochenbett in Erscheinung treten und werden häufig mit zuvor bestehender Hyperemesis gravidarum in Verbindung gebracht (u. a. [1929, 1956, 1959, 1982, 1997]).

Wie die Alkoholpolyneuropathie gehört die *diabetische Polyneuropathie* (Abb. 18) mit zu den am häufigsten vorkommenden Formen. Wie bei der ersteren ist ihr Vorkommen auch schon lange bekannt [2124, 2169]. Im Gegensatz zur ersteren aber, bei der das Schrifttum dem Umfang nach verhältnismäßig klein und überschaubar geblieben ist, gibt es eine Fülle von Publikationen über die diabetische Polyneuropathie [2002—2256]. Die Angaben über die Häufigkeit des Vorkommens einer Neuropathie im Rahmen des Diabetes mellitus schwanken erheblich, je nachdem welche Maßstäbe an die Wertigkeit neurologischer Symptome, die für eine Neuropathie als beweisend gelten, angelegt werden. Nach einer tabellarischen Zusammenstellung von KALM [2149] bewegen sie sich zwischen 1,5% und 70% (Tab. 13).

Dabei wird in der Literatur (u. a. [2034, 2084, 2120, 2170, 2188, 2202, 2225, 2245]) immer wieder darauf aufmerksam gemacht, daß die Entdeckung polyneuritischer Symptome nicht selten den Weg zur Feststellung einer diabetischen Stoffwechsellage gewiesen hat. Wie die eigene Erfahrung und die anderer Autoren [2005, 2010, 2034, 2078, 2084, 2107, 2130, 2136, 2145 a, 2158, 2167, 2188, 2191, 2206, 2227, 2245] gelehrt hat, kann sich eine Polyneuropathie auch schon bei latenter diabetischer Stoffwechsellage entwickeln. — Der Altersgipfel liegt zwischen dem 50. und 70. Lebensjahr (I A 1), wobei ein gewisser Unterschied in der Häufigkeit des Auftretens zwischen den Fällen mit dem „sensiblen Kernsyndrom" und den anderen besteht, indem die ersteren jenseits des 70. Lebensjahres in etwas größerer Zahl vorkommen als die letzteren (I A 1). Frauen sind etwas häufiger betroffen als Männer (I A 2). Die überwiegende Mehrzahl der Fälle gehört dem symmetrisch-sensiblen Manifestationstyp an (I B 1), so daß ERBSLÖH von einem sensiblen Kernsyndrom spricht [17]. Dabei handelt es sich nicht selten lediglich um Reflexstörungen und/oder sensible Ausfälle. Nur ein kleiner Anteil ist dem symmetrisch-paretischen Typ zuzurechnen (I B 2). Etwa ein Viertel bis ein Drittel der Fälle (I B 3) zeigen jedoch Ausfälle nach dem Muster der Schwerpunktspolyneuritis oder der Mononeuritis multiplex. Sensible Reizerscheinungen (I C 1), Spontanschmerzen (I C 2), letztere vor allem im Zusammenhang mit Ausfällen vom Typ der Mononeuritis multiplex, und Muskelkrämpfe (I C 6) werden verhältnismäßig häufig geklagt. In einem Teil der Fälle findet sich auch das sogenannte „burning-feet-Syndrom" (I C 3). Oft sind die langen Nervenstränge wie auch die Muskeln an den unteren Extremitäten druckempfindlich (I C 5). Unter den Symptomen sind Reflexstörungen (I D 6) und Ausfälle der Tiefensensibilität insbesondere des Vibrationsempfindens (I D 1) deutlich führend und nicht selten über lange Zeit das einzige Symptom. BISCHOFF [2034] wies auf das Vorkommen fleckförmig begrenzter Oberflächensensibilitätsstörungen und GIBBELS u. SCHLIEP [2112] auf eine gewisse Felderung bei manchen Fällen mit geringerer Ausprägung an der Handinnenfläche und dem Zentrum der Fußsohle hin. Die Paresen können vor allem an den unteren Extremitäten proximal betont oder sogar dort ausschließlich lokalisiert sein. Solche Ausfälle, die meist asymmetrisch angeordnet sind und zum Teil dem Typ der Mononeuritis multiplex bzw. Schwerpunktspolyneuritis angehören, werden von einigen Autoren als eine besondere Untergruppe mit der Bezeichnung „diabetische Amyotrophie" belegt (I D 2). Die Paresen an den unteren Extremitäten zeigen nicht selten eine Betonung im Bereich der Oberschenkeladductoren, der Hüftbeuger, der Kniestrecker sowie der Zehen- und Fußextensoren gegenüber ihren Antagonisten (I D 2). Manchmal sind die Bauch- und auch andere Stamm-Muskeln mitbetroffen (I D 2). Vasomotorisch-neurotrophische Störungen mit Irritationen der Schweißsekretion, der Vasoconstrictoren und Vasodilatoren, mit Ödemen, trophischen Ulcera und Arthrosowie Osteopathien werden von den einzelnen Autoren in unterschiedlicher Häufigkeit erwähnt (I D 4). Blasen- und Mastdarmstörungen sowie Störungen der Sexualfunktionen können ebenfalls vorkommen (I D 5). Als Hirnnervensymptome werden vor allem Augenmuskel- und Facialisparesen angeführt, doch sollen auch andere Hirnnervenlähmungen vorkommen (I D 7). Es darf jedoch nicht unerwähnt bleiben, daß

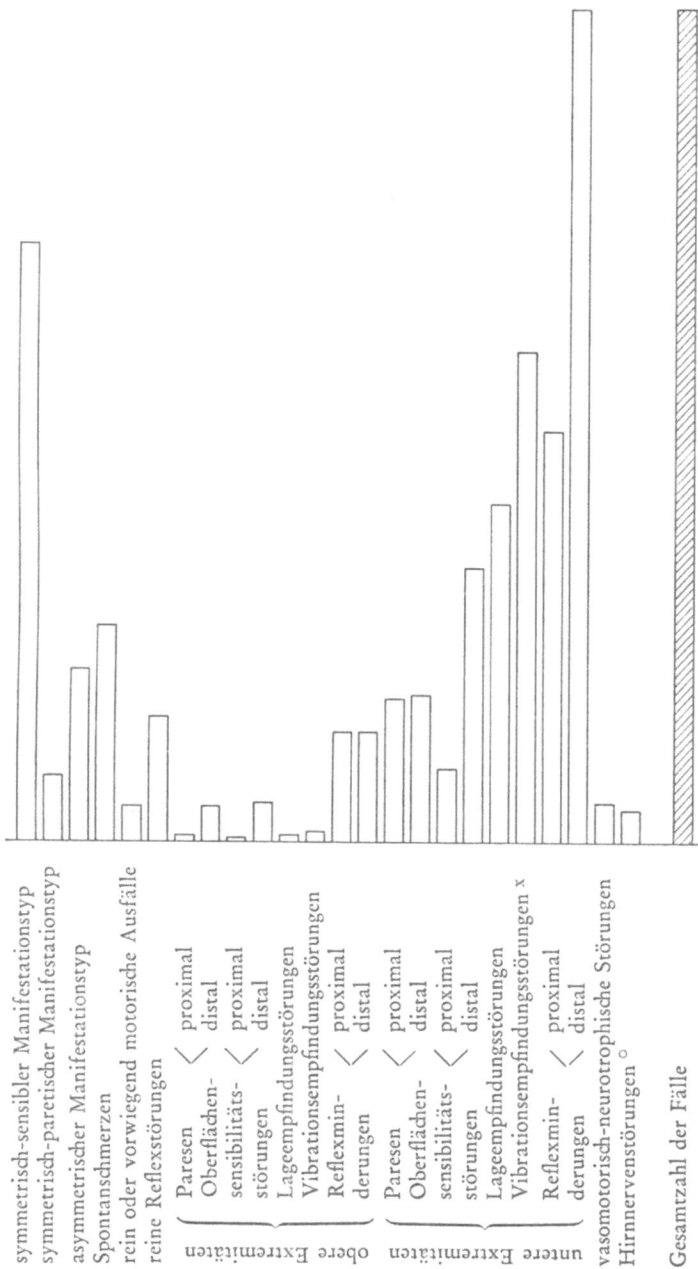

Abb. 18. Symptomenprofil von 230 Fällen des eigenen Krankengutes mit diabetischer Polyneuropathie

x in 31 Fällen keine Prüfung des Vibrationsempfindens
o unter Ausschluß der Pupillenstörungen

sie relativ selten sind und ihre Zuordnung zum polyneuritischen Syndrom nicht ganz unproblematisch ist [2112]. Der Verlauf ist sehr chronisch; vollständige Ausheilungen sind nur sehr selten, am ehesten rückbildungsfähig scheinen noch Paresen und Schmerzen zu sein (I E).

Bei *Hyperinsulinismus* mit hypoglykämischen Zuständen tritt eine *Polyneuropathie* in Erscheinung [2257—2265, 2267—2269], die immer symmetrische bis höchstens leicht asymmetrische Ausfälle (I B 2) zeigt, die fast durchwegs rein oder zumindest vorwiegend motorisch sind (I D 2). Lediglich ein uns bekannt gewordener Fall [2264] mit nur abgeschwächten Achillessehnenreflexen gehört dem symmetrisch-sensiblen Manifestationstyp an. Häufig klagen die Patienten über Mißempfindungen. Die Lähmungen setzen meist gleichzeitig an den distalen Enden der oberen und unteren Extremitäten ein und greifen oft auch auf die proximalen Abschnitte der unteren Extremitäten (19mal unter 26 Fällen) über. Einmal waren nur Lähmungen an den Händen nachweisbar. Frühzeitig setzen Atrophien ein. Wenn Sensibilitätsstörungen auftreten, dann beschränken sie sich auf die distalen Extremitätenabschnitte. Die Prognose ist günstig, da sich die Ausfälle nach Entfernung des Insulomes meist wieder vollständig zurückbilden.

Auch nach aus therapeutischen Gründen in der Psychosebehandlung gesetzten *Insulinschocks* sind *Polyneuropathien* bekannt geworden [2266]. Dabei handelt es sich allerdings lediglich um sensible Reizerscheinungen oder Ausfälle, so daß sie als typische Beispiele des symmetrisch-sensiblen Manifestationstyps angesehen werden können. Vereinzelt werden auch Paraesthesien im Mund- und Lippenbereich und Beeinträchtigung des Geschmackssinnes angegeben.

Beim *Myxödem* werden von den Patienten häufig Klagen über Paraesthesien vorgebracht, wobei sie sich in größeren Serien zwischen 50% und 92% bewegen (I C 1). Wenn auch häufig auf das Vorkommen von Polyneuropathien in Zusammenhang mit Schilddrüsenunterfunktion hingewiesen wird (u. a. [2270—2283]), so sind doch genauere Fallbeschreibungen seltener (u. a. [2271—2273, 2276, 2277, 2280]). Bei Auswertung dieser Fälle und der anderen Literaturhinweise ergibt sich, daß das Ausfallsmuster immer symmetrisch bis leicht asymmetrisch ist, und daß es sich vorwiegend um sensible Ausfälle und Reflexminderungen handelt (I B 1). Immer werden Mißempfindungen vorgebracht (I C 1). Häufig wird über Spontanschmerzen geklagt (I C 2), mitunter sogar über „burning-feet and hands" [2280]. Nicht selten übertreffen die Tiefensensibilitätsstörungen die der Oberflächensensibilität oder sind sogar allein vorhanden (I D 1). Als besonderes Merkmal beim Myxödem überhaupt ist der verzögerte Reflexablauf beim Auslösen des Achillessehnenreflexes („pseudomyotonischer Reflexablauf") hervorzuheben (u. a. [2270, 2276, 2278, 2279, 2280, 2283]). Hirnnervenausfälle betreffen vor allem den N. stato-acusticus (I D 7).

Vereinzelt sind Fallberichte über *Polyneuropathien* bei *Acromegalie* bekannt geworden [2284, 2286—2288]. Im Fall von STEWART [2288] handelte es sich um eine distal betonte, symmetrische, rein motorische Tetraparese mit Hypo- bis Areflexie, die sich langsam entwickelt hatte.

Einen Fall einer Polyneuropathie bei *primärem Hyperparathyreoidismus* berichteten neulich GERSTER u. GAUTHIER [2285]. Die Erkrankung begann mit Schmerzen im Rücken und linken Oberschenkel. Die Ausfälle waren vorwiegend motorisch mit Betonung der generalisierten Paresen im Schulter- und Beckengürtel. Es bestand Hyporeflexie; Lage- und Vibrationsempfinden waren von den Knien ab aufgehoben.

Auf einen Mangel an Vitamin B_1 wird üblicherweise die *Beri-Beri-Polyneuropathie* zurückgeführt [2293—2296, 2306—2308, 2310—2311]. Es handelt sich um eine Form, die dem symmetrisch-paretischen Manifestationstyp zuzuorden ist (I B 2). Die Ausfälle sind gemischt sensomotorisch. Sie beginnen an den distalen Enden der unteren Extremitäten mit Bevorzugung im Peronaeusbereich, greifen bei weiterem Fortschreiten auf die oberen Extremitäten, ebenfalls mit besonderer Betonung der Strecker, und auf den Rumpf über. Die Waden sind druckschmerzhaft (I C 5). Paraesthesien und Schmerzen treten eher in den Hintergrund [2294, 2295, 2307, 2308]. Die Sensibilitätsausfälle betreffen vorwiegend die Oberflächensensibilität, wobei schon frühzeitig periumbilical und perianal hypaesthetische Bezirke nachweisbar sind [2306, 2308]. Nach SCHRETZENMAYR [2307, 2308] bleiben auch bei weiterer Ausdehnung der sensiblen Ausfälle die Fußsohlen, die Leistenbeuge, der Kopf, der Hals und die Brust fast völlig frei oder zumindest weniger betroffen. Nach DUMONT [2296] soll es auch pseudotabische Bilder mit vorherrschend Tiefensensibilitätsstörungen geben. Als Hirnnervenausfälle werden manchmal Recurrensparesen [2295, 2308] und Hörminderungen [2295] vorgefunden. Vereinzelt sollen auch *Polyneuropathien* bei *Folsäuremangel* beobachtet worden sein [2289, 2298, 2299, 2301].

Schon während der Hungersnot in Madrid im spanischen Bürgerkrieg sowie vor allem in den Kriegsgefangenenlagern des fernen Ostens im Zweiten Weltkrieg trat eine Polyneuropathie auf — sie wurde auch später noch vor allem in unteren sozialen Bevölkerungsschichten dieser Länder beobachtet —, die nach dem vorherrschenden Symptom mit der Bezeichnung *„Burning-feet"-Krankheit* am besten charakterisiert ist [2290—2292, 2297, 2300, 2304, 2305, 2309—2311]. Sie geht auf einen Mangel an Vitamin B-Komplex zurück, wobei je nach Autor unterschiedliche Fraktionen des Vitamins angeschuldigt werden. Vom Manifestationstyp her sind die Ausfälle vorwiegend dem symmetrisch-sensiblen angehörig (I B 1). Wie schon der Name zum Ausdruck bringt, sind die Patienten vor allem von ungemein quälenden, brennenden Schmerzen an den Füßen geplagt, die besonders nachts exacerbieren und die Patienten zwingen, ruhelos umherzugehen oder die Füße aneinander zu reiben. Manchmal finden sie Linderung durch Kühlung mit kaltem Wasser. Daneben hatten die Patienten auch über andere Paraesthesien (z. B. „pins and needles") (I C 1) und stechende Schmerzen (I C 2) zu klagen. Häufig sind die Füße auf Berührungs- und Schmerzreize überempfindlich (I C 4), die Nervenstränge druckschmerzhaft. Die Beschwerden dehnten sich nur selten auf die Hände aus [2311]. Sensible und vor allem motorische Ausfälle (I B 1) wie auch Reflexstörungen waren nur in einem verhältnismäßig geringen Prozentsatz nachweisbar. Zugleich mit der „Burning-feet"-Krankheit, aber möglicherweise nicht unbedingt als ein dazugehöriges Symptom [2294], trat oft eine retrobulbäre Neuritis auf. In der Regel bildeten sich die Symptome nach Beseitigung der Mangelsituation zurück. Es konnten jedoch — vor allem von seiten der Opticusneuritis — auch Residuen zurückbleiben [2290, 2291].

Auf das Vorkommen einer *Polyneuropathie* bei *Hungerdystrophie* mit schweren generalisierten Ödemen vor allem als Folge von Eiweißmangelernährung machte SPECKMANN [2312] aufmerksam. Die Ausfälle waren symmetrisch und gemischt sensomotorisch. Alle Patienten klagten über Paraesthesien, die Nerven waren druckempfindlich. Die motorischen Ausfälle waren vorwiegend auf die unteren Extremitäten beschränkt, griffen aber durchweg auch auf die proximalen Abschnitte über. Die Sensibilitätsstörungen überschritten Knie und Ellenbeugen nicht. Alle Patienten hatten erhebliche Ödeme; zwei Patienten waren impotent. Hirnnervenstörungen wurden nicht beobachtet.

Etwas stiefmütterlich in der Literatur sind bisher zweifelsohne *Polyneuropathien bei gastro-enterogener Malabsorption* [5, 15—18, 31, 32, 41, 2315, 2316, 2318—2320, 2322—2326] weggekommen. Über größere Fallzahlen berichten lediglich JANZEN u. BALZEREIT [31] und JANZEN [2320], ERBSLÖH [17], COOKE u. SMITH [2316] sowie BRESSON *u. Mitarb.* [2315]. Wir selbst verfügen über 7 Fallbeobachtungen. Kasuistiken mit genauer klinischer Fallbeschreibung gehören zu den Seltenheiten. Als Ursache für das Auftreten dieser Polyneuropathie sind u. a. Zustand nach Gastrektomie, Arzneimittelallergien, Sprue, M. Whipple und Anacidität des Magens anzuführen. Soweit wir das Schrifttum überblicken, sind die Ausfälle immer weitgehend symmetrisch angeordnet, sie können rein sensibel sein (I B 1), sind aber wohl in der Überzahl sensomotorisch gemischt (I B 2), wobei — wie in den meisten unserer Fälle — sogar die Paresen eindrücklicher sein können als die Sensibilitätsstörungen. Sensible Reizerscheinungen treten oft auf (I C 1), auch Spontanschmerzen können geklagt werden. Hirnnervenausfälle im Rahmen dieser Polyneuropathien sind nach unserer Kenntnis nie beschrieben worden.

Auch *Pankreasinsuffizienz* mit nachfolgenden Resorptionsstörungen kann zur *Polyneuropathie* [18, 2313, 2314, 2317, 2320, 2321, 2325] führen. Es wurden sowohl rein sensible [2314] als auch vorwiegend oder rein motorische Bilder beobachtet [18, 2313].

Das Vorkommen einer eigenständigen sogenannten „hepatogenen" *Polyneuropathie*, wie es vor allem ZILLIG [2331, 2332] vertreten hat, halten wir nicht für gerechtfertigt. In fast allen Fällen, in denen in größeren Serien sorgfältig nach entsprechenden anamnestischen Hinweisen geforscht wurde, zeigte sich nämlich, daß der angeschuldigten Cirrhose ein chronischer Alkoholismus zugrunde lag, oder dieser zumindest mit eine Rolle spielte [1519, 2328 a, 2330]. Polyneuropathien bei *Pigmentcirrhose*, wie sie MANCKE [2328] angeführt hat, sind möglicherweise mit dem gleichzeitig bestehenden Diabetes mellitus in Zusammenhang zu bringen. Über 3 Fälle mit einer rein sensiblen symmetrischen *Polyneuropathie bei primärer biliärer Cirrhose* berichteten THOMAS u. WALKER [2329]. Sie war verbunden mit sensiblen Reizerscheinungen, Hyperaesthesie und Oberflächensensibilitätsstörungen an den Extremitätenacren. In zwei Fällen traten auch Spontanschmerzen auf, einmal fand sich eine Hyporeflexie. Als ätiologischer Faktor ist jedoch die gleichzeitig bestehende Hypercholesterinämie anzuschuldigen, da in den bioptisch gewonnenen Nn. surales Fettablagerungen nachzuweisen waren. Polyneuropathien unterschiedlicher Muster bei *Hyperlipidämie* hatten auch die Patienten von FULTON [2327 a], GREENE *u. Mitarb.* [2327 b] sowie FESSEL [2327]. Ob die Störung des Fettstoffwechsels in diesen Fällen allerdings als die eigentliche Ursache der Erkrankung der peripheren Nerven angesehen werden kann, muß dahingestellt bleiben. Ein Teil der Patienten hatte nämlich außerdem einen Diabetes mellitus [2327] sowie eine Hyperuricämie [2327, 2327 a und 2327 b].

Vor allem im letzten Jahrzehnt, seit durch chronische Dialysebehandlung und Nierentransplantation Patienten mit chronischer Niereninsuffizienz auch über lange Zeit am Leben erhalten werden können, gewinnt immer mehr eine Neuropathie, die man oft bei solchen Patienten beobachten kann — die sogenannte „nephrogene" *Polyneuropathie* —, an Bedeutung [2333—2364]. Es sollte aber nicht vergessen werden, daß schon CHARCOT [2341] im Jahre 1870 auf das Vorkommen einer Polyneuropathie bei Urämie hingewiesen hat. Die Ausfälle der nephrogenen Polyneuropathie sind immer so angeordnet, daß sie entweder symmetrisch-sensibel (I B 1) oder dem symmetrisch-motorischen Manifestationstyp (I B 2) zugeordnet werden können. Im Beginn stehen häufig sensible Reizerscheinungen (I C 1), „burning-feet" (I C 3) und nicht selten Muskelkrämpfe (I C 6). Andersartige Spontanschmerzen stehen eher im Hintergrund (I C 2). Mitunter tritt das Symptom der „restless legs" sowohl nach unserer eigenen wie auch der anderer Autoren [2339, 2356a u. b, 2357a] in Erscheinung. Öfters findet sich eine Hyperaesthesie und Hyperpathie an den Füßen (I C 4) sowie eine Druckempfindlichkeit der Nervenstränge (I C 5). Initial- und häufig auch einzige Symptome sind Abschwächung und Aufhebung des Achillessehnenreflexes (I D 6) und Sensibilitätsstörungen, wobei die Ausfälle der Tiefensensibilität, insbesondere des Vibrationsempfindens, ganz im Vordergrund stehen (I D 1). Treten dann im weiteren Verlauf Paresen und Atrophien in Erscheinung, so beginnen sie meistens in der vom N. peronaeus versorgten Muskulatur. Hirnnervenstörungen gehören zu den ausgesprochen seltenen Symptomen (I D 7). DINAPOLI u. JOHNSON [2344] weisen jedoch auf das gelegentliche Vorkommen von Anosmie, Ageusie, Pupillenstörungen und Facialisparesen hin. Der Verlauf ist meist chronisch; durch genügend häufige Dialysen oder Nierentransplantation können die Symptome sich bessern oder sogar verschwinden (u. a. [2345, 2353, 2354, 2360]). Selten wurden — sogar unter der Dialysebehandlung — fulminant verlaufende aufsteigende Lähmungen beobachtet [2349, 2359, 2362].

Eine der häufigsten neurologischen Komplikationen bei malignen Geschwülsten, die nicht durch direkte Einwirkung auf das Nervensystem zustande kommen, ist die *paraneoplastische Polyneuropathie* [2365—2413]. Man unterscheidet im allgemeinen 3 Formen: eine rein sensible Form („sensory neuropathy"), eine rein motorische Form („neuromuscular disorder") und einen gemischt sensomotorischen Typ. Sie treten meist jenseits des 40. Lebensjahres auf und haben einen Häufigkeitsgipfel in der 6. Lebensdekade (I A 1). Männer sind — auf alle 3 Formen umgerechnet — häufiger betroffen als Frauen (I A 2), jedoch scheint insgesamt bei der sensiblen Form ein einigermaßen ausgeglichenes Geschlechtsverhältnis vorzuliegen, wenn man in Betracht zieht, daß zwar bei unseren 18 aus der Literatur ausgewerteten Kasuistiken ein Verhältnis von 12 ♂ : 6 ♀ zustande kommt, während CROFT u. WILKINSON [2378] aber auf der anderen Seite eine Relation von 2 ♂ : 9 ♀ vorfanden. Die Ausfälle sind immer weitgehend symmetrisch angeordnet, so daß die rein sensible Form ein klassisches Beispiel für den symmetrisch-sensiblen, die beiden anderen Formen für den symmetrisch-motorischen Manifestationstyp darstellen. Sensible Reizerscheinungen werden beim sensiblen Typ nahezu immer, bei den anderen Formen weniger häufig geklagt (I C 1). Spontanschmerzen können, müssen aber keineswegs vorkommen. Die Oberflächensensibilitätsstörungen der sensiblen und der sensomotorischen Form erstrecken sich in der Mehrzahl der Fälle auf die unteren wie auch auf die oberen Extremitäten (bei der sensiblen Form ergab sich die Relation 15 : 13 unter 18 Fällen, bei der sensomotorischen die Relation 19 : 15 unter 28 Fällen). Nicht ganz selten finden sich nur Tiefensensibilitätsstörungen (I D 1). Bei der sensomotorischen und der rein motorischen Form ergreifen die Lähmungen und Atrophien gleichfalls meist sowohl die Beine wie auch die Arme (bei der ersteren ergab sich die Relation 25 : 22 bei 28 Fällen, bei der letzteren 20 : 15 bei 21 Fällen). Selten befallen die Lähmungen nur die oberen Extremitäten (zweimal bei der ersteren, einmal bei der letzteren Form). Bei dem rein motorischen

Typ sind die Paresen in der Mehrzahl proximal betont oder sogar allein dort lokalisiert (I D 2). Sehr schwierig gestaltet sich bei dieser Form die Differentialdiagnose zu Myopathien, so daß meist Elektromyographie und Muskelbiopsie zur Abklärung herangezogen werden müssen. Hirnnervenstörungen können vorkommen (I D 7). Die Häufigkeit des Auftretens einer paraneoplastischen Polyneuropathie hängt vor allem von der Art des Primärtumors ab. In etwa zwei Drittel der Fälle handelt es sich um ein Lungen-Carcinom [2391]. Sie kann jedoch auch bei anderen Carcinomarten wie zum Beispiel dem Mamma-, Ovarial-, Uterus- und Cervix-Carcinom, dem Oesophagus-, Magen- und Colon-Carcinom, dem Pankreas- und Blasen-Carcinom sowie Seminom (u. a. [2375, 2377, 2378, 2380, 2384, 2388]) vorkommen. Bei einer Untersuchung von 299 Patienten mit Bronchial-Carcinom fanden LENNOX u. PRICHARD [2400] 5 Fälle, unter 250 Patienten CROFT u. WILKINSON [2374] 6 Fälle mit einer peripheren Neuropathie. Geringer lag der Prozentsatz unter 250 Patientinnen mit Mamma-Carcinom, bei denen die letzteren Autoren nur einen Fall vorfanden. Unter 157 Patienten mit verschiedenartigen Carcinomen entdeckten MÜLLER u. Mitarb. [2402] 11mal eine Polyneuropathie bei Lungen-Carcinom, 2mal bei Harnblasen-Carcinom und je einmal bei Nieren- und Hypopharynx-Carcinom. Die sensible Form kommt vor allem beim Bronchial-Carcinom vor (82% nach CROFT u. WILKINSON [2378]), während beim sensomotorischen Typ das Bronchial-Carcinom nur in ca. 50% als Primärtumor beteiligt ist [2378]. Die neurologischen Symptome treten nicht selten vor dem Manifestwerden des Primärtumors in Erscheinung und können sogar den Weg zu seiner Aufdeckung weisen (u. a. [2367, 2377, 2378, 2406]). Meistens ist der Verlauf mehr chronisch, es gibt jedoch auch rezidivierende Verläufe und Remissionen, sowohl spontan wie nach Entfernung des Primärtumors [2367, 2378, 2388, 2391].

Von der Ätiologie und Pathogenese her ist wohl die *Polyneuropathie* beim *Myelom* mit den vorher besprochenen paraneoplastischen Polyneuropathien vergleichbar, jedoch im klinischen Bild zeigt sie einige Besonderheiten. Wir fanden bisher in der Literatur 23 hinreichend gesicherte und ausführliche Fallberichte [2414, 2419, 2425—2427, 2433, 2437, 2440, 2448, 2460, 2468, 2473, 2485, 2487, 2497][2]. Darüber hinaus geben einige Autoren pauschal Hinweise auf Einzelfälle oder auch größere Serien [2378, 2424, 2434, 2438, 2439, 2443, 2474, 2483, 2490, 2501, 2502] von Myelom-Polyneuropathie. Wir selbst haben einen Fall zusammen mit MASUHR [2476] publiziert und verfügen inzwischen noch über 2 weitere Fallbeobachtungen. Der Altersgipfel liegt zwischen dem 40. und 60. Lebensjahr (I A 1), Männer sind häufiger betroffen als Frauen (I A 2). Alle Fälle gehören den symmetrischen Manifestationstypen an, wobei nur ausnahmsweise rein sensible Ausfälle das klinische Bild bestimmen (I B 1 u. I B 2). Meist findet man gemischt sensomotorische Ausfälle, wobei manchmal die motorischen überwiegen (7mal unter 23 Lit.-Fällen und in einem von 4 Fällen von CURRIE u. Mitarb. [2438]). Sensible Mißempfindungen und vor allem z. T. kaum erträgliche Schmerzen (I C 1 u. I C 2) werden häufig geklagt. In einem Teil der Fälle tritt das „burning-feet"-Syndrom (I C 3) und eine erhebliche Hyperaesthesie und Hyperpathie in Erscheinung (I C 4). Die Nerven können druckschmerzhaft sein. Nicht selten sind vasomotorisch-neurotrophische Störungen zu beobachten (I D 4). Nur gelegentlich werden im Rahmen der Polyneuropathie Hirnnervenausfälle registriert (I D 7). Häufi-

---

[2] Inzwischen sind weitere vier Fälle von DAYAN u. Mitarb. [J. neurol. Sci. 14, 21 (1971)] beschrieben worden.

ger entstehen sie durch direkte Kompression von Knochenabsiedlungen am Schädel (u. a. [2431, 2432, 2447, 2490, 2491, 2491 a]). Die Prognose ist weitgehend ungünstig, es sind jedoch auch Einzelfälle mit spontaner Besserung oder vorübergehendem Stillstand beschrieben worden [2437, 2497].

Ähnliche Fälle von *Polyneuropathie*, die nicht auf Infiltration oder Kompression zurückgehen, sind auch beim *Morbus Hodgkin* beschrieben worden [2378, 2430, 2438, 2439, 2445, 2454, 2471, 2499, 2501, 2502]. Wie aus den wenigen genaueren Fallschilderungen ersichtlich ist, gehören die Ausfallsmuster vorwiegend den symmetrischen Manifestationstypen an (I B 1 und I B 2), wobei rein sensible Formen dominieren. Die Patienten klagen zum Teil über sensible Reizerscheinungen und Schmerzen. Die motorischen und sensiblen Ausfälle erstrecken sich meistens auf die unteren wie auch auf die oberen Extremitäten. Es können Schluck- und Schlingstörungen auftreten.

Häufig finden sich beim *M. Hodgkin* periphere Nerven- und Wurzelirritationen durch *Kompression* und *Infiltration*, ausgehend von befallenen Lymphknoten (u. a. [2426, 2439, 2459, 2494, 2496, 2499]). Dementsprechend gehören fast alle Fälle dem Typ der Mononeuritis multiplex an (I B 3), wobei in überwiegender Mehrzahl der Armplexus betroffen wird. Meist stehen heftige Schmerzen im Beginn; die Ausfälle sind in der Regel sensomotorisch gemischt. An Hirnnervenausfällen sind vor allem Hornersyndrom und Recurrensparesen zu erwähnen (I D 7).

Obwohl öfters pauschal angeführt, sind exaktere Fallbeschreibungen von *Polyneuropathien* bei *Leukämien* ohne direkte Kompression oder Infiltration noch seltener [2428, 2439, 2457, 2466]. Auch hier sind die Ausfälle symmetrisch sensomotorisch (I B 2). Die Lähmungen können sich nach Art einer Landryschen Paralyse von distal nach proximal bis zu den Hirnnerven hin entwickeln [2457].

Viel häufiger kommt es jedoch — wie auch in unseren beiden eigenen Fällen — zu einer Beeinträchtigung der peripheren und Hirnnerven sowie Wurzeln durch *Kompression* und *Infiltration* (u. a. [2415, 2417, 2418, 2421, 2423, 2425, 2428, 2435, 2436, 2441—2443, 2446, 2449, 2452, 2455, 2458, 2462, 2463, 2464, 2466, 2467, 2469, 2470, 2472, 2475, 2477, 2479—2482, 2484, 2486, 2488, 2489, 2492, 2493, 2495, 2496, 2499, 2500]. Abgesehen von häufig isolierten oder multiplen Hirnnervenstörungen (I D 7) sind die Ausfälle vorwiegend entsprechend dem Manifestationstyp der Mononeuritis multiplex (I B 3), seltener nach dem Muster des symmetrisch-paretischen Manifestationstyps angeordnet (I B 2). Häufig klagen die Patienten über ausstrahlende Schmerzen (I C 2), während sensible Reizerscheinungen eher in den Hintergrund treten. Meist finden sich gemischt sensomotorische Störungen, aber auch nicht selten rein motorische Ausfälle (I D 2).

Diese Unterteilung in Fälle von *Neuropathie ohne Kompression und Infiltration* [2422, 2438, 2461, 2465, 2478, 2483, 2498, 2501, 2502] und solche mit direkter Beeinträchtigung der *peripheren Nerven* durch das *maligne Wachstum* [2416, 2420, 2429, 2438, 2440, 2444, 2451, 2456, 2491 a, 2496, 2499] gilt auch für *maligne Retikulosen* wie das Lympho-Sarkom und das Retikulumzell-Sarkom. Die ersteren, von denen gleichfalls nur sehr spärlich genauere Fallschilderungen vorliegen, entsprechen ebenfalls dem symmetrisch-paretischen Manifestationstyp bei sensomotorischen Ausfällen. Die letzteren gehören wieder vor allem zum Typ der Mononeuritis multiplex (I B 3), zu einem kleineren Teil dem symmetrisch-paretischen (I B 2) an. Die Ausfälle sind fast durchweg sensomotorisch gemischt. Zum Teil klagen die Patienten über Schmerzen

(I C 2), seltener über Mißempfindungen. Häufig sind Hirnnervenstörungen zu verzeichnen (I D 7).

In einer differentialdiagnostischen Erörterung von Polyneuropathien darf nicht — zumindest ein kurzer Abschnitt — über *Neuropathien* durch meningeale Aussaat maligner Geschwülste fehlen, wobei wir unter dem Begriff *Meningiosis blastomatosa* sowohl glioblastomatöse, sarkomatöse wie auch carcinomatöse Wucherungen zusammengefaßt haben [2503—2542]. Das Manifestationsalter der Meningiosis glioblastomatosa und sarcomatosa liegt wesentlich niedriger als das der Meningiosis carcinomatosa (I A 1). In allen 3 Formen überwiegen deutlich männliche Patienten (I A 2). Wie zu erwarten, entsprechen die Ausfälle in der Hauptsache dem Manifestationstyp der Mononeuritis multiplex bzw. Schwerpunktspolyneuritis (I B 3) und nur in einem geringen Prozentsatz dem symmetrisch-paretischen Typ (I B 2). Während sensible Reizerscheinungen selten geklagt werden (I C 1), sind anfänglich häufig erhebliche, oft radikulär ausstrahlende Schmerzen im Vordergrund der Beschwerden (I C 2). Neben manchmal allein in Erscheinung tretenden Hirnnervenlähmungen (5mal unter 55 Lit.-Fällen) und vereinzelt isolierten Reflexminderungen (5mal) sind die Ausfälle nicht selten auf motorische Störungen beschränkt (I D 2). Nicht ganz unbeträchtlich ist die Zahl der Fälle mit Blasen- und Mastdarmstörungen (I D 5). Auch Störungen der Sexualfunktion sind zu erwähnen (3mal unter 55 Lit.-Fällen). Entsprechend der Aussaat der Geschwülste in die Meningen sind natürlich oft Hirnnervenausfälle mit den peripheren Störungen verbunden (I D 7).

Auch im Rahmen des *Morbus Boeck* kommen *Polyneuropathien* zur Beobachtung [2546, 2549, 2550, 2553, 2554, 2556, 2557, 2559, 2562, 2564, 2566, 2567, 2569, 2571, 2572, 2576—2579]. Sie gehören etwa je zur Hälfte dem Typ der Mononeuritis multiplex bzw. Schwerpunktspolyneuritis und dem symmetrisch-paretischen Typ an (I B 3 u. I B 2). Vereinzelt findet man symmetrisch oder asymmetrisch rein sensible oder motorische Ausfälle; meist sind sie gemischt. Öfters sind neben den im Vordergrund stehenden Hirnnervenausfällen (I D 7) an den Extremitäten nur Reflexstörungen festzustellen. Schmerzen und sensible Reizerscheinungen werden nicht häufig vermerkt. Bei den Hirnnervenstörungen stehen Ausfälle von seiten des N. opticus und N. facialis im Vordergrund (I D 7).

Wenn auch häufig bei *Polycythämie* über Paraesthesien geklagt wird [2580, 2582, 2583, 2585, 2586, 2592—2595], wobei die Prozentsätze zwischen 13% und 60% schwanken, so gibt es doch nur verhältnismäßig wenig Berichte über das Vorkommen von *Polyneuropathien* [2419, 2438, 2581, 2584, 2585, 2587—2591]. Die mitgeteilten Fälle lassen kein einheitliches klinisches Bild erkennen. Sie zeigen entweder Muster, die den symmetrischen Manifestationstypen (I B 1 u. I B 2) oder wie unsere beiden Fälle dem Typ der Mononeuritis multiplex zuzuordnen sind. Manche haben — wie auch unsere zwei Fälle — nur sensible (3mal unter 9 Fällen), die meisten gemischt sensomotorische Ausfälle. Ihnen gemeinsam sind häufig erhebliche Schmerzen (I C 2), seltener Mißempfindungen. Hirnnervenstörungen, die dem Polyneuropathie-Syndrom angehören, sind bis jetzt nicht bekannt geworden. Die große Streubreite der Unterschiedlichkeit des Ausfallmusters lassen unseres Erachtens auch auf unterschiedliche pathogenetische Prinzipien schließen, wobei einerseits wohl vor allem Durchblutungsstörungen durch die erhöhte Blutviscosität eine Rolle spielen, auf der anderen Seite aber auch Pathomechanismen vorstellbar sind, die mit denen vergleichbar sind, die zu den paraneoplastischen Syndromen führen.

Verhältnismäßig selten sind auch Hinweise und Berichte über *Polyneuropathien* beim *Morbus Waldenström* [2597, 2598, 2601—2621], die vor allem aus den letzten beiden Jahrzehnten stammen. Ob auch die Fallbeobachtungen von BING u. Mitarb. [2599, 2600] hier einzuordnen sind, ist umstritten. Die Mehrzahl der Fälle gehört entweder dem symmetrisch-sensiblen (I B 1) oder dem symmetrisch-paretischen Manifestationstyp (I B 2) an, ein kleinerer Teil, zumindest anfänglich, den asymmetrischen Typen (I B 3). Die meisten Patienten klagen im Beginn über teilweise sehr unangenehme Mißempfindungen (I C 1), manchmal über „burning-feet" (I C 3), verhältnismäßig selten über Spontanschmerzen. Die Ausfälle sind überwiegend gemischt sensomotorisch und sind häufig auch an den oberen Extremitäten lokalisiert. In über der Hälfte der Fälle sind neurotrophische Störungen mit Ödemen vorzufinden (I D 4). Hirnnervenlähmungen können vorkommen (I D 7 und [2613]). Meistens sind die Verläufe subakut bis chronisch; es gibt jedoch auch rezidivierende Verläufe, wie wir es bei unserer Patientin beobachten konnten.

Sowohl bei essentieller wie bei sekundärer *Kryoglobulinämie* können — zwar selten — *Polyneuropathien* auftreten [2609, 2622—2630]. LOGOTHETIS u. Mitarb. [2628] fanden unter 125 Lit.-Fällen 7mal, unter 12 eigenen Fällen 2mal eine Neuropathie. Die Mehrzahl der Fälle zeigten mindestens zu Beginn Muster wie bei der Mononeuritis multiplex bzw. Schwerpunktspolyneuritis (I B 3), seltener das Muster des symmetrisch-paretischen Typs (I B 1 und I B 2). Sensible Mißempfindungen (I C 1) und Schmerzen (I C 2) können — besonders anfänglich — die Patienten quälen. Die Ausfälle, die durchwegs sowohl die sensiblen Qualitäten wie auch die motorische Funktion betreffen, befallen auffällig häufig an den unteren Extremitäten den N. peronaeus. Meist sind sie mit schweren neurotrophischen Störungen verbunden (I D 4). In Anbetracht der kleinen Fallzahl sind Hirnnervenausfälle verhältnismäßig häufig verzeichnet (I D 7).

Einen Fall von *Polyneuropathie* bei *essentieller Myoglobinurie* nach Art einer Mononeuritis multiplex veröffentlichten LARCAN u. Mitarb. 1963 [2632]. Es kam dabei unter starken Schmerzen zu beidseitiger Peronaeus- und unilateraler Radialisparese.

Ebenfalls das Muster einer *Mononeuritis multiplex* zeigte ein Fall von Polyneuropathie bei *Skleromyxödem Arndt-Gottron*, den HALLEN 1969 [2631] publizierte. Bei typischen Hautveränderungen mit kleinen weißen Knötchen an den Fingerendgliedern und flächenhaften Hautverdickungen begann die Symptomatik mit Schwächegefühl in Armen und Beinen sowie Paraesthesien. Später entwickelten sich nacheinander Paresen der einzelnen Nerven in Beinen und Armen. Dabei waren die Nervenstränge druckempfindlich und verdickt.

Bei *Paramyloidose* — oder wie sie im anglo-amerikanischen Schrifttum genannt wird — *primärer Amyloidose* kommen *Polyneuropathien* [2633—2678] neben einer kleinen Gruppe von sporadischen Fällen vor allem in familiärer Häufung auf. Während die vererblichen Formen — zwar bei einem Erkrankungsrisiko zwischen dem 15. und 60. Lebensjahr — hauptsächlich in der 3. Dekade beginnen, liegt der Höhepunkt des Manifestationsalters bei den sporadischen Fällen zwischen dem 50. und 60. Lebensjahr (I A 1). Bei beiden Formen — noch deutlicher bei den sporadischen Fällen — werden Männer häufiger betroffen als Frauen (I A 2). Dem Ausfallsmuster nach gehören sie den symmetrischen Typen an (I B 1 und I B 2). Sie beginnen meistens mit Paraesthesien (I C 1) und zum Teil mit Brennschmerzen (I C 3) sowie anderen

Spontanschmerzen (I C 2), die aber bei den familiären Fällen eher zurücktreten. Häufig treten von Anfang an Störungen der Sexualfunktion (I D 5) auf. Zunächst entwickeln sich von distal nach proximal ausgedehnte Sensibilitätsstörungen, wobei zunächst die Temperatur-, dann die Schmerz- und schließlich die Berührungsempfindung betroffen werden, so daß meist folgende übereinander stehende Zonen entstehen:
1. ein Bezirk mit Anaesthesie für alle Qualitäten einschließlich Tiefensensibilität,
2. eine Zone mit vorwiegend Thermhypaesthesie und Hypalgesie bei nur geringer Hypaesthesie,
3. Bezirke mit fleckförmigen Temperaturempfindungsstörungen (I D 1).

Erst später kommen dann, ebenfalls distal einsetzend, Paresen und Atrophien hinzu, die wie die Sensibilitätsstörungen — je nach Typ (siehe weiter unten) — an den unteren oder seltener an den oberen Extremitäten beginnen. Bald schwinden dann auch die Reflexe. Meist findet man schwere neurotrophische Störungen (I D 4) mit Irritationen der Schweißsekretion, Ödemen und livider Hautverfärbung. Später können Hautulcera, besonders an Fußsohle und Fußrücken, sowie auch röntgenologisch nachweisbare Osteoporosen hinzutreten [2637, 2640]. Besonders im Spätstadium kommt es zu Sphincterstörungen von Harnblase und Mastdarm (I D 5). Auch Hirnnervenstörungen können auftreten (I D 7). Die ersten familiären Fälle wurden von ANDRADE [2636] in Portugal entdeckt, nachdem WOHLWILL [2677] in Lissabon schon 1942 über Einzelfälle berichtet hatte. Da bei diesen Fällen die Symptome an den unteren Extremitäten beginnen, spricht man bei all diesen Fällen, die dieses Entwicklungssyndrom aufweisen, vom „portugiesischen Typus". Dem entsprechen auch die klinischen Bilder bei den meisten sporadischen Fällen sowie der Mehrzahl der nicht aus Portugal stammenden Sippen (z. B. [2635, 2638, 2639, 2647, 2669]). Ein anderer Typ, den man nach dem Wohnsitz der erstmals entdeckten Sippe „Indiana-Typ" nennen kann, beginnt mit den Ausfällen an den oberen Extremitäten [2654, 2660, 2672, 2673] und zeigt eine größere Varianz der Symptome. Der Verlauf der Amyloidpolyneuropathie ist chronisch und — da ihr Fortschreiten nicht aufgehalten werden kann —, quo ad vitam, prognostisch ungünstig, wenn auch sich die Entwicklung über Jahre hinziehen kann.

Eine weitere chronisch verlaufende, familiär auftretende Form einer Polyneuropathie stellt die *hereditäre sensible Neuropathie* (DENNY-BROWN) [2679—2715] dar. Sie ist in der Literatur unter vielerlei Bezeichnungen beschrieben worden: so u. a. als „familiäre, symmetrische Gangraen und Arthropathie an den Füßen" (BRUNS, 1903 [2685]), „familiär auftretendes Malum perforans der Füße" (SCHULTZE, 1917 [2708]), „familäre Trophoneurose" (GÖBELL u. RUNGE, 1917 [2692]), „hereditary perforating ulcer of the foot" (HICKS, 1922 [2694]), „familial neurotrophic osseous atrophy" (SMITH, 1934 [2709]), „arthropathies mutilantes symétriques des extrémités inférieures" (VAN BOGAERT, 1940 [2681]), „acropathie ulcero-mutilante familiale" (THÉVENARD, 1942 [2711]), „familiäre, neurovasculäre Dystrophie der Extremitäten" (JUGHENN u. Mitarb., 1949 [2696]), „hereditary sensory radicular neuropathy" (DENNY-BROWN, 1951 [2690]), „familial neurogenic acro-osteolysis" (GIACCAI, 1952 [2691]), „ulcerierende Akropathie" (JACOB u. Mitarb., 1954 [2695]) und schließlich „ostéolyse essentielle héréditaire et familiale" (THIEFFRY u. SORREL-DEJERINE, 1958 [2713]).

Sie beginnt manchmal schon im Kindesalter (I A 1), meist jedoch in der 2. und 3. Dekade [2704, 2712]. Männer werden häufiger betroffen als Frauen [2679, 2691,

2704, 2712]. Der Vererbungsgang der meisten Sippen ist dominant (I A 3), in einigen Sippen recessiv (I A 3).

Vom Ausfallsmuster her ist die sensible hereditäre Neuropathie eine der klassischen Formen des symmetrisch-sensiblen Manifestationstypes (I B 1). Nur selten treten Paresen in Erscheinung (I B 1). Meistens beginnt die Erkrankung mit Ulcerationen, die oft nicht schmerzhaft sind, an Zehen und Fußsohlen. Sie treten entweder spontan oder nach kleinen Verletzungen in Erscheinung. Häufig kommt es zu Superinfektion und zu mangelhafter Ausheilung; es treten Osteolysen und Verstümmelungen hinzu, und nicht selten müssen deshalb Amputationen vorgenommen werden. Die hinzukommenden Sensibilitätsstörungen sind häufig dissoziiert (I D 1), wobei das Schmerzempfinden am stärksten betroffen ist. Die Tiefensensibilität ist in der Regel erhalten (u. a. [2680, 2683, 2687, 2697, 2704, 2712, 2714]). Mit dem Fortschreiten der Sensibilitätsstörungen, die nicht selten — wie zum Teil die neurotrophischen Störungen — auch auf die oberen Extremitäten übergreifen (u. a. [2683, 2687, 2693, 2697, 2707, 2711, 2712]), schwinden die Reflexe, wobei zuerst die Achillessehnenreflexe betroffen sind (u. a. [2680, 2683, 2687, 2693, 2697, 2699, 2703, 2704, 2707, 2711, 2712, 2714]). Hirnnervenstörungen gehören zu den extremen Seltenheiten (einmal Hörminderung mit Untererregbarkeit des N. vestibularis unter 109 ausgewerteten Lit.-Fällen).

Ein chronisch verlaufendes Erbleiden stellt auch die *neurale Muskelatrophie* dar [2716—2794, 2796—2799]. Die meisten Sippen folgen dem dominanten, ein kleinerer Teil, dem wohl auch in überwiegender Mehrzahl die sogenannten sporadischen Fälle angehören, dem rezessiven und eine kleine Minderheit dem X-chromosomalen Erbgang (I A 3). Das Haupterkrankungsalter des dominant vererblichen Typs liegt zwischen dem 5. und 25. Lebensjahr (I A 1), das der recessiv vererbten Form durchschnittlich noch früher. Männer erkranken häufiger als Frauen (I A 2). Die Ausfälle, die in der Regel an den distalen Enden der unteren Extremitäten beginnen, sind durchweg weitgehend symmetrisch. Es kommt zunächst zur Parese und Atrophie der vom N. peronaeus versorgten Muskeln sowie der kleinen Fußmuskeln, später auch der Waden- und Oberschenkelmuskulatur, so daß Hohlfüße (wie „Friedreich-Füße") und die sogenannten „Storchenbeine" imponieren (I D 3). Nach Jahren bis zu Jahrzehnten greifen die Lähmungen und Atrophien auf die kleinen Hand- und Unterarmmuskeln über, und es entsteht das Bild der „Krallenhand". Bei manchen Kranken werden in Kälte die motorischen Ausfälle verstärkt [2736]. Der Schulterblatt-Unterschenkeltyp DAVIDENKOWs [2736, 2737] u. HÄNELs [2753] Hand-Schultergürteltyp mit ausschließlichem Befall der oberen Extremitäten sind als Sondertypen sehr umstritten [3]. Meist schwinden bald die Achillessehnenreflexe, auch die Patellarsehnenreflexe und die Eigenreflexe der oberen Extremitäten können später gemindert sein oder ausfallen. Man findet bei der Mehrzahl der Fälle diskrete Sensibilitätsstörungen, die sowohl die Oberflächen- wie auch die Tiefensensibilität betreffen.

Vereinzelt sind sogar dissoziierte Empfindungsstörungen zu beobachten (u. a. [2763]). Heftige Spontanschmerzen können (u. a. [2716, 2727, 2763]), jedoch müssen nicht vorkommen. Besonders kennzeichnend sind bei vielen Fällen vasomotorischneurotrophische Störungen mit Kältegefühl in distalen Extremitätenpartien und Cyanose. Der recessiv und der X-chromosomal vererbliche Typ zeigen im wesentlichen das gleiche klinische Bild wie der dominante Typ. Der erstere ergreift lediglich etwas häufiger und ausgedehnter die Oberschenkel- und Oberarmmuskulatur und beim letzteren fehlen Sensibilitätsstörungen fast immer [3]. Vereinzelt sind beim dominanten und recessiven Typ Kombinationen mit Opticusatrophie beschrieben worden (I D 7). Die Verläufe sind sehr chronisch. Das zeigt z. B. ganz typisch der 1967 erschienene Fallbericht von ALAJOUANINE u. Mitarb. [2716] über einen Verlauf mit einer Dauer von über 64 Jahren bei einer Patientin, die noch CHARCOT in Paris selbst gesehen und diagnostiziert hat. Etwas schneller sollen allerdings die Verläufe bei dem recessiv erblichen Typ sein [3].

Vereinzelt sind Fälle berichtet worden, bei denen Zeichen einer *Neuropathie* bei *myotonischer Dystrophie* nachzuweisen waren. WALD u. Mitarb. [2795] haben bei 3 Patienten in einer Familie mit dem typischen Bild einer Curschmann-Steinertschen Erkrankung elektromyographisch und bioptisch eine neurogene Läsion nachweisen können. Wir selbst verfügen ebenfalls über zwei gleichgeartete Fallbeobachtungen, bei denen beidseitige Peronaeusparesen, einmal auch mit entsprechenden Sensibilitätsstörungen, imponierten.

Über einen sporadischen Fall einer *Kombination* von *schwerer Muskelrigidität*, die klinisch zunächst wie ein „stiff-man"-Syndrom aussah, was aber elektromyographisch ausgeschlossen werden konnte, und einer *Polyneuropathie* berichteten kürzlich RICKER u. Mitarb. [2848].

Gleichsam als Kombination von Friedreichscher Heredoataxie und neuraler Muskelatrophie ist die sogenannte „*myatrophische Ataxie*" aufzufassen [3, 2800 bis 2805, 2807—2813, 2815]. Es gibt sowohl dominant wie auch recessiv erbliche Sippen (I A 3). Die Symptomatik der dabei auftretenden Neuropathie beinhaltet Atrophien und Paresen der Fuß-, Unterschenkel-, sowie das untere Drittel der Oberschenkelmuskulatur, die sich später auch auf die Hand- und Unterarmmuskeln erstrecken können. Sie sind meist symmetrisch bis höchstens leicht asymmetrisch. Von den häufiger bei der spinocerebellären Heredoataxie vorkommenden nucleären Atrophien [2806, 2814] lassen sie sich nur mit Hilfe der Elektromyographie [2802] unterscheiden. Männer sind häufiger betroffen als Frauen [3].

Hauptsächlich einem dominanten, selten nur einem recessiven Erbgang folgt die *progressive hypertrophische Neuritis* (DEJERINE-SOTTAS) [2816—2847, 2849—2859]. Die Erkrankung manifestiert sich vorwiegend schon vor dem 16. Lebensjahr (I A 1). Männer sind etwas häufiger betroffen als Frauen (I A 2). Dem Verteilungsmuster nach gehört diese Neuropathie dem symmetrisch-paretischen Manifestationstyp an. Die Paresen und Atrophien beginnen wie bei der neuralen Muskelatrophie in den kleinen Fußmuskeln sowie den Peronaeusmuskeln der Unterschenkel, um sich dann auf die Waden-, die unteren Teile der Oberschenkel- und schließlich die Hand- und Armmuskeln auszudehnen. Vereinzelt sind in der Literatur auch Fälle mit Beginn in den Händen bekannt geworden [2820]. Meist sind ziemlich ausgeprägte Sensibilitätsstörungen, die die Oberflächen- wie auch die Tiefensensibilität betreffen, nachweisbar. Jedoch sind sie von Fall zu Fall sehr wechselnd und können auch manchmal fehlen. In einem der Originalfälle von DEJERINE u. SOTTAS [2836] waren sie sogar auf den ganzen Körper ausgebreitet. Auffällig ist häufig eine verzögerte Schmerzempfindung. Spontanschmerzen treten in etwa 25% der Fälle auf [3, 2820]. Eines der auffälligsten Befunde sind die verdickten Nervenstränge, die nicht immer druckschmerzhaft sein müssen. BECKER [3] betont allerdings, daß sie kein obligates Symptom darstellen würden. Oft findet man neurotrophische Störungen mit Cyanose der Haut und Ödemen (I D 4). Sehr charakteristisch sind Hirnnervenausfälle mit Pupillenstörungen und Nystagmus (I D 7). Die Verläufe sind wie bei der neuralen Muskelatrophie ungemein chronisch.

Vereinzelt sind Fälle mit *rezidivierender „hypertrophischer" Neuritis* [2860, 2861, 2863—2865] bekannt geworden. Es handelt sich dabei um sporadische, nicht familiär gehäuft vorkommende Fälle. In der Regel entwickeln sich über Wochen oder Monate hin polyneuritische Bilder mit symmetrischen, distal betonten, vorherrschend motorischen Ausfällen, wobei auch Hirnnerven mitbeteiligt sein können, die sich dann wieder zurückbilden und mehrfach wieder rezidivieren können. Mit der Zeit bleiben dann Dauerlähmungen und Atrophien. Die peripheren Nervenkabel werden als dicke Stränge tastbar. ADAMS u. Mitarb. [2860] berichteten sogar über 2 Patienten, die Ausfälle entsprechend dem Typ der Mononeuritis multiplex hatten.

Einen Fall mit einer isolierten *„hypertrophischen Neuritis"* des N. stato-acusticus, die klinisch als ein Acusticus-Neurinom imponierte, publizierten BRAWLEY u. KELLY [2862] 1966.

Vor allem in den letzten beiden Jahrzehnten sind einige Sippen bekannt geworden, in denen die Familienmitglieder eine auffällige Überempfindlichkeit der peripheren Nerven gegenüber z. T. minimalen physiko-mechanischen Reizen zeigen [2866—2871]. MATIAR-VAHAR u. ROHRER [2869] haben die Bezeichnung *„familiäre rezidivierende polytope Neuropathie"* eingeführt. Es können davon alle peripheren Nerven des Arm- und Lumbosacralplexus betroffen werden, wobei der N. tibialis offenbar noch am seltensten befallen wird. Im Hirnnervenbereich sind Ausfälle der peripheren Endäste des N. trigeminus, insbesondere des Ramus frontalis, beschrieben worden. Wenn auch anfänglich die Lähmungen sich vollständig zurückbilden, können im Laufe der Zeit bei wiederholtem Befall einzelner Nerven Restsymptome zurückbleiben. Der Erbgang der Erkrankung ist offenbar dominant.

Eines der Hauptsymptome der *Heredopathia atactica polyneuritiformis, des Refsum-Syndromes* [2872—2914], stellt die dabei in Erscheinung tretende Polyneuropathie dar. Die Erkrankung kann in der Kindheit beginnen, setzt jedoch hauptsächlich in der 2. und 3. Lebensdekade ein. Sie folgt einem recessiven Erbgang. Die Ausfälle sind in der Regel symmetrisch und sind so dem symmetrisch-paretischen Manifestationstyp zuzurechnen. Im Beginn klagen die Patienten öfters über Mißempfindungen (I C 1), manchmal auch über Spontanschmerzen in den Extremitäten. Die motorischen Ausfälle, die meistens distal an den unteren Extremitäten einsetzen und dann nach proximal, häufig auch auf die oberen Extremitäten sich ausdehnen, sind nicht selten deutlich führend (I D 2). Bei den Sensibilitätsstörungen überwiegen öfters Tiefensensibilitätsstörungen (I D 1). Die Haut der Patienten ist meist trocken und zeigt eine Ichthyosis (I D 4). Vielfach findet man Hirnnervenstörungen, wobei vor allem Anosmie, Pupillenstörungen (meist Miosis) und Hypo- bis Anakusis hervorzuheben sind (I D 7).

Bei der *infantilen Form* der *metachromatischen Leukodystrophie* ([2915—2927], zusammenf. Literatur bei [2924a]), findet man im Beginn der Erkrankung nicht selten Zeichen einer *peripheren Neuropathie*, wobei es sich häufig nur um Reflexminderungen handelt (I A 1 und I B 1). Daneben sind jedoch auch echte schlaffe Paresen und Atrophien zu beobachten, bevor dann im späteren Stadium die Spastizität und Rigidität in Erscheinung treten.

Auch beim *Bassen-Kornzweig-Syndrom* [2928—2940], bei dem eine Kombination von cerebellarer Ataxie mit Pigmentdegeneration der Retina, Acanthocytose und häufig A-beta-Lipoproteinämie bei meist cöliakie-ähnlichen Symptomen in der Kindheit vorliegt, sind in den meisten Fällen [2937] Zeichen einer Neuropathie mit Hypo-, Areflexie und Tiefensensibilitätsstörungen, nicht selten Tetraparesen und Augenmuskelstörungen zu registrieren (I D 7). Das Leiden beginnt in der Kindheit und ist vererblich, sehr wahrscheinlich nach recessivem Modus [3].

Das gleiche gilt für das häufiger vorkommende *Louis-Bar-Syndrom* [2941—2980], einer Kombination von Kleinhirndegeneration mit Teleangiektasie der Konjuktiven und Haut sowie mit Bronchiektasien. Auch bei dieser Erkrankung findet man häufig Reflex- und Sensibilitätsstörungen (I A 1 und [2972]), dagegen seltener Paresen (u. a. [2942, 2947, 2973, 2981]) und Hirnnervenlähmungen (I D 7). Bei beiden Erkrankungen sind die Ausfälle den symmetrischen Manifestationstypen zuzuordnen (I B 1 und I B 2).

Zusammenfassung

An Hand einer Symptomenanalyse von 750 eigenen Fallbeobachtungen sowie von ca. 4500 Fallbeschreibungen aus der Literatur und unter Berücksichtigung des übrigen Schrifttums wurde dargelegt, daß die einzelnen ätiologisch unterschiedlichen Formen der Polyneuritiden und Polyneuropathien zumindest in ihren Kerngruppen bestimmte Muster aufweisen, die bei exakter Anamnese und Befunderhebung entweder eine spezifische Diagnose oder wenigstens eine differentialdiagnostische Eingrenzung des Krankheitsbildes ermöglichen. Dabei wurde fast ausschließlich von Symptomen, die auf Störungen des peripheren Nervensystems zurückgehen, ausgegangen.

Im ersten Teil — der allgemeinen Symptomatologie — wurde aufgezeigt, daß die einzelnen Symptome und Symptomenkomplexe bei den verschiedenen Formen der Polyneuritiden und Polyneuropathien in unterschiedlicher Häufigkeit und Qualität vorkommen. Es wurden berücksichtigt: die Manifestationstypen (I B 1—3), die sensiblen und motorischen Reizerscheinungen (I C 1—6), die Sensibilitäts- und Motilitätsstörungen (I D 1—3), die Störungen des vegetativen Nervensystems (I D 4, D 5), die Reflex- und Hirnnervenausfälle (I D 6 und D 7) sowie schließlich besondere Verlaufscharakteristiken (I E). Miteinbezogen wurden auch Alter, Geschlecht und Vererbungsmodus (I A 1—3).

Im zweiten Teil (II), einer speziellen Nosographie, wurden die schon im ersten Abschnitt angeführten Gesetzmäßigkeiten nochmals in einer gesonderten Beschreibung der einzelnen Polyneuritis- und Polyneuropathieformen dargestellt.

Literatur

Zusammenfassende Darstellungen

[1] ASBURY, A. K.: Ischemic disorders of peripheral nerve. In: VINKEN, P. J., BRUYN, G. W.: Handbook of Clinical Neurology 8, 154. Amsterdam: North-Holland Publ. Comp., 1970. — [2] BANNWARTH, A.: Diagnose und Differentialdiagnose der Polyneuritis und Polyneuropathie. Regensburg. Jb. ärztl. Fortbild. 10, 246 (1962). — [3] BECKER, P. E.: Humangenetik. Bd. V, 1. Stuttgart: G. Thieme 1966. — [4] BING, R.: Lehrbuch der Nervenkrankheiten. Basel: Schwabe & Co. 1947. — [5] BODECHTEL, G.: Differentialdiagnose neurologischer Krankheitsbilder. Stuttgart: G. Thieme 1963. — [6] BOUDOURESQUES, J., KHALIL, R., VIGOUROUX, R. A., DANIEL, F., GOSSET, A.: Infectious diseases of nerves. In: VINKEN, P. J., BRUYN, G. W.: Handbook of Clinical Neurology 7, 473. Amsterdam: North-Holland Publ. Comp. 1970. — [7] BROWN, M. R.: Diagnosis and treatment of polyneuritis. Med. Clin. N. Amer. 22, 627 (1938). — [8] BRUYN, G. W., GARLAND, H.: Neuropathies of endocrine origin. In: VINKEN, P. J., BRUYN, G. W.: Handbook of Clinical Neurology 8, 29. Amsterdam: North-Holland Publ. Comp. 1970. — [9] CASSIRER, R.: Neuritis und Polyneuritis. Die Mononeuritis. In: Die dtsch. Klinik, Bd. VI, 1: Nervenkrankheiten. Berlin-Wien: Urban & Schwarzenberg 1906. — [10] COHEN, M. M.: Toxic neuropathy. In: VINKEN, P. J., BRUYN, G. W.: Handbook of Clinical Neurology 7, 510. Amsterdam: North-Holland Publ. Comp. 1970. — [11] COHEN, M. M.: Differential diagnosis of toxic neuropathy. In: VINKEN, P. J., BRUYN, G. W.: Handbook of Clinical Neurology 7, 552. Amsterdam: North-Holland Publ. Comp. 1970. — [12] DÖRING, G.: Zur Polyneuritislehre, insbesondere zur Entstehung der morphologischen Befunde. I. Teil, Fortschr. Neurol. Psychiat. 18, 283 (1950). — [13] DÖRING, G.: Zur Polyneuritislehre, insbesondere zur Entstehung der morphologischen Befunde. II. Teil, Fortschr. Neurol. Psychiat. 18, 299 (1950). — [14] ELKINGTON, J. ST. C.: Recent work on the peripheral neuropathies. Proc. roy. Soc. Med. 45, 661 (1952). — [15] ERBSLÖH, F.: Die polyneuritischen Krankheitsbilder in der Inneren Medizin. Dtsch. med. Wschr. 97, 753 (1955). — [16] ERBSLÖH, F.: Die polyneuritischen Krankheitsbilder in der Inneren Medizin. Dtsch. med. Wschr. 97, 785 (1955). — [17] ERBSLÖH, F.: Peripheres Nervensystem: Polytope Erkrankungen (Polyneuritiden). In: Almanach für Neurologie und Psychiatrie. München: J. F. Lehmann 1967. — [18] ERBSLÖH, F., ABEL, M.: Deficiency neuropathies. In: VINKEN, P. J., BRUYN, G. W:. Handbook of Clinical Neurology 7, 558. Amsterdam: North-Holland Publ. Comp. 1970. — [19] FLECK, U.: Erkrankungen der peripheren Nerven. Fortschr. Neurol. Psychiat. 2, 319 (1930). — [20] FLECK, U.: Erkrankungen der peripheren Nerven. Fortschr. Neurol. Psychiat. 3, 445 (1931). — [21] FLECK, U.: Erkrankungen der peripheren Nerven. Fortschr. Neurol. Psychiat. 5, 110 (1933). — [22] FLECK, U.: Erkrankungen der peripheren Nerven. Fortschr. Neurol. Psychiat. 7, 30 (1935). — [23] GIBBELS, E.: Zur Differentialdiagnose der Polyneuritiden. Nervenarzt 40, 470 (1969). — [24] GLASER, G. H.: Neuropathies in collagen diseases. In: VINKEN, P. J., BRUYN, G. W.: Handbook of Clinical Neurology 8, 118. Amsterdam: North-Holland Publ. Comp. 1970. — [25] HABERLAND, C.: Comparative histopathological study of polyneuritis of different etiology. Mschr. Psychiat. Neurol. 130, 281 (1955). — [26] HALLEN, O.: Neurologie. In: SCHETTLER, G.: Innere Medizin, Bd. I. Stuttgart: G. Thieme 1969. — [27] HENSON, R. A., URICH, H.: Metabolic neuropathies. In: VINKEN, P. J., BRUYN, G. W.: Handbook of Clinical Neurology 8, 1. Amsterdam: North-Holland Publ. Comp. 1970. — [28] HUTCHINSON, E. C.: Ischaemic neuropathy and peripheral vascular disease. In: VINKEN, P. J., BRUYN, G. W.: Handbook of Clinical Neurology 8, 149. Amsterdam: North-Holland Publ. Comp. 1970. — [29] JANZEN, R.: Arzneimittelschäden und Nervensystem. Internist (Berl.) 3, 471 (1962). — [30] JANZEN, R.: Diagnose der Polyneuropathien.

Dtsch. med. Wschr. 91, 1192 (1966). — [31] JANZEN, R., BALZEREIT, F.: Über unsere Erfahrungen bei Polyneuropathien. Internist (Berl.) 7, 146 (1966). — [32] KAESER, H. E.: Polyneuropathien. Schweiz. med. Wschr. 99, 1478 (1969). — [33] KOHLMEYER, K.: Neuritis und Polyneuritis heute unter besonderer Berücksichtigung der diabetischen und alkoholischen Nervenschäden. Therapiewoche 19, 1257 (1969). — [34] KRÜCKE, W.: Erkrankungen der peripheren Nerven. In: Handb. spez. path. Anat. Hist. Bd. XIII, 5. Berlin-Göttingen-Heidelberg: Springer 1955, 1. — [35] LEONHARD: Erfahrungen bei Neuritiden. Dtsch. med. Wschr. 72, 554 (1947). — [36] LE QUESNE, P. M.: Iatrogenic neuropathies. In: VINKEN, P. J., BRUYN, G. W.: Handbook of Clinical Neurology 7, 527. Amsterdam: North-Holland Publ. Comp. 1970. — [37] LEYDEN, E. v.: Die Entzündung der peripheren Nerven (Polyneuritis — Neuritis multiplex), deren Pathologie und Behandlung. Dtsch. militärärztl. Z. 17, 49 (1888). — [38] MERTENS, H. G.: Toxische Neuropathien mit besonderer Berücksichtigung von Therapieschäden. Regensburg. Jb. ärztl. Fortbild. 10, 288 (1962). — [39] MOESCHLIN, S.: Erkennung und Behandlung zentral- und peripher-nervöser Vergiftungen durch den praktischen Arzt. Schweiz. med. Wschr. 92, 407 (1962). — [40] MONRAD-KROHN, G. H.: Polyneuritis. Schweiz. Arch. Neurol. Psychiat. 66, 319 (1950). — [41] MUMENTHALER, M.: Polyneuropathien. Diagnostische Kriterien anhand von 113 eigenen Beobachtungen. Praxis 20, 678 (1964). — [42] MUMENTHALER, M.: Neurologie für Ärzte und Studenten. Stuttgart: Thieme 1969. — [43] OPPENHEIM, H.: Lehrbuch für Nervenkrankheiten, Bd. I. Berlin: Karger 1908. — [44] OPPENHEIM, H.: Beiträge zur Polyneuritis. Dtsch. Z. Nervenheilk. 62, 117 (1918). — [45] OPPENHEIM, H.: Zur Kenntnis der Polyneuritis. Klin. Wschr. 55, 732 (1918). — [46] PETRIDES, P.: Über polyneuritische Syndrome. Dtsch. med. Wschr. 72, 548 (1947). — [47] PETTE, H.: Das Problem der Neuritis. Verhandlg. dtsch. Kongr. inn. Med., 55. Kongreß, Wiesbaden am 25.—28. 4. 49. München: Bergmann 1949, 92. — [48] PITRES, A., VAILLARD, LAIGNE-LAVASTINE: Maladies des nerfs périphériques et du sympathique. Paris: Baillière et Fils 1924. — [49] REMAK, E.: Neuritis und Polyneuritis. In: NOTHNAGEL, H.: Spezielle Pathologie und Therapie, Bd. XI, 3; 3. Abt., Wien: A. Hölder 1900. — [50] SCHALTENBRAND, G.: Lehrbuch der Neurologie. Die Nervenkrankheiten. Stuttgart: Thieme 1951. — [51] SCHEID, W.: Zur Klinik der Polyneuritiden. Dtsch. med. Wschr. 86, 149 (1961). — [52] SCHEID, W.: Lehrbuch der Neurologie. Stuttgart: Thieme 1963. — [53] SCHEID, W.: Diagnose und Differentialdiagnose der Polyneuritiden. Wien. med. Wschr. 117, 259 (1967). — [54] SCHEID, W.: Toxische Polyneuritiden. Med. Welt (Stuttg.) 21, 203 (1970). — [55] SCHELLER, H.: Krankheiten der peripheren Nerven. Fortschr. Neurol. Psychiat. 13, 302 (1941). — [56] SCHELLER, H.: Die Erkrankungen der peripheren Nerven. In: Handb. inn. Med., Bd. V, 2: Neurologie. Berlin-Göttingen-Heidelberg: Springer 1953. — [57] SIMPSON, J. H.: The neuropathies. In: Modern trends in neurology. London: Denis Williams 1962. — [58] SPILLANE, J. D.: Iatrogenic neurological diseases. Proc. roy. Soc. Med. 1964, 135. — [59] STERTZ, G.: Infektiöse Erkrankungen des Gehirns und Rückenmarks. In: BUMKE, O., FOERSTER, O.: Handb. Neurol. Berlin: Springer 1935, 1. — [60] STRÜMPELL, A. v.: Zur Kenntnis der multiplen degenerativen Neuritis. Arch. Psychiat. Nervenkr. 14, 339 (1883). — [61] SUCHENWIRTH, R.: Polyneuritiden (Polyneuropathien) durch Arzneimittel. Münch. med. Wschr. 38, 2225 (1968). — [62] SUMMER, K.: Die Polyneuropathien. Wien. Z. Nervenheilk. 27, 243 (1969). — [63] THOMPSON, R. H. S.: Some biochemical features of the peripheral neuropathies. Proc. roy. Soc. Med. 45, 664 (1952). — [64] WALDENSTRÖM, J.: Dysproteinaemic neuropathies. In: VINKEN, P. J., BRUYN, G. W.: Handbook of Clinical Neurology 8, 2. Amsterdam: North-Holland Publ. Comp. 1970. — [65] WARTENBERG, R.: Neuritis, sensible Neuritis, Neuralgie. Stuttgart: Thieme 1959. — [66] WERTHEIM-SALOMONSON, J. K. A.: Neuritis und Polyneuritis. In: Handb. Neurol., Bd. II. Berlin: Springer 1911. — [67] WEXBERG, E.: Neuritis und Polyneuritis. In: BUMKE, O., FOERSTER, O.: Handb. Neurol., Bd. IX. Berlin: Springer 1935, 69. — [68] WIECK, H.: Zur Verteilung der Paresen bei Polyneuritiden. Dtsch. Z. Nervenheilk. 165, 201 (1951). — [69] WIECK, H. H.: Probleme der Polyneuritiden. Fortschr. Neurol. Psychiat. 23, 379 (1955). — [70] WIECK, H. H.: Das klinische Erscheinungsbild der Polyneuritiden und die zugrunde liegenden Krankheitsprozesse. Dtsch. Z. Nervenheilk. 179, 309 (1959). — [71] WIECK, H. H.: Polyneuritiden im Gefolge von Infektionskrankheiten. Entstehung, Verlauf und Prognose. Regensburg. Jb. ärztl. Fortbild. 10, 282 (1962). — [72] WIECK, H. H.: Zur Problematik der Polyneuritiden. Hippokrates (Stuttg.) 37, 126 (1966). — [73] ZIESE: Zur Polyneuritisfrage. Psychiat. Neurol. med. Psychol. (Lpz.) 1, 29 (1949).

Idiopathische Polyradiculoneuritis

[74] ADLER, A., HOFF, H.: Polyneuritis. Klin. Wschr. 8, 477 (1929). — [75] ADLER, A., HOFF, H.: Gehäuftes Auftreten von Polyneuritiden unter dem Bild der Landryschen Paralyse. Dtsch. med. Wschr. 55, 1880 (1929). — [76] ALAJOUANINE, TH., THOMAS, M., GOPCEVITCH, M.: Polynévrite pseudo-myopathique: déformations et troubles moteurs de type myopathique, réalisés par une atteinte névritique diffuse prédominant au niveau des groupes musculaires lombo-dorsaux. Bull. Soc. Méd. Paris 45, 119 (1929). — [77] ALAJOUANINE, TH., HORNET, BOUDIN, FAULONG: Un nouveau cas anatomo-clinique de polyradiculonévrite aigue généralisée avec diplégie faciale et dissociation albumino-cytologique; mort au 8e jour par paralysie des muscles respiratoires. Rev. neurol. 66, 754 (1936). — [78] ANDRÉ, M.: Polyradiculo-névrite récidivante du type Guillain-Barré, à forme pseudo-tabétique. J. belge Neurol. Psychiat. 40, 28 (1940). — [79] ANDRÉ, M.: Polyradiculonévrites, à évolution lente, avec dissociation albumino-cytologique du liquide céphalo-rachidien. Mschr. Psychiat. Neurol. 104, 34 (1941). — [80] ANTOŠ, S.: Polyradiculoneuritis with albumino-cytologic dissociation of the cerebrospinal fluid. Lancet 1935, 1155. — [81] ARING, CH. D.: Neurological clinical pathological conference of the Cincinnati General Hospital. Dis. nerv. Syst. 11/12, 151 (1950/51). — [82] ARNASON, B. G., ASBURY, A. K.: Idiopathic polyneuritis after surgery. Arch. Neurol. (Chic.) 18, 500 (1968). — [83] ASBURY, A. K., ARNASON, B. G., ADAMS, R. D.: The inflammatory lesion in idiopathic polyneuritis. Its role in pathogenesis. Medicine (Baltimore) 48, 173 (1969). — [84] ASHWORTH, B., SMYTH, G. E.: Relapsing motor polyneuropathy. Acta neurol. scand. 45, 342 (1969). — [85] AUSTIN, J. H.: Recurrent polyneuropathies and their corticosteroid treatment. With five-year observations of a placebo-controlled case treated with corticotrophin, cortisone, and prednisone. Brain 81, 157 (1958). — [86] BABONNEIX, L., DURUY, A.: Paralysie ascendante aigue. Rev. neurol. 1929 I, 643. — [87] BALDUZZI, O.: Anatomia patologica della „polyradiculitis acuta curabilis" con dissociazione albumino-citologica: sindrome di Guillain-Barré. Riv. Pat. nerv. ment. 51, 288 (1938). — [88] BAMMER, H., SCHALTENBRAND, G.: Die Behandlung der idiopathischen Polyneuritis. Münch. med. Wschr. 107, 1629 (1965). — [89] BANNISTER, R. G., SEARS, T. A.: The changes in nerve conduction in acute idiopathic polyneuritis. J. Neurol. Neurosurg. Psychiat. 25, 321 (1962). — [90] BANNWARTH, A.: Chronische lymphocytäre Meningitis, entzündliche Polyneuritis und „Rheumatismus". Ein Beitrag zum Problem „Allergie und Nervensystem". Arch. Psychiat. Nervenkr. 113, 284 (1941). — [91] BANNWARTH, A.: Die entzündliche Polyneuritis mit dem Liquorsyndrom von Guillain und Barré (Polyradiculitis) im Rahmen einer biologischen Krankheitsbetrachtung. Arch. Psychiat. Nervenkr. 115, 566 (1943). — [92] BARBER, H. S.: Polyradiculoneuritis (Guillain-Barrés syndrome) in east anglia. Lancet 1940 II, 689. — [93] BARRÉ, J. A.: Considérations diverses sur le syndrome de polyradiculonévrite avec dissociation albumino-cytologique. Acta neurol. belg. 38, 314 (1938). — [94] BARUK, O., POUMEAU-DELILLE, G.: Un cas d'ataxia aiguë „polynévritique" curable avec dissociation albumino-cytologique. Rev. neurol. 1934 II, 830. — [95] BASSOE, P.: Guillain-Barré syndrome and related conditions (meningoradiculomyelitis and meningomyeloencephalitis). Arch. Path. 26, 289 (1938). — [96] BERNHARDT, M.: Beitrag zur Lehre von der akuten allgemeinen Paralyse. Berl. klin. Wschr. 8, 561 (1871). — [97] BIEMOND, A.: Quelques remarques sur l'étiologie de la maladie de Guillain-Barré. J. belge Neurol. Psychiat. 38, 231 (1938). — [98] BLANKE, J.: Fokal-Infektion als Ursache einer unter dem Symptombild des Guillain-Barré verlaufenden rezidivierenden Polyneuritis. Nervenarzt 16, 354 (1943). — [99] BOGAERT, L. VAN, PHILIPS, F., RADERMECKER, J., RADERMECKER, M. A., VERSCHRAEGEN, TH.: Les polyradiculonévrites avec dissociation albuminocytologique et à évolution favorable (Syndrome de Guillain et Barré). Essai sur un groupe épidémique de cas de poly-radiculo-névrite avec dissociation albumino-cytologique du liquide céphalo-rachidien (type de Guillain et Barré), chez l'enfant et chez l'adulte. J. belge Neurol. Psychiat. 38, 151 (1938). — [100] BOGAERT, L. VAN, MAERE, M.: Les polyradiculonévrites crâniennes bilatérales avec dissociation albumino-cytologique. J. belge Neurol. Psychiat. 38, 275 (1938). — [101] BOGAERT, L. VAN: Sur la polyradiculonévrite ascendante subaigue avec dissociation albuminocytologique à évolution mortelle. Mschr. Psychiat. Neurol. 104, 129 (1941). — [102] BOGAERT, L. VAN: La poly-ganglio-radiculo-névrite. In: Handb. spez. path. Anat. Hist., Bd. XIII. Berlin-Göttingen-Heidelberg: Springer 1958, 298. — [103] BONDUELLE, M., GRUNER, J.: Polyradiculonévrite progressive. Rev. neurol. 99, 307 (1958). — [104] BOSHES, B., SHERMAN, I. C.:

Variability of the course of the Guillain-Barré syndrome. Neurology (Minneap.) 3, 789 (1953). — [105] BRADFORD, J. R., BASHFORD, E. F., WILSON, J. A.: Acute infective polyneuritis. Quart. J. Med. 12, 88 (1918). — [106] BROWN, J. R., BAKER, A. B.: The diagnosis of Guillain-Barré's disease. Amer. J. Med. 2, 45 (1947). — [107] BRÜCKEL, K.: Zur Bewertung des Landry-Syndroms. Dtsch. med. Wschr. 73, 601 (1948). — [108] BÜTTNER, W.: Zur Klinik, pathologischen Anatomie und Nosologie der aufsteigenden Lähmung (sog. Landrysche Paralyse). Psychiat. et Neurol. (Basel) 75, 279 (1930). — [109] BUZZARD, E. F.: On certain acute infective or toxic conditions of the nervous system. The goulstonian lectures delivered before the royal college of physicians of London. Brain 30, 21 (1907). — [110] CAMBIER, J., SCHOTT, B.: Nosologie der entzündlichen Polyradiculoneuritiden. Zbl. ges. Neurol. Psychiat. 190, 15 (1967/68). — [111] CAMPBELL, S. B. B., ALLISON, R. S.: Polyneuritis associated with urticaria. Lancet 1932 II, 239. — [112] CASAMAJOR, L.: Acute ascending paralysis among troops. Arch. Neurol. Psychiat. (Chic.) 2, 605 (1919). — [113] CASTAIGNE, P., BRUNET, P., NOUAILHAT, F.: Enquête clinique sur les polyradiculonévrites inflammatoires en France. Rev. neurol. 115, 849 (1966). — [114] CAZZATO, L. D.: Contributo clinico e critico allo studio delle paralisi dei nervi cranici ad ezeologia imprecisabile: Oftalmoplegie e diplegie facciali. G. Psichiat. Neuropat. 95, 619 (1967). — [115] ČERNÁČEK, J.: Zur Ätiologie und Nosologie der Polyradiculoneuritiden. Dtsch. Z. Nervenheilk. 154, 26 (1942). — [116] CHAROUS, C. D. I., SAXE, B. J.: The Landry-Guillain-Barré-Syndrome (Report of an unusual case with comment on Bell's palsy). New Engl. J. Med. 267, 1334 (1962). — [117] CHAVANY, J. A.: Diskussion. Rev. neurol. 1931 I, 201. — [118] CHAVANY, J. A., THIÉBAUT, F.: Sur les névraxites de nature indéterminée avec atteinte prédominante des neurons périphériques rappelant les polynévrites. Rev. neurol. 1932 I, 838. — [119] CHUSID, J. G., MARQUARDT, G. H.: Acute infectious polyneuritis (Guillain-Barré type). Ann. intern. Med. 23, 852 (1945). — [120] COLLIER, J.: Peripheral neuritis. Edinb. med. J. 39, 601 (1932). — [121] COOK, S. D., DOWLING, P. C., MURRAY, M. R., WHITAKER, J. N.: Circulating demyelinating factors in acute idiopathic polyneuropathy. Arch. Neurol. (Chic.) 24, 136 (1971). — [122] DAGNELIE, J.: Remarques sur quelques observations de polyradiculo-névrites avec dissociation albumino-cytologique et à évolution favorable. (Contribution à l'étude des maladies du neurome périphérique.) J. belge Neurol. Psychiat. 38, 282 (1938). — [123] DECOURT, J., SÈZE, S. DE: Polynévrite à forme pseudomyopathique. Bull. Soc. Méd. Paris 47, 585 (1931). — [124] DECOURT, J.: Polynévrite infectieuse suivie de parkinsonism. Presse méd. 42, 1799 (1934). — [125] DECOURT, J., HAMBURGER, M.: Polyradiculo-névrite infectieuse. Évolution ultérieure d'un syndrome parkinsonien. Bull. Soc. Méd. Paris 50, 1503 (1934). — [126] DEMME, H.: Zur Pathogenese der entzündlichen Form der Landryschen Paralyse. Dtsch. Z. Nervenheilk. 125, 1 (1932). — [127] DEMPSEY, W. S., KARNOSH, L. J., GARDNER, W. J.: Guillain-Barré syndrome. Cleveland Clin. Quart. 47, 206 (1947). — [128] DEUTSCH, G.: Beitrag zur Ätiologie der Polyneuritis infectiosa. Dtsch. Z. Nervenheilk. 138, 1 (1935). — [129] DONATH, J.: Über einen in Heilung übergegangenen Fall von Landryscher Paralyse. Dtsch. med. Wschr. 51, 1160 (1925). — [130] DRAGANESCO, ST., CLAUDIAN, J.: Sur un cas de radiculo-névrite curable (syndrome de Guillain et Barré) apparue au cours d'une osteo-myelite du bras. Rev. neurol. 1927 II, 517. — [131] DRAGANESCO, ST., FAÇON, E., JORDANESCO, C., VASILESCO, N.: Nouveau cas de syndrome de Guillain et Barré (radiculo-névrite curable consécutive à un abcès perianal). Rev. neurol. 1931 II, 806. — [132] DRAGANESCO, ST., FAÇON, E.: Les modifications du liquide céphalorachidien au cours des polyradiculo-névrites infectieuses primitives. Rev. neurol. 64, 513 (1935). — [133] DUVOISIN, R. C.: Polyneuritis: Clinical review of 23 cases of Landry-Guillain-Barré syndrome. U.S. armed Forces med. J. 11, 1294 (1960). — [134] EIBEN, R. M., GERSONY, W. M: Recognition, prognosis and treatment of the Guillain-Barré syndrome (acute idiopathic polyneuritis). Med. Clin. N. Amer. 47, 1371 (1963). — [135] EISENLOHR, C.: Zur Lehre von der akuten spinalen Paralyse. Arch. Psychiat. Nervenkr. 5, 219 (1874). — [136] EISENLOHR, C.: Über Landrysche Paralyse. Dtsch. med. Wschr. 16, 841 (1890). — [137] FÉNYES, I., GÖTTCHE, O.: Zur Nosographie des Guillain-Barréschen Syndroms. Dtsch. Z. Nervenheilk. 141, 49 (1936). — [138] FIORE, J. A. DI: Pseudo-diphtheritic polyneuritis. J. nerv. ment. Dis. 113, 144 (1951). — [139] FIORE, J. A. DI: The Guillain-Barré syndrome. J. nerv. ment. Dis. 116, 146 (1952). — [140] FITZGERALD, P. J., WOOD, H.: Acute ascending paralysis. (Guillain-Barré syndrome). U.S. nav. med. Bull 43, 4 (1944). — [141] FLÜGEL, F.: Polyneuritis nach Verbrennung. Nervenarzt 18, 499 (1947). — [142] FORD, F. R., WALSH, F.

B.: Guillain-Barré syndrome (acute infective polyneuritis) with increased intracranial pressure and papilledema. Report of two cases. Bull. Johns Hopk. Hosp. 73, 391 (1943). — [143] FORSTER, F. M., BROWN, M., MERRITT, H. H.: Polyneuritis with facial diplegia. A clinical study. New Engl. J. Med. 225, 51 (1941). — [144] FRAGNITO, O.: Sulla „polynevrite acuta febbrile" con partecipazione del simpatico cervicale. Riv. Neurol. 1, 117 (1928). — [145] FRAGNITO, O.: La polynevrite acuta febbrile. Policlinico, Sez. med. 36, 632 (1929). — [146] FRANCOIS, ZUCCOLI, G., MONTUS, G.: Sur un cas de polyradiculo-névrite curable avec dissociation albumino-cytologique. Syndrome de Guillain et de Barré. Rev. neurol. 1929 I, 95. — [147] FURTADO, D.: Pathogénie du syndrome de Guillain-Barré. Psychiat. et Neurol. (Basel) 119, 264 (1950). — [148] GABINUS, O., PÖLDRE, A.: Polyradiculitis — ett neuroallergiskt syndrom. Nord. Med. 45, 723 (1951). — [149] GADOLA, G. B.: Hirnnervenbeteiligung beim Guillain-Barré-Syndrom (Polyradikulitis). Schweiz. Arch. Neurol. Neurochir. Psychiat. 93, 241 (1964). — [150] GÄRTNER, W.: Poly-Neuro-Radiculitis ascendens. (Landryscher Symptomenkomplex). Dtsch Z. Nervenheilk. 123, 18 (1932). — [151] GÁL, P.: Klinische Beiträge zum Guillain-Barréschen Syndrom. Wien. Z. Nervenheilk. 2, 192 (1949). — [152] GARVEY, P. H., SLAVIN, H. B.: Acute infectious polyneuritis. New int. Clin. 4, 39 (1938). — [153] GEHUCHTEN, P. VAN: Un cas de polyradiculo-névrite avec dissociation albumino-cytologique et oedème de la papille. J. belge Neurol. Psychiat. 38, 212 (1938). — [154] GEHUCHTEN, P. VAN: Polyganglionite subaigue a symptomatologie de polynévrite. Rev. neurol. 87, 410 (1952). — [155] GERÉB, T.: Beiträge zur Frage der Pathogenese und nosologischen Selbständigkeit des sogenannten Guillain-Barréschen Syndroms. Wien. klin. Wschr. 61, 363 (1949). — [156] GERSTENBRAND, F., WEINGARTEN, K.: Prognostische Bedeutung der Reihenfolge einer Hirnnervenbeteiligung bei Guillain-Barré-Syndrom. Wien. klin. Wschr. 75, 47 (1963). — [157] GILPIN, S. F., MOERSCH, F. P., KERNOHAN, J. W.: Polyneuritis. A clinical and pathologic study of a special group of cases frequently referred to as instances of neuronitis. Arch. Neurol. Psychiat. (Chic.) 35, 937 (1936). — [158] GLAVAN, I.: Polyneuritis cerebralis idiopathica. Arch. Psychiat. Nervenkr. 108, 668 (1938). — [159] GLAVAN, I.: Beitrag zur Kenntnis der Polyneuritis cerebralis idiopathica. Z. ges. Neurol. Psychiat. 164, 699 (1939). — [160] GOLDBY, F.: Landry's paralysis: A clinical and pathological study. J. Neurol. Psychopath. 11, 1 (1930/31). — [161] GORDINIER, H. C.: Poliomyelitis Versus Landry's Paralysis. An attempt to contrast their symptomatology and pathology. Ann. intern. Med. 3, 892 (1930). — [162] GOSNER: Landrysche Paralyse in akutester Form. Münch. med. Wschr. 49, 837 (1902). — [163] GOULON, RAPIN, M., MARGAIRAZ, A., NOUAILHAT, FR.: La place de la réanimation dans le syndrome de Guillain et Barré. Rev. Prat. (Paris) 11, 3140 (1961). — [164] GOVAERTS, P.: Le syndrome de polyradiculite avec hyperalbuminose massive et xanthochromie du liquide céphalo-rachidien. Scalpel (Brux.) 77, 985 (1923). — [165] GRIMBERG, L.: The syndrome of spontaneous polyneuritis. N. Y. St. J. Med. 28, 207 (1928). — [166] GROSSIORD, A., DENIS, J. P., KERBRAT: Polyradiculo-névrite. Dissociation albumino-cytologique. Paralysie unilatérale du grand dentelé. Rev. neurol. 79, 359 (1947). — [167] GRÜNWALD, K.: Über das Barré-Guillainsche Syndrom. Nervenarzt 10, 305 (1937). — [168] GUILLAIN, G., BARRÉ, J.-A., STROHL, A.: Sur un syndrome de radiculo-névrite avec hyperalbuminose du liquide céphalo-rachidien sans réaction cellulaire. Remarques sur les caractères cliniques et graphiques des réflexes tendineux. Bull. Soc. Méd. Paris 1916 II, 1462. — [169] GUILLAIN, G., BARRÉ, J. A.: Forme clinique spéciale de la névrite ascendante. Rev. neurol. 1916, 666. — [170] GUILLAIN, G., ALAJOUANINE, TH., PÉRISSON: Sur le syndrome de radiculonévrite aigue curable avec dissociation albumino-cytologique du liquide céphalo-rachidien (deux observations). Rev. neurol. 1925 I, 492. — [171] GUILLAIN, G.: Radiculoneuritis with acellular hyperalbuminosis of the cerebrospinal fluid. Arch. Neurol. Psychiat. (Chic.) 36, 975 (1936). — [172] GUILLAIN, G., KREIS, B.: Sur deux cas de polyradiculo-névrite avec hyperalbuminose du liquide céphalo-rachidien sans réaction cellulaire. Paris méd. 105, 244 (1937). — [173] GUILLAIN, G.: Synthèse générale de la discussion. Acta neurol. belg. 38, 323 (1938). — [174] GUILLAIN, G.: Synthèse générale de la discussion. J. belge Neurol. Psychiat. 38, 323 (1938). — [175] GUILLAIN, G.: Considérations sur le syndrome de Guillain et Barré. Ann. Méd. 54, 81 (1953). — [176] HAGEN, K. O. v., BAKER, R. N.: Infectious neuronitis, present concepts of etiology and treatment. J. Amer. med. Ass. 151, 1465 (1953). — [177] HAND, M., RUDOY, M.: The prognostic significance of the „Guillain-Barré Syndrome". Ann. intern. Med. 29, 91 (1948). — [178] HAYMAKER, W., KERNOHAN, J. W.: The Landry-Guillain-Barré syndrome. A clinicopathologic

report of fifty fatal cases and a critique of the literature. Medicine (Baltimore) 28, 59 (1949).
— [179] HENDRICKX, H.: Polyradiculonévrite avec dissociation albuminocytologique et paralysie faciale double. J. belge Neurol. Psychiat. 29, 584 (1929). — [180] HEWER, R. L., HILTON, P. J., CRAMPTON, A., SMITH, SPALDING, J. M. K.: Acute polyneuritis requiring artificial respiration. Quart. J. Med. 37, 479 (1968). — [181] HIGIER, H.: Zur Klinik der rezidivierenden Formen der Polyneuritis, Myelitis und Meningoencephalitis (Meningitis serosa, Pseudotumor cerebri). Z. ges. Neurol. Psychiat. 104, 453 (1926). — [182] HOESTERMANN, E.: Über rekurrierende Polyneuritis. Dtsch. Z. Nervenheilk. 51, 116 (1914). — [183] HOLLAENDER, L., KAROLINY, L.: Beiträge zur Pathologie und Ätiologie der Landryschen Paralyse. Münch. med. Wschr. 75, 1549 (1928). — [184] HOLMES, G.: Acute febrile polyneuritis. Brit. med. J. 1917 II, 37. — [185] HOMMES, M.: Het syndroom van Guillain-Barré. (Polyradiculoneurite avec dissociation albuminocytologique). Ned. T. Geneesk. 83, 5540 (1939). — [186] HONEYMAN, W. M.: Pathological study of a group of cases sometimes referred to as polyneuritis. Bull. neurol. Inst. N. Y. 6, 519 (1957). — [187] HORWITZ, E.: Über einen in Heilung übergegangenen Fall von Landryscher Paralyse. Dtsch. med. Wschr. 51, 826 (1925). — [188] HUBACH, H., POECK, K.: Gehäuftes Auftreten von (virusbedingter?) Hirnnervenneuritis in Südbaden. Münch. med. Wschr. 104, 1374 (1962). — [189] IVERSEN, P. F.: Acute polyradiculo-neuritis arising after peritonsillar abscess and accompanied by increased antistreptolysin titer in the cerebrospinal liquor. Acta med. scand. 129, 441 (1948). — [190] IVERSEN, TH. O.: Polyradiculitis. Ugeskr. Læg. 121/41, 1562 (1959). — [191] JARZYMSKI, J.: Polyradiculonévrite de Guillain-Barré. Rev. neurol. 70, 355 (1938). — [192] JERMULOWICZ, W.: Polynévrite avec syndrome de Cl. Bernard-Horner et troubles vaso-moteurs. Rev. neurol. 1929 I, 517. — [193] DE JONG, R. N.: The Guillain-Barré syndrome. Polyradiculoneuritis with albuminocytologic dissociation. Arch. Neurol. Psychiat. (Chic.) 44, 1044 (1940). — [194] JUBA, A.: Über einen perakut verlaufenden Fall von Polyneuroganglioradiculitis ascendens. Dtsch. Z. Nervenheilk. 142, 265 (1937). — [195] JUBA, A.: Über die akute aufsteigende Polyradiculoneuritis. Dtsch. Z. Nervenheilk. 144, 290 (1937). — [196] JUBA, A., KOVÁCS, F.: Beiträge zur Gliederung der Polyneuritiden. Dtsch. Z. Nervenheilk. 147, 274 (1938). — [197] KAESER, H. E.: Klinische und elektromyographische Verlaufsuntersuchungen beim Guillain-Barré-Syndrom. Schweiz. Arch. Neurol. Psychiat. 94, 278 (1964). — [198] KANDEL, P.: Das klinische Bild und die Abgrenzung des Guillain-Barréschen Syndroms. Schweiz. Arch. Neurol. Psychiat. 75, 83 (1955). — [199] KAUDERS, O., REISNER, H.: Über eine besondere Gruppe akuter Polyneuritis (Polyneuritis amyotrophicans). Wien. Z. Nervenheilk. 1, 161 (1947/48). — [200] KENNEDY, F.: Infective neuronitis. Arch. Neurol. Psychiat. (Chic.) 2, 626 (1919). — [201] KREINDLER, A., ANASTASIU, F.: Polyradiculonévrite avec dissociation albumino-cytologique (syndrome Guillain-Barré) à forme pseudo-myopathique chez un syphilitique. Rev. neurol. 7, 759 (1939). — [202] KRONFELD, A.: Zur Ätiologie und Therapie der Landryschen Paralyse. Z. ges. Neurol. Psychiat. 44, 79 (1919). — [203] KUBIK, C. S.: Infectious polyneuritis — pathological demonstration. J. nerv. ment. Dis. 83, 79 (1936). — [204] KUHLMANN, M.: Syndrome de Guillain-Barré. Encéphale 26, 563 (1931). — [205] KULIGOWSKI, Z. M.: Encephalopolynévrite. Rev. neurol. 1932 I, 140. — [206] LANDRY, O.: Note sur la paralysie ascendante aigue. Gaz. hebd. méd. chir. 6, 472 (1859). — [207] LANDRY, O.: Note sur la paralysie ascendante aigue. Gaz. hebd. méd. chir. 6, 486 (1859). — [208] LARUELLE, L., MASSION-VERNIORY, L.: Contribution au syndrome polyradiculonévritique de Guillain-Barré. J. belge Neurol. Psychiat. 37, 365 (1937). — [209] LARUELLE, L., REUMONT, M.: Enquête anatomo-clinique dans 8 cas de polyganglionévrites mortelles. Rev. neurol. 81, 169 (1949). — [210] LENEMAN, F.: The Guillain-Barré syndrome. Definition, etiology, and review of 1,100 cases. Arch. intern. Med. 118, 139 (1966). — [211] LEWEY, F. H.: What is the Guillain-Barré syndrome? A study of the underlying pathological lesions. J. Pediat. 26, 165 (1945). — [212] LEYDEN, E. V.: Über Poliomyelitis und Neuritis. Z. klin. Med. 1, 387 (1880). — [212 a] LEYDEN, E. V.: Über multiple Neuritis und akute aufsteigende Paralyse nach Influenza. Z. klin. Med. 24, 1 (1894). — [213] LICHTENSTEIN, H.: Unter dem Bilde der Landryschen Paralyse verlaufende Polyneuritiden. Dtsch. med. Wschr. 57, 579 (1931). — [214] LISI, L. DE: Sulla polinevrite acuta febbrile. Morgagni 62, 97 (1920). — [215] LOWENBERG, K., FOSTER, D. B.: Polyradiculoneuritis with albuminocytologic dissociation. Arch. Neurol. Psychiat. (Chic.) 53, 185 (1945). — [216] MADIGAN, P. S., MARIETTA, S. U.: Polyradiculoneuritis, with report of case. Ann. intern. Med. 12, 719 (1938/39). — [217] MAESTRO, T.: Poliradiculoneurite con dissociazione

albumino-citologica (sindrome di Guillain-Barré) esclusiva dei nervi oculari. Riv. oto-neurooftal. **19**, 153 (1942). — [218] MARGULIS, M. S.: Pathologie und Pathogenese der akuten primären infektiösen Polyneuritiden. Dtsch. Z. Nervenheilk. **99**, 165 (1927). — [219] MARGULIS, M. S.: Klinik der akuten primären infektiösen Polyneuritiden. Arch. Psychiat. Nervenkr. **95**, 392 (1931). — [220] MARIE, P., CHATELIN, CH.: Note sur un syndrome de paralysie flasque plus ou moins généralisée avec abolition des réflexes, hyperalbuminose massive et Xanthochromie du liquide céphalorachidien, évoluant spontanément vers la Guérison et de nature indéterminée. Rev. neurol. 1916 I, 564. — [221] MARINESCO, G.: Sur une forme spéciale d'ataxie aigue relevant de la lésion inflammatoire des ganglions spinaux et des nerfs périphériques avec participation de la moelle et du bulbe. Rev. neurol. 1927 II, 337. — [222] MARINESCO, G., DRAGANESCU, S.: Beiträge zum Studium der primären infektiösen diffusen Neuritiden. (Versuch einer Entgliederung der Gruppe der Polyneuritiden.) Dtsch. Z. Nervenheilk. **112**, 44 (1930). — [223] MARINESCU, G.: Recherches anatomo-cliniques sur les polyradiculonévrites et leurs rapport avec les poly-névroradiculo-myélites. Riv. Neurol. **11**, 1 (1938). — [224] MARSHALL, J.: The Landry-Guillain-Barré syndrome. Brain **86**, 55 (1963). — [225] MARTIN, J.-J.: Polyradiculonévrites aiguës et subaiguës. I. — Formes ataxiques des polyradiculonévrites aiguës et subaiguës (surtout de type Guillain-Barré). Acta neurol. belg. **60**, 1087 (1960). — [226] MARTIN, J.-J.: Formes ataxiques de la polyradiculonévrite. Ann. méd.-psychol. **118**, 825 (1960). — [227] MARTIN, J.-J.: Polirradiculoneuritis con disociación albúmino-citológica. Sobre algunos problemas manifestados en su estudio. Wld. Neurol. **2**, 965 (1961). — [228] MASPES, P. E., GARETTO, S.: Radicolo-nevriti infettive acute di origine indeterminata. Riv. Pat. nerv. ment. **42**, 735 (1933). — [229] MASSION-VERNIORY, L.: Formes pseudo-myasthéniques, à début ophthalmoplégique, du syndrome radiculo-névritique de Guillain et Barré. J. belge Neurol. Psychiat. **40**, 294 (1940). — [230] MASSION-VERNIORY, L.: Formes pseudo-diphtériques du syndrome polyradiculonévritique de Guillain et Barré. J. belge Neurol. Psychiat. **40**, 306 (1940). — [231] MATTHEWS, W. B.: Cryptogenic polyneuritis. Proc. roy. Soc. Med. **45**, 667 (1952). — [232] MATTHEWS, W. B., HOWELL, D. A., HUGHES, R. C.: Relapsing corticosteroid-dependent polyneuritis. J. Neurol. Neurosurg. Psychiat. **33**, 330 (1970). — [233] McFARLAND, H. R., HELLER, G. L.: Guillain-Barré disease complex. Arch. Neurol. (Chic.) **14**, 196 (1966). — [234] MELNICK, S. C.: Thirty-eight cases of the Guillain-Barré syndrome: An immunological study. Brit. med. J. 1963 I, 368. — [235] MELNICK, S. C., FLEWETT, T. H.: Role of infection in the Guillain-Barré syndrome. J. Neurol. Neurosurg. Psychiat. **27**, 395 (1964). — [236] MIRUS, E.: Beitrag zur Frage der Stellung des Guillain-Barréschen Syndromes im Rahmen der Polyneuritis. Dtsch. Z. Nervenheilk. **150**, 39 (1939/40). — [237] MIYAKAWA, T., MURAYAMA, E., SUMIYOSHI, N., DESHIMARU, M., KAMANO, A., MIYAKAWA, K., TATETSU, S.: A biopsy case of Landry-Guillain-Barré syndrome. Acta neuropath. (Berl.) **17**, 181 (1971). — [238] MORSIER, G. DE, STEINMANN, J.: Polyradiculonévrites forme aiguë curable forme a évolution fatale. Presse méd. **44**, 1890 (1936). — [239] MORSIER, G. DE: Un cas de polyradiculonévrite (Guillain et Barré). Rev. méd. Suisse rom. **60**, 1033 (1940). — [240] MOSIG, E.: Beiträge zur normalen und pathologischen Anatomie des Rückenmarkes. IV. Rückenmarksveränderungen bei Landryscher Paralyse. Z. ges. Neurol. Psychiat. **170**, 331 (1940). — [241] NATTRASS, F. J.: Diskussionsbericht. Brit. med. J. 1925 II, 467. — [242] NOELL, W.: Die „entzündliche Polyneuritis". Dtsch. Z. Nervenheilk. **150**, 119 (1940). — [243] OLMER, J., JOUVE, A. X., GASCARD, E.: Sur une méningo-myélo-polyradiculó-névrite avec dissociation albumino-cytologique transitoire. Bull. Soc. Méd. Paris **54**, 1039 (1938). — [244] OSLER, L. D., SIDELL, A. D.: The Guillain-Barré syndrome. The need for exact diagnostic criteria. New Engl. J. Med. **262**, 964 (1960). — [245] OTT, TH.: Un cas de polyradiculo-névrite ascendante sub-aiguë avec dissociation albumino-cytologique. Etude anatomoclinique. Schweiz. Arch. Neurol. Psychiat. **48**, 83 (1941). — [246] PARKER, F., ADAMS, R. D.: An unusual case of acute infective polyneuritis with visceral lesions. New Engl. J. Med. **237**, 976 (1947). — [247] PETCH, C. P.: The Guillain-Barré syndrome or acute infective polyneuritis. Lancet 1949 II, 405. — [248] PETERS, G., SCHEID, W.: Zur Klinik und Anatomie der nach dem Typus der Landryschen Paralyse verlaufenden Polyganglio-Radiculo-Neuritis. Z. ges. Neurol. Psychiat. **163**, 367 (1938). — [249] PETTE, H., KÖRNYEY, ST.: Zur Histologie und Pathogenese der akut-entzündlichen Formen der Landryschen Paralyse. Z. ges. Neurol. Psychiat. **128**, 390 (1930). — [250] PETTE, H.: Der heutige Stand der Neuritisfrage. Dtsch. med. Wschr. **65**, 487 (1939). — [251] PETTE, H.: Das Problem der Neuritis. Verh. dtsch. Ges.

inn. Med. 55, 92 (1949). — [252] PETTE, E., PETTE, H.: Zur Ätiopathogenese der Entmarkungsencephalomyelitis (einschließlich der akuten multiplen Sklerose) und der Polyneuritis. Klin. Wschr. 34, 713 (1956). — [253] PETTE, E., PETTE, H.: Fortschritte in der Erkennung der Pathogenese der Polyneuritis. Regensburg. Jb. ärztl. Fortbild. 10, 252 (1962). — [254] PFEIFFER, J. A. F.: A case of Landry's paralysis with especial reference to the anatomical changes. Brain 35, 293 (1913). — [255] PINCKNEY, C.: Acute infective polyneuritis with a report of five cases. Brit. med. J. 1936 II, 333. — [256] PINES, J. L., MAIMAN, R.: Beitrag zur Lehre von der Paralysis Landry. Arch. Psychiat. Nervenkr. 79, 175 (1927). — [257] PLATANIA, S.: Paralisi ascendente di Landry. Riv. Pat. nerv. ment. 54, 237 (1936). — [258] PLEASURE, D. E., LOVELACE, R. E., DUVOISIN, R. C.: The prognosis of acute polyradiculoneuritis. Neurology (Minneap.) 18, 1143 (1968). — [259] PLÜGGE, H.: Zur Symptomatologie des Guillain-Barréschen Syndroms. Med. Klin. 35, 380 (1939). — [260] POMMÉ, B., TANGUY, R., MAROT, R.: Radiculo-névrite infectieuse à évolution régressive. Rev. neurol. 1934 I, 749. — [261] PORTA, V.: Meningoradicolite a inizio con sintomatologia tumorale (Pseudotumor medullae). Minerva med. 2, 477 (1938). — [262] PORTA, V.: In tema di meningoradicoliti. Riv. Neurol. 14, 109 (1941). — [263] RAVN, H.: The Landry-Guillain-Barré Syndrome. A survey and a clinical report of 127 cases. Acta neurol. scand. 43, Suppl. 30, 1 (1967). — [264] REISNER, H.: Über Polyneuritis vom Typ Guillain-Barré bei eitrigen Prozessen der Haut. Wien. klin. Wschr. 58, 60 (1946). — [265] REISNER, H.: Die akute Polyneuritis und Polyradiculitis. Wien: Wilhelm Maudrich 1949. — [266] REISNER, H.: Die Bedeutung von Ernährungsstörungen für die Genese der Polyneuritis. Wien. klin. Wschr. 62, 149 (1950). — [267] REITMAN, N., ROTHSCHILD, K.: The non-infectious nature of the Guillain-Barré syndrome with a possible explanation for the albuminocytologic dissociation. Ann. intern. Med. 32, 923 (1950). — [268] RICHTER, R. B.: The ataxic form of polyradiculoneuritis (Landry-Guillain-Barré Syndrome). Clinical and pathologic observations. J. Neuropath. exp. Neurol. 21, 171 (1962). — [269] RISER, M., PLANQUES, M. J.: Polynévrite à forme pseudomyopathique. Presse méd. 42, 712 (1934). — [270] RISER, M., PLANQUES, M. J.: Les polyradiculo-névrites aiguës (Syndrome Guillain-Barré-Strohl). J. belge Neurol. Psychiat. 38, 264 (1938). — [271] ROGER, H., BOUDORESQUES, J.: Quelques réflexions sur le syndrome de Guillain-Barré (A propos de six cas personnels chez l'adulte). J. belge Neurol. Psychiat. 38, 243 (1938). — [272] ROSEMAN, E., ARING, C. D.: Infectious polyneuritis. Infectious neuronitis, acute polyneuritis with facial diplegia, Guillain-Barré syndrome. Medicine (Baltimore) 20, 463 (1941). — [273] RUFFIN, H.: Fünf Fälle von Polyneuritis unter dem Syndrom der Landryschen Paralyse. Nervenarzt 9, 81 (1936). — [274] RUSSEL, A. V.: A case of Landry's paralysis. Lancet 1937, 143. — [275] RUSSEL, N., JONG, M. D. DE: The Guillain-Barré Syndrome. Arch. Neurol. Psychiat. (Chic.) 44, 1044 (1940). — [276] ROUSSY, C., HUGUENIN, R., PARTURIER: Polynévrite des quatre membres du type Landry avec régression rapide et totale. Rev. neurol. 1930 I, 67. — [277] SÁNTHA, K. v.: Über einen Fall von Polyganglionitis (Poliomyelitis posterior) unter dem klinischen Bild einer subakuten Pseudotabes. Beitrag zur Frage der chronischen infektiösen Polyneuritiden. Arch. Psychiat. Nervenkr. 100, 398 (1933). — [278] SÁNTHA, K. v.: Ein Fall von Polyradiculoneuritis acuta curabilis (Syndrome de Guillain et Barré). Dtsch. Z. Nervenheilk. 136, 300 (1935). — [279] SÁNTHA, K. v.: Muskelhypertrophie und Muskelkrämpfe in einem Polyradikulitisfalle. Dtsch. Z. Nervenheilk. 141, 249 (1936). — [280] SANTI, M.: Poliradicolo-nevrite con dissociazioni albumino-citologica del liquor (sindrome di Guillain-Barré). Riv. pat. nerv. (Siena) 53, 156 (1939). — [281] SAUER, A.: Ein Fall von Polyradiculoneuritis Guillain-Barré. Schweiz. med. Wschr. 69, 1222 (1939). — [282] SAXBY WILLIS, F. E., JEWELL, J. W.: A case of Landry's paralysis of descending type. Lancet 1930 I, 132. — [283] SCHALTENBRAND, G., STEGER, J.: Seröse Polyneuritis und hepatorenales Syndrom. Dtsch. Arch. klin. Med. 198, 673 (1951). — [284] SCHALTENBRAND, G., BAMMER, H.: Das Krankheitsbild der serösen Polyneuritis und ihre Behandlung. Regensburg. Jb. ärztl. Fortbild. 10, 268 (1962). — [285] SCHALTENBRAND, G., BAMMER, H.: La clinique et le traitement des polynévrites-inflammatoires ou séreuses aigues. Rev. neurol. 115, 783 (1966). — [286] SCHALTENBRAND, G., BAMMER, H.: Klinik und Therapie der akuten entzündlichen oder serösen Polyneuritis (Landry-Guillain-Barré-Syndrom). Zbl. ges. Neurol. Psychiat. 190, 13 (1967/68). — [287] SCHAMBUROW, D. A., LACHOWSKAJA, B. M.: Cerebrospinalflüssigkeit bei Polyneuritis. Arch. Psychiat. Nervenkr. 95, 699 (1931). — [288] SCHEER, W. M. VAN DER: Polyneuritis, in het bijzonder de polyneuritis acuta infectiosa. Ned. T. Geneesk. 77, 747 (1933). — [289] SCHEINKER, M.:

Pathology and pathogenesis of infectious polyneuritis. Trans. Amer. neurol. Ass. 72, 141 (1947). — [290] SCHEINKER, M.: Pathologic and pathogenesis of infectious polyneuritis (Guillain-Barré syndrome). J. Neuropath. exp. Neurol. 8, 184 (1949). — [291] SCHILLER, W.: Zur Kenntnis der Landryschen Paralyse. Dtsch. med. Wschr. 58, 129 (1932). — [292] SCHMIDT, C. P.: Distale Polyneuritiden nach chronischen Extremitäteneiterungen. Nervenarzt 19, 81 (1948). — [293] SEITAN, I. I., GARBIS, I.: Ein rezidivierender Fall von Guillain-Barréschem Syndrom. Neurologia (Buc.) 7, 391 (1962). — [294] SHAFAR, J.: Acute ascending flaccid paralysis. Lancet 1937, 1275. — [295] SIGWALD, J., NOUAILHAT, F.: The Guillain-Barré syndrome. In: VINKEN, P. J., BRUYN, G. W.: Handbook of Clinical Neurology 7, 495. Amsterdam: North-Holland Publ. Comp. 1970. — [296] SINNIGAR, H.: A case of ophthalmoplegia externa and paralysis of both facial nerves, and a case of paralysis of both facial nerves with some affection of the limbs, from peripheral neuritis; recovery. Brit. med. J. 1899 I, 138. — [297] SOLOMON, H. C.: Diskussionsbericht. Arch. Neurol. Psychiat. 17, 802 (1927). — [298] STEARNS, A. W., HARRIS, H. J.: Infectious polyneuritis. A report of four cases. U.S. nav. med. Bull. 43, 13 (1944). — [299] STOLTZENBERG, W.: Zur Frage der Bedeutung der Allergie bei der Entstehung polyneuritischer Krankheitsbilder. Dtsch. Z. Nervenheilk. 163, 475 (1949/50). — [300] STRUCK, G.: Beobachtung eines Falles von allergischer Polyneuritis. Nervenarzt 23, 389 (1952). — [301] STUCKE, F.: Über die rezidivierende Polyneuritis. Nervenarzt 18, 328 (1947). — [302] TARGOWLA, J.: Polynévrite récidivante, envahissement des nerfs craniens et diplégie faciale. Rev. neurol. 1894 II, 465. — [303] TAYLOR, E. W.: Diskussionsbericht. Arch. Neurol. Psychiat. 17, 802 (1927). — [304] TAYLOR, E. W., McDONALD, C. A.: Syndrome of polyneuritis with facial diplegia. Arch. Neurol. Psychiat. (Chic.) 27, 79 (1932). — [305] THOMAS, A.: Diplégie faciale récidivante associée à un syndrome polynévritique fruste avec hyperalbuminose du liquide céphalo-rachidien. Rev. neurol. 1931 I, 650. — [306] THOMAS, P. K., LASCELLES, R. G., HALLPIKE, J. F., HEWER, R. L.: Recurrent and chronic relapsing Guillain-Barré polyneuritis. Brain 92, 589 (1969). — [307] THOMSON, F. G.: Vortrag. Brit. med. J. 1910 II, 1443. — [308] THORNER, M. W., ALPERS, B. J., YASKIN, J. C.: Acute ascending paralysis (Landry's paralysis). A clinicopathologic study. Arch. Neurol. Psychiat. (Chic.) 44, 17 (1940). — [309] URECHIA, C. I., DRAGOMIR, L., BUMBACESCU, M.: Sur deux cas de polyradiculonévrite (syndrome de Guillain). Bull. Soc. Méd. Paris 54, 1589 (1938). — [310] VIETS, H. R.: Acute polyneuritis with facial diplegia. Arch. Neurol. Psychiat. (Chic.) 17, 794 (1927). — [311] DEVIVO, D. C., ENGEL, W. K.: Remarkable recovery of a steroid-responsive recurrent polyneuropathy. J. Neurol. Neurosurg. Psychiat. 33, 62 (1970). — [312] WADSACK: Ein Fall von Landryscher Paralyse. Med. Klin. 6, 1933 u. 1979 (1910). — [313] WALTER, F. K.: Zur Frage der Lokalisation der Polyneuritis. Z. ges. Neurol. Psychiat. 44, 150 (1919). — [314] WEBB, L. R., SPRINGFIELD, M. D.: Polyneuritis, complete pharyngeal and respiratory paralysis with recovery. Arch. intern. Med. 86, 574 (1950). — [315] WESTPHAL, C.: Über einige Fälle von akuter tödlicher Spinallähmung (sogenannter akuter aufsteigender Paralyse). Arch. Psychiat. Nervenkr. 6, 765 (1876). — [316] WIECK, H.H.: Akut verlaufende Polyneuritiden und ihre Behandlung. Med. Welt (Berl.) 1964, 946. — [317] WIEDERHOLT, W. C., MULDER, D. W., LAMBERT, E. H.: The Landry-Guillain-Barré-Strohl syndrome or polyradiculoneuropathy: Historical review, report on 97 patients, and present concepts. Proc. Mayo Clin. 39, 427 (1964). — [318] WILSON, G., ROBERTSON, H. F.: Facial diplegia in polyneuronitis. Amer. J. med. Sci. 183, 680 (1932). — [319] WINTHER, K.: Polyradiculitis med diplegia facialis. Ugeskr. Læg. 122, 979 (1929). — [320] WORSTER-DROUGHT: Diskussionsbericht. Brit. med. J. 1925 II, 468. — [321] YUDELSON, A. B.: Facial diplegia in multiple neuritis. J. nerv. ment. Dis. 65, 30 (1927).

Idiopathische Polyradiculoneuritis im Kindesalter

[322] ALAJOUANINE, TH., DELAY, J.: Névrite diffuse infectieuse à symptomatologie myopathique (polynévrite subaiguë pseudo-myopathique). Rev. neurol. 1931 I, 199. — [323] ANSAY, J.: Contribution à l'étude du syndrome polyradiculo-névritique de Guillain et Barré chez l'enfant. J. belge Neurol. Psychiat. 37, 311 (1937). — [324] AYLETT, P.: Five cases of acute infective polyneuritis (Guillain-Barré syndrome) in children. Arch. Dis. Childh. 29, 531 (1954). — [325] BABONNEIX, L., MAURICE-LÉVY: Syndrome de radiculo-névrite avec dissociation

albumino-cytologique chez une petite fille de quatre ans. Gaz. Hôp. (Paris) 107, 117 (1934). — [326] BRUNS, L.: Die Krankheiten des Rückenmarkes und der peripheren Nerven im Kindesalter. In: Handb. Nervenkrank. im Kindesalter. Berlin: Karger 1912. — [327] BRUSSILOWSKI, L.: Zur Lehre von der akuten aufsteigenden Landryschen Paralyse. Z. ges. Neurol. Psychiat. 111, 515 (1927). — [328] CLAUSS, M.: Über Polyneuritis im Kindesalter. Dtsch. Z. Nervenheilk. 65, 169 (1920). — [329] COHEN: A propos du trois enfants présentant certains caractères du syndrome de Guillain-Barré. J. belge Neurol. Psychiat. 38, 307 (1938). — [330] DEBRÉ, R., MARIE, J., MESSIMY: Polynévrite pseudo-myopathique. Presse méd. 42, 1232 (1934). — [331] DEBRÉ, R., THIEFFRY, S.: Remarques sur le syndrome de Guillain-Barré chez l'enfant. (A propos de 32 observations personnelles). Arch. franç. Pédiat. 8, 357 (1951). — [332] DEMOHN: Polyneuritis im Kindesalter. Dtsch. med. Wschr. 53, 904 (1927). — [333] DEMOHN: Polyneuritis im Kindesalter. Demonstration. Med. Klin. 23, 1045 (1927). — [334] DIKSHIT, S. K., TANEJA, B. L., GUPTA, R. C.: Infectious polyneuritis (Guillain-Barré syndrome) in infancy and childhood. Clin. Med. 77, 22 (1970). — [335] DUBOIS, R., BOGAERT, L. VAN: Sur un syndrome d'ataxie cérébelleuse aiguë curable avec dissociation albumino-cytologique du liquide. Rev. franç. Pédiat. 12, 668 (1936). — [336] FLURY, M.: Polyneuritis cerebralis. Beitrag zur Frage der Polyneuritis im Kindesalter. Helv. paediat. Acta 6, 62 (1951). — [337] FROEHNER, M.: Das Guillain-Barrésche Syndrom (Radikulomeningitis mit albuminozytologischer Dissoziation) im Kindesalter. Arch. Kinderheilk. 122, 196 (1941). — [338] GAUTIER, P., MORSIER, G. DE, BRON, A.: Le syndrome de Guillain, Barré et Strohl chez l'enfant. Rev. franç. Pédiat. 14, 247 (1938). — [339] GAYLE, R. F., GROOM, D.: The Guillain-Barré syndrome. Report of a case. J. nerv. ment. Dis. 98, 488 (1943). — [340] GECOW, A., PAWELA, I.: Le syndrome de Guillain-Barré-Strohl chez l'enfant. Observations de 83 cas. Schweiz. med. Wschr. 100, 569 (1970). — [341] GIRAUD, P., BOUDOURESQUE, J.: Polyradiculonévrites avec dissociation albuminocytologique du liquide céphalo-rachidien d'origine indéterminée. (Syndrome de Guillain et Barré.) Arch. Méd. Enf. 40, 505 (1937). — [342] GIRAUD, P., BOUDOURESQUE: Radiculonévrite avec dissociation albumino-cytologique du liquide céphalo-rachidien (syndrome de Guillain et Barré) chez l'enfant. (A propos de quatre observations personnelles.) J. belge Neurol. Psychiat. 38, 256 (1938). — [343] GLANZMANN, E.: Zur Klinik und Problematik der Polyradikulitis im Kindesalter (Guillain-Barré-Syndrom). Praxis 39, 622 (1950). — [344] GRASSI, A.: Poliradicolonevrite con dissociazione albumino-citologica (sindrome di Guillain-Barré-Strohl) con risentimento diencefalico. (Studio del ricambio e considerazioni patogenetiche). Riv. Pat. nerv. ment. 55, 1 (1940). — [345] GUILLAIN, G., TIFFENEAU, R.: La forme acrodynique du syndrome de polyradiculonévrite avec dissociation albumino-cytologique du liquide céphalo-rachidien. Bull. Acad. nat. Méd. (Paris) 124, 527 (1941). — [346] HECHT, M. S.: Acute infective polyneuritis in childhood. J. Pediat. 11, 743 (1937). — [347] HENNER, K., MACEK, Z.: Schwere Differentialdiagnose bei pseudomyopathischer Polyradiculoneuritis. Neurol. psychiat. čs. 3, 215 (1940). — [348] HOTTINGER, A.: Polyneuritis bei einem 3½jährigen Jungen. Ann. paediat. (Basel) 170, 230 (1948). — [349] JERVIS, G. A., STRASSBURGER, P. J.: Guillain-Barré syndrome and acute anterior poliomyelitis. Amer. J. Dis. Child. 65, 431 (1943). — [350] JOLLY, H. R.: Acute infective polyneuritis. Proc. roy. Soc. Med. 42, 83 (1949). — [351] LEVINSON, S. O.: Early acute anterior poliomyelitis without an increase of cells in the spinal fluid. J. Pediat. 1, 337 (1932). — [352] LOW, N. L., SCHNEIDER, J., CARTER, S.: Polyneuritis in children. Pediatrics 22, 972 (1958). — [353] MARKLAND, L. D., RILEY, H. D., Jr.: The Guillain-Barré syndrome in childhood. A comprehensive review, including observations on 19 additional cases. Clin. Pediat. (Phila.) 6, 162 (1967). — [354] MERRILL, R. E., FREDRICKSON, D.: Landry-Guillain-Barré syndrome. J. Pediat. 54, 816 (1959). — [355] MEYER, R.: A propos d'un nouveau cas de syndrome, de Guillain et Barré chez un enfant (Polyradiculo-névrite curable avec dissociation albuminocytologique). Rev. neurol. 1934 II, 617. — [356] PETERMAN, A. F., DALY, D. D., DION, R. F., KEITH, H. M.: Infectious neuronitis (Guillain-Barré syndrome) in children. Neurology (Minneap.) 9, 533 (1959). — [357] RISER, PLANQUES, GÉRAUD: Syndrome de Guillain et Barré avec méningite rachidienne très prédominante. Bull. Soc. Méd. Paris 54, 672 (1938). — [358] RODECK, H.: Die Polyradiculitis. (Guillain-Barré-Syndrom.) Kinderärztl. Prax. 21, 498 (1953). — [359] SANCTIS, A. G. DE, GREEN, M.: Acute infectious polyneuritis. A diagnostic problem during a poliomyelitis epidemic. J. Amer. med. Ass. 118, 1445 (1942). — [360] SCHÄFER, K. H., WALTHER, C. U.: Zur Frage der polyradikuloneuritischen Erscheinungsform der Poliomyelitis. Mschr. Kinderheilk. 98, 267 (1950). — [361] SCHEID, W.: Über die pseudomyopathische Form der Polyneuritis im Kindesalter. Ärztl. Wschr. 1, 137 (1946/47). — [362] SCHRIMPF, M.: Zur Ätiologie, Pathogenese und Nosologie des Guillain-Barréschen Syndroms. Mschr. Kinderheilk. 97, 24 (1949). — [363] SOLTMANN, O.: Über Landrysche Paralyse. Jb. Kinderheilk. 51, 67 (1900). — [364] STECHELE, U.: Über Polyneuritis im Kindesalter. (Guillain-Barrésches Syndrom.) Arch. Kinderheilk. 136, 52 (1949). — [365] STICKL, H., EHMANN, B.: Zur kindlichen Polyneuritis. Mschr. Kinderheilk. 109, 498 (1961). — [366] TANAKA, T.: Changes in the type of Landry's paralysis. Amer. J. Dis. Child. 51, 239 (1936). — [367] THIEFFRY, S., ARTHUIS, M., MONSALLIER, F., SORREL-DÉJERINE, J.: La maladie de Guillain-Barré chez l'enfant. (95 observations). Rev. Prat. (Paris) 11, 3140 (1961). — [368] WEISSE, K., KRÜCKE, W.: Die tödliche, „primär-entzündliche" Polyneuritis im Kindesalter. Z. Kinderheilk. 74, 167 (1954). — [369] WERNER, E.: Über das Guillain-Barrésche Syndrom (infektiöse Polyradiculoneuritis). Dtsch. Gesundh.-Wes. 3, 766 (1948). — [370] WIDNÄS, K.: Syndrome Guillain-Barré chez un enfant. Ann. Med. intern. Fenn. 36, 778 (1947). — [371] WISSLER, H.: Syndrom von Guillain-Barré und Poliomyelitis. Kinderärztl. Prax. 12, 69 (1941). — [372] WITZEL, K.: Das Guillain-Barré-Syndrom im Kindesalter. Z. Kinderheilk. 104, 275 (1968).

Fisher-Syndrom

[373] ALLEN, M. W. VAN, MACQUEEN, J. C.: Ophthalmoplegia, ataxia and the syndrome of Landry-Guillain-Barré (A report of four cases with comments on the ophthalmoplegia). Trans. Amer. neurol. Ass. 89, 98 (1964). — [374] ARNOULD, G., TRIDON, D., SCHMITT, J., GUERCI, O.: Polyradiculonévrite aiguë curable à forme ophthalmoplégique. Rev. Oto-neuro-ophthal. 32, 425 (1960). — [375] BOSCHI, E., MENOZZI, C.: Considerazioni sul problema dell' atassia nella sindrome di Fisher. Riv. Pat. nerv. ment. 86, 625 (1965). — [376] BOSCHI, E.: Sul problema dell' atassia da oftalmoplegia (Considerazioni su un caso di sindrome di Fisher). Riv. Neurol. 38, 410 (1968). — [377] DARCOURT, G., COSSA, P.: Syndrome de Guillain-Barré avec ophthalmoplégie extrinsèque bilatérale et ataxie aiguë. Rev. oto-neuro-ofthal. (B. Aires) 31, 416 (1959). — [378] ELIZAN, T. S., SPIRE, J. P., ANDIMAN, R. M., BAUGHMAN, F. A., Jr., LLOYD-SMITH, D. L.: Syndrome of acute idiopathic ophthalmoplegia with ataxia and areflexia. Neurology (Minneap.) 21, 281 (1971). — [379] FISHER, M.: An unusual variant of acute idiopathic polyneuritis (syndrome of ophthalmoplegia, ataxia and areflexia). New Engl. J. Med. 255, 57 (1956). — [380] FORD, F. R.: Diseases of the nervous system in infancy, childhood and adolescence. Springfield USA: Thomas 1960. — [381] GIBBER, F. B.: Ophthalmoplegia in acute polyneuritis. Arch. Neurol. (Chic.) 23, 161 (1970). — [382] GOODWIN, R. F., POSER, CH. M.: Ophthalmoplegia, ataxia and areflexia (Fisher's syndrome). J. Amer. med. Ass. 186, 258 (1963). — [383] HYNES, E. A.: Syndrome of Fisher (Ophthalmoplegia, ataxia and areflexia). Amer. J. Ophthal. 51, 701 (1961). — [384] LUGARESI, E., TASSINARI, C. A.: La sindrome di Fisher: oftalmoplegia, atassia, areflessia. Riv. oto-neuro-oftal. 38, 423 (1963). — [385] MENOZZI, C.: La sindrome di Fisher. Riv. Osped. Psichiat. 30, 379 (1962). — [386] MUNSAT, TH. L., BARNES, J. E.: Relation of multiple cranial nerve dysfunction to the Guillain-Barré syndrome. J. Neurol. Neurosurg. Psychiat. 28, 115 (1965). — [387] NEUBERT, F. R.: Complete ophthalmoplegia in acute toxic polyneuritis. Brit. J. Ophthal. 42, 632 (1958). — [388] PATEL, A., PEARCE, L., HAIRSTON, R.: Miller Fisher syndrome (variant of Landry-Guillain-Barré-Strohl syndrome — ophthalmoplegia, ataxia, areflexia). Sth. med. J. (Bgham, Ala.) 59, 171 (1966). — [389] QAQUNDAH, B. Y., TAYLOR, W. F.: Miller Fisher syndrome in a 22-month-old child. J. Pediat. 77, 868 (1970). — [390] RAD, M. v.: Ophthalmoplegie, Ataxie, Areflexie (Fisher-Syndrom). Ein Beitrag zur Polyneuritis cranialis. Arch. Psychiat. Nervenkr. 213, 422 (1970). — [391] SMITH, J. L., WALSH, F. B.: Syndrome of external ophthalmoplegia, ataxia and areflexia (Fisher). Arch. Ophthal. 58, 109 (1957). — [392] WADIA, N. H., ROONGTA, S. M.: Fisher's syndrome of ophthalmoplegia, ataxia and areflexia. (An unusual variant of acute idiopathic polyneuritis). Neurology (Bombay) 16, 159 (1968).

Hepatitis epidemica

[393] BEYER, P., DOLLE, F.: Polyradiculoneuritis au cours d'une hépatite anictérique à virus. Soc. de Pédiat. de l'Est et du Nord. Sect. Strasbourg, févr. 1957. — [394] DRAGSTED,

P. J.: Guillain-Barré-Neel's syndrom, opstået efter hepatitis. Nord. Med. 43, 599 (1950). — [395] JANOTA, O., DOBIAS, J.: Polyradiculonévrite syndrome de Guillain-Barré, complication tardive de l'hépatite epidémique. Encéphale 37, 275 (1948). — [396] MARKOFF, N. G.: Nach- und Begleiterkrankungen der Hepatitis epidemica. Schweiz. med. Wschr. 74, 2 (1944). — [397] PLOUGH, I. C., AYERLE, R. S.: The Guillain-Barré syndrome associated with acute hepatitis. New. Engl. J. Med. 249, 61 (1953). — [398] REHM, C. D., BROCK, W. M.: Guillain-Barré syndrome associated with acute infectious hepatitis. Northwest Med. 45, 343 (1946). — [399] RIMBAUD, L., JANBON, M., BERTRAND, L.: Polyradiculonévrite aiguë mortelle contemporaine d'une hépatite infectieuse. Bull. Soc. Méd. Paris 76, 912 (1960). — [400] THORLING, L.: Neurological complications in acute infectious hepatitis. Acta med. scand. 137, 322 (1950). — [401] ZIMMERMAN, H. J., LOWRY, C. F.: Encephalomyeloradiculitis (Guillain-Barré Syndrome) as a complication of infectious hepatitis. Ann. intern. Med. 26, 934 (1947).

Masern

[402] BOURNE, L. B., SCOTT, R. B.: Guillain-Barré case following measles. Arch. Pediat. 69, 1 (1952). — [403] DARLEGUY, BAIXE: Polynévrite subaiguë à forme bulbaire consécutive à une rougeole. Bull. Soc. Méd. Paris 47, 1264 (1931). — [404] GLANZMANN, E.: Zur Klinik und Problematik der Polyradikulitis im Kindesalter (Guillain-Barré-Syndrom). Praxis 39, 622 (1950). — [405] GUIBERT, L. E. M.: Les complications nerveuses de la rougeole: la névraxite morbilleuse. Rev. Serv. Santé milit. 104, 477 (1936). — [406] LENÈGRE, J., DELAIR, G.: Polyradiculo-névrite aiguë extensive avec dissociation albumino-cytologique apparue au décours d'une rougeole. Guérison rapide sans séquelles. Bull. Soc. Méd. Paris 55, 712 (1939). — [407] LÓPEZ ALBO, W.: Un caso de encéfalomielitis sarampionosa. Arch. Neurobiol. (Madr.) 12, 50 (1932). — [408] MILLER, H. G., STANTON, J. B., GIBBONS, J. L.: Para-infectious encephalomyelitis and related syndromes. A critical review of the neurological complications of certain specific fevers. Quart. J. Med. 25, 427 (1956). — [409] MORQUIO, L.: La méningo-encéphalite après rougeole. Arch. Méd. Enf. 34, 269 (1931). — [410] PORTILLO, J. M., MANTERO, M. E., PIZZOLANTI, D., ORMAECHEA, C. A.: Complicaciones neurológicas del sarampión. Bull. Soc. Péd. Paris 19, 313 (1948). — [411] ROSEMAN, E., ARING, C. D.: Infectious polyneuritis, infectious neuronitis, acute polyneuritis with facial diplegia, Guillain-Barré syndrome, Landry's paralysis, etc. Medicine (Baltimore) 20, 463 (1941). — [412] SLONIMSKAJA, W. M., MOSPAN, I. I.: Über Komplikationen seitens des Nervensystems nach Masern. Arch. Psychiat. Nervenkr. 94, 719 (1931). — [413] URQUHART, D. A.: Multiple peripheral neuritis as complication of measles. Brit. med. J. 1934 II, 115.

Röteln

[414] DAVISON, C., FRIEDFELD, L.: Acute encephalomyelitis following German measles. Amer. J. Dis. Child. 55, 496 (1938). — [415] ELEY, R. C.: Neurologic conditions in infants and children. J. Pediat. 7, 248 (1935). — [416] REVILLIOD, E., LONG: Polynévrite suite de rubeole. Presse méd. 14, 172 (1906).

Varicellen

[417] CARRIL, M. J. DEL, VIDAL, J.: Varicela y polyneuritis. Rev. Asoc. méd. argent. 49, 151 (1935). — [418] CASTEX, M. R., REPETTO, R. L., CAMPONOVO, L. E.: Neuraxitis varicelosa. Dia méd. 19, 1214 (1947). — [419] CATHALA, J.: Polyradiculonévrites généralisées après les oreillons, la scarlatine, la varicelle. Paris méd. 1940, 1279. — [420] LANCASTER, F. H.: Encephalomyelitis complicating virus infections; report of 7 cases. St. med. J. (Nashville, Tenn.) 31, 1063 (1938). — [421] MASTEN, M. G.: Neurologic complications of chickenpox; report of 2 cases. Arch. Pediat. 57, 749 (1940). — [422] ROSEMAN, E., ARING, C. D.: Infectious polyneuritis, infectious neuronitis, acute polyneuritis with facial diplegia, Guillain-Barré syndrome, Landry's paralysis, etc. Medicine (Baltimore) 20, 463 (1941). — [423]

Schoo, A. G.: Syndrom van Guillain-Barré na waterpokken. Ned. T. Geneesk. 85, 3389 (1941).

Encephalitis epidemica

[425] Albertin: Des formes périphériques de l'encéphalite épidémique. Thèse, Lyon 1926. — [426] Bériel, L., Devic, A.: Les formes „périphériques" de l'encéphalite épidémique. Presse méd. 33, 1441 (1925). — [427] Bériel, L.: Sur les formes actuelles de l'encéphalite épidémique. Bull. Soc. Méd. Paris 50, 365 (1926). — [428] Bredemann, W.: Über eine polyneuritische Form der Encephalitis. Arch. Psychiat. Nervenkr. 193, 199 (1955). — [429] Brobeil, A.: Die Enzephalitiden. Klinik d. Gegenwart Bd. 1, 219. München: Urban & Schwarzenberg 1955. — [430] Froment, Sedallian, Revault: Paraplégie type polynévritique et encéphalite épidémique. Lyon méd. 1925, 295. — [431] Lilienstein: „Encephalitische" Neuritis (Krankendemonstration). Zbl. ges. Neurol. Psychiat. 34, 181 (1924). — [432] Margulis, M. S.: Myelo-Radiculo-Polyneuritiden bei epidemischer Encephalitis. Dtsch. Z. Nervenheilk. 89, 262 (1926). — [433] Mingazzini, G.: Klinischer und anatomisch-pathologischer Beitrag zum Studium der Encephalitis epidemica (lethargica). Z. ges. Neurol. Psychiat. 63/64, 199 (1921). — [434] Roch, M., Bickel, G.: Polynévrite épidémique avec réaction méningée. „Forme périphérique de l'encéphalite léthargique"? Schweiz. med. Wschr. 8, 18 (1927). — [435] Scharnke, Moog: Über Beziehungen zwischen Neuritis und Encephalitis epidemica. Z. ges. Neurol. Psychiat. 90, 89 (1924). — [436] Staehelin, R.: Zur Frage der Encephalitis lethargica und verwandter Erkrankungen. Schweiz. Arch. Neurol. Psychiat. 8, 143 (1921). — [437] Stern, F.: Epidemische Encephalitis (Economosche Krankheit). In: Bumke, O., Foerster, O.: Handb. Neurol. XIII. Berlin: Springer 1936, 307. — [438] Weimann, W.: Über einen unter dem Bilde der Landryschen Paralyse verlaufenden Fall von Encephalitis epidemica. Psychiat. et Neurol. (Basel) 50, 357 (1921).

Grippe

[439] Barolin, G. S., Summer, K.: Neurologisch-psychiatrische Krankheitsbilder während der Grippeepidemie 1969/70. Wien. med. Wschr. 121, 134 (1971). — [440] Compton Smith, R. N.: Influenzal encephalitis; letters to the editor. Lancet 1958 I, 217. — [441] Dalla Torre, G., Chinaglia, A.: Polineurite acuta influenzale. Studio clinico anatome-patologico. Policlinico 37, 9 (1930). — [442] Edmundson, P., Hodgkin, K.: Protean symptomatology, in reports from general practitioners on influenza epidemic, vital statistics. Brit. med. J. 1957 II, 1058. — [443] Elian, M., Tamir, M., Bornstein, B.: Unusual case of brachial plexitis in relation to leptospira and coxsackie virus. Confin. neurol. (Basel) 26, 1 (1965). — [444] Flewett, T. H., Hoult, J. G.: Influenzal encephalopathy and postinfluenzal encephalitis. Lancet 1958 II, 11. — [445] Furtado, D., Vascongelos, A.: Syndrome de Guillain et Barré consécutif à une grippe. Arch. Neuro-psiquiat. (S. Paolo) 7, 6 (1949). — [446] Gergely, B.: Influenza und Neuritis. Dtsch. Z. Nervenheilk. 123, 294 (1932). — [447] Gianniotti, G.: Atteintes neurologiques au cours des récentes épidémies grippales. Rev. neurol. 108, 833 (1963). — [448] Jennings, G. H.: Clinical features of pneumonias undergoing virus tests. Brit. med. J. 1952 I, 123. — [449] Kaufmann, F.: Beobachtungen über Polyneuritis in der Grippezeit. Arch. Psychiat. Nervenkr. 61, 445 (1920). — [450] Keelan, P.: Post-influenzal peripheral neuritis. Irish J. med. Sci. 6, 272 (1962). — [451] Leigh, A. D.: Infections of the nervous system occurring during an epidemic of influenza. Brit. med. J. 1946 II, 936. — [452] Martelli, F., Roggia, A.: L'encéphalite grippale. Les complications neurologiques des grandes et des petites manifestations de la grippe. Rev. neurol. 108, 822 (1963). — [453] Russetzki, J.: Les polyradiculites post-grippales. Ann. Méd. 36, 142 (1934). — [454] Sanders, M., Blumberg, A., Haymaker, W.: Polyradiculoneuritis in man produced by Saint-Louis encephalitis virus. Sth. med. J. (Bgham, Ala.) 46, 606 (1953). — [455] Schwind, F., Solcher, H.: Grippe mit peripherer Nervenbeteiligung. Münch. med. Wschr. 99, 1822 (1957). — [456] Schwind, F., Solcher, H.: Durch Influenza-Virus hervorgerufene peripher-nervöse Krankheitsbilder. Nervenarzt 29, 414 (1958). — [457] Soyka, D.: Ein Fall von Grippepolyneuritis.

Med. Klin. 61, 1329 (1966). — [458] WELLS, C. E. C., JAMES, W. R. L., EVANS, A. D.: Guillain-Barré syndrome and virus of influenza A (Asian strain). Report of two fatal cases during the 1957 epidemic in Wales. Arch. Neurol. Psychiat. (Chic.) 81, 699 (1959).

Herpes zoster

[460] ANDRÉ-THOMAS: Der Herpes zoster. Zbl. ges. Neurol. Psychiat. 61, 480 (1932). — [461] BLOEDORN, W. A., ROBERTS, L. J.: Herpes zoster with motor paralysis. J. Amer. med. Ass. 82, 622 (1924). — [462] BONDUELLE, M., BOUYGUES, P., CHEMALY, R.: Les polyradiculonévrites postzostériennes. A propos d'une observation. Rev. neurol. 108, 5 (1963). — [463] BROADBENT, W. H.: Case of herpetic eruption in the course of branches of the brachial plexus. Followed by partial paralysis in corresponding motor nerves. Brit. med. J. 1866 II, 460. — [464] CARTER, A. B., DUNLOP, J. B. W.: Paresis following herpes zoster. A report of two cases. Brit. med. J. 1941 I, 234. — [465] CORNIL, L.: Paralysie crurale zostérienne. Rev. neurol. 1, 280 (1930). — [466] CRÉMIEUX, A., ROGER, J., POINSO, Y, RAMELLA, B.: A propos des paralysies zostériennes: 1° Zona du ganglion géniculé avec paralysie diaphragmatique; 2° Zona brachial avec paralysie brachiale homolatérale, paralysie crurale hétérolatérale et dissociation albumino-cytologique du liquide céphalo-rachidien. Rev. neurol. 104, 342 (1961). — [467] FRIART, J., JEANTY, C.: Zona associe a un syndrome de Guillain-Barré avec hypotension orthostatique. Revue des complications motrices du zona. Acta clin. belg. 11, 365 (1956). — [468] GODLEWSKY, ST.: Diskussionsbemerkung. Rev. neurol. 106, 770 (1962). — [469] GOULON, M.: Deux cas de polyradiculonévrites après zona. Rev. neurol. 106, 768 (1967). — [470] GOYET, A., CHAIX: Paralysies du plexus brachial consécutives au zona. Lyon méd. 134, 509 (1925). — [471] HARDY, M.: Du zona. Gaz. Hôp. (Paris) 1876, 827. — [472] JOFFROY, A.: Deux observations de zona et d'atrophie musculaire du membre supérieur. Arch. Physiol. 14, 170 (1882). — [473] JONES, C. H.: Herpes zoster, followed by severe neuralgia and considerable motor paralysis — benefit from galvanisation. Med. Times Gaz. 1, 356 (1876). — [474] KISSEL, P., DUREUX, J.-B.: Formes cliniques et complications du zona (à l'exclusion des complications oculaires). Rev. Prat. (Paris) 11, 2275 (1961). — [475] KNOX, J. D. E., LEVY, R., SIMPSON, J. A.: Herpes zoster and the Landry-Guillain-Barré syndrome. J. Neurol. Neurosurg. Psychiat. 24, 167 (1961). — [476] MAGGI, A. L. C., MEEROFF, M., COSEN, J. N., HIRSCHMAN, B.: Trastornos motores en el herpe zoster. Un caso con cuadriplejia. Pren. méd. argent. 43, 1970 (1956). — [477] MOFFIE, D.: Neuritis of the femoral nerve. Folia psychiat. neerl. 56, 813 (1953). — [478] PÁLFFY, A., BALÁZS: Myeloradiculoganglionitis following zoster. Arch. Neurol. Psychiat. (Chic.) 81, 433 (1959). — [479] PEARSON, S. V.: A case of herpes brachialis with deltoid paralysis. Trans. clin. Soc. Lond. 36, 268 (1903). — [480] RAMELLA, B.: Les paralysies des nerfs périphériques d'origine zostérienne. Thesis, Marseille 1965. — [481] RISER, SOL: De la névraxite zostérienne. Lésions du système nerveux central dans le zona. Encéphale 28, 380 (1933). — [482] ROCCHI, F.: Sulle paralisi motorie da Herpes zoster. Riv. Neurol. 11, 367 (1938). — [483] STAMMLER, A., STRUCK, G.: Zur Klinik und Pathomorphologie der polyradiculomyelitischen Verlaufsform des Zoster. Dtsch. Z. Nervenheilk. 178, 313 (1958). — [484] TATERKA, J. H., O'SULLIVAN, M. E.: The motor complications of herpes zoster. J. Amer. med. Ass. 122, 737 (1943). — [484 a] VALENTINI, A.: Herpes e paralisi. Breve rivista a proposito di un caso clinico. Policlinico, Sez. prat. 35, 656 (1928). — [485] WALLER, G.: Two cases of herpes with motor paralysis. Brit. med. J. 2, 560 (1885). — [486] WOHLWILL, F.: Infektiöse Erkrankungen des Zentralnervensystems. Erkrankungen mit invisiblem filtrierbarem Virus. Herpes zoster. In: BUMKE, O., FOERSTER, O.: Handb. Neurol. Berlin: Springer 1936. — [487] WORSTER-DROUGHT, C.: Herpes zoster with localized muscular paralysis. Brit. med. J. 1923 I, 970. — [488] WRIGHT, A. D.: Herpes zoster involving left quadratus lumborum and oblique muscles, with complete reaction of degeneration. Lumbar pseudo-hernia in region of scars. Proc. roy. Soc. Med. 25, 1116 (1932).

Mononucleose

[489] BERNSTEIN, T. C., WOLFF, H. G.: Involvement of the nervous system in infectious mononucleosis. Ann. intern. Med. 33, 1120 (1950). — [490] BLAUSTEIN, A., CACCAVO, A.:

Infectious mononucleosis, complicated by bilateral papilloretinal edema. Arch. Ophthal. 43, 853 (1950). — [491] BONNIN, H., BERGOUINAN, M.: Meningo-encéphalite curable avec coma passager au cours d'une mononucléose infectieuse. Bull. Soc. Méd. Paris 64, 39 (1948). — [492] CLÉMENÇON, G., KIEBSCH, I.: Beitrag zur Klinik der Mononucleosis infectiosa. Dtsch. med. Wschr. 83, 257 (1958). — [493] CREATURO, N. E.: Infectious mononucleosis and polyneuritis (Guillain-Barré syndrome). Report of a case of facial diplegia treated with 2,3 dimercaptopropanol (B.A.L.). J. Amer. med. Ass. 143, 234 (1950). — [494] CUSTER, R. P., SMITH, E. B.: The pathology of infectious mononucleosis. Blood 3, 830 (1948). — [495] DOLGOPOL, P., HUSSON, G.: Infectious mononucleosis with neurological complications. Arch. intern. Med. 83, 179 (1949). — [496] EATON, O. M., STEVENS, H., SILVER, H. M.: Respiratory failure in polyradiculoneuritis associated with infectious mononucleosis. J. Amer. med. Ass. 194, 609 (1965). — [497] GARVIN, J. S.: Infectious mononucleosis with Guillain-Barré syndrome. Report of a case. J. Amer. med. Ass. 151, 293 (1953). — [498] GRAHAM, S. D., SCHWARTZ, W. H., CHAPMANN, W. L.: Infectious neuronitis complicating infectious mononucleosis. U.S. nav. med. Bull. 49, 914 (1949). — [499] KNICK, B., HOFFMANN, K.: Das Landry-Guillain-Barré-Syndrom als neurotrope Manifestation der infektiösen Mononukleose. Z. klin. Med. 151, 143 (1953). — [500] LÜBCKE, P.: Die infektiöse Mononukleose und ihre Komplikationen. Münch. med. Wschr. 112, 838 (1970). — [501] RAFTERY, M. B., SCHUMACHER, E. E., Jr., GRAIN, G. O., QUINN, E. L.: Infectious mononucleosis and Guillain-Barré syndrome. Arch. intern. Med. 93, 246 (1954). — [502] RAUCH, S.: Mononukleose, Guillain-Barré-Syndrom und Postikusparese. Dtsch. med. Wschr. 80, 1767 (1955). — [503] RESKE-NIELSEN, E., MOGENSEN, E. F.: Mononucleosis infectiosa med polyradiculitis. Ugeskr. Læg. 117, 103 (1955). — [504] RICKER, W., BLUMBERG, A., PETERS, C. H., WIDERMAN, A.: The association of the Guillain-Barré syndrome with infectious mononucleosis. With a report of two fatal cases. Blood 2, 217 (1947). — [505] SELTZER, B.: Neurological presentation of glandular fever. Brit. med. J. 1953 II, 83. — [506] SELTZER, B.: Glandular fever. Med. Illustr. (Lond.) 8, 376 (1954). — [507] SILVERSIDES, J. L., RICHARDSON, J. C.: Neurological complications of infectious mononucleosis. Canad. med. Ass. J. 63, 138 (1950). — [508] VIVELL, O.: Über einen Fall von infektiöser Mononukleose mit Facialislähmung. Kinderärztl. Prax. 20, 437 (1952). — [509] WILKINS, C. F., Jr.: Polyradiculoneuritis (Landry-Guillain-Barré-Syndrom) associated with infectious mononucleosis. J. med. Ass. Ga 42, 241 (1953). — [510] WOLF, G.: Die infektiöse Mononukleose und das Nervensystem. Fortschr. Neurol. Psychiat. 24, 167 (1956). — [511] ZOHMAN, B. L., SILVERMAN, E. G.: Infectious mononucleosis and encephalomyelitis. Ann. intern. Med. 16, 1233 (1942).

Mumps

[512] ALBRECHT, H.: Ein Fall von Polyneuritis bei Parotitis epidemica. Dtsch. med. Rundschau 1, 225 (1947). — [513] BONABA, J., BONI, E. DE: Polyneuritis bei einem 7jährigen Mädchen nach Parotitis. Arch. Pediat. Urug. 2, 25 (1931). — [514] CARY, W.: J. Iowa St. med. Soc. 34, 201 (1944); zit. nach MILLER, H. G., STANTON, J. B., GIBBONS, J. L.: Parainfectious encephalomyelitis and related syndromes. Quart. J. Med. 25, 427 (1956). — [515] CATHALA, J., BERTRAND, I., BOLGERT, M., AUZÉPY, P.: Paralysie diffuse à type extensoprogressif avec dissociation albumino-cytologique et xanthochromie du liquide céphalorachidien au cours des oreillons. Mort par asphyxie. Examen anatomique. Bull. Soc. Méd. Paris 52, 33 (1936). — [516] CATHALA, J.: Polyradiculonévrites généralisees après les oreillons, la scarlatine, la varicelle. Paris méd. 1, 279 (1940). — [517] CHURCH, R. E.: Neuromyelitis in mumps. Brit. med. J. 1946 II, 941. — [518] COLLENS, W. S., RABINOWITZ, M. A.: Mumps polyneuritis. Quadriplegia with bilateral facial paralysis. Arch. intern. Med. 41, 61 (1928). — [519] ISRAEL, E.: Systemic mumps. Acta med. orient. (Tel-Aviv) 11, 231 (1952). — [520] LANCASTER, F. H.: Encephalomyelitis complicating virus infections; report of 7 cases. South. med. J. (Nashville, Tenn.) 31, 1063 (1938). — [521] McGUINNESS, A. C., GALL, E. A.: Mumps at army camps in 1943. War Med. (Chic.) 5, 95 (1944). — [522] McKAIG, C. B., WOLTMAN, H. W.: Neurologic complications of epidemic parotitis; report of case of parotitic myelitis. Arch. Neurol. Psychiat. (Chic.) 31, 794 (1934). — [523] NEMLICHER, L. J., TSCHERNIKOW, W. W., SOLOMONOWA, S. J.: Doppelseitige Facialislähmung bei Parotitiden, die mit Sym-

ptomen infektiöser Polyradiculoneuritis verlaufen. Dtsch. Z. Nervenheilk. 125, 292 (1932). — [524] POPEK, K.: Polyradiculoneuritis vom Typus Guillain-Barré nach epidemischer Parotitis. Bratisl. lek. Listy 14, 398 (1934). — [525] PORTER, I. H., PALLIS, CH.: Polyneuritis and central hypertension due to non-parotitic mumps. Lancet 1960 I, 362. — [526] REPORT: A new conception of mumps. J. Amer. med. Ass. 106, 867 (1936). — [527] SAINTON, P., HURIEZ, C.: Une complication rare des oreillons: Paralysie double du plexus brachial à type radiculaire supérieur. Bull. Soc. Méd. Paris 39, 809 (1915). — [528] STUTTE, H.: Beitrag zur Pathogenese neuraler Mumpskomplikationen. Serratuslähmung bei Parotitis epidemica. Med. Klin. 45, 432 (1950). — [529] SULZER, M.: Polyneuritis nach Mumps mit letalem Ausgang. Nervenarzt 1, 547 (1928). — [530] USBORNE, V.: Case of polyneuritis after mumps. Brit. med. J. 1950 I, 648.

Zeckenbiß- und Insektenstichmening(o-encephalo-myel)itis

[531] ACKERMANN, R.: Zentraleuropäische Enzephalitis. Med. Klin. 65, 147 (1970). — [532] BAMMER, H., SCHENK, K.: Meningo-Myelo-Radiculitis nach Zeckenbiß mit Erythem. Dtsch. Z. Nervenheilk. 187, 25 (1965). — [533] BLUMENTHAL, W., ACKERMANN, R., SCHOTTKY, A.: Zentraleuropäische Enzephalitis unter dem Bild einer lumbalen Poliomyelitis. Med. Klin. 65, 153 (1970). — [534] ERBSLÖH, F., KOHLMEYER, K.: Über polytope Erkrankungen des peripheren Nervensystems bei lymphozytärer Meningitis. Fortschr. Neurol. Psychiat. 36, 321 (1968). — [535] JELLINGER, K., SPUNDA, CH.: Aufsteigende Neuritis nach Insektenstich. Wien. klin. Wschr. 73, 81 (1961). — [536] KLEMM, D., BERTHOLD, H., MÜLLER, J.: Endemisches Vorkommen der Frühsommer-Meningoenzephalitis in Südbaden. Dtsch. med. Wschr. 92, 756 (1967). — [537] LAABAN, J., SYROTA, A.: Les polyradiculonévrites secondaires à une piqûre d'insecte. Sem. Hôp. Paris 46, 3382 (1970). — [538] SCHALTENBRAND, G.: Radikulomyelomeningitis nach Zeckenbiß. Münch. med. Wschr. 104, 829 (1962). — [539] SCHALTENBRAND, G.: Durch Arthropoden übertragene Erkrankungen der Haut und des Nervensystems. Nonne-Gedächtnisvorlesung. In: Verh. Dtsch. Ges. inn. Med., 72. Kongr. München: Bergmann 1967, 975.

Lymphocytäre Meningitis

[540] BANNWARTH, A.: Chronische lymphocytäre Meningitis, entzündliche Polyneuritis und „Rheumatismus". Ein Beitrag zum Problem „Allergie und Nervensystem". Arch. Psychiat. Nervenkr. 113, 284 (1941). — [541] BANNWARTH, A.: Zur Klinik und Pathogenese der „chronischen lymphocytären Meningitis". I. Mitteilung. Arch. Psychiat. Nervenkr. 117, 161 (1944). — [542] BANNWARTH, A.: Zur Klinik und Pathogenese der „chronischen lymphocytären Meningitis". II. Mitteilung. Ein Beitrag zum Thema: Seröse und lymphocytäre Phasen bei den entzündlichen Erkrankungen des peripheren Nervensystems mit infektionsallergischer Pathogenese. Arch. Psychiat. Nervenkr. 117, 682 (1944). — [543] BONDUELLE, M., BOUYGUES, P., BAURAND-MOREAU, G.: Polyradiculonévrite atypique avec hyperalbuminorachie et pléiocytose. Rev. neurol. 112, 385 (1965). — [544] BONDUELLE, M., BOUYGUES, P., LORMEAU, G.: Polyradiculonévrite curable avec hyperalbuminorachie et pléiocytose. (A propos d'une nouvelle observation.) Bull. Soc. Méd. Paris 117, 309 (1966). — [545] BONDUELLE, M.: Les polyradiculites avec hypercytose virales et non virales. In: Zukunft der Neurologie. Stuttgart: Thieme 1967, 13. — [546] BOUDIN, G., LABET, R., AMSILI, J.: Polyradiculonévrites primitives avec pléiocytose rachidienne et évolution favorable. Rev. neurol. 112, 396 (1965). — [547] GLANZMANN, H.: Aszendierende Polyradikulitiden mit Zell- und Eiweißveränderung im Liquor (Pseudo-Guillain-Barré-Syndrom). Schweiz. Arch. Neurol. Psychiat. 93, 275 (1964). — [548] GSELL, O.: Beiträge zur Meningitis serosa und Radikulitis. Schweiz. Arch. Neurol. Psychiat. 59, 135 (1947). — [549] HUISMAN, G.: Über chronische lymphocytäre Meningitis mit Facialisbeteiligung. Arch. Psychiat. Nervenkr. 117, 443 (1944). — [550] IIZUKA, R.: Beitrag zur akuten diffusen lymphocytären Meningoencephalitis und Encephalopathie. Klinik und Neuropathologie einer nicht spezifischen Reaktionsform des zentralen Nervensystems. Arch. Psychiat. Nervenkr. 206, 705 (1965). — [551] KEUTH, U., MENNICKEN, U.: Zur Kenntnis der

"peripheren" Facialisparese mit subakut-chronischer lymphocytärer Meningitis (Bannwarth). Z. Kinderheilk. 97, 49 (1966). — [552] KOLLE, K., SCHALTENBRAND, G., TÖBEL, FR.: Zur Frage der infektiösen Polyneuritis. Dtsch. Z. Nervenheilk. 167, 215 (1952). — [553] OROVCANEC, K.: Polyradiculonévrite atypique avec hyperalbuminorachie et pléiocytose (4 observations). Rev. neurol. 118, 270 (1968). — [554] THIÉBAUT, F., ROHMER, F., COLLARD, M.: Meningo-radiculites, mal dénommées polyradiculonévrites atypiques. Rev. neurol. 115, 1070 (1966). — [555] WOLF, G.: Über die chronische lymphozytäre Meningitis unter dem Bilde der Polyneuritis (Bannwarth). Fortschr. Neurol. Psychiat. 38, 221 (1970). — [556] ZELLWEGER, H.: Über die chronische allergische Meningitis. Helv. paediat. Acta 1, 417 (1945—46).

Neurolymphomatose

[557] BORIT, A., ALTROCCHI, P. H.: Recurrent polyneuropathy and neurolymphomatosis. Arch. Neurol. (Chic.) 24, 40 (1971). — [558] GARCIN, R., GRUNER, J., TINEL, G.: Sur un cas de neurolymphomatose humaine étude anatomo-clinique. Rev. neurol. 88, 81 (1953). — [559] LHERMITTE, J., TRELLES, J.-O.: Neurolymphomatose périphérique humaine. Presse méd. 42, 289 (1934). — [560] NAYRAC, P., GRUNER, J., GRAUX, P., MARTIN, H. J.: Discussion d'une polyradiculite à infiltrats lymphoblastiques radiculo-méningés. Rev. neurol. 91, 133 (1954). — [561] NAYRAC, P.: Les polyradiculonévrites a infiltrats cellulaires. Rev. neurol. 93, 285 (1955).

Neuralgische Schulteramyotrophie

[562] BURNARD, E. D., FOX, T. G.: Multiple neuritis of the shoulder girdle. A report of nine cases occurring in the 2nd New Zealand expeditionary force. N. Z. med. J. 41, 243 (1942). — [563] CAPE, C. A., FINCHAM, R. W.: Paralytic brachial neuritis with diaphragmatic paralysis. Contralateral recurrence. Neurology (Minneap.) 15, 191 (1965). — [564] DIXON, G. J., DICK, T. B. S.: Acute brachial radiculitis. Course and prognosis. Lancet 1945, 707. — [565] EBBELL, S.: Zum Krankheitsbild der neuralgischen Schulteramyotrophie (Plexusbrachialis-Neuritis). Praxis 57, 1154 (1968). — [566] GATHIER, J. C., BRUYN, G. W.: Neuralgic amyotrophy. In: VINKEN, P. J., BRUYN, G. W.: Handbook of Clinical Neurology 8, 77. Amsterdam: North-Holland Publ. Comp 1970. — [567] HÖÖK, O.: Acute shoulder neuritis. A syndrome characterized by pain, paralysis, and muscular atrophy. Description of 8 cases. Acta psychiat. (Kbh.) 25, 209 (1950). — [568] JANTZ, H.: Zur Pathogenese und Behandlung der Armneuritis. Dtsch. med. Wschr. 77, 1509 (1952). — [569] LUX, A.: Typical and atypical etiology factors of plexus neuritis. N. Y. St. J. Med. 58, 2058 (1958). — [570] MAGEE, K. R., JONG, R. N. DE: Paralytic brachial neuritis. Discussion of clinical features with review of 23 cases. J. Amer. med. Ass. 174, 1258 (1960). — [571] PARSONAGE, M. J., TURNER, J. W. A.: Neurologic amyotrophy. The shoulder-girdle syndrome. Lancet 1948 I, 973. — [572] SPILLANE, J. D.: Localised neuritis of the shoulder girdle. Lancet 1943, 532. — [573] TURNER, J. W. A.: Acute brachial radiculitis. Brit. med. J. 1944, 592. — [574] TURNER, J. W. A., PARSONAGE, M. J.: Neuralgic amyotrophy (paralytic brachial neuritis). With special reference to prognosis. Lancet 1957, 209. — [575] WURMSER, P., KAESER, H. E.: Zur neuralgischen Amyotrophie. Schweiz. med. Wschr. 93, 1393 (1963). — [576] WYBURN-MASON, R.: Brachial neuritis occurring in epidemic form. Lancet 1941 II, 662. — [577] ZINKERNAGEL, R.: Der distale Typ der Plexus-brachialis-Neuritis. Praxis 59, 1602 (1970).

Hereditäre Armplexus-Neuritis

[578] JACOB, J. C., ANDERMANN, F., ROBB, J. P.: Heredofamilial neuritis with brachial predilection. Neurology (Minneap.) 11, 1025 (1961). — [579] TAYLOR, R. A.: Heredofamilial mononeuritis multiplex with brachial predilection. Brain 83, 113 (1960). — [580] UNGLEY, C. C.: Recurrent polyneuritis in pregnancy and the puerperium affecting three members of a family. J. Neurol. Psychopath. 14, 15 (1933).

Serogenetische Polyneuritis

[581] ALLEN, I. M.: The neurological complications of serum treatment. Lancet **1931** II, 1128. — [582] ANDRÉ-THOMAS: Les névrites post-sérothérapiques, polynévrites ou névrites localisées. Presse méd. **33**, 217 (1925). — [583] APPELBAUM, E., GREENBERG, M., NELSON, J.: Neurological complications following antirabies vaccination. J. Amer. med. Ass. **151**, 188 (1953). — [584] AUDISTÈRE, M.: Discussion. Ann. Méd. lég. **15**, 584 (1935). — [585] BANNWARTH, A.: Über Schädigungen des Nervensystems durch die Typhus-Paratyphus-Schutzimpfung. Postvaccinale hyperergische Neuritis und Meningitis-Auslösung von anderen organischen Nervenerkrankungen durch die Vaccine. Ärztl. Wschr. **3**, 581 (1948). — [586] BANNWARTH, A.: Über Schädigungen des Nervensystems durch die Typhus-Paratyphus-Schutzimpfung. Postvaccinale hyperergische Neuritis und Meningitis-Auslösung von anderen organischen Nervenerkrankungen durch die Vaccine. Ärztl. Wschr. **3**, 620 (1948). — [587] BANNWARTH, A.: Neuritis und Polyneuritis nach Typhus-Paratyphus-Schutzimpfung. Ein weiterer Beitrag zum Thema: „Allergie und Nervensystem". Arch. Psychiat. Nervenkr. **118**, 531 (1948). — [588] BARBERA, S.: Paralisi da siero sovrapposta a paralisi postdifterica. Arch. ital. Otol. **53**, 249 (1941). — [589] BARRAQUER-FERRÉ, L., BARRAQUER-BORDAS, L.: Polyneuritis postsérica. Med. clin. (Barcelona) **19**, 408 (1952). — [590] BAUDIN, A., HERVY, J.: Quadriplégie post-sérothérapique. Encéphale **26**, 815 (1931). — [591] BAUDOUIN, A., HERVY, J.: Paralysie postsérothérapique du grand dentelé. Rev. neurol. **1931** I, 306. — [592] BEER, A.: Über Disposition zur Serumkrankheit. Z. Kinderheilk. **60**, 418 (1938/39). — [593] BENNETT, A. E.: Horse serum neuritis. With report of five cases. J. Amer. med. Ass. **112**, 590 (1939). — [594] BOURGUIGNON, G.: Paralysie grave généralisée avec signes bulbaires et médullaires, consécutive à une injection de sérum antitétanique purifié. Rev. neurol. **38**, 334 (1931). — [595] BROSER, F.: Der Einfluß mechanischer Faktoren auf die Lokalisation allergischer Serumerkrankungen des Nervensystems. Nervenarzt **23**, 369 (1952). — [596] BRÜCKEL, K. W.: Zur Frage der Serumneuritis. (Ein Fall von Serratuslähmung nach Gabe von Diphtheriepferdeserum.) Klin. Wschr. **24/25**, 812 (1947). — [597] CATHALA, J., GARCIN, R., GABRIEL, P., LAPLANE, R.: La paralysie post-sérothérapique. Syndrome radiculo-névritique et urticaire évoluant conjointement par poussées après sérothérapie anti-scarlatineuse. Presse méd. **42**, 65 (1934). — [598] CHAVANY, J. A., THIÉBAUT, F., THIEFFRY, S.: Coexistence de paralysies post-sérothérapiques et de paralysies diphtériques. Rev. neurol. **65**, 598 (1936). — [599] COMROE, J. H., Jr., WOOD, F. C., KAY, C. F., SPOONT, E. M.: Motor neuritis after tetanus antitoxin with involvement of the muscles of respiration. Amer. J. Med. **10**, 786 (1951). — [600] CUTTER R. D.: Auditory nerve involvement after tetanus antitoxin: first reported case. J. Amer. med. Ass. **106**, 1006 (1936). — [601] DAVIS, L. B.: Paralysis from tetanus antitoxin. J. nerv. ment. Dis. **113**, 61 (1951). — [602] DEMME, H.: Obere Plexuslähmung nach vorbeugender Serumeinspritzung. Münch. med. Wschr. **80**, 1502 (1933). — [603] DESTUNIS, G., WIGAND, H.: Aufsteigende allergische Polyneuritis nach wiederholter Bluttransfusion. Dtsch. med. Wschr. (Allergiebeilage) **77**, 18 (1952). — [604] DOYLE, J. B.: Neurologic complications of serum sickness. Amer. J. med. Sci. **185**, 484 (1933). — [605] DROUET, P. L., FAIVRE, G., LAMY, P., LARCAN, A.: Syndromes de Guillain-Barré apparus après une vaccination antivariolique. Rev. méd. Nancy **81**, 22 (1956). — [606] DYKE, S. C.: Peripheral nerve lesions after antitetanic serum. Lancet **1918** I, 570. — [607] EICHER, W., NEUNDÖRFER, B.: Rekurrenslähmung nach Tetanustoxoid-Auffrischimpfung (mit allergischer Lokalreaktion). Münch. med. Wschr. **111**, 1692 (1969). — [608] ELSÄSSER, G.: Zur Entstehung, Lokalisation und Verhütung der Serumpolyneuritis. Nervenarzt **15**, 280 (1942). — [609] FERRONI, A.: Sindrome di Landry su base allergica in corso di vaccinazione antirabbica. Acta neurol. (Napoli) **4**, 176 (1949). — [610] GARVEY, J. L.: Serum neuritis: 20 cases following use of antitetanic serum. Postgrad. Med. **13**, 210 (1953). — [611] GATHIER, J. C., BRUYN, G. W.: The vaccinogenic peripheral neuropathies. In: VINKEN, P. J., BRUYN, G. W.: Handbook of Clinical Neurology 8, 86. Amsterdam: North-Holland Publ. Comp. 1970. — [612] GATHIER, J. C., BRUYN, G. W.: The serogenetic peripheral neuropathies. In: VINKEN, P. J., BRUYN, G. W.: Handbook of Clinical Neurology 8, 95. Amsterdam: North-Holland Publ. Comp. 1970. — [613] GAUTIER, C., SEIDMANN, P.: Paralysie sérique et responsabilité médicale. Ann. méd. lég. **15**, 580 (1935). — [614] GEIGER, J. C.: Neuritis and paralysis as a complication of the intensive pasteur treatment. J. Amer. med. Ass. **68**, 513 (1917). — [615] GETZOWA, S., STUART, G., KRIKORIAN,

K. S.: Pathological changes observed in paralysis of the Landry type: A contribution to the histology of neuro-paralytic accidents complicating antirabic treatment. J. Path. Bact. 37, 483 (1933). — [616] GLANDERS, R.: Kasuistischer Beitrag zur Polyradiculoneuritis (Guillain-Barré) im Kleinkindesalter, davon ein Fall nach Pockenschutzimpfung. Arch. Kinderheilk. 139, 144 (1950). — [617] GORDON, A.: Discussion. Arch. Neurol. Psychiat. (Chic.) 26, 1357 (1931). — [618] GUGGENHEIM, P.: Über die Serumneuritis, mit besonderer Berücksichtigung der elektiven Lokalisation. Schweiz. Arch. Neurol. Psychiat. 75/76, 47 (1955). — [619] HAHN, E.: Lähmungen nach wiederholter Seruminjektion. Klin. Wschr. 37, 1309 (1934). — [620] HAMRIN, B.: Noch ein Fall von Plexusneuritis nach Antitetanusserum. Svenska Läk.-Tidn. 1949, 272. — [621] HANSEN, K.: Serumschock und Serumkrankheit. Zbl. Chir. 66, 1074 (1939). — [622] HARRER, G., MELNIZKY, U., WENDT, H.: Akkommodationsparese und Schlucklähmung nach Tetanus-Toxoid-Auffrischimpfung. Wien. med. Wschr. 121, 296 (1971). — [623] HATTEN, S. B., WILSON, G.: Neuritis and multiple neuritis following serum therapy. Arch. Neurol. Psychiat. (Chic.) 26, 1353 (1931). — [624] HNÁTEK, J.: Tetanus und Neuritis. Wien. med. Wschr. 55, 997 (1905). — [625] HÜBNER, A.: Grundsätzliche Fragen zur Behandlung des Tetanus. Dtsch. med. Wschr. 65, 201 (1939). — [626] KATZ, G.: Anaphylaktische Polyneuritis nach Tetanusschutzserum-Impfung. Dtsch. med. Wschr. 53, 1637 (1927). — [627] KEYSERLINGK, H. v.: Erkrankungen des Nervensystems nach Typhus-Paratyphus-Schutzimpfungen. Med. Klin. 42, 189 (1947). — [628] KINO, F.: Tetanusserum-Polyneuritis — Lokalisierte Muskelkrämpfe. Nervenarzt 6, 251 (1933). — [629] KISCH, A. L.: Guillain-Barré syndrome following smallpox vaccination. Report of a case. New Engl. J. Med. 258, 83 (1958). — [630] KRAIS, W.: Zur Frage der Polyneuritis nach Typhusschutzimpfung. Dtsch. Z. Nervenheilk. 155, 91 (1943). — [631] KROLL, F. W.: Tetanusserum-Myelitis nach zweimaliger Serumimpfung. Nervenarzt 11, 252 (1938). — [632] LABBÉ, M., BOULIN, R., AZERAD, E., SOULIÉ, P.: Un cas de névrite radiale post-sérothérapique. Bull. Soc. Méd. Paris 46, 1840 (1930). — [633] LADSTÄTTER, L.: Serumpolyneuritis nach Tetanusantitoxin mit seltener Lokalisation der Lähmungen und Spätschäden. Chirurg 23, 27 (1952). — [634] LAVERGNE, V. DE, ABEL, E.: Des modifications du liquide céphalo-rachidien au cours des réactions sériques. Bull. Soc. Méd. Paris 42, 488 (1926). — [635] LECHELLE, P., THÉVENARD, A., LACAN, S.: Un cas de névrite consécutive à une injection de sérum antitétanique. Bull. Soc. Méd. Paris 42, 1277 (1926). — [636] LEMKE, R.: Über Nervenkrankheiten nach Schutzimpfungen. Münch. med. Wschr. 90, 49 (1943). — [637] LÉRI, A., ESCALIER, A.: Un cas d'amyotrophie postsérothérapique. Bull. Soc. Méd. Paris 42, 1468 (1926). — [638] LEROND, J.: Syndrome de paralysie ascendante, atteignant la facem après injection de sérum antitétanique. Regression rapide au niveau des membres, lente à la face. Bull. Soc. Méd. Paris 42, 1695 (1925). — [639] LHERMITTE, HAGUENEAU: Paralysies postsérothérapiques et maladie du sérum. Rev. neurol. 1931 I, 347. — [640] LIESSENS, P.: Sur les complications nerveuses périphériques des vaccinations. (Une paralysie amyotrophique après vaccination antidiphtérique.) Acta neurol. belg. 49, 741 (1949). — [641] LINDQVIST, T., STENSTRÖM, N.-M.: A case of Guillain-Barré's syndrome following vaccination against smallpox. Acta psychiat. scand. 23, 279 (1948). — [642] LISCHE, R.: Über einen Fall von Polyneuritis nach Tetanusseruminjektion. (Sitzung.) Münch. med. Wschr. 80, 1530 (1933). — [643] LUNA, CH. DE, PAILLAS, J. E., ROBERT, P., FIASTRE: Paralysie sérothérapique associée à une poliobulbite diphtérique avec paralysie oesophagienne. Syndrome myasthénique secondaire. Effect de la prostigmine. Rev. neurol. 71, 620 (1939). — [644] MÅRTENSSON, J.: Neuritis nach Antitetanusserum. Svenska Läk.-Tidn. 1949, 22. — [645] MASON, V. R.: Optic neuritis in serum sickness. J. Amer. med. Ass. 78, 88 (1922). — [646] MÉSZÁROS, K.: Durch Tetanusschutzimpfung verursachte Neuritis. Dtsch. Z. ges. gerichtl. Med. 30, 45 (1938). — [647] MIGLETS, A. W., BARTLETT, W. G., ARBESMAN, C. A., LOESER, W. D.: Guillain-Barré syndrome resulting from tetanus antitoxin injection. Second reported case with immunologic studies. Neurology (Minneap.) 10, 658 (1960). — [648] MILLER, H. G., STANTON, J. B.: Neurological sequelae of prophylactic inoculation. Quart. J. Med. 23, 1 (1954). — [649] MONCHY, S. J. R. DE: Neuritis postvaccinalis. Ned. T. Geneesk. 74, 755 (1930). — [650] MORICHAU-BEAUCHANT, FAGART: Injection préventive de sérum antitétanique. Accidents paralytiques consécutifs. Mort seize jours après l'injection. Bull. Soc. Méd. Paris 40, 1406 (1924). — [651] MÜLLER, E.: Über akute Paraplegien nach Wutschutzimpfung. Dtsch. Z. Nervenheilk. 34, 252 (1908). — [652] MÜLLER, K. H.: Komplikationen seitens des Nervensystems nach Typhusschutzimpfungen. Dtsch. med. Wschr. 66, 1208 (1940). — [653] MULLER,

QUÉNÉE: Les séquelles tétaniques; séquelles d'origine purement sérique. Paris méd. 2, 100 (1932). — [654] MUMME, C.: Zur Klinik und Pathologie der Nervenschädigungen nach Typhus-, Paratyphus- und Cholera-Schutzimpfungen. Dtsch. Z. Nervenheilk. 164, 236 (1950). — [655] NORDWALL, O.: Polyneuritis nach Serumkrankheit. Diss., Berlin 1938. — [656] OCHSENIUS, K.: Beitrag zur Kenntnis der Serumkrankheit. Klin. Wschr. 3, 1407 (1924). — [657] OLMER, J., PAILLAS, J.: Accidents de type sérique et syndrome de Landry après vaccinothérapie. Paris méd. 1935, 236. — [658] PANTER, K.: Beitrag zur serogenetischen Polyneuritis (zugleich kasuistische Mitteilung). Psychiat. Neurol. med. Psychol. (Lpz.) 9, 86 (1957). — [659] PATRASSI, G.: Über die „Serumkrankheit" des Zentralnervensystems. Münch. med. Wschr. 87, 1176 (1940). — [660] PEACHER, W. G., ROBERTSON, R. C. L.: Neurological complications following the use of typhoid vaccine. J. nerv. ment. Dis. 101, 515 (1945). — [661] PEYTEL, M.: Discussion. Ann. méd. lég. 15, 586 (1935). — [662] PFEILSCHMIDT, W.: Zur Kenntnis der Erkrankungen des Nervensystems bei Wutschutzimpfung. Neurol. Zbl. 27, 1066 (1908). — [663] PIÉDELIÈVRE, M.: Discussion. Ann. méd. lég. 15, 586 (1935). — [664] PLITMAN, G. I., GENDEL, B. R.: Serum neuritis. Ann. intern. Med. 41, 605 (1954). — [665] POLLET, L.: Les polynévrites postsérothérapiques. Gaz. Hôp. (Paris) 97, 561 (1924). — [666] POMMÉ, B., TRICAULT, G., BRIZARD, A.: Au sujet d'un cas de paralysie amyotrophique postsérothérapique due au sérum antidiphthérique. Rev. neurol. 1932 I, 274. — [667] POMMÉ, B., NOËL, R.: Examen de biopsies musculaires pratiquées au cours de l'évolution des paralysies amyotrophiques postsérothérapiques. Paris méd. 95, 532 (1935). — [668] RICHARDSON, W. W.: Tetanus, with secondary multiple neuritis. Report of a case with recovery. J. Amer. med. Ass. 68, 1611 (1917). — [669] RIDDER: Plexuslähmung nach Schutzimpfung mit Tetanusserum. Münch. med. Wschr. 81, 1085 (1934). — [670] ROGER, H., MATTEI, C., PAILLAS, J.: Les paralysies du plexus brachial après sérothérapie antidiphthérique. Ann. Méd. 29, 610 (1931). — [671] ROGER, H., PAILLAS, J.: Les complications encéphaliques de la maladie sérique. Paris méd. 1936, 230. — [672] ROST, J.: Nervenschädigungen nach Tetanus-Schutzimpfung. Dtsch. Militärarzt 3, 413 (1938). — [673] SCHMIEDER, F.: Enzephalo-Polyneuritis nach Fleckfieberschutzimpfung. Festschrift für Kurt Schneider 1947, 273. — [674] SOUQUES, LAFOURCADE, TERRIS: Un nouveau cas de polynévrite consécutive à une injection de sérum antitétanique. Gaz. Hôp. (Paris) 97, 1689 (1924). — [675] SPEIER, J. E.: Complications of rubella vaccination. J. Amer. med. Ass. 213, 2272 (1970). — [676] SPILLER, W. G.: Discussion. Arch. Neurol. Psychiat. (Chic.) 26, 1356 (1931). — [677] SPROCKHOFF, H., ANSORGE, J.: Beitrag zur Kenntnis der neurologischen Erkrankungen nach Tetanusserumbehandlung. Dtsch. Z. Nervenheilk. 147, 163 (1938). — [678] STEGER, J.: Der polyneuritische Symptomen-Komplex und seine Behandlung. Dtsch. med. Wschr. 79, 580 (1954). — [679] TELLENBACH, H.: Zur Theorie der allergischen Pathogenese neurologischer Erkrankungen — Wissenschaftlichkeit, Reichweite, Folgerungen. (Erörterungen am Beispiel der peripheren Nervenschäden.) Ärztl. Wschr. 6, 366 (1951). — [680] THOMAS, A.: Neuritis from serotherapy. Presse méd. 33, 217 (1925). — [681] TRÜB, C. L. P.: Serogenetische Brachialplexusneuritis nach prophylaktischer Tetanusseruminjektion als Arbeitsunfallfolge. Chirurg 24, 289 (1953). — [682] VERGER, H., AUBERTIN, E., DELMAS-MARSALET, P.: Réflexions critiques au sujet des paralysies amyotrophiques post-sérothérapiques. Rev. Méd. (Paris) 44, 451 (1927). — [683] VOGEL, P.: Über Polyneuritis nach Seruminjektion. Nervenarzt 8, 11 (1935). — [684] VOGEL, P.: Polyneuritis nach Seruminjektion. Bericht über die deutschen Erfahrungen. Dtsch. med. Wschr. 65, 171, 214 (1939). — [685] VOGEL, P.: Serumkrankheit und Nervensystem. Dtsch. med. Wschr. 69, 293 (1943). — [686] WALSH, J. W.: Peripheral neuropathy and serous meningitis owing to horse serum. Report of a case with failure to respond to cortisone. New Engl. J. Med. 247, 88 (1952). — [687] WEDLER, M.: Polyneuritis nach Rotlaufseruminjektion. Nervenarzt 14, 222 (1941). — [688] WEINGARTEN, K.: Über Serumschäden des peripheren und zentralen Nervensystems. Wien. Z. Nervenheilk. 2, 252 (1949). — [689] WEINSTEIN, E. A.: Localized nontraumatic neuropathy in military personnel. Arch. Neurol. Psychiat. (Chic.) 57, 369 (1947). — [690] WIECK, H.: Über eine tödliche Polyneuritis nach Bluttransfusion. Nervenarzt 22, 87 (1951). — [691] WILSON, G., HADDEN, S. B.: Neuritis and multiple neuritis following serum therapy. J. Amer. med. Ass. 98, 123 (1932). — [692] WINKELMANN, N. W., Jr.: Peripheral nerve and root disturbances following vaccination against smallpox. Study of five cases, review of the literature and discussion of related entities. Arch. Neurol. (Chic.) 62, 421 (1949). — [693] WIRTH, G.: Reversible Kochlearisschädigung nach Tetanol-Injektion. Münch. med. Wschr. 107, 8, 379

(1965). — [694] WOOLING, K. R., RUSHTON, J. G.: Serumneuritis. Report of two cases and brief review of the syndrome. Arch. Neurol. Psychiat. (Chic.) 64, 568 (1950). — [695] YOUNG, F.: Peripheral nerve paralyses following the use of various serums. Report of a case and review of the literature. J. Amer. med. Ass. 98, 1139 (1932).

Acrodermatitis chronica atrophicans

[696] ATTINGER, H.: Beitrag zur Histologie der Dermatitis chronica atrophicans. Diss., Basel 1917. — [697] BECK, R.: Beitrag zur Lehre von der idiopathischen Hautatrophie. Arch. Derm. Syph. (Berl.) 100, 117 (1910). — [698] BERING, F.: Über Dermatitis atrophicans chronica idiopathica progressiva diffusa und maculosa. Arch. Derm. Syph. (Berl.) 113, 75 (1912). — [698 a] BEZECNY, R.: Acrodermatitis atrophicans und Basedow. Zbl. Hautkr. 40, 453 (1932). — [698 b] BEZECNY, R.: Acrodermatitis atrophicans. Zbl. Hautkr. 41, 419 (1932). — [699] COLOMBINI, P.: Klinische und histologische Untersuchungen über einen Fall von Atrophica cutis idiopathica. Mh. prakt. Dermat. 28, 65 (1899). — [700] DOWNING, J. G.: Acrodermatitis chronica atrophicans. Arch. Derm. 35, 741 (1937). — [701] EHRMANN, S.: Zwei Fälle von Acrodermatitis chronica atrophicans. Arch. Derm. 56, 243 (1901). — [702] FISCHEL: Idiopathische Hautatrophie. Zbl. Haut- u. Geschl.-Kr. 8, 376 (1923). — [703] GROEN, K.: Fall von diffuser idiopathischer Hautatrophie. Mh. prakt. Dermat. 14, 120 (1892). — [704] GROUVEN, C.: Zwei Fälle von Erythromelie (Pick). Arch. Derm. Syph. (Berl.) 70, 207 (1904). — [705] HELLER, J.: Idiopathische Hautatrophie (Typus Huber). Zbl. Haut- u. Geschl.-Kr. 16, 868 (1925). — [706] HERXHEIMER, K.: Further observations on acrodermatitis chronica atrophicans. J. cut. genito-urin. Dis. 23, 241 (1905). — [707] HOPF, H. CH.: Acrodermatitis chronica atrophicans (Herxheimer) und Nervensystem. Berlin-Heidelberg-New York: Springer 1966. — [708] HUBER: Über Atrophia idiopathica diffusa progressiva cutis im Gegensatz zur senilen Atrophie der Haut. Arch. Dermat. 52, 71 (1900). — [709] JESSNER, M., LÖWENSTAMM, A.: Bericht über 66 Fälle der Acrodermatitis chronica atrophicans. Derm. Wschr. 79, 1169 (1924). — [710] KAFKA, J.: Statistische Erhebungen über die Fälle von Acrodermatitis chronica atrophicans (Herxheimer-Hartmann) an der Universitäts-Hautklinik Gießen 1906—1952, Diss., Gießen 1953. — [711] KIRISHIMA, M.: Dermatitis atrophicans maculosa. Iconogr. derm. (Kyoto) 49, 294 (1939); ref.: Zbl. Haut- u. Geschl.-Kr. 63, 585 (1940). — [712] KRÖBER, F.: Zur Pathogenese der Acrodermatitis chronica atrophicans (Pick-Herxheimer). Hautarzt 7, 61 (1956). — [713] LEDERMANN: Acrodermatitis chronica atrophicans. Zbl. Haut- u. Geschl.-Kr. 5, 277 (1922). — [714] MEMMESHEIMER, A.: Hautatrophie. Zbl. Haut- u. Geschl.-Kr. 38, 737 (1931). — [715] NIKOLSKY: Sur la pathogénie de l'atrophie cutanée. Derm. Z. 4, 746 (1897). — [716] OHMANN-DUMESNIL, A. H.: Über einen ungewöhnlichen Fall von Atrophie der Haut. Mh. prakt. Dermat. 11, 392 (1890). — [717] OPPENHEIM, M.: „Atrophien." In: Handbuch der Haut- und Geschlechtskrankh. Bd. VIII/2, 500. Berlin: Springer 1931. — [718] PICK, F. J.: Über eine neue Krankheit „Erythromelie". Verh. Ges. dtsch. Naturf. Ärzte, Berlin 66, 336 (1894). — [719] PICK, F. J.: Über Erythromelie. Arch. Dermat. 1900, Erg.-Band Festschr. Kaposi, 915. — [720] POSPELOW: Cas d'une atrophie idiopathique de la peau. Ann. Derm. Syph. (Paris) 7, 505 (1886). — [721] ROXBOURG, A. C.: Acrodermatitis chronica atrophicans. Proc. roy. Soc. Med. 26, 838 (1933). — [722] SCHOLL, O. K.: Über einen Fall von Psoriasis arthropathica kompliziert durch Achrodermatitis chronica atrophicans. Zbl. Haut- u. Geschl.-Kr. 11, 777 (1926). — [723] SIMON, H.: Über entzündliche Hautatrophie mit multipler Lipombildung. Arch. Derm. Syph. (Berl.) 153, 90 (1927). — [724] STROUX, B.: Neurologische Krankheitssymptome bei Akrodermatitis chronica atrophicans. Diss. Würzburg 1964. — [725] TÖRÖK, L.: Einige Fälle von Atrophia cutis idiopathica. Arch. Derm. Syph. (Berl.) 107, 215 (1911). — [726] ZINSSER, F.: Ein Fall symmetrischer Atrophie der Haut. Arch. Derm. Syph. (Berl.) 28, 345 (1894).

Brucellosen

[727] CELLINA, M.: Meningo-mielite melitococcica subacuta tardiva. Rif. med. 56, 1389 (1940). — [728] HARRIS, H. J.: Brucellosis. Undulant fever. Clinical and subclinical. New

York: Hoeber 1950. — [729] NELSON-JONES, A.: Neurological complications of undulant fever. The clinical picture. Lancet **1951** I, 495. — [730] PAVLÁK, R.: Die Bangsche Krankheit und das periphere Nervensystem. Berlin-Heidelberg-New York: Springer 1969. — [731] ROGER, H., POURSINES, Y.: Les méningo-neurobrucelloses. Paris: Masson 1938. — [732] ROGER, H., POURSINES, Y., POHER, M.: Encéphalite brucellosique tardire, suivie d'un syndrome de Guillain-Barré à évolution subaiguë guérison. Rev. neurol. **81**, 587 (1949). — [733] ROGER, H.: Les paraplégies brucellosiques. Encéphale **43**, 246 (1954). — [734] ROTÉS-QUEROL, J.: Osteo-articular sites of brucelloses. Ann. rheum. Dis. **16**, 63 (1957). — [735] STARKER, W. A.: Klinische Komplikationen seitens des Nervensystems bei Brucellose des Menschen. Z. ges. Neurol. Psychiat. **142**, 608 (1932).

Botulismus

[736] AGER, E. A., DOLMAN, C. E.: Type E Botulism. Report of an outbreak in Washington. J. Amer. med. Ass. **187**, 538 (1964). — [737] BERGMAN, R., INSULANDER, S., LINDBLAD, Y.: A serologically verified epidemic of botulism in Stockholm. Acta med. scand. **84**, 496 (1935). — [738] BINGOLD, K.: Botulismus. In: Handb. inn. Med., Bd. I. Berlin: Springer 1935. — [739] BINGOLD, K.: Botulismus. In: Handb. inn. Med., Bd. I, 1. Berlin-Göttingen-Heidelberg: Springer 1952. — [740] BROCKLEHURST, J. C.: Fatal outbreak of botulism among Laborador Eskimos. Brit. med. J. **1957** II, 924. — [741] CHERINGTON, M., RYAN, D. W.: Treatment of botulism with guanidine. Early neurophysiologic studies. New Engl. J. Med. **282**, 195 (1970). — [742] CHERINGTON, M., GINSBERG, S.: Type B botulism: Neurophysiologic studies. Neurology (Minneap.) **21**, 43 (1971). — [743] EADIE, G. A., MOLNER, J. G., SOLOMON, R. J., AACH, R. D.: Type E botulism. J. Amer. med. Ass. **187**, 496 (1964). — [744] EDMUNDS, CH. W., LONG, P. H.: Contribution to the pathologic physiologic of botulism. J. Amer. med. Ass. **81**, 542 (1923). — [745] GEIGER, J. C.: The difficulty in making differential diagnosis between encephalitis lethargica and botulism. Publ. Hlth Rep. (Wash.) **36**, 1663 (1921). — [746] GEIGER, J. C.: An outbreak of botulism. J. Amer. med. Ass. **117** 22 (1941). — [747] IIDA, H., NAKAMURA, Y., NAKAGAWA, I., KARASHIMADA, T.: Additional type E botulism outbreaks in Hokkaido, Japan. Jap. J. med. Sci. Biol. **11**, 215 (1958). — [748] KOENIG, M. G., SPICKARD, A., CARDELLA, M. A., ROGERS, D. E.: Clinical and laboratory observations on type E botulism in man. Medicine (Baltimore) **43**, 517 (1964). — [749] KOENIG, M. G., DRUTZ, D. J., MUSHLIN, A. I., SCHAFFNER, W., ROGERS, D. E.: Type B Botulism in man. Amer. J. Med. **42**, 208 (1967). — [750] MOESCHLIN, S., ZOLLINGER, H.: Beitrag zur Klinik und Pathologie des Botulismus. Dtsch. Arch. klin. Med. **190**, 62 (1942). — [751] MYERS, W. A.: Botulism — an isolated case — antitoxin and recovery. Med. Clin. N. Amer. **7**, 1277 (1924). — [752] PREOBRASHENSKY, P. A.: Zur Casuistik der Ptomain-Paralysen. Dtsch. Z. Nervenheilk. **16**, 456 (1900). — [753] ROGERS, D. E., KOENIG, M. G., SPICKARD, A.: Clinical and laboratory manifestations of type E botulism in man. Trans. Ass. Amer. Phycns. **77**, 135 (1964). — [753 a] ROGERS, D. E.: Botulism, vintage 1963. Ann. intern. Med. **61**, 581 (1964). — [754] SONNTAG, H., MEYER-BURGDORFF, CHR., LARSEN, R.: Therapie des schweren Botulismus. Med. Welt (Stuttg.) N. F. **22**, 857 (1971). — [755] STRICKER, F. D., GEIGER, J. C.: Outbreaks of botulism at Albany, Oregon and Sterling, Colorado. Publ. Hlth. Rep. (Wash.) **39**, 655 (1924). — [756] SWAB, CH. M., GERALD, H. F.: The ophthalmic lesions of botulism: Additional notes and research. Brit. J. Ophthal. **17**, 129 (1933). — [757] TANI, S.: Studies on botulinum toxin. Jap. J. exp. Med. **12**, 9 (1934). — [758] TYLER, H. R.: Botulism. Arch. Neurol. (Chic.) **9**, 652 (1963). — [758 a] WHITTAKER, R. L., GILBERTSON, R. B., GARRET, A. S., jr.: Botulism, type E. Report of eight simultaneous cases. Ann. intern. Med. **61**, 448 (1964).

Rachen-Diphtherie

[759] ARENA, J. M., RASMUSSEN, L. P.: Diphtheritic polyneuritis. A report of nine cases. J. Pediat. **13**, 352 (1938). — [760] BAGINSKY, A.: Diphtherie und diphtheritischer Croup. In: NOTHNAGEL, H.: Specielle Pathologie und Therapie. Wien: Alfred Hölder 1899. — [761] BECK, G. F.: Zur Klinik der postdiphtherischen Polyneuritis. Dtsch. Z. Nervenheilk. **158**, 53

(1948). — [762] BEER, A.: Die diphtherische Nervenschädigung. Ergebn. inn. Med. Kinderheilk. 60, 656 (1941). — [763] BEHR, W.: Die Diphtherie. Bibliographie und neue Ergebnisse der Klinik und Forschung. Ergebn. inn. Med. Kinderheilk. 52, 160 (1937). — [764] BÖSZÖRMENYI, Z.: Beiträge zur Frage der diphtherischen Polyneuritis bei Erwachsenen. Mschr. Psychiat. Neurol. 114, 209 (1947). — [765] BÓKAY, J. v.: Die Diphtherie seit Bretonneau. Ergebn. inn. Med. Kinderheilk. 43, 428 (1932). — [766] BROWN, M. R.: The mechanism involved in polyneuritis as exemplified by postdiphtheritic polyneuritis. Ann. intern. Med. 36, 786 (1952). — [767] DAVIS, C. N.: Discussion. Arch. Neurol. Psychiat. (Chic.) 58, 641 (1947). — [768] DEGWITZ, R.: Diphtherie. In: Lehrbuch der Kinderheilk. Berlin: Springer 1933. — [769] DRAGANESCO, S.: Mouvements athétosiformes au cours d'une polynévrite diphtérique. Rev. neurol. 1928 II, 754. — [770] DRAYER, C. S.: Discussion. Arch. Neurol. Psychiat. (Chic.) 58, 641 (1947). — [771] FEER, E.: Veränderungen des Liquor cerebrospinalis bei diphtherischen Lähmungen. Dtsch. med. Wschr. 36, 967 (1910). — [772] FEILING: Discussion. Brain 43, 84 (1920). — [773] FIORE, J. A. DI: Polyneuritis following cutaneous diphtheria. J. nerv. ment. Dis. 113/114, 333 (1951). — [774] FRICK: Zur Ätiologie und Pathogenese der diphtherischen Polyneuritis. Zbl. ges. Neurol. Psychiat. 108, 325 (1950). — [775] GAMMON, G. D.: Discussion. Arch. Neurol. Psychiat. (Chic.) 58, 639 (1947). — [776] GASKILL, H. S.: Neurologic complications of diphtheritic neuritis. Arch. Neurol. Psychiat. (Chic.) 58, 639 (1947). — [777] GENGOU, O., COHEN, CH.: Essäi de sérodiagnostic des paralysies postdiphtériques. Rev. franç. Pédiat. 9, 575 (1933). — [778] GERSON, M.: Über Lähmungen bei Diphtheriebacillenträgern. Klin. Wschr. 56, 274 (1919). — [779] GEYER: Über die feineren Veränderungen am Nervensystem eines Falles von postdiphtherischer Lähmung. Jb. Kinderheilk. 43, 83 (1896). — [780] GINESTOUS, E., TURLAIS: Paralysie post-diphtérique (accommodation, droit externe gauche, parésies des membres). Sérothérapie antidiphtérique. Paris méd. 19, 297 (1916). — [781] GLANZMANN, E., SALAND, S.: Seltene postdiphtherische Lähmungen. Schweiz. med. Wschr. 16, 2 (1935). — [782] GLASER, J.: Zur Histologie und Pathogenese der diphtherischen Lähmungen. Z. ges. Neurol. Psychiat. 164, 707 (1939). — [783] GOODALL, E. W.: Discussion. Proc. roy. Soc. Med. 24, 322 (1930/31). — [784] GROTE, L. R.: Über intralumbale Toxoidbehandlung der metadiphtherischen Lähmungen. Med. Klin. 42, 497 (1947). — [785] GUILLAIN, G.: Sur quelques particularitées des réflexes dans les paralysies diphtériques. C. R. Soc. Biol. (Paris) 113, 282 (1933). — [786] GUILLAIN, G., LAROCHE, G.: La réaction du benjoin colloidal avec le liquide céphalo-rachidien de sujets atteints de paralysies diphtériques. C. R. Soc. Biol. (Paris) 113, 279 (1933). — [787] GUNDEL, M.: Die ansteckenden Krankheiten. Ihre Epidemiologie, Bekämpfung und spezifische Therapie. Leipzig: Thieme 1942. — [788] HAMANN, H.: Über das Auftreten des Facialisphänomens im Verlaufe der Diphtherie. Z. Kinderheilk. 17, 209 (1918). — [789] HANSEN, F.: Kritisches zur Klinik und Therapie postdiphtherischer Lähmungen. Klin. Wschr. 18, 877 (1939). — [790] HERTZ, M., THYGESEN, P.: Postdiphtheric nervous complications, and a comparison between polyradiculitis of diphtheric origin and that due to other causes. Acta psychiat. (Kbh.) Suppl. 44, 5 (1947). — [791] HEUBNER, O.: Die diphtherischen Lähmungen. In: Handb. Kinderheilk. Leipzig: Vogel 1906. — [792] HOCHHAUS, H.: Über diphtherische Lähmungen. Virchows Arch. path. Anat. 124, 226 (1891). — [793] HUBER, H. G.: Zur Behandlung postdiphtherischer Lähmungen, insbesondere Atemstörungen mit Tetrophan. Mschr. Kinderheilk. 70, 321 (1937). — [794] JACOBS, R.: Über seelische Veränderungen als Frühzeichen postdiphtherischer Lähmungen im Kindesalter. Arch. Kinderheilk. 136, 112 (1949). — [795] JACOBY, G.: Zur Differentialdiagnose der postdiphtherischen Lähmungen. Münch. med. Wschr. 86, 953 (1939). — [796] JAMIESON, S. R.: Severe adult diphtheria with polyneuritis. Brit. med. J. 1947 I, 54. — [797] KLEINSCHMIDT, H.: Weitere Untersuchungen über die Beziehung zwischen Diphtherielähmung und Diphtherieantitoxin. Jb. Kinderheilk. 85, 261 (1917). — [798] KÖNIG, P.: Diplegia facialis bei Polyneuritis einer Diphtheriebacillenträgerin. Z. ges. Neurol. Psychiat. 114, 200 (1928). — [799] KÖNIGSBERGER: Über maligne Diphtherie. Klinik und Therapie. Klin. Wschr. 7, 1107 (1928). — [800] KOHRT, K. H.: Über die Chronaxie des Gaumensegels im Verlauf der postdiphtherischen Polyneuritis. Diss., Hamburg 1950. — [801] KOHTS: Über diphtherische Lähmungen und ihre Behandlung. Ther. Mh. 22, 329 (1908). — [802] KOSTYÁL, L.: Über seltener vorkommende schwere postdiphtherische Nervenerkrankungen. Jb. Kinderheilk. 130, 226 (1931). — [803] KRAL, A.: Zur Frage der postdiphtherischen Hemiplegie. Med. Klin. 32, 735 (1936). — [804] KRÖNIG, O.: Zur Kenntnis der diphtherischen Polyneuritis. Jb. Kinderheilk. 135, 113 (1932).

— [805] LEUNDA, J. J.: Les paralysies diphtériques. Arch. Méd. Enf. 41, 129 (1938). — [806] LORENZ, E.: Zur Pathogenese und Klinik der sogenannten Polyneuritis diphtherica. Öst. Z. Kinderheilk. 3, 75 (1949). — [807] LUSTIG, B.: Über Polyneuritis postdiphtherica unter Bedingungen russischer Gefangenschaft. Ärztl. Wschr. 7, 415 (1952). — [808] MAJERON, F.: Diagnosi e cura della polinevrite postdifterica. Policlinico 34, 1171 (1927). — [809] MALLISON, R.: Über Pleocytose im Liquor bei postdiphtherischer Nervenschädigung und Bemerkungen zur klinischen Symptomatologie. Nervenarzt 20, 510 (1949). — [810] MANGABEIRA-ALBERNAZ, P.: Paralysies diphtériques et sérum antistreptococcique. Ann. Oto-laryng. (Paris) 1937, 303. — [811] MANSON-BAHR, P.: Discussion. Brain 43, 82 (1920). — [812] MARCHAL, G., SOULIÉ, P., GRUPPER, CH.: Polynévrite diphtérique avec atteinte du nerf auditif droit. Action du sérum antidiphtérique associé à l'anesthésie générale. Bull. Soc. Méd. Paris 51, 52 (1935). — [813] MOUNIER-KUHN, P., PERREAU, J.: Les paralysies de l'oesophage au cours de la diphtérie. J. Méd. Lyon 24, 689 (1943). — [814] MÜHLENKAMP, P.: Über die nervösen Komplikationen bei Diphtherie. Klin. Wschr. 1934 II, 1424. — [815] MULLER-DOS-REIS, W.: Sur les paralysies diphtériques du voile du palais. Ann. Oto-laryng. (Paris) 1937 I, 681. — [816] NIGGEMEYER, H.: Zur Pathomorphose der Diphtherie. Ein Beitrag zur Epidemiologie der diphtherischen Erkrankung, insbesondere ihrer toxischen Verlaufsform. I. Mitteilung. Z. Kinderheilk. 68, 368 (1950). — [817] NIGGEMEYER, H.: Zur Pathomorphose der Diphtherie. Klinische Daten als Beitrag zum Pathomorphoseproblem und zur Frage der Prognostik aus dem initialen Krankheitsbild. II. Mitteilung. Z. Kinderheilk. 68, 531 (1950). — [818] NOËL, R., POMME, B.: Examen de la zone de jonction myoneurale au cours des polynévrites diphtériques. C. R. Soc. Biol. (Paris) 113, 840 (1933). — [819] NONNE: Aussprache. Dtsch. Z. Nervenheilk. 136, 67 (1935). — [820] PAULIAN, D. M., FORTUNESCO, C. I.: Contributiuni la studiul paraliziei difterice. Spitalul 54, 5 (1934). — [821] POMMÉ, B., COUMEL, J.: Paralysie post-sérothérapique et polynévrite post-diphtérique tardive après sérum antidiphtérique. Presse méd. 42, 1360 (1934). — [822] POTTER, A. B.: Postdiphtheritic paralysis. Ann. Otol. (St. Louis) 39, 192 (1930). — [823] QUEST, R.: Über das Verhalten der Erregbarkeit der peripheren Nerven im Verlaufe von postdiphtherischen Lähmungen. Mschr. Kinderheilk. 53, 229 (1932). — [824] RAUTMANN, H.: Neuere Erfahrungen und Erkenntnisse zur Klinik und Therapie der Diphtherie mit besonderer Berücksichtigung der diphtherischen Myokarditis und Polyneuritis. Med. Klin. 41, 497 (1946). — [825] RAVAUT, P., KROLUNITSKY, G.: Paralysie diphtérique généralisée avec réaction méningée. Bull. Soc. Méd. Paris 40, 913 (1916). — [826] REGAN, J. C., REGAN, C., WILSON, B.: The characteristics of the cerebrospinal fluid in postdiphtheric paralysis. Amer. J. Dis. Child. 25, 284 (1923). — [827] REGAN, J. C., GUINNESS, A. B.: Postdiphtheritic paralysis. The cerebrospinal fluid in local and general forms. Amer. J. Dis. Child. 33, 610 (1927). — [828] REGER, M.: Ein Fall von Lähmung des Plexus brachialis im Rahmen einer postdiphtherischen Polyneuritis. Wien. klin. Wschr. 50, 162 (1937). — [829] REICH, F.: Postdiphtherische Lähmungen und Vitamin B$_1$. Fortschr. Therap. 14, 530 (1938). — [830] REISNER, H.: Zur Frage der postdiphtherischen Polyneuritis. Wien. klin. Wschr. 59, 647 (1947). — [831] RICCI, F.: Paralisi difteriche a carattere famigliare. Policlinico 2, 1585 (1930). — [832] ROEMHELD, L.: Zur Klinik postdiphtherischer Pseudotabes (Liquorbefunde bei postdiphtherischer Lähmung). Dtsch. med. Wschr. 35, 669 (1909). — [833] ROLLESTON, J. B.: Discussion. Proc. roy. Soc. Med. 24, 322 (1930/31). — [834] ROSTOSKI, O.: Über Diphtherie. Münch. med. Wschr. 85, 434 (1938). — [835] SCHEID, W.: Zur nosologischen Stellung der postdiphtherischen Polyneuritis. In: Festschrift für Kurt Schneider 1947, 250. — [836] SCHEID, W.: Die sogenannte Neurotabes peripherica nach Diphtherie. Nervenarzt 19, 323 (1948). — [837] SCHEID, W.: Zur Klinik der neurologischen Komplikationen der Diphtherie. Dtsch. med. Wschr. 73, 585 (1948). — [838] SCHEID, W., WIECK, H.: Klinische Befunde bei Diphtherielähmungen im Hinblick auf die Frage der Pathogenese. Fortschr. Neurol. Psychiat. 17, 503 (1949). — [839] SCHEID, W.: Diphtherielähmungen und Liquorveränderungen. Nervenarzt 22, 81 (1951). — [840] SCHEID, W.: Diphtherial paralysis. An analysis of 2292 cases of diphtheria in adults, which included 174 cases of polyneuritis. J. nerv. ment. Dis. 116, 1095 (1952). — [841] SCHEID, W., PETERS, G.: Über die tödlich verlaufenden Diphtherielähmungen unter besonderer Berücksichtigung der anatomischen Befunde. Dtsch. Z. Nervenheilk. 167, 355 (1952). — [842] SCHEID, W., WIECK, H.: 10. Ergebnisse systematischer Untersuchungen über die Ursache der zeitweiligen Häufung neurologischer Diphtheriekomplikationen. Schweiz. Arch. Neurol. Psychiat. 69, 269 (1952). — [843] SCHEID, W.: Über die postdiphtherischen Lähmungen. Nervenarzt 29, 529 (1958). — [844] SCHLUMBERGER, H. C.: Discussion. Arch. Neurol. Psychiat. (Chic.) 58, 641 (1947). — [845] SCHRANK, P.: Bulbäre Encephalitis bei Diphtherie. Dtsch. Z. Nervenheilk. 144, 261 (1937). — [846] SECKEL, H.: Die Typologie der Halsdiphtherie (Morphologie, Statistik, Pathogenese). In: Abhandlungen aus der Kinderheilkunde und ihren Grenzgebieten, Heft 44. Berlin 1937. — [847] SKALWEIT: Zur Diagnose und Pathogenese der postdiphtherischen Lähmungen und ihre Bedeutung für das Diphtherieproblem. Zbl. ges. Neurol. Psychiat. 108, 324 (1950). — [848] STROE, A., DRAGANESCU, ST.: O forme particulara de polinevrita difterica (asociaţie cu mişcări atateziforme). Spitalul 48, 172 (1928). — [849] STROTZKA, H.: Zur Frage der Polyneuritis nach Hautdiphtherie und anderen Hautaffektionen. Wien. klin. Wschr. 61, 394 (1949). — [850] TAILLENS, J. P.: Contribution à la pathogénie et au traitement des paralysies diphtériques tardives. Pract. oto-rhino-laryng. (Basel) 11, 156 (1949). — [851] TANZI, L., OMERA, S.: Un caso di paralisi post-difterica guarito colla sieroterapia antidifterica ad alte dosi. Policlinico 36, 10 (1929). — [852] TIGGES, W.: Die Diagnose und Differentialdiagnose der postdiphtherischen Polyneuritis. Med. Mschr. 2, 527 (1948). — [853] UJSÁGHY, P.: Eiweißfraktionen des normalen und pathologischen Liquors im Kindesalter. II. Mitteilung: Die Eiweißfraktionen des Liquors bei Infektionskrankheiten. Mschr. Kinderheilk. 67, 429 (1936). — [854] WALSHE, F. M. R.: At the pathogenesis of diphtheritic paralysis. Quart. J. Med. 11, 191 (1917/18). — [855] WEBER, H.: Über die Lähmungen nach Diphtheria. Virchows Arch. path. Anat. 25, 114 (1862). — [856] WIECK, H.: Die Verlaufs- und Zeitgesetzlichkeiten im Ablauf der Diphtherielähmungen. Nervenarzt 23, 364 (1952). — [857] WINDORFER, A.: Sensibilitätsstörungen bei Diphtherie. Z. Kinderheilk. 64, 143 (1943/44). — [858] WINDORFER, A.: Über Veränderungen im Erscheinungsbild der neurologischen Diphtherie-Komplikationen. Med. Klin. 42, 584 (1947). — [859] WIRGES, J.: Über eine seltene postdiphtherische Lähmung im Gebiet des Okulomotorius und Abducens als Beitrag zur Pathogenese postdiphtherischer Lähmungen. Dtsch. Z. Nervenheilk. 73, 226 (1922). — [860] WITZLEBEN, v.: Über Pseudotabes postdiphtherica. Dtsch. Z. Nervenheilk. 136, 64 (1935). — [861] WORSTER-DROUGHT, C.: Double hemiplegia following diphtheria. Proc. roy. Soc. Med. 24, 320 (1930/31). — [862] ZISCHINSKY, H.: Die Wiener Diphtherie-Endemie der letzten Jahre. Eine klinische Arbeit. Berlin: Karger 1934.

Wund-Diphtherie

[863] BECK, G. F., STOLTZENBERG, W.: Klinisches Bild und nosologische Stellung der Polyneuritiden nach chronischen Eiterungen. Dtsch. Z. Nervenheilk. 163, 458 (1950). — [864] BOLTON, C., BREWER: A case of extensive cutaneous diphtheria with an examination of the nervous system. Lancet 1905 I, 1130. — [865] CAMERON, J. D. S., MUIR, E. C.: Cutaneous diphtheria in Northern Palestine. Lancet 1942 II, 720. — [866] CANUYT, HORNING: Polynévrite postdiphtéritique. Paralysie du voile du palais et des muscles dilatateurs du larynx. Sérothérapie massive. Guérison. Rev. neurol. 1929 I, 295. — [867] FIORE, J. A. DI: Polyneuritis following cutaneous diphtheria. J. nerv. ment. Dis. 114, 333 (1951). — [868] GASKILL, H. S., KORB, M.: Occurrence of multiple neuritis in cases of cutaneous diphtheria. Arch. Neurol. Psychiat. (Chic.) 55, 559 (1946). — [869] LEPPMANN, F.: Polyneuritis nach (diphtherischer?) Wundinfektion. Klin. Wschr. 56, 633 (1919). — [870] MEUMANN, E.: Pyodermie und schlaffe Lähmung. Münch. med. Wschr. 90, 574 (1943). — [871] NORRIS, R. F., KERN, R. A., SCHENK, H. P., SILCOX, L. E.: Diphtheria in the tropics. U.S. nav. med. Bull. 152, 518 (1944). — [872] REINHOLD: Polyneuritis nach Wunddiphtherie. Dtsch. med. Wschr. 51, 2064 (1925). — [873] STROTZKA, H.: Zur Frage der Polyneuritis nach Hautdiphtherie und anderen Hautaffektionen. Wien. klin. Wschr. 61, 394 (1949). — [874] WALSHE, F. M. R.: Postdiphtheritic paralysis. Note on a form following cutaneous diphtheria. Lancet 1918 II, 232. — [875] WALSHE, F. M. R.: On the pathogenesis of diphtheritic paralysis. Clinical observations on the paralysis of faucial and extrafaucial diphtheria, with an analysis of thirty cases following skin and wound infections. Quart. J. Med. 12, 14 (1918/19). — [876] WALSHE, F. M. R.: Forms of peripheral neuritis among troops serving with the Egyptian expeditionary force, 1915/19. Brain 43, 74 (1920).

Lepra

[877] CHATTERJI, S. N.: Thickened nerves in leprosy in relation to skin lesions. Int. J. Leprosy 1, 283 (1933). — [878] CHATTERJI, S. N.: Neural affections in leprosy and their diagnosis, pathology and treatment. Int. J. Leprosy 5, 329 (1937). — [879] COLLOMB, H., SALLES, P.: Névrite hansénienne. A propos de sept observations de névrite hansénienne isolée ou accompagnée de lesions cutanées minimes, non spécifiques. Presse méd. 65, 2216 (1957). — [880] GARCIN, R., LAYANI, F., LAPRESLE, J., MARGAIRAZ, A., CHAOUAT, Y.: Lèpre nerveuse a type de polynévrite sensitivo-motrice des quatre membres. Presse méd. 69, 2597 (1961). — [881] GATÉ, J., ROUSSET, J.: Lèpre nerveuse mutilante tardivement diagnostiquée. Bull. Soc. franç. Derm. Syph. 57, 224 (1950). — [882] GOUGEROT, H.: Lèpre: névrite du sciatique poplité externe au cours d'un traitement par sulfone. Bull. Soc. franç. Derm. Syph. 56, 483 (1949). — [883] MONTEL, L. R.: Lèpres nerveuses pures dermatologiquement asymptomatiques. Lèpres minimales. Précession des lesions nerveuses sur les symptomes cutanés. Bull. Soc. Path. exot. 45, 749 (1952). — [884] MUIR, E., CHATTERJI, S. N.: Leprous nerve lesions of the cutis and subcutis. Int. J. Leprosy 1, 129 (1933). — [885] MUIR, E., CHATTERJI, S. N.: A study of nerve leprosy. Indian J. med. Res. 24, 119 (1936). — [886] MURDOCK, J. R.: Thickening of superficial nerves as a diagnostic sign in leprosy. Int. J. Leprosy 17, 1 (1949). — [887] RODRIGUEZ, J. N., WADE, H. W.: The status after five years of neural leprosy cases studied in Cebu. Int. J. Leprosy 7, 309 (1939). — [888] TACHIKAWA, N., TAKAHASHI, S., NARITA, M.: Paralysis of peripheral nerves in leprosy. Folia psychiat. neurol. jap., Suppl. 4, 50 (1957). — [889] THÉVENARD, A., DELARUE, J., MARQUÈS, J. M.: Deux cas stéréotypés de lépre tuberculoïde au même foyer, a Tahiti, polynévrite sensitivo-motrice parcellaire de l'hémiface droite et hypertrophie homolatérale du plexus cervical superficiel. Rev. neurol. 82, 245 (1950).

Leptospirosen

[890] BINGEL, A.: Zur Klinik und pathologischen Anatomie neurologischer Komplikationen bei Weilscher Krankheit. Dtsch. Z. Nervenheilk. 141, 133 (1936). — [891] FONTAN, DUPIN, VERGER: Zit. nach: MORTENSEN, V.: Un cas de maladie de Weil, causé par leptospira sejroe, accompagné de méningite et de paralysie des extrémités inférieures. C. R. Soc. Biol. (Paris) 130, 1510 (1939). — [892] FREY, W.: Benigne Leptospirosen im Kanton Luzern, mit besonderer Berücksichtigung der Differentialdiagnose. Schweiz. med. Wschr. 78, 531 (1948). — [893] HAMBURGER, J., AUQUIER, RENIER: Forme nerveuse d'une spirochétose d'Inada et Ido. Bull. Soc. Méd. Paris 63, 894 (1947). — [894] JOOSTEN, A. J.: Polyneuritis en ziekte van Weil. Ned. T. Geneesk. 80, 1821 (1936). — [895] KRAMER, P. H.: Meningitis acuta Weili. Ned. T. Geneesk. 80, 2940 (1936). — [896] LABBÉ, M., BOULIN, UHRY, ULLMAN: Sur un cas de spirochétose ictérigène avec parplégie. Presse méd. 43, 1782 (1935). — [897] LUYKE ROSKOTT, E. R. A.: De ziekte van Weil op Billiton. Geneesk. T. Ned.-Ind. 74, 178 (1934). — [898] MIDDLETON, J. E.: Canicola fever with neurological complications. Brit. med. J. 1955 II, 25. — [899] MORTENSEN, V.: Un cas de maladie de Weil, causé par leptospira sejroe, accompagné de méningite et de paralysie des extrémités inférieures. C. R. Soc. Biol. (Paris) 130, 1510 (1939). — [900] NAYRAC, WAREMBOURG: Spirochétose ictéro-hémorragique à début myélitique. Presse méd. 47, 370 (1939). — [901] RAGIOT, CH., DELBOVE, P.: Spirochétose ictérigène en cochinchine. Bull. Soc. Path. exot. 27, 347 (1934). — [902] RAYNAUD, R., CLAUDE, R.: Forme paraplégique d'une spirochétose de Inada et Ido. Ref.: Presse méd. 1948 II, 613. — [903] SCHEID, W.: Leptospirosen und Nervensystem. Fortschr. Neurol. Psychiat. 17, 295 (1949). — [904] TAMALET, E.: Un cas de spirochétose ictérigène à début paraplégique. Ref.: Presse méd. 1936 II, 2046.

Lues

[905] BARRÉ, COLOMBE: Polynévrite probablement syphilitique. Guérison à la suite du traitement mercuriel. Rev. neurol. 12, 849 (1913). — [906] HARRIS, W.: Toxic polyneuritis.

Brain **45**, 415 (1922). — [907] HOFFMANN, J.: Über syphilitische Polyneuritis. Zbl. ges. Neurol. Psychiat. **31**, 1075 (1912). — [908] MARGULIS, M. S.: Über syphilitische Polyneuritis. Dtsch. Z. Nervenheilk. **115**, 46 (1930). — [909] MATTAUSCHEK, E.: Zwei bemerkenswerte Fälle von Polyneuritis, bzw. Pseudotabes peripherica syphilitica. Wien. med. Wschr. **78**, 922 (1928). — [910] NONNE, M.: Syphilis und Nervensystem. Berlin: Karger 1921. — [911] POPOW, N. A.: Über die syphilitische Polyneuritis. Dtsch. Z. Nervenheilk. **138**, 217 (1935). — [912] RENEZETTI, G.: Poliradiculo-nevrite le utica con dissociazione albuminocitologica a tipo di sindrome di Guillain e Barré e ad andamento ascendente. Riv. Neurol. **13**, 211 (1940). — [913] SIMON, A., BERMAN, S.: Syphilitic polyneuritis. A clinicopathologic entity. Arch. Neurol. Psychiat. (Chic.) **42**, 273 (1939). — [914] STEINERT, H.: Über Polyneuritis syphilitica. Nebst kritischen Bemerkungen zur Frage der merkuriellen Polyneuritis und einem Beitrag zur Kasuistik der professionellen Paresen. Münch. med. Wschr. 1909 II, 1938. — [915] STEINERT, H.: Über Polyneuritis syphilitica. Nebst kritischen Bemerkungen zur Frage der merkuriellen Polyneuritis und einem Beitrag zur Kasuistik der professionellen Paresen. Münch. med. Wschr. **46**, 2010 (1909). — [916] STRÄUSSLER, E.: Die Syphilis des Zentralnervensystems und die progressive Paralyse (quartäre Syphilis). In: Handb. spez. pathol. Anat. u. Histol. Bd. 13. Berlin-Göttingen-Heidelberg: Springer 1958. — [917] SZPILMAN-NEUDING: Polynévrite généralisée chez un syphilitique. Rev. neurol. 1929 I, 517. — [918] TRÖMMER: Polyneuritis syphilitica. Zbl. ges. Neurol. Psychiat. **27**, 484 (1908). — [919] WOLF, G., HUHN, A.: Beitrag zum Problem der luischen Polyneuritis. Fortschr. Neurol. Psychiat. **27**, 666 (1959).

Rickettsiosen

[920] ALAJOUANINE, T., LHERMITTE, F., CLAY, R., CORBIN, J.: Polyradiculonévrite avec dissociation albumino-cytologique au décours d'une fièvre Q. Bull. Soc. Méd. Paris **76**, 329 (1960). — [921] BONDUELLE, M., GIROUD, P., LORMEAU, G., ACAR, J., ZALZAL, P.: Polyradiculonévrite avec hyperalbuminorachie et pléiocytose après piqûre d'insecte. Réactions positives pour Rickettsia Conori. Rev. neurol. **119**, 244 (1968). — [922] BREDEMANN, W.: Neurologische Komplikationen und Folgekrankheiten nach Fleckfieber und Wolhynischem Fieber. Ärztl. Wschr. **9**, 999 (1954). — [923] DULAC, J. F., GIRIER, L., MANY, P., PICARD, P.: Observation de pneumopathie atypique associée à une polynévrite sensitivomotrice des membres inférieurs. C. R. Soc. méd. Milit. franç. **53**, 269 (1959). — [924] GRUBMÜLLER, J.: Neuritis nach Fleckfieber. Z. ges. Neurol. Psychiat. **175**, 403 (1943). — [925] GSELL, O.: Klinik und Epidemiologie des Q-Fiebers. Helv. med. Acta **17**, 279 (1950). — [926] LIPPMANN, H.: Polyneuritis nach Fleckfieber. Dtsch. med. Wschr. **44**, 1425 (1918). — [927] MASBERNARD, A., GIRARD, V., JARRET, R., AUGUSTIN, P.: Rickettsiosis a formes purement neurologiques. (Intérêt de la séroagglutination et pathologie nerveuse.) Presse méd. **69**, 1335 (1961). — [928] RABINOWITSCH, J. S.: Über die nervösen Erscheinungen beim Fleckfieber. Z. ges. Neurol. Psychiat. **115**, 34 (1928).

Ruhr

[929] HERRLICH, A.: Über Polyneuritis nach bacillärer Ruhr. Nervenarzt **19**, 167 (1948). — [930] SCHLESINGER, H.: Dysenterische Polyneuritis bei Kriegsteilnehmern. Med. Klin. **11**, 383 (1915). — [931] SINGER, K.: Polyneuritis dysenterica. Mschr. Psychiat. Neurol. **41**, 245 (1917). — [932] WILKE, G.: Polyneuritiden nach chronischer Enterocolitis, insbesondere nach Ruhr. Dtsch. med. Wschr. **69**, 443 (1943).

Toxoplasmose

[933] COBB, ST., GOGGESHALL, H. C.: Neuritis. J. Amer. med. Ass. **106**, 1608 (1934). — [934] FRANKE, H., HORST, H. G.: Zur Frühdiagnose und Therapie der Erwachsenentoxoplasmose. Dtsch. med. Wschr. **76**, 1049 (1951). — [935] NOETZEL, H.: Tödlich verlaufende Toxoplasmose bei einem Erwachsenen. Beitr. path. Anat. **111**, 419 (1950). — [936] PIPKORN, U.: Polyneuritisches Syndrom bei Toxoplasmose des Erwachsenen. Nervenarzt **24**, 473 (1953).

Typhus und Paratyphus

[937] ACHARD, CH., BENSAUDE, R.: Infections paratyphoïdiques. Bull. Soc. Méd. Paris 13, 820 (1896). — [938] BÄUMLER, CH.: Über Lähmungen des Musculus serratus anticus major nach Beobachtungen an einem Fall von multiplen atrophischen Lähmungen im Gefolge von Typhus abdominalis. Dtsch. Arch. klin. Med. 25, 305 (1880). — [939] DUFOURT, A., FROMENT, R.: Complications et séquelles nerveuses de la fièvre typhoïde. Dans l'épidémie Lyonnaise de 1928—1929. Presse méd. 42, 1225 (1934). — [940] HARRIS, W.: Toxic polyneuritis. Brain 45, 415 (1922). — [941] KOTHE, H.: Typhus abdominalis und Myelitis. Diss., Hamburg 1949. — [942] KRAKOWSKI, A.: Un cas de polynévrite post-typhique. Rev. neurol. 1929 I, 822. — [943] LÉON-KINDBERG, M., GARCIN, R.: Paralysie ascendante aiguë mortelle vraisemblement névritique au cours d'une fièvre typhoide. Intégrité anatomique du système nerveux central. Bull. Soc. Méd. Paris 52, 1340 (1928). — [944] LOUBEYRE, J., TILLIER, H., FOISSIN, J.: Polynévrite de membres inférieurs apparue au décours d'une paratyphoide B et d'une amibiase intestinale, et guérie par un traitement émétinien. Bull. Soc. Méd. Paris 54, 1702 (1938). — [945] MARINESCO, G.: Recherches sur les lésions du système nerveux central dans le typhus exanthématique le rôle de la névrite ascendante dans le mécanisme de ces lésions. Ann. Inst. Pasteur 36, 209 (1922). — [946] NAGER, F., REGLI, F.: Polyneuritis mit schlaffer Tetraparese bei Typhus abdominalis. Schweiz. med. Wschr. 93, 1030 (1963). — [947] STERTZ, G.: Typhus und Nervensystem. Berlin: Karger 1917.

Malaria

[948] GRALL, C.: Parapaludisme. In: GRALL and CLARAC: Traité de pathologie exotique. 1911. — [949] ROGER, H., BOUDOURESQUES, J.: Les polynévrites des paludéens. Ann. Méd. 43, 235 (1938). — [950] STUCKE, F.: Polyneuritis nach therapeutischer Malaria bei tertiärer Lues. Dtsch. med. Wschr. 73, 406 (1948).

Scharlach

[951] ADAMS, S. S.: Trans. Amer. pediat. Soc. 36, 41 (1924). Zit. nach: MILLER, H. G., STANTON, J. B., GIBBONS, J. L.: Parainfectious encephalomyelitis and related syndromes. Quart. J. Med. 25, 427 (1956). — [952] BORBERG, A.: Un cas de polyradiculonévrite après la scarlatine. Acta psychiat. scand. 21, 817 (1946). — [953] CATHALA, J.: Polyradiculonévrites généralisées après les oreillons, la scarlatine, la varicelle. Paris méd. 115, 279 (1940). — [954] HANSSEN, P.: Akutt poly-radikulo-nevritt. Nord. Med. 30, 762 (1946). — [955] LASSEN, H. C. A., BANG, J.: Occurrence of aseptic complications in central nervous system in scarlet fever. Nord. Med. 8, 2130 (1940). — [956] MERY, HALLE: Névrite périphérique chez un scarlatineux. Bull. Soc. Méd. Paris 19, 665 (1902). — [957] PRICE, F. W.: A case of widespread motor paralysis due to multiple symmetrical peripheral neuritis, following an unusual mild attack of scarlet fever. Brit. med. J. 1906 I, 914. — [958] SHEPHERD, A. B.: Paralysis after scarlet fever. Med. Tms. (Lond.) 1, 144 (1868).

Dengue-Fieber

[959] APOSTOLOPOULOS, K. G.: Das Dengue-Fieber in Athen im Herbst 1928. Münch. med. Wschr. 77, 265 (1930). — [960] CHALGREN, W. S., BAKER, A. B.: The nervous system in tropical disease. A clinical review. Medicine (Baltimore) 26, 395 (1947). — [961] KAPLAN, A., LINDGREN, A.: Neurologic complications following dengue. U.S. nav. med. Bull. 45, 506 (1945). — [962] NAUCK, E. G.: Denguefieber. In: Handb. inn. Med. Bd. I, 1. Berlin-Göttingen-Heidelberg: Springer 1952.

Obliterierende Gefäßerkrankungen, „arteriosklerotische" und „senile" Polyneuropathie

[963] AUERBACH, S.: Zur Symptomatologie der Polyneuritis senilis. Med. Klin. 6, 705 (1910). — [964] BARKER, N. W.: Lesions of peripheral nerves in thromboangiitis obliterans. A clinicopathologic study. Arch. intern. Med. 62, 271 (1938). — [965] COSTE, F., BOLGERT, M., DEBRAY, CH.: Névrite ischémique aiguë. Bull. Soc. Méd. Paris 49, 1026 (1933). — [966] CRITCHLEY, McD.: The neurology of old age. Lancet 1931 I, 1221. — [967] CURSCHMANN, H.: Über atypische Formen und Komplikationen der arteriosklerotischen und augiospastischen Dysbasie. Münch. med. Wschr. 47, 1630 (1910). — [968] EAMES, R. A., LANGE, L. S.: Clinical and pathological study of ischaemic neuropathy. J. Neurol. Neurosurg. Psychiat. 30, 215 (1967). — [969] ERBSLÖH, F., KAZMEIER, F.: Polyneuritis bei Thrombangiitis obliterans. Arch. Psychiat. Nervenkr. 183, 703 (1950). — [970] FOERSTER, O.: Arteriosklerotische Neuritis und Radiculitis. Dtsch. Z. Nervenheilk. 45, 374 (1912). — [971] FOERSTER, O.: Die arteriosklerotische Neuritis. Wien. med. Wschr. 63, 314 (1913). — [972] FRIEDERICI, L.: Thrombangiitis obliterans und Polyneuritis als Folge allergisch-hyperergischer Reaktion. Med. Klin. 45, 137 (1950). — [973] GAIRNS, F. W., GARVEN, H. S. D., SMITH, G.: The digital nerves and the nerve endings in progressive obliterative vascular disease of the leg. Scot. med. J. 5, 382 (1960). — [974] GALLAVARDIN, L., LAROYENNE, L., RAVAULT, P.: Artérites oblitérantes du membre inférieur à forme névritique (névrite ischémique douloureuse). Amélioration par la névrotomie. Lyon méd. 136, 144 (1925). — [975] GARCIN, R., GODLEWSKI, S.: Paralysie ischémique du sciatique consécutive à une oblitération artérielle transitoire. Fol. psychiat. neerl. 56, 460 (1953). — [976] GARVEN, H. S. D., GAIRNS, F. W., SMITH, G.: The nerve fibre populations of the nerves of the leg in chronic occlusive arterial disease in man. Scot. med. J. 7, 250 (1962). — [977] GÖTZE, W.: Zur Ätiologie der Thromboendarteriitis obliterans. Zbl. Neurochir. 7, 59 (1942). — [978] GOLDSMITH, G. A., BROWN, G. E.: Pain in thromboangiitis obliterans: A clinical study of 100 consecutive cases. Amer. J. med. Sci. 189, 819 (1935). — [979] HUTCHINSON, E. C., LIVERSEDGE, L. A.: Neuropathy in peripheral vascular disease. Its bearing on diabetic neuropathy. Quart. J. Med., N. S. 25, 267 (1956). — [980] KALM, H., SEITZ, D.: Gefäßfaktor und Polyneuropathie. Dtsch. Z. Nervenheilk. 179, 323 (1959). — [981] KARNOSH, L. J.: Sciatic causalgia due to nerve trunk ischemia. J. nerv. ment. Dis. 84, 283 (1936). — [982] KONONOWA, E.: Polyneuritis der unteren Extremitäten mit Anfangssymptomen von Claudicatio intermittens. Neurol. Cbl. 31, 1155 (1912). — [983] LAPINSKY, M.: Zur Frage der Veränderungen in den peripherischen Nerven bei der chronischen Erkrankung der Gefäße der Extremitäten. Dtsch. Z. Nervenheilk. 13, 468 (1898). — [983 a] MARTINI, G. A., KALM, H.: Zur Pathogenese des „burning-feet"-Syndromes. Dtsch. Z. Nervenheilk. 166, 17 (1951). — [984] MELENEY, F. L., MILLER, G. G.: A contribution to the study of thromboangiitis obliterans. Ann. Surg. 81, 976 (1925). — [985] MUFSON, I.: Diagnosis and treatment of neural complications of peripheral arterial obliterative disease. Angiology 3, 392 (1952). — [986] OPPENHEIM, H.: Über die senile Form der multiplen Neuritis. Berl. klin. Wschr. 30, 589 (1893). — [987] PRIESTLEY, J. B.: The histopathology of peripheral nerves removed from extremities amputated for arteriosclerotic gangrene. Proc. Mayo Clinic 6, 517 (1931). — [988] RICHARDS, R. L.: Ischaemic lesions of peripheral nerves: A review. J. Neurol. Neurosurg. Psychiat. 14, 76 (1951). — [989] SCHLESINGER, H.: Über eine durch Gefäßerkrankungen bedingte Form der Neuritis. Neurol. Cbl. 14, 578 (1895). — [990] SCHLESINGER, H.: Über eine wenig bekannte Form der vaskulären Neuritis. Wien. med. Wschr. 83, 98 (1933). — [991] SLESSOR, A. J., LEARMONTH, Sir J.: Pain in peripheral vascular disease. Practitioner 163, 445 (1949). — [992] STARKER, W.: Über intermittierendes Hinken mit Polyneuritis verbunden (Dysbasia angiosclerotica polyneuritica). Dtsch. Z. Nervenheilk. 45, 52 (1912). — [993] STEIN, O.: Über Polyneuritis senilis. Münch. med. Wschr. 44, 278 (1897). — [994] ZUCKERMANN, M.: Über die Polyneuritis senilis. Diss. Berlin 1912.

Hämophilie und Anticoagulantientherapie

[995] AGGELER, P. M., LUCIA, S. P.: The neurologic complications of hemophilia. J. nerv. ment. Dis. 99, 475 (1944). — [996] ANGSTWURM, H., FRICK, E.: Nil nocere! Neurologische

Komplikationen der Antikoagulantientherapie. Münch. med. Wschr. 109, 1103 (1967). — [997] ARBUSE, D. I., LACASCIO, N. R.: Neurological manifestations in hemiphilia. Med. Rec. (N. Y.) 146, 377 (1937). — [998] BIGELOW, H. H., GRAVES, R. W.: Peripheral-nerve lesions in hemorrhagic diseases. Arch. Neurol. Psychiat. (Chic.) 68, 819 (1952). — [999] BROWER, T. D., WILDE, A. H.: Femoral neuropathy in hemophilia. J. Bone Jt Surg. 48, 487 (1966). — [1000] BRUN, A.: Hemorrhage in peripheral nerves in association with leukemia. J. Neuropath. exp. Neurol. 23, 719 (1964). — [1001] BULLOCH, W., FILDES, P.: Hemophilia: Treasury of human inheritance. Univ. of London, Francis Galton Laboratory of National Eugenics, Vol. 1, Sect. 14 a (1912). — [1002] DAVIDSON, C. S., EPSTEIN, R. D., MILLER, G. F., TAYLOR, F. H. L.: Hemophilia: A clinical study of forty patients. Blood 4, 97 (1949). — [1003] DEBOLT, W. L., JORDAN, J. C.: Femoral neuropathy from heparin hematoma. Report of two cases. Bull. Los Angeles neurol. Soc. 31, 45 (1966). — [1004] GALLIOS, P., DHERS, A., BADAROU, G.: Deux cas de paralysie nerveuse périphérique par hématome spontané au cours de traitement anticoagulant. Lyon méd. 218, 401 (1967). — [1005] GOODFELLOW, J., FEARN, C. B. d'A., MATTHEWS, J. M.: Iliacus haematoma. A common complication of haemophilia. J. Bone Jt Surg. 49, 748 (1967). — [1006] GROCH, S. N., HURWITZ, L. J., MCDEVITT, E., WRIGHT, I. S.: Problems of anticoagulant therapy in cerebrovascular disease. Neurology (Minneap.) 9, 786 (1959). — [1007] GROCH, S. N., MCDEVITT, E., WRIGHT, I. S.: A longterm study of cerebral vascular disease. Ann. intern. Med. 55, 358 (1961). — [1008] GÜNTHER, H.: Über Lähmungen bei Hämophilie. Mschr. Psychiat. Neurol. 91, 33 (1935). — [1009] KETTLEKAMP, D. B., POWERS, S. R.: Femoral compression neuropathy in hemorrhagic disorders. Arch. Surg. 98, 367 (1969). — [1010] LANGE, L. S.: Lower limb palsies with hypoprothrombinaemia. Brit. med. J. 1966 II, 93. — [1011] LYONS, J. B.: Femoral nerve lesion in haemophilia. J. Irish med. Ass. 32, 110 (1953). — [1012] MEHROTRA, T. N.: Phenindione-induced neuropathy. Brit. med. J. 1967 III, 218. — [1013] NEEL, J., GROUSSIN, P.: Deux cas de paralysie du sciatique poplité externe par hématome. Rev. neurol. 101, 552 (1959). — [1014] NEUNDÖRFER, B., KAYSER-GATCHALIAN, C.: Periphere Nervenlähmungen als Komplikation bei Antikoagulantientherapie. Schweiz. med. Wschr. 100, 2069 (1970). — [1015] NICHOL, E. S., KEYES, J. N., BORG, J. F., COOGAN, T. J., BOEHRER, J. J., MULLINS, W. L., SCOTT, T., PAGE, R., GRIFFITH, G. C., MASSIE, E.: Long-term anticoagulant therapy in coronary atherosclerosis. Amer. Heart. J. 55, 142 (1958). — [1016] PATTEN, B. M.: Neuropathy induced by hemorrhage. Arch. Neurol. (Chic.) 21, 381 (1969). —[1017] PIERI, J., PINAS, E.: Un cas de paralysie sciatique d'origine insolite. Marseille-méd. 101, 131 (1964). — [1018] PRILL, A.: Ischiadikuslähmungen als Komplikation unter Antikoagulantienbehandlung. Med. Welt (Stuttg.) 1965, 307. — [1019] SEDDON, H. J.: Haemophilia as a cause of lesions in the nervous system. Brain 53, 306 (1930). — [1020] SILVERSTEIN, A.: Neuropathy in hemophilia. J. Amer. med. Ass. 190, 554 (1964). — [1021] SUSENS, G. P., HENDRICKSON, C. G., MULDER, M. J., SAMS, B.: Femoral nerve entrapment secondary to a heparin hematoma. Ann. intern. Med. 69, 575 (1968). — [1022] TALLROTH, A.: Hemophilia with spontaneous hemorrhage in the iliopsoas muscles followed by injury to the femoral nerve: Report of a case. Acta chir. scand. 82, 1 (1939). — [1023] VIGOUROUX, R. A., ROGER, J., GIRAUD, M., GOSSET, A., HASSOUN, J., DUPORT, P.: Paralysies crurales et traitement anticoagulant. Rev. neurol. 118, 144 (1968).

Periarteriitis nodosa

[1024] ALBERTINI, A. VON: Über Periarteriitis nodosa Kussmaul-Maier. Schweiz. med. Wschr. 5, 103 (1937). — [1025] ARKIN, A.: A clinical and pathological study of periarteritis nodosa. A report of five cases, one histologically healed. Amer. J. Path. 6, 401 (1930). — [1026] BALÓ, J.: Über eine Häufung von Periarteriitis nodosa-Fällen nebst Beiträgen zur Polyneuritis infolge von Periarteriitis nodosa. Virchows Arch. path. Anat. 259, 773 (1926). — [1027] BALÓ, J.: Über die Ursache der im Verlauf der Periarteriitis nodosa vorkommenden Polyneuritiden. Z. ges. Neurol. Psychiat. 134, 71 (1931). — [1028] BANOWITCH, M. M., POLAYES, S. H., CHARET, R.: Periarteritis nodosa; report of five cases. Ann. intern. Med. 16, 1149 (1942). — [1029] BANSI, H. W.: Zur Klinik der Periarteriitis nodosa. Z. klin. Med. 106, 439 (1927). — [1030] BELIKOVA, O. P.: Polyradiculoneuritis bei Periarteriitis nodosa. Ref.:

Zbl. ges. Neurol. Psychiat. **119**, 368 (1952). — [1031] BOGAERT, L. VAN, STOLZ, B., ALBERTLEY, R.: Sur une observation de périartérite noueuse à localisation neuro-cutanée et évoluant par Poussus Hämorragiques. Ann. Méd. **31**, 530 (1932). — [1032] BORNEMANN, H.: Zur Klinik der Periarteriitis nodosa. Z. ärztl. Fortbild. **48**, 80 (1954). — [1033] BOYD, L. J.: The clinical aspects of periarteritis nodosa. Bull. N. Y. med. Coll. **1**, 219 (1938). — [1034] BOYD, L. J.: Periarteritis nodosa, neuromyositro manifestations. Bull. N. Y. med. Coll. **3**, 272 (1940). [1035] BRIKE, P., ISTANBUTKE, A.: Zur Kasuistik der Periarteriitis nodosa. Schweiz. med. Wschr. **1**, 777 (1946). — [1036] CANDIAN, F. L.: Contributo alla conoscenza della degenerazione retinica maculare angioneurotica. Ann. Ottal. **66**, 824 (1938). — [1037] CAREY, R. A., HARVEY, A. M., HOWARD, J. E.: The effect of adrenocorticotropic hormone (ACTH) and cortisone on the course of disseminated lupus erythematosus and periarteritis nodosa. Bull. Johns Hopk. Hosp. **87**, 425 (1950). — [1038] CATHALA, M. J., BOEGNER: Sur un syndrome de cachexie fébrile avec pseudo-rhumatisme, oedème pseudo-phlegmoneux, exanthème et polynévrite, paraissant devoir être rattaché a la périartérite noueuse, maladie de Kussmaul. Bull. Soc. Méd. Paris **44**, 1811 (1928). — [1039] CURTIS, A. E., COFFEY, R. M.: Periarteritis nodosa, a brief review of the literature and a report of one case. Ann. intern. Med. **7**, 1345 (1934). — [1040] CZICKELI, H.: Das Krankheitsbild der neuritischen Form der Periarteriitis nodosa. Wien. med. Wschr. **104**, 801 (1954). — [1041] DIAZ-RIVERA, R. S., MILLER, A. J.: Periarteritis nodosa: A clinicopathological analysis of seven cases. Ann. intern. Med. **24**, 420 (1946). — [1042] DRURY, M. J.: Polyarteritis nodosa. Med. Illustr. (Lond.) **8**, 227 (1954). — [1043] EBERT, M. H., LEAF, V., SICKLEY, J. F.: Periarteritis nodosa. Arch. Derm. Syph. (Chic.) **64**, 249 (1951). — [1044] EMERSON, R. S., SCHROEDER, H. A., MAYNARD, E. P.: Periarteritis nodosa. Brooklyn Hosp. J. **1**, 107 (1939). — [1045] ERBSLÖH, F., EISENBURG, J.: Die Periarteriitis nodosa und ihr neuromuskulärer Schwerpunkt. Klin. Wschr. **41**, 58 (1963). — [1046] ERLANDSSON, S.: Neurologische Krankheitsbilder bei der Periarteriitis nodosa. Acta psychiat. (Kbh.) **6**, 369 (1931). — [1047] FABRI, S., APPICCIUTOLI, L.: Sulla nevrite da periarterite nodosa. Neuropsichiatria **21**, 637 (1965). — [1048] FAGER, D. B., BIGLER, J. A., SIMONDS, F.: Polyarteritis nodosa in infancy and childhood. J. Pediat. **39**, 65 (1951). — [1049] FAHRLÄNDER, H.: Über Periarteriitis nodosa. Schweiz. med. Wschr. **83**, 575 (1953). — [1050] FAHRLÄNDER, H., KLINGER, M.: Periarteriitis nodosa und Nervensystem. Dtsch. med. Wschr. **80**, 952 (1954). — [1051] FERRARI, E.: Über Polyarteriitis acuta nodosa (sogenannte Periarteriitis nodosa) und ihre Beziehungen zur Polymyositis und Polyneuritis acuta. Beitr. path. Anat. **34**, 350 (1903). — [1052] FITZ, R., PARKS, H., BRANCH, CH. F.: Periarteritis nodosa (report of a case). Arch. intern. Med. **64**, 1133 (1939). — [1053] FREUND, G.: Zur Kenntnis der Periarteriitis nodosa. Dtsch. Arch. klin. Med. **62**, 537 (1899). — [1054] GARCIN, R., GODLEWSKI, S., GRUNER, J., LAPRESLE, J., LAMBERT, P.: Sur les formes multinévritiques et polynévritiques de la périartérite noueuse. Etude de 7 observations inédites. Ann. Méd. **56**, 113 (1955). — [1055] GERLACH, W.: Über Periarteriitis nodosa. Klin. Wschr. **1**, 467 (1922). — [1056] GIARD, P., VERSTRAETE, E.: La périartérite noueuse; étude clinique et pathogénique; critères biologiques de la maladie. Bull. méd. (Paris) **68**, 187 (1954). — [1057] GIESELER, G.: Über Periarteriitis nodosa. Diss., Berlin 1921. — [1058] GOHRBANDT, P.: Beiträge zur Pathologie der Periarteriitis nodosa. Virchows Arch. path. Anat. **263**, 246 (1927). — [1059] GOLDSTEIN, J.: Zur Klinik und Diagnostik der Periarteriitis nodosa. Wien. Arch. inn. Med. **21**, 255 (1931). — [1060] GRUBER, G. B.: Kasuistik und Kritik der Periarteriitis nodosa. Zbl. Herz- u. Gefässkr. **18**, 146 (1926). — [1061] GUTMANN, E., MARK, J., NAHLIK, F.: Periarteriitis nodosa mit polyneuritischer Symptomatologie. Čas. Lék. čes. **21**, 626 (1948). — [1062] HAGANS, J. A.: Periarteritis nodosa; a brief review of the recent literature; report of a case with antemortem diagnosis and interesting findings at necropsy. Milit. Surg. **107**, 26 (1950). — [1063] HAINING, R. B., KIMBALL, T. S.: Polyarteritis nodosa. Amer. J. Path. **10**, 349 (1934). — [1064] HEATHFIELD, K. W. G., WILLIAMS, J. R. B.: Peripheral neuropathy in periarteritis nodosa. Lancet **1954 II**, 673. — [1065] HEIDENREICH, R.: Über die Periarteriitis nodosa. Ärztl. Wschr. **1949 I**, 407. — [1066] HEILEMANN, H., BREDT, H.: Periarteriitis nodosa. Münch. med. Wschr. **87**, 1405 (1940). — [1067] HERSON, R. N.: Neurologic amyotrophy. Lancet **1948 II**, 80. — [1068] HORÁNYI, B., BÖSZÖRMÉNYI, G.: Polyneuritiden bei Periarteriitis nodosa. Orv. Hetil. **1937**, 571. — [1069] HOYNE, A. L., STEINER, M. M.: Periarteritis nodosa complicating scarlet fever, with unusual syndrom of nephritis and polyneuritis. Amer. J. Dis. Child. **59**, 1271 (1940). — [1070] HUNGERLAND, H.: Beitrag zur Frage der Periarteriitis nodosa im Kindesalter. Kinderärztl. Praxis 18, 21 (1950). — [1071] ILLIS, L.: Association of peripheral neuritis with „autoimmune" disease. Brit. med. J. 1962 II, 835. — [1072] JAKLITSCH, H., ZIGEUNER, R.: Über cerebrale Symptome bei Periarteriitis nodosa unter besonderer Berücksichtigung der Liquorveränderungen. Dtsch. Z. Nervenheilk. 171, 474 (1954). — [1073] JENSEN, B.: Zur polyneuritischen Form der Periarteriitis nodosa und deren therapeutische Beeinflussung durch Hormone. Wien. klin. Wschr. 1954 I, 954. — [1074] JONES, G. M.: Periarteriitis nodosa with case reports. Ann. intern. Med. 16, 920 (1942). — [1075] KALK, H., WILDHIRT, E.: Krankheitsbild der Periarteriitis nodosa. Dtsch. med. Wschr. 1924 I, 803. — [1076] KAZMEIER, F.: Symptomatologie und Differentialdiagnose der Periarteriitis nodosa. Med. Welt (Stuttg.) 20, 774 (1951). — [1077] KEMP, G., ROTH, F.: Zur Periarteriitis nodosa im Kindesalter. Z. Kinderheilk. 75, 60 (1954). — [1078] KERNOHAN, J. W., WOLTMAN, H. W.: Periarteritis nodosa. A clinicopathologic study with special reference to the nervous system. Arch. Neurol. Psychiat. (Chic.) 39, 655 (1938). — [1079] KLESTADT, W., BETTINGER, H.: Eigenartige Zungen- und Gaumensegelerkrankung im Beginn einer Periarteriitis nodosa. Z. Laryng. Rhinol. 20, 21 (1930). — [1080] KOURILSKY, R., GARCIN, R., BERTRAND, J., HINGLAIS, H.: Panartérite noueuse à évolution bute et récédivante avec manifestations médullo-névritiques. Bull. Soc. Méd. Paris 54, 1781 (1938). — [1081] KREUTER, F.: Ein ungewöhnlicher Fall von Periarteriitis nodosa. Münch. med. Wschr. 80, 1473 (1933). — [1082] KROETZ, CH.: Zur Klinik der Periarteriitis nodosa. Dtsch. Arch. klin. Med. 135, 311 (1921). — [1083] KULKOW, A. E.: Zur klinischen Diagnose und Pathogenese der polyneuritischen Form von Periarteriitis nodosa. Acta med. scand. 108, 586 (1941). — [1084] KUSSMAUL, A., MAIER, R.: Über eine bisher nicht beschriebene eigenthümliche Arterienerkrankung (Periarteritis nodosa), die mit Morbus Brightii und rapid fortschreitender allgemeiner Muskellähmung einhergeht. Dtsch. Arch. klin. Med. 1, 484 (1866). — [1085] LAMB, A. R.: Periarteritis nodosa — a clinical and pathological review of the disease with a report of two cases. Arch. intern. Med. 14, 481 (1914). — [1086] LAMBERT, P.-P., COËRS, C., NAETS, J.-P.: Un cas de périartérite noueuse traitée par l'A.C.T.H. Acta clin. belg. 6, 222 (1951). — [1087] LAUX, F. I.: Zur Klinik der Periarteriitis nodosa. Mitt. Grenzgeb. Med. Chir. 38, 582 (1925). — [1088] LEFFLER, R. J.: Periarteritis nodosa. Report of a case. US. armed Forces med. J. 1, 1503 (1950). — [1089] LEISHMAN, A. W. D., OXON, B. M.: The clinical diagnosis of polyarteritis nodosa. With a report of four recent cases. Lancet 1937 I, 803. — [1090] LEPOW, H., RUBENSTEIN, L., WOLL, F., GREISMAN, H.: A spontaneously precipitable protein in human sera, with particular reference to the diagnosis of polyarteritis nodosa. Amer. J. Med. 7, 310 (1949). — [1091] LOOGEN, F.: Über die Periarteriitis nodosa. Z. klin. Med. 150, 182 (1952). — [1092] LOVELACE, R. E.: Mononeuritis multiplex in polyarteritis nodosa. Neurology (Minneap.) 14, 434 (1964). — [1093] LOVSHIN, L. L., KERNOHAN, J. W.: Peripheral neuritis in periarteritis nodosa. Arch. intern. Med. 82, 321 (1948). — [1094] LOVSHIN, L. L., KERNOHAN, J. W.: Peripheral neuritis in periarteritis nodosa. Proc. Mayo Clin. 24, 48 (1949). — [1095] LOWMAN, E. W.: Joint and neuromuscular manifestations of periarteritis nodosa. Ann. rheum. Dis. 11, 146 (1952). — [1096] LUNDQUIST, C. W.: Neurologische Krankheitsbilder bei Periarteriitis nodosa. Acta psychiat. (Kbh.) 6, 381 (1931). — [1097] MACKEN, J., VANDAEL, J., TVERDY, G., VAN BOGAERT, L.: Déterminations nerveuses de la périartérite noueuse. Acta neurol. belg. 51, 217 (1951). — [1098] MARCUS, H.: Polyneuritis perivasculitica. Acta psychiat. scand. 8, 297 (1933). — [1099] MARINESCO, G., DRAGANESCO, ST.: Sur la forme myelo-neuro-myopathique de la maladie de Kussmaul. Ann. Méd. 22, 154 (1927). — [1100] MEYER, P. S.: Über die klinische Erkenntnis der Periarteriitis nodosa und ihre pathologisch-anatomischen Grundlagen. Berl. klin. Wschr. 58, 473 (1921). — [1101] MIELKE, H. G.: Zum Krankheitsbild der Periarteriitis nodosa. Z. ärztl. Fortbild. 48, 261 (1954). — [1102] MILLER, H.: Polyarteritis nodosa. Practitioner 173, 133 (1954). — [1103] MISCH, W.: Polyneuritis-Syndrom durch Periarteriitis nodosa. Zbl. ges. Neurol. Psychiat. 51, 857 (1929). — [1104] NABHOLZ, H.: Periarteriitis nodosa generalisata Kußmaul-Maier. Schweiz. Z. allg. Path. 2, 112 (1939). — [1105] NASKE, R.: Demonstration eines Falles von Periarteriitis nodosa mit Polyneuritis und beiderseitiger Ertaubung. Wien. Z. Nervenheilk. 17, 267 (1959). — [1106] OTT, T., KELLER, A.: Un cas de périartérite noueuse avec polynévrite. Schweiz. Arch. Neurol. Psychiat. 68, 392 (1952). — [1107] OYA, J. C. DE, HERNANDO-AVEDAÑO, L., OLIVA-ALDAMIZ, H.: La polineuritis de la periarteritis nodosa. Rev. clin. esp. 70, 102 (1958). — [1108] PETTE, H.: Zur Klinik und Anatomie der Periarteriitis nodosa. Zbl. ges. Neurol. Psychiat. 49, 164 (1928). — [1109] POL: Periarteriitis nodosa. Münch. med. Wschr. 72, 159 (1925). — [1110] PORTWICH, F.: Periarteriitis nodosa (Kussmaulsche Krankheit). Ergebn. inn. Med. Kinderheilk. N. F. 12, 428 (1959). — [1111] ROGER, H., POURSINES, Y., ROGER, J.: La périartérite noueuse (maladie de Kussmaul); ses manifestations neurologiques. Ann. Méd. 54, 22 (1953). — [1112] ROGER, H., POURSINES, Y., ROGER, J.: Les aspects neurologiques de la périartérite noueuse. Rev. neurol. 92, 430 (1955). — [1113] ROSE, M. H., LITTMANN, D., HOUGHTON, J.: Polyarteritis nodosa; a clinical and pathological study and report of 6 cases. Ann. intern. Med. 32, 1114 (1950). — [1114] RUNGE, W., MELZER, R.: Über Periarteriitis nodosa mit starker Beteiligung des Nervensystems. J. Psychol. 40, 298 (1930). — [1115] SACKI, F.: Zur Klinik der Periarteriitis nodosa. Med. Klin. 20, 44 (1924). — [1116] SAINT-DIZIER: Formes myosito-névritiques de la maladie de Kussmaul. Thèse, Lyon 1939. — [1117] SCHEIFFARTH, F.: Zur Klinik und Morphologie der hyperergischen Neuritis. Verhandlg. dtsch. Ges. inn. Med., 55. Kongreß Wiesbaden v. 25.—28. 4. 1949. München: Bergmann 1949, 160. — [1118] SCHRÖTER, P., MÜLLER, U.: Zur Polyneuritis bei Panarteriitis. Nervenarzt 37, 412 (1966). — [1119] SCUPHAM, G. W., KINNEY, J. R.: Periarteritis nodosa. Presentation of a case. Med. Clin. N. Amer. 29, 139 (1945). — [1120] SILVERMANN, J.: Zur Klinik und pathologischen Histologie der Periarteriitis nodosa. Mschr. Psychiat. Neurol. 72, 226 (1929). — [1121] SPIEGEL, R.: Clinical aspects of periarteritis nodosa. Arch. intern. Med. 58, 993 (1936). — [1122] STAMMLER, A.: Neurologische Syndrome bei der Periarteriitis nodosa. Fortschr. Neurol. Psychiat. 18, 606 (1950). — [1123] STAMMLER, A.: Klinik, Pathologie und Probleme der Periarteriitis nodosa des Nervensystems. Heidelberg-Frankfurt: Hüthig 1958. — [1124] STENDER, O.: Ein in vivo diagnostizierter Fall von Periarteriitis nodosa. Dtsch. Z. Nervenheilk. 83, 149 (1924). — [1125] TSCHAMER, F.: Ein weiterer Beitrag zur Kenntnis der Periarteriitis nodosa. Frankfurt. Z. Path. 23, 344 (1920). — [1126] URECHIA, C. J., ELEKES, N.: Les formes nerveuses de l'artérite noueuse de Kussmaul. Ann. Méd. 36, 466 (1934). — [1127] WECHSLER, I. S., BENDER, M. B.: The neurological manifestations of periarteritis nodosa. J. Mt. Sinai Hosp. 8, 1071 (1942). — [1128] WEIGELDT, W.: Periarteriitis nodosa. Münch. med. Wschr. 71, 218 (1924). — [1129] WEIGELDT, W.: Klinische Beiträge zur Periarteriitis nodosa. Dtsch. Z. Nervenheilk. 100, 260 (1927). — [1130] WINKELMAN, N. W., MOORE, M. T.: Disseminated necrotizing panarteritis (periarteritis nodosa); clinicopathologic report. J. Neuropath. exp. Neurol. 9, 60 (1950). — [1131] ZIMMERMANN: Über Periarteriitis nodosa. Wien. klin. Rdsch. 1911, 470.

Wegenersche Granulomatose

[1132] BANOWITCH, M. M., POLAYES, S. H., CHARET, R.: Periarteritis nodosa. Report of 5 cases. Ann. intern. Med. 16, 1149 (1942). — [1133] BROWN, H. A., WOOLNER, L. B.: Findings referable to the upper part of the respiratory tract in Wegener's granulomatosis. Ann. Otol. (St. Louis) 69, 810 (1960). — [1134] CASE records of the Massachusetts General hospital. Case 36381. New Engl. J. Med. 243, 454 (1950). — [1135] CASE records of the Massachusetts General hospital: Weekly clinicopathological exercises: Case 87 — 1961. New Engl. J. Med. 265, 1156 (1961). — [1136] DRACHMAN, D. A.: Neurological complications of Wegener's granulomatosis. Arch. Neurol. (Chic.) 8, 145 (1963). — [1137] FAHEY, J. L., LEONARD, E., CHURG, J., GODMAN, G.: Wegener's granulomatosis. Amer. J. Med. 17, 168 (1954). — [1138] HARING, U.: Die Wegenersche Granulomatose — ein seltener klinischer Fall. Dtsch. Gesundh.-Wes. 11, 485 (1965). — [1139] LEGGAT, P. O., WALTON, E. W.: Wegener's granulomatosis. Thorax 11, 94 (1956). — [1140] LINDHOLM, H., NILSSON, S.: Wegener's granulomatosis. A survey and a report of 6 cases. Acta chem. scand. 4, 102 (1958). — [1141] MACFADYEN, D. J.: Wegener's granulomatosis with discrete lung lesions and peripheral neuritis. Canad. med. Ass. J. 83, 760 (1960). — [1142] MCCALLUM, A. G.: Clinical record. Sinusitus, granuloma, of the nose and periarteritis nodosa. J. Laryng. 68, 560 (1954). — [1143] MCDONALD, J. B., EDWARDS, R. W.: „Wegener's granulomatosis." A triad. J. Amer. med. Ass. 173, 1205 (1960). — [1144] PLUMMER, N. S., ANGEL, J. H., SHAW, D. B., HINSON, K. F. W.: Respiratory granulomatosis with polyarteritis nodosa (Wegener's syndrome). Thorax 12, 57 (1957). — [1145] SEIDELIN, R., WILLOX, A.: Giant-cell granulomata of the mucous membranes and polyarteritis nodosa. Arch. Middx Hosp. 4, 171 (1954). — [1146] STERN, G. M., HOFFBRAND, A. V., URICH, H.: The peripheral nerves and skeletal muscles in Wegener's granulomatosis: A clinico-pathological study of four cases. Brain 88, 151 (1965). — [1147] STERN, G.: The peripheral nerves in Wegener's granulomatosis. In: VINKEN, P. J., BRUYN, G. W.: Handbook of Clinical Neurology 8, 112. Amsterdam: North-Holland Publ. Comp. 1970. — [1148] STRATTON, H. J. M., PRICE, T. M. L., SKELTON, M. O.: Granuloma of the nose and periarteritis nodosa. Brit. med. J. 1953 I, 127. — [1149] TUHY, J. E., MAURICE, G. L., NILES, N. R.: Wegener's granulomatosis. Amer. J. Med. 25, 638 (1958). — [1150] WALTON, E. W., LEGGAT, P. O.: Wegener's granulomatosis. J. clin. Pathol. 9, 31 (1956). — [1151] WÜNSCHER, W., MÖBIUS, G.: Wegenersche Granulomatose mit Beteiligung des Nervensystems. Dtsch. Z. Nervenheilk. 191, 158 (1967).

Lupus erythematodes

[1152] ANDERSON, I. F.: Peripheral neuritis in systemic lupus erythematosus. Med. Proc. 11, 31 (1965). — [1153] ARMAS-CRUZ, R., HARNECKER, J., DUCACH, G., JALIL, J., GONZALEZ, F.: Clinical diagnosis of systemic lupus erythematosus. Amer. J. Med. 25, 409 (1958). — [1154] BAILEY, A. A., SAYRE, G. P., CLARK, E. C.: Neuritis associated with systemic lupus erythematosus. A report of five cases, with necropsy in two. Arch. Neurol. Psychiat. (Chic.) 75, 251 (1956). — [1155] BENNETT, J. C., CLAYBROOK, J., KINSEY, H., HOLLEY, H. L.: The clinical manifestations of systemic lupus erythematosus. A study of forty-five patients. J. chron. Dis. 13, 411 (1961). — [1156] BERRY, R. G., HODGES, J. H.: Nervous system involvement in systemic lupus erythematosus. Trans. Amer. neurol. Ass. 90, 231 (1965). — [1157] CLARK, E. C., BAILEY, A. A.: Neurological and psychiatric signs associated with systemic lupus erythematosus. J. Amer. med. Ass. 160, 455 (1956). — [1158] DUBOIS, E. L.: The effect of the L.E. cell test on the clinical picture of systemic lupus erythematosus. Ann. intern. Med. 38, 1265 (1953). — [1159] DUBOIS, E. L., TUFFANELLI, D. L.: Clinical manifestations of systemic lupus erythematosus. Computer analysis of 520 cases. J. Amer. med. Ass. 190, 104 (1964). — [1160] ERBSLÖH, F.: Die Beteiligung von Nervensystem und Muskulatur an den „Kollagenkrankheiten". Internist (Berl.) 2, 201 (1961). — [1161] FUHRMANN, W., NAWROTZKI, J.: Über neurologische Syndrome im Rahmen des Lupus erythematodes. Dtsch. Z. Nervenheilk. 179, 444 (1959). — [1162] GARGOUR, G., MACGAFFEY, K., LOCKE, S., STEIN, M. D.: Anterior radiculopathy and lupus erythematosus cells: Report of case. Brit. med. J. 1964 II, 799. — [1163] GINZLER, A. M., FOX, T. T.: Disseminated lupus erythematosus: A cutaneous manifestation of a systemic disease (Libman-Sacks). Report of a case. Arch. intern. Med. 65, 26 (1940). — [1164] GLASER, G. H.: Neurologic manifestations in collagen diseases. Problems of prognosis and treatment. Neurology (Minneap.) 5, 751 (1955). — [1165] GOLDBERG, M., CHITANONDH, H.: Polyneuritis with albuminocytologic dissociation in the spinal fluid in systemic lupus erythematosus. Report of a case, with review of pertinent literature. Amer. J. Med. 27, 342 (1959). — [1166] GOLD, A. P., YAHR, M. D.: Childhood lupus erythematosus. A clinical and pathological study of the neurological manifestations. Trans. Amer. neurol. Ass. 85, 96 (1960). — [1167] GRIFFITH, G. C., VURAL, I. L.: Acute and subacute disseminated lupus erythematosus. A correlation of clinical and postmortem findings in eighteen cases. Circulation 3, 492 (1951). — [1168] HEPTINSTALL, R. H., SOWRY, G. S. C.: Peripheral neuritis in systemic lupus erythematosus. Brit. med. J. 1952, 525. — [1169] HILL, L. C.: Systemic lupus erythematosus. Brit. med. J. 1957 II, 655. — [1170] HILL, L. C.: Systemic lupus erythematosus. Brit. med. J. 1957 II, 726. — [1171] JACOB, H., HERRMANN, E., RASSECH, A. B.: Myelopathie und Polyneuropathie bei Lupus erythematodes disseminatus. Klinik und neuropathologischer Prozeß. Fortschr. Neurol. Psychiat. 36, 437 (1968). — [1172] JOHNSON, R. T., RICHARDSON, E. P.: The neurological manifestations of systemic lupus erythematosus. A clinical-pathological study of 24 cases and review of the literature. Medicine (Baltimore) 47, 337 (1968). — [1173] KÓMÁR, J., TÁRNOK, E.: Zentrale und periphere neurale Symptome verursachender systematischer Lupus erythematodes. Nervenarzt 39, 87 (1968). — [1174] LEWIS, D. C.: Systemic lupus and polyneuropathy. Arch. intern. Med. 116, 518 (1965). — [1175] LUNIATSCHEK, V., KETTNER, H.-U.: Beitrag zur Ätiologie und Pathogenese des Lupus erythematodes acutus. Med. Klin. 35, 216 (1939). — [1176] MINTZ, G., FRAGA, A.: Arteritis in systemic lupus erythematosus. Arch. intern. Med. 116, 55 (1965). — [1177] MORTENSEN, V.: Lupus erythematosus disseminatus (Libman-Sacks' disease). Acta med. scand., Suppl. 266, 142,

743 (1952). — [1178] RICHTER, R. B.: Peripheral neuropathy and connective tissue disease. J. Neuropath. exp. Neurol. **13**, 168 (1954). — [1179] SCHEINBERG, L.: Polyneuritis in systemic lupus erythematosus. Review of the literature and report of a case. New Engl. J. Med. **255**, 416 (1956). — [1180] SEDGWICK, R. P., VON HAGEN, K. O.: The neurological manifestations of lupus erythematosus and periarteritis nodosa. Report of ten cases. Bull. Los Angeles neurol. Soc. **13**, 129 (1948). — [1181] SIEKERT, R. G., CLARK, E. C.: Neurologic signs and symptoms as early manifestations of systemic lupus erythematosus. Neurology (Minneap.) **5**, 84 (1955). — [1182] SIGUIER, F., LAPRESLE, J., GODEAU, P., LÉVY, R., DORRA, M., ANAGNOSTOPOULOS, T.: Sur un cas de polyradiculonévrite apparue au cours de l'évolution d'un lupus érythémateux aigu disséminé. Bull. Soc. Méd. Paris **117**, 315 (1966). — [1183] TYRER, J.-H.: La névrite périphérique associée au lupus érythémateux disséminé. Rev. neurol. **113**, 121 (1965). — [1184] WEINGARTEN, K., BRAUNSTEINER, H.: Der Lupus erythematodes disseminatus in neurologischer Sicht. Wien. klin. Wschr. **74**, 709 (1962).

Rheumatische Arthritis und Polyarthritis

[1185] ANSELL, B.: Discussion on neuropathies in rheumatic disease and steroid therapy. Proc. roy. Soc. Med. **53**, 49 (1960). — [1186] BALL, J.: Rheumatoid arthritis and polyarteritis nodosa. Ann. rheum. Dis. **13**, 277 (1954). — [1187] BARIÉTY, M., POULET, J., CERF, M.: Polyartérite au cours d'une polyarthrite chronique évolutive avec multinévrite ischémique. Relations avec la périartérite noueuse. Bull. Soc. Méd. Paris **76**, 331 (1960). — [1188] BLEEHEN, S. S., LOVELACE, R. E., COTTON, R. E.: Mononeuritis multiplex in polyarteritis nodosa. Quart. J. Med. **32**, 193 (1963). — [1189] CHAMBERLAIN, M. A., BRUCKNER, F. E.: Rheumatoid neuropathy. Ann. rheum. Dis. **29**, 609 (1970). — [1190] COPEMAN, W. S. C.: Textbook of the rheumatic diseases. Edinburgh: Livingstone 1969, 643. — [1191] COSTE, F., DELBARRE, F., BASSET, F., RONDOT, P.: Polyarthrite rhumatoide et multinévrite. Sem. Hôp. Paris **37**, 399 (1961). — [1192] EPSTEIN, W. V., ENGLEMAN, E. P.: The relation of the rheumatoid factor content of serum to clinical neurovascular manifestations of rheumatoid arthritis. Arthr. and Rheum. N. Y. **2**, 250 (1959). — [1193] ROBINSON, W. D., FRENCH, A. J., DUFF, I. F.: Polyarteritis in rheumatoid arthritis. Ann. rheum. Dis. **12**, 323 (1953). — [1194] FREUND, H. A., STEINER, G., LEICHTENTRITT, B., PRICE, A. E.: Peripheral nerves in chronic atrophic arthritis. Amer. J. Pathol. **18**, 865 (1942). — [1195] GRAVELEAU, J., DEMAISON, F., MORIN, M.: Étude anatomo-clinique des multinévrites au cours des polyarthrites chroniques évolutives. (Périartérite noueuse et polyarthrite chronique évolutive.) Sem. Hôp. Paris **35**, 454 (1959). — [1196] HART, F. D., GOLDING, J. R., MACKENZIE, D. H.: Neuropathy in rheumatoid disease. Ann. rheum. Dis. **16**, 471 (1957). — [1197] HART, F. D., GOLDING, J. R.: Rheumatoid neuropathy. Brit. med. J. **1960**, 1594. — [1198] HASLOCK, D. I., WRIGHT, V., HARRIMAN, D. G. F.: Neuromuscular disorders in rheumatoid arthritis. A motor-point muscle biopsy study. Quart. J. Med. **39**, 335 (1970). — [1199] HOLT, G. W.: Ischemic neuropathy in necrotizing arteritis. Neurology (Minneap.) **10**, 43 (1960). — [1200] IRBY, R., ADAMS, R. A., TOONE, E. C.: Peripheral neuritis associated with rheumatoid arthritis. Arthr. and Rheum. **1**, 44 (1958). — [1201] JOHNSON, R. L., SMYTH, C. J., HOLT, G. W., LUBCHENCO, A., VALENTINE, E.: Steroid therapy and vascular lesions in rheumatoid arthritis. Arthr. and Rheum. **2**, 224 (1959). — [1202] KEMPER, J. W., BAGGENSTOSS, A. H., SLOCUMB, C. H.: The relationship of therapy with cortisone to the incidence of vascular lesions in rheumatoid arthritis. Ann. intern. Med. **46**, 831 (1957). — [1203] KLEMPERER, P.: Polyneuritiden mit hoher Blutsenkungsgeschwindigkeit. (Zur Frage der rheumatischen Polyneuritis.) Psychiat. Neurol. med. Psychol. (Lpz.) **11**, 23 (1959). — [1204] MASON, R. M., STEINBERG, V. L.: Rheumatoid arthritis. Ann. phys. Med. **4**, 265 (1958). — [1205] MIEHLKE, K.: Über Kompressionssyndrome peripherer Nerven. In: Rheuma und Nervensystem. Wiss. Dienst „Roche" 1969, 13. — [1206] MORRISON, L. R., SHORT, C. L., LUDWIG, O., SCHWAB, R. S.: The neuromuscular system in rheumatoid arthritis. Electromyographic and histologic observations. Amer. J. med. Sci. **214**, 33 (1947). — [1207] PALLIS, C. A., SCOTT, J. T.: Peripheral neuropathy in rheumatoid arthritis. Brit. med. J. **1965 I**, 1141. — [1208] ROTSTEIN, J., GOOD, R. A.: Steroid pseudorheumatism. Arch. intern. Med. **99**, 545 (1957). — [1209] SCHILLING, F.: Peripher-nervale Manifestationen der chronischen Polyarthritis („rheumatoide Polyneuropathie") und medulläre Komplikationen chronisch rheumatischer Leiden und mit Anhang „Reflexdystrophie". In: Rheuma und Nervensystem. Wiss. Dienst „Roche" 1969, 37. — [1210] SCHMID, F. R., COOPER, N. S., ZIFF, M., McEWEN, C.: Arteritis in rheumatoid arthritis. Amer. J. Med. 30, 56 (1961). — [1211] SOKOLOFF, L., BUNIM, J. J.: Vascular lesions in rheumatoid arthritis. J. chron. Dis. 5, 668 (1957). — [1212] STEINBERG, V. L.: Neuropathy in rheumatoid disease. Brit. med. J. 1960 I, 1600. — [1213] SÜDHOF, H., SCHIMANSKI, J.: Neurologische Komplikationen der chronischen Polyarthritis. Dtsch. med. Wschr. 86, 871 (1961). — [1214] VIGNON, G., DURUNT, J.: Polynévrite dans la polyarthrite chronique évolutive. J. belge Méd. phys. Rhum. 13, 230 (1958). — [1215] VIGNON, G., DURANT, J.: Les névrites périphériques de la polyarthrite chronique évolutive. Sem. Hôp. Paris 35, 2072 (1959). — [1216] VIGNON, G., DURANT, J., TISSOT-GUERRAZ, R.: Les névrites de la polyarthrite rhumatoïde. A propos de 20 observations. Sem. Hôp. Paris 46, 3351 (1970). — [1217] WELLER, R. O., BRUCKNER, F. E., CHAMBERLAIN, M. A.: Rheumatoid neuropathy: a histological and electrophysiological study. J. Neurol. Neurosurg. Psychiat. 33, 592 (1970).

Sjögren-Syndrom und Sklerodermie

[1218] ATTWOOD, W., POSER, C. M.: Neurologic complications of Sjögren's syndrome. Neurology (Minneap.) 11, 1034 (1961). — [1219] BLOCH, K. J., BUCHANAN, W. W., WOHL, M. J., BUNIM, J. J.: Sjögren's syndrome: a clinical, pathological and serological study of sixty-two cases. Medicine (Baltimore) 44, 187 (1965). — [1220] KIBLER, R. F., ROSE, F. C.: Peripheral neuropathy in the „collagen diseases". A case of scleroderma neuropathy. Brit. med. J. 1960 I, 1781. — [1221] KOHLE, G. A., ROOS, W., FISCHER, H.: Zur Beteiligung des Nervensystems an der progressiven Sklerodermie. Med. Welt (Stgt.) 1970, 386. — [1222] ZÜLCH, K. J.: Über die Skleroneuropathie, die Mitbeteiligung der peripheren Nerven bei der allgemeinen progressiven Sklerodermie. Mit Versuch einer pathogenetischen Deutung. Dtsch. Z. Nervenheilk. 179, 1 (1959).

Antabus

[1223] BARRY, W. K.: Peripheral neuritis following tetraethylthiuram disulphide treatment. Brit. med. J. 1953 II, 937. — [1224] BRADLEY, W. G., HEWER, R. L.: Peripheral neuropathy due to disulfiram. Brit. med. J. 1966 II, 449. — [1225] CHARATAN, F. B.: Peripheral neuritis following tetraethylthiurum disulphide treatment. Brit. med. J. 1953 II, 380. — [1226] CHILD, G. P., OSINSKI, W., BENNETT, R. E., DAVIDOFF, E.: Therapeutic results and clinical manifestations following the use of tetraethylthiuram disulfide (Antabuse). Amer. J. Psychiat. 107, 774 (1951). — [1227] GARDNER-THORPE, C., BENJAMIN, S.: Peripheral neuropathy after disulfiram administration. J. Neurol. Neurosurg. Psychiat. 34, 253 (1971). — [1228] HAYMAN, M., WILKINS, P. A.: Polyneuropathy as a complication of disulfiram therapy of alcoholism. Quart. J. Stud. Alcohol 17, 601 (1956). — [1229] KANE, F. J., jr.: Carbon disulfide intoxication from overdosage of disulfiram. Amer. J. Psychiat. 127, 690 (1970). — [1230] KNUTSEN, B.: Komplikasjoner ved antabus-behandling. T. norske Laegeforen 69, 436 (1949).

Chlorjodhydroxychinolin

[1231] BERGGREN, L., HANSSON, O.: Treating acrodermatitis enteropathica. Lancet 1966 I, 52. — [1232] BERGGREN, L., HANSSON, O.: Absorption of intestinal antiseptics derived from 8-hydroxyquinolines. Clin. Pharmacol. Ther. 9, 67 (1968). — [1233] ETHERIDGE, J. E., STEWART, G. T.: Treating acrodermatitis enteropathica. Lancet 1966 I, 261. — [1234] KAESER, H. E.: Nebenwirkungen von Mexaform. Dtsch. med. Wschr. 95, 1375 (1970). — [1235] KAESER, H. E., WÜTHRICH, R.: Zur Frage der Neurotoxizität der Oxychinoline. Dtsch. med. Wschr. 95, 1685 (1970).

Chloroquin

[1236] BEGG, T. B., SIMPSON, J. A.: Chloroquine neuromyopathy. Brit. med. J. 1964 I, 770. — [1237] BONARD, E. C.: Neuropathie due à la chloroquine. Schweiz. med. Wschr. 96, 1103 (1966). — [1238] LANE, R.: The treatment of hepatic amoebiasis with chloroquine. J. trop. Med. Hyg. 54, 198 (1951). — [1239] LOFTUS, L. R.: Peripheral neuropathy following chloroquine therapy. Canad. med. Ass. J. 89, 917 (1963). — [1240] WHISNANT, J. P., ESPINOSA, R. E., KIERLAND, R. R., LAMBERT, E. H.: Chloroquine neuromyopathy. Proc. Mayo Clin. 38, 501 (1963).

DDT und andere Insecticide und Herbicide

[1241] BISKIND, M. S.: DDT poisoning and the elusive „Virus X". A new cause for gastroenteritis. Amer. J. dig. Dis. 16, 79 (1949). — [1242] CAMPBELL, A. M. G.: Neurological complications associated with insecticides and fungicides. Brit. med. J. 1952, 415. — [1243] CASE, R. A. M.: Toxic effects of 2,2-bis (p-Chlorphenyl) 1,1,1-Trichlorethane (D.D.T.) in man. Brit. med. J. 1945, 842. — [1244] GARRET, R. M.: Toxicity of DDT for man. J. med. Ass. Ala. 17, 74 (1947). — [1245] GOLDSTEIN, N. P., JONES, P. H., BROWN, J. R.: Peripheral neuropathy after exposure to an ester of dichlorophenoxyacetic acid. J. Amer. med. Ass. 171, 1306 (1959). — [1246] HERMANN, B.: DDT poisoning in man. A case of grave polyneuritis caused by DDT. Acta med. Acad. Sci. hung. 11, 209 (1958). — [1247] HERTEL, H.: Chronische DDT-Intoxikation. Dtsch. Arch. klin. Med. 199, 256 (1952). — [1248] KLINGEMANN, H.: Die DDT-Vergiftung. Ärztl. Wschr. 4, 465 (1949). — [1249] MICHON, P., LARCAN, A., HURIET, C., GAUCHER, P.: Polynévrite des membres inférieurs consécutive à l'absorption accidentelle d'une poudre de D.D.T. Rev. neurol. 106, 325 (1962). — [1250] ONIFER, T. M., WHISNANT, J. P.: Cerebellar ataxia and neuronitis after exposure to DDT and lindane. Proc. Mayo Clin. 32, 67 (1957). — [1251] VELBINGER, H. H.: Zur Frage der „D.D.T."-Toxizität für Menschen. Dtsch. Gesundh.-Wes. 2, 355 (1947).

Gold

[1252] ALAJOUANINE, TH., MAURIC, G., FAUVERT, R.: Deux cas de polynévrite à prédominance sensitive, apparues à la fin d'un traitement par les sels d'or. Presse méd. 42, 136 (1934). — [1253] ALAJOUANINE, TH., MAURIC, G., FAUVERT, R.: Deux cas de polynévrites sensitives apparues au cours d'un traitement par les sels d'or. Bull. Soc. Méd. Paris 50, 128 (1934). — [1254] BEYERHOLM, O.: Neuritis ved Sanocrysinbehandling. Hospitalstidende 69, 881 (1926). — [1255] DOYLE, J. B., CANNON, E. F.: Severe polyneuritis following gold therapy for rheumatoid arthritis. Ann. intern. Med. 33, 1468 (1950). — [1256] ENDTZ, L. J.: Complications nerveuses du traitement aurique. Aperçu des symptomes neurologiques et psychiatriques résultats du traitement par le B.A.L. Rev. neurol. 99, 395 (1958). — [1257] FLEDELIUS, M.: Névrite radiculaire après traitement par la sanocrysine. Encéphale 29, 620 (1934). — [1258] FORMAN, L., MCNAIR, D.: Neuritic symptoms following injection of gold salts. Brit. med. J. 1937, 116. — [1259] GERNEZ, CH., NAYRAC, P.: Psycho-polynévrite sensitivo-motrice consécutive à la chrysothérapie. Rev. neurol. 41, 839 (1934). — [1260] HARTFALL, S. J., GARLAND, H. G., GOLDIE, W.: Gold treatment of arthritis. A review of 900 cases. Lancet 1937 II, 838. — [1261] HEUDTLASS, A. P., OSVALDO, G.: Polineuritis por crisoterapia. Arch. Tisiol. (Buenos Aires) 12, 154 (1936). — [1262] JACOB, P.: Polynévrite aurique. Presse méd. 42, 321 (1934). — [1263] LEIPER, E. J. R.: A case of polyneuritis due to gold. Brit. med. J. 1946 I, 119. — [1264] LESCHER, F. G.: Nervous complications following treatment with gold salts. Brit. med. J. 1936 II, 1303. — [1265] SUNDELIN, F.: Die Goldbehandlung der chronischen Arthritis unter besonderer Berücksichtigung der Komplikationen. Acta med. scand., Suppl. 117, 1 (1940). — [1266] TZANCK, A., PAUTRAT, J., KLOTZ, H. L.: Un cas de polynévrite et d'érythrodermie auriques. Presse méd. 42, 382 (1934). — [1267] WALSH, J. C.: Gold neuropathy. Neurology (Minneap.) 20, 455 (1970).

Hydantoin

[1268] BOSCHI, E., MENOZZI, C.: Polinevriti da idantoina. Sist. nerv. 17, 395 (1965). — [1269] FINKELMAN, J., ARIEFF, A. J.: Untoward effects of phenytoin sodium in epilepsy. J. Amer. med. Ass. 118, 1209 (1942). — [1270] LOVELACE, R. E., HORWITZ, S. J.: Peripheral neuropathy in long-term diphenylhydantoin therapy. Arch. Neurol. (Chic.) 18, 69 (1968). — [1271] MICHAUX, L., FELD, M., LABET, R.: L'intoxication par les hydantoines. Manifestations neurologiques. Presse méd. 67, 2010 (1959).

Hydrallazin

[1272] KIRKENDALL, W. M., PAGE, E. B.: Polyneuritis occurring during hydralazine therapy. Report of two cases and discussion of adverse reactions to hydralazine. J. Amer. med. Ass. 167, 427 (1958). — [1273] PERRY, H. M.: Multiple reactions to antihypertensive agents during treatment of malignant hypertension. Ann. intern. Med. 57, 441 (1962).

Imipramin

[1274] CHOTEAU, PH., CLARISSE, H.: Polynévrite sensitivo-motrice lors d'un traitement prolongé par l'imipramine (l). J. Sci. méd. Lille 87, 551 (1969). — [1275] COLLIER, G., MARTIN, A.: Les effets secondaires du tofranil. Revue générale à propos de trois cas de polynévrite des membres inférieurs. Ann. méd.-psychol. 118, 719 (1960). — [1276] DI CRISTO, G.: A case of polyneuritis appearing during treatment with imipramine (Tofranil). Rass. Neuropsichiat. 15, 301 (1961).

INH

[1277] AXT, F., BÜNGER, P., LASS, A.: Vitamin-B-Stoffwechsel und Polyneuritis bei Isoniazidbehandlung. Fortschr. Neurol. Psychiat. 24, 369 (1956). — [1278] BENHAMOU, E., TIMSIT, M.: Les polynévrites de l'isoniazide. Presse méd. 64, 199 (1956). — [1279] BERG, G.: Nebenwirkungen und Dosierung von Isoniazid. Beitr. klin. Tuberk. 110, 441 (1954). — [1280] BIEHL, J. P., SKAVLEM, J. H.: Toxicity of isoniazid. Amer. Rev. Tuberc. 68, 296 (1953). — [1281] BIEHL, J. P., NIMITZ, H. J.: Studies on the use of a high dose of isoniazid. 1. Toxicity studies. Amer. Rev. Tuberc. 70, 430 (1954). — [1282] BIEHL, J. P., VILTER, R. W.: Effect of isoniazid on vitamin B 6 metabolism. Its possible significance in producing isoniazid neuritis. Proc. Soc. exp. Biol. (N. Y.) 1954, 389. — [1283] BOUDOURESQUES, J., NAVARRANNE, P., ROGER, J.: Polynévrites au cours de traitements par l'INH. Rev. neurol. 93, 591 (1955). — [1284] BÜNGER, P., SCHULZ-EHLBECK, H. W.: Polyneuritis unter Isoniazidtherapie. Dtsch. med. Wschr. 78, 1459 (1953). — [1285] CARLSON, H. B., ANTHONY, E. M., RUSSEL, W. F., MIDDLEBROOK, G.: Prophylaxis of isoniazid neuropathy with pyridoxine. New. Engl. J. Med. 255, 118 (1956). — [1286] CONRAD, K., SCHEIB, E.: Über akute Psychosen nach Isonikotinsäurehydrazidbehandlung. Dtsch. med. Wschr. 78, 604 (1953). — [1287] COUNIHAN, H. E., ABRAMSON, M. L., O'CONNOR, M. H., DICKENSON, J.: Isoniazid in pulmonary tuberculosis. J. Irish med. Ass. 32, 18 (1953). — [1288] ENDRES, R., BECKER, H.: Nebenerscheinungen nach Behandlung mit Isonikotinsäurehydrazid (Polyneuritis und Labyrinthstörungen). Med. Welt (Stuttg.) 1952 II, 1154. — [1289] ENGEL, H. J.: Zur Behandlung der Lungentuberkulose mit Neoteben. Münch. med. Wschr. 95, 270 (1953). — [1290] GAMMON, G. D., BURGE, F. W., KING, G.: Neural toxicity in tuberculous patients treated with isoniazid (isonicotinic acid hydrazide). Arch. Neurol. Psychiat. (Chic.) 70, 64 (1953). — [1291] GIBSON, F. D., jr., PHILLIPS, S.: Peripheral neuritis after long-term isoniazid. Geriatrics 21, 178 (1966). — [1292] HEILMEYER, L., SCHAICH, W., BUCHEGGER, H., KILCHLING, H., SCHMIDT, F., WALTER, A. M.: Vorläufiger Bericht über Isonikotinsäurehydrazid (Rimifon Neoteben) auf Grund experimenteller und klinischer Untersuchungen. Münch. med. Wschr. 94, 1303 (1952). — [1293] HINES, R. A.: Peripheral neuritis following isoniazid therapy. Appearance of dupuytren's contracture and Raynaud's phenomenon. J. Amer. med. Ass. 159, 1197 (1955). — [1294] Höök, O.: Polyneuritis caused by hydrazide of isonicotinic acid. A report of 7 cases. Acta med. scand. 147, 167 (1953). — [1295] Jones, W. A., Jones, G. P.: Peripheral neuropathy due to isoniazid. Report of two cases. Lancet 264, 1073 (1953). — [1296] Katz, S., Gruver, R., Smith, B., McCormick, G.: Peripheral neuritis due to hydrazide derivatives. Dis. Chest. 26, 264 (1954). — [1297] Keeping, J. A., Searle, C. W. A.: Optic neuritis following isoniazid therapy. Lancet 269, 278 (1955). — [1298] Kissel, P., Arnould, G., Hartemann, P.: Neuro-activité et neuro-toxicité de l'isoniazide (I.N.H.). Concours méd. 76, 2595 (1954). — [1299] Klee, P.: Die Behandlung der Tuberkulose mit Neoteben (Isonikotinsäurehydrazid). Dosierung, Anwendungsform und erste klinische Ergebnisse. Dtsch. med. Wschr. 77, 578 (1952). — [1300] Klinghardt, G. W., Radenbach, K. L., Mrowka, S.: Neurologische Komplikationen bei der Tuberkulosebehandlung mit Isonikotinsäurehydrazid. Wien. med. Wschr. 104, 301 (1954). — [1301] Lange, F., Rudolph, H., Hammer, F.: Parästhesien nach Gaben von Isonikotinsäurehydrazid und ihre Therapie. Dtsch. med. Wschr. 78, 489 (1953). — [1302] Linton, W. S., Rabinovitz, E., Olie, M.: Isonicotinic acid hydrazide. Some sensory disturbances during therapy. S. Afr. med. J. 26, 889 (1952). — [1303] Lubing, H. N.: Peripheral neuropathy in tuberculosis patients treated with isoniazid. Amer. Rev. Tuberc. 68, 458 (1953). — [1304] McConnell, R. B., Cheetham, H. D.: Acute pellagra during isoniazid therapy. Lancet 1952, 959. — [1305] Mohnke, W., Schröder, R.: Polyneuritis nach Isonikotinsäurehydrazid. Med. Klin. 47, 1594 (1952). — [1306] Nick, J., Contamin, F., Lempérière, Th., Anquez, L.: Manifestations neurologiques motrices et sensitives à prédominance unilatérale secondaires à l'usage thérapeutique de l'isoniazide. Est-on en droit de garder le concept de polynévrite à l'INH? Bull. Soc. Méd. Paris 72, 739 (1956). — [1307] Oestreicher, R., Dressler, S. H., Middlebrook, G.: Peripheral neuritis in tuberculous patients treated with isoniazid. Amer. Rev. Tuberc. 70, 504 (1954). — [1308] Ott, Th., Rabinowicz, Th., Morand, B.: Étude clinique et histo-pathologique d'un cas de polynévrite survenue au cours du traitement par l'isoniazide. Rev. neurol. 100, 103 (1959). — [1309] Pegum, J. S.: Nicotinic acid and burning feet. Lancet 1952, 536. — [1310] Rauterberg, W.: Zur Behandlung neurologischer Komplikationen unter Isonikotinsäurehydrazidtherapie. Z. ges. inn. Med. 10, 402 (1955). — [1311] Seibold, M.: Aufsteigende Radikulomyelitis nach Neotebenbehandlung. Med. Mschr. 8, 622 (1954). — [1312] Sutton, P. H., Beattle, P. H.: Optic atrophy after administration of isoniazid with PAS. Lancet 1955, 650. — [1313] Vilter, R. W., Mueller, J. F., Glazer, H. S., Jarrold, T., Abraham, J., Thompson, C., Hawkins, V. R.: The effect of vitamin B6 deficiency induced by desoxypyridoxine in human beings. J. Lab. clin. Med. 42, 335 (1953). — [1314] Zbinden, G., Studer, A.: Experimenteller Beitrag zur Frage der Isoniazid-Neuritis und ihrer Beeinflussung durch Pyridoxin. Z. Tuberk. 107, 97 (1955).

Nialamid

[1315] De Smedt, R., Gambetti, P., Claes, C.: Aspects neurologiques et neuropathologiques des l'intoxication par la nialamide. J. neurol. Sci. 2, 554 (1965).

Nitrofurantoin, Nitrofural and Furaltadon

[1316] Bell, D. M., Freehafer, A. A.: Neuropathy associated with furaltadone. J. Amer. med. Ass. 176, 808 (1961). — [1317] Bernsmeier, A., Hansen, H. W.: Polyneuritis bei Nitrofurantoin-Medikation. Arch. klin. Med. 215, 301 (1968). — [1318] Beverungen, W., Fritz, K. W., Ross, J.: Polyneuritis nach Behandlung mit Nitrofurantoin bei einem Niereninsuffizienz-Kranken. Münch. med. Wschr. 107, 953 (1965). — [1319] Briand, P., Tygstrup, J.: Polyneuritis efter behandling med nitrofurantoin (Furadantin). Ugeskr. Laeg 121, 664 (1959). — [1320] Collings, H.: Polyneuropathy associated with nitrofuran therapy. Arch. Neurol. (Chic.) 3, 656 (1960). — [1321] Ellis, F. G.: Acute polyneuritis after nitrofurantoin therapy. Lancet 1962, 1136. — [1322] Falck, F., Reis, G. von, Versteegh-Lind, A.: Polyneurit vid Furadantinbehandling. Opusc. med. (Stockh.) 2, 130 (1957). — [1323] Greger, J., Stein, G., Gerhardt, W., Stahl, J.: Zur Nitrofurantoin-Polyneuropathie. Z. ärztl. Fortbild. 62, 1046

(1968). — [1324] HAFSTRÖM, T.: Prognosen vid Furadantin-polyneurit. Opusc. med. (Stockh.) 4, 17 (1959). — [1325] HAKAMIES, L.: Die Nitrofurantoin-Polyneuropathie. Schweiz. med. Wschr. 100, 2212 (1970). — [1326] HAKAMIES, L., MUMENTHALER, M.: Besonderheiten der Nitrofurantoin-Polyneuropathie. Dtsch. med. Wschr. 96, 792 (1971). — [1327] HASEN, H. B., MOORE, T. D.: Nitrofurantoin. A study in vitro and in vivo in one hundred cases of urinary infection. J. Amer. med. Ass. 155, 1470 (1954). — [1328] HEFFELFINGER, J. C., ALLEN, R. J.: Neurotoxicity with nitrofurantoin: a case report. J. Pediat. 65, 611 (1964). — [1329] HENNING, H., MÜLLER, K., CIBA, K. W.: Schwere Polyneuritis unter Furadantin. Med. Klin. 60, 2097 (1965). — [1330] HERBOUILLER, M.: Une observation de polynévrite à la nitrofurantoïne. J. Méd. Nantes 5, 153 (1965). — [1331] HONET, J. C., JEBSEN, R. H., TENCKHOFF, H. A., MCDONALD, J. R.: Motor nerve conduction velocity in chronic renal insufficiency. Arch. phys. Med. 47, 647 (1966). — [1332] HUBMANN, R., BREMER, G.: Die Ausscheidung von Furadantin bei manifester Niereninsuffizienz. Med. Welt (Stuttg.) 1965 I, 1039. — [1333] JORDAN, W. M.: Polyneuritis after nitrofurantoin therapy. Lancet 1962, 1329. — [1334] LARSEN, H. W., BERTELSEN, S.: Neurologiske symptomer ved Furadantinbehandling. Ugeskr. Læg. 118, 751 (1965). — [1335] LEHMANN, W.: Toxische Polyneuritis bei einer Patientin mit chronischer Pyelonephritis nach Langzeitbehandlung mit Nitrofurantoin. Dtsch. Gesundh.-Wes. 21, 2338 (1966). — [1336] LHERMITTE, F., FRITEL, D., CAMBIER, J., MARTEAU, R., GAUTIER, J.-C., NOCTON, F.: Polynévrites au cours de traitements par la nitrofurantoïne. Presse méd. 71, 767 (1963). — [1337] LINDHOLM, T.: Electromyographic changes after nitrofurantoin (Furadantin) therapy in nonuremic patients. Neurology (Minneap.) 17, 1017 (1967). — [1338] LOUGHRIDGE, L. W.: Peripheral neuropathy due to nitrofurantoin. Lancet 1962, 1133. — [1339] MARTIN, W. J., CORBIN, K. B., UTZ, D. C.: Paresthesias during treatment with nitrofurantoin: report of case. Proc. Mayo Clin. 37, 288 (1962). — [1340] MAST, W. H.: Neuropathy due to furaltadone. New Engl. J. Med. 263, 963 (1960). — [1341] MEYER-RIENECKER, H., OLISCHER, R. M.: Zur Nitrofurantoin-Polyneuropathie. Nervenarzt 37, 410 (1966). — [1342] MEYER-RIENECKER, H., OLISCHER, R. M.: Polyneuropathie bei Nitrofurantoin. Dtsch. Gesundh.-Wes. 22, 1458 (1967). — [1343] MORRIS, J. S.: Nitrofurantoin and peripheral neuropathy with megaloblastic anaemia. J. Neurol. Neurosurg. Psychiat. 29, 224 (1966). — [1344] MÜLLER, K., HENNING, H.: Polyneuritis als Nebenwirkung von Nitrofurantoin. Med. Klin. 60, 2085 (1965). — [1345] OKAMOTO, O., TAKEDA, K.: A case of polyneuritis associated with nitrofurantoin therapy. Naika 17, 779 (1966). — [1346] OLIVARIUS, B.: Polyneuropathie ved behandling med nitrofurantoin. Ugeskr. Læg. 118, 753 (1956). — [1347] PALMLÖV, A., TUNEVALL, G.: Erfarenheter av Furadantin som urinvägsantiseptikum. Svenska Läk.-Tidn. 53, 2864 (1954). — [1348] POLITANO, V. A., LEADBETTER, G. W., LEADBETTER, W. F.: Use of furacin in treatment of testicular tumors: A case report. J. Urol. (Baltimore) 79, 771 (1958). — [1349] ROELSEN, E.: Polyneuritis after nitrofurantoin (Furadantin) therapy. A survey and report of two new cases. Acta med. scand. 175, 145 (1964). — [1350] RUBENSTEIN, C. J.: Peripheral polyneuropathy caused by nitrofurantoin. J. Amer. med. Ass. 187, 647 (1964). — [1351] SCHILDKNECHT, O., MEISTER, P.: Periphere Polyneuropathie im Zusammenhang mit Suburämie und Nitrofurantoinbehandlung. Schweiz. med. Wschr. 94, 414 (1964). — [1352] SPENCER, I. O. B.: Polyneuritis after nitrofurantoin therapy. Lancet 1962, 1329. — [1353] SUCHENWIRTH, R., DAHL, P.: Die Nitrofurantoin-Polyneuritis. Fortschr. Neurol. Psychiat. 36, 100 (1968). — [1354] SZCZUKOWSKI, M. J., DAYWITT, A. L., ELRICK, H.: Metastatic testicular tumor treated with nitrofurazone. Report of a case. J. Amer. med. Ass. 167, 1066 (1958). — [1355] THIELER, H., MEYER, W.: Nil nocere! Schwere Polyneuropathie unter Nitrofurantoin-Behandlung bei Niereninsuffizienz. Dtsch. Gesundh.-Wes. 23, 488 (1968). — [1356] TOOLE, J. F., GERGEN, J. A., HAYES, D. M., FELTS, J. H.: Neural effects of nitrofurantoin. Arch. Neurol. (Chic.) 18, 680 (1968). — [1357] UESU, C. T.: Peripheral neuropathy due to nitrofurantoin. Case report and review of literature. Ohio St. med. J. 58, 53 (1962). — [1358] VICKERS, F. N.: Peripheral neuropathy due to nitrofurantoin. J. Ky med. Ass. 63, 38 (1965). — [1359] VOGELSANG, H., DANKE, F.: Nitrofurantoin-Polyneuritis. Dtsch. med. Wschr. 96, 72 (1971). — [1360] VOIGT, K., MANZ, F.: Atypische toxische Polyneuropathie nach Nitrofurantoin. Nervenarzt 40, 443 (1969). — [1361] VOLLES, E., PRILL, A., HECKNER, F.: Die Nitrofural-(Furacin-)Polyneuropathie. Dtsch. med. Wschr. 96, 1334 (1971). — [1362] WAGNER, H., THIELE, K. G.: Nil nocere! Polyneuropathie unter der Behandlung mit Nitrofurantoin. Münch. med. Wschr. 110, 591 (1968). — [1363] WILDER-

MUTH, O.: Testicular cancer: Management of metastases, with report of a new chemotherapeutic agent. Radiology **65**, 599 (1955). — [1364] WILLETT, R. W.: Peripheral neuropathy due to nitrofurantoin. Neurology (Minneap.) **13**, 344 (1963).

Penicillin

[1365] KOLB, L. C., GRAY, S. J.: Peripheral neuritis as a complication of penicillin therapy. J. Amer. med. Ass. **132**, 323 (1946).

Salvarsan

[1366] BENEDEK, L., PORSCHE, F. O.: Neurotabes arsenicosa, nach Neosalvarsan-Behandlung von Vincentscher Angina. Dtsch. Z. Nervenheilk. **71**, 165 (1921). — [1367] CORELLI, F.: Polineurite arsenobenzolica. Epatoterapia nelle polineuriti. Osservazioni sugli accidenti della terapia antiluetica. Policlinico **42**, 390 (1935). — [1368] GRIMMER, H.: Toxische Polyneuritis durch Neosalvarsan. Z. Haut- u. Geschl.-Kr. **3**, 17 (1947). — [1369] JOCHHEIM, K. A.: Zur Pathogenese der Salvarsan-Polyneuritis. Münch. med. Wschr. **92**, 1094 (1950). — [1370] KELLOGG, F., EPSTEIN, N. N.: Polyneuritis following neoarsenamine therapy. Report of a case with an associated exfoliative dermatitis. Arch. Derm. Syph. (Chic.) **30**, 251 (1934). — [1371] KRISCHEK, J.: Ein Beitrag zur Frage der Salvarsanschäden am Nervensystem. Med. Klin. **43**, 579 (1948). — [1372] LANGE: Polyneuritis nach Salvarsan. Klin. Wschr. 1919 II, 1199. — [1373] LAUBENTHAL, F.: Über „Polyneuritiden" nach Salvarsanbehandlung. Dtsch. med. Wschr. **74**, 270 (1949). — [1374] MERTENS, H.-G.: Über toxische und allergische Polyneuritiden nach Salvarsanbehandlung. Verhandlg. dtsch. Ges. inn. Med., 55. Kongreß am 25.—28. 4. 1949, Wiesbaden. München: Bergmann 1949, 168. — [1375] MERTENS, H.-G.: Zur Salvarsan-Polyneuritis. Nervenarzt **20**, 348 (1949). — [1376] MERTENS, H.-G., ANTZ, H.: Zur Klinik und Pathogenese der Salvarsanschäden am Nervensystem. Dtsch. Z. Nervenheilk. **161**, 135 (1949). — [1377] MILIAN, G.: Polynévrite arsenicale. Paris méd. **1**, 200 (1935). — [1378] OLIVET, A.: Polyneuritis nach Neosalvarsanbehandlung bei syphilitischem Ikterus. Dtsch. Z. Nervenheilk. **123**, 288 (1932). — [1379] TELLENBACH, H.: Zur Pathogenese und Klinik der „Salvarsankrankheit" insonderheit der Salvarsanpolyneuritis. Dtsch. Z. Nervenheilk. **163**, 40 (1949). — [1380] TELLENBACH, H.: Zur Theorie der allergischen Pathogenese neurologischer Erkrankungen — Wissenschaftlichkeit, Reichweite, Folgerungen. (Erörterungen am Beispiel der peripheren Nervenschäden.) Ärztl. Wschr. **6**, 396 (1951).

Thalidomid

[1381] AMELUNG, W., PÜNTMANN, E.: Klinik und Therapie der sog. Contergan-Polyneuropathie. Nervenarzt **37**, 189 (1966). — [1382] BECKER, J.: Polyneuritis nach Contergan. Nervenarzt **32**, 321 (1961). — [1383] BROSER, F.: Polyneuritiden und funikuläre Myelosen nach Contergan-Gebrauch. Med. Klin. **57**, 53 (1962). — [1384] BROSER, F., HOPF, H. C., HOHL, J.: Zur Frage der Dauerschädigung bei der Contergan-Polyneuropathie und bei anderen Polyneuropathien bzw. Polyneuritiden. Ergebnisse klinischer und elektromyographischer Nachuntersuchungen. Nervenarzt **40**, 33 (1969). — [1385] BROWN, J. A.: Neuropathy after Thalidomide („Distaval"). Brit. med. J. 1961 II, 1359. — [1386] BURLEY, D.: Neuropathy after Thalidomide („Distaval"). Brit. med. J. 1961 II, 1286. — [1387] CAHILL, P. K.: Neuropathy after Thalidomide („Distaval"). Brit. med. J. 1961 II, 1223. — [1388] CÖSTER, C.: Thalidomidneuropathi. Svenska Läk.-Tidn. **60**, 641 (1963). — [1389] COHEN, S.: Thalidomide polyneuropathy. New Engl. J. Med. **266**, 1268 (1962). — [1390] FAUST, G.: Beobachtungen zur Thalidomid-Polyneuritis; Felduntersuchungen in Klinik und Altersheimen. Diss., Berlin 1964. — [1391] FRENKEL, H.: Contergan-Nebenwirkungen. Zentralnervöse Auffälligkeiten und polyneuritische Symptome bei der Langzeitmedikation von N-Phthalyl-Glutaminsäure-Imid. Med. Welt (Stuttg.) 1961 I, 970. — [1392] FULLERTON, P. M., KREMER, M.: Neuropathy after intake of thalidomide (Distaval). Brit. med. J. 1961 II, 855. — [1393] GIBBELS, E.:

Toxische Schäden bei der Thalidomid-Medikation. Fortschr. Neurol. Psychiat. 35, 393 (1967). — [1394] GIBBELS, E.: Die Thalidomid-Polyneuritis. Stuttgart: G. Thieme 1968. — [1395] HEATHFIELD, K. W. G.: Neuropathy after Thalidomide („Distaval"). Brit. med. J. 1961 II, 1084. — [1396] HOWE, P.: Neuropathy after Thalidomide („Distaval"). Brit. med. J. 1961 II, 1570. — [1397] HULTSCH, E.-G., HARTMANN, J.: Nil nocere! Die Thalidomid-(Contergan-) Polyneuritis. Münch. med. Wschr. 103, 2141 (1961). — [1398] KREMER, M., FULLERTON, P. M.: Neuropathy after Thalidomide („Distaval"). Brit. med. J. 1961 II, 1498. — [1399] MAGRATH, D.: Neuropathy after Thalidomide („Distaval"). Brit. med. J. 1961 II, 1359. — [1400] MAEDE, B. W., ROSALKI, S. B.: Neuropathy after Thalidomide („Distaval"). Brit. med. J. 1961 II, 1223. — [1401] MICHAELIS, R., TARNOW, G.: Neurologische Krankheiten als Folge chronischen Contergangebrauchs bei intestinaler Resorptionsstörung. Nervenarzt 34, 129 (1963). — [1402] PIRRIE, I.: Neuropathy after Thalidomide („Distaval"). Brit. med. J. 1961 II, 1498. — [1403] POWELL-TUCK, G. A.: Neuropathy after Thalidomide („Distaval"). Brit. med. J. 1961 II, 1151. — [1404] RAFFAUF, H. J.: Bewirkt Thalidomid (Contergan) keine Schäden? Dtsch. med. Wschr. 86, 935 (1961). — [1405] RUDD, T. N., GREENHALGH, R. N.: Neuropathy after Thalidomide („Distaval"). Brit. med. J. 1961 II, 1287. — [1406] SCHEID, W., WIECK, H. H., STAMMLER, A., KLADETZKY, A., GIBBELS, E.: Polyneuritische Syndrome nach längerer Thalidomid-Medikation. Dtsch. med. Wschr. 86, 938 (1961). — [1407] SCHLIACK, H.: Zur Diagnose von Arzneimittelschäden am peripheren Nervensystem. Berl. Med. 13, 501 (1962). — [1408] SEITELBERGER, F.: Thalidomid-Polyneuropathie. Münch. med. Wschr. 106, 232 (1964). — [1409] SIMPSON, J. A.: Neuropathy after Thalidomide („Distaval"). Brit. med. J. 1961 II, 1287. — [1410] SIMPSON, J. A.: Thalidomide neuropathy. Brit. med. J. 1963 II, 1527. — [1411] SKRE, H.: Talidomidpolyneuritt — en form for riboflavinavitaminose? Nord. Med. 70, 916 (1963). — [1412] STAMMLER, A.: Die Conterganschäden des Nervensystems. Ärztl. Mitt. (Köln) 46, 2468 (1961). — [1413] STEVENSON, J. S. K.: Neuropathy after Thalidomide („Distaval"). Brit. med. J. 1961 II, 1223. — [1414] SWIFT, E. F.: Neuropathy after Thalidomide („Distaval"). Brit. med. J. 1961 II, 1498. — [1415] VOSS, R.: Nil nocere! Contergan-Polyneuritis. Münch. med. Wschr. 103, 1431 (1961).

Trichloräthylen

[1416] ATKINSON, R. S.: Trichlorethylene anaesthesia. Anesthesiology 21, 67 (1960). — [1416 a] BROSER, F., HENSCHLER, D., HOPF, D. C.: Chlorierte Acetylene als Ursache einer irreparablen Trigeminusstörung bei zwei Patienten. Dtsch. Z. Nervenheilk. 197, 163 (1970). — [1417] BUXTON, P. H., HAYWARD, M.: Polyneuritis cranials associated with industrial trichlorethylene poisoning. J. Neurol. Neurosurg. Psychiat. 30, 511 (1967). — [1418] ENDERBY, G. E. H.: The use and abuse of trichlorethylene. Brit. med. J. 1944, 300. — [1419] FELDMAN, R. G., MAYER, R. M., TAUB, A.: Evidence for peripheral neurotoxic effect of trichloroethylene. Neurology (Minneap.) 20, 599 (1970). — [1420] FLINN, F. B.: Industrial exposures to chlorinated hydrocarbons. Amer. J. Med. 1946 I, 388. — [1421] HARGARTEN, J. J., HETRICK, G. H., FLEMING, A. J.: Industrial safety experience with trichlorethylene. Arch. environm. Hlth. 3, 461 (1961). — [1421 a] HENSCHLER, D., BROSER, F., HOPF, H. C.: „Polyneuritis cranialis" durch Vergiftung mit chlorierten Acetylenen beim Umgang mit Vinylidenchlorid-Copolymeren. Arch. Toxikol. 26, 62 (1970). — [1422] HUNTER, D.: Industrial toxicology. (Croonian lectures.) New York: Oxford Univ. Press 1944. — [1423] ISENSCHMID, R., KUNZ, E.: Gefahren moderner gewerblicher Gifte. Polyneuritis mit Retrobulbärneuritis nach Arbeit mit „Tri". Schweiz. med. Wschr. 65, 612 (1935). — [1424] JACKSON, D. E.: A study of analgesia and anesthesia, with special reference to such substances as trichlorethylene and vinesthene (Divinyl Ether), together with apparatus for their administration. Anesth. Analg. Curr. Res. 13, 198 (1934). — [1425] JOACHIMOGLU, G.: Die Pharmakologie des Trichloraethylens. Berl. klin. Wschr. 58, 147 (1921). — [1426] KUNZ, E., ISENSCHMID, R.: Zur toxischen Wirkung des Trichloräthylens auf das Sehorgan. Klin. Mbl. Augenheilk. 94, 577 (1935). — [1427] MCBIRNEY, R. S.: Trichloroethylene and dichloroethylene poisoning. Arch. industr. Hyg. 10, 130 (1954). — [1428] MEYER, H.: Untersuchungen über die Giftwirkung des Trichloräthylens, besonders auf das Auge. Klin. Mbl. Augenheilk. 82, 309 (1929). — [1429] PLESSNER: Über Trigeminuserkrankung infolge von Trichloräthylenvergiftung. Neurol. Cbl.

34, 916 (1915). — [1430] STÜBER, K.: Gesundheitsschädigungen bei der gewerblichen Verwendung des Trichloräthylens und die Möglichkeiten ihrer Verhütung. Arch. Gewerbepath. Gewerbehyg. 2, 398 (1931).

Uliron und Abkömmlinge

[1431] BRUUN, E., HERMANN, K.: Polyneuritis efter Behandling med Sulfonamidpraeparater. Uskr. Læg. 104, 9 (1942). — [1432] BRUUN, E., HERMANN, K.: Polyneuritis after treatment with sulfonamide preparations. Acta med. scand. 111, 261 (1942). — [1433] BÜRGER, L.: Polyneuromyositis nach Ulironbehandlung schwerer Gonorrhoe. Dtsch. med. Wschr. 64, 709 (1938). — [1434] CAMPAILLA, G.: Polinevriti da sulfamidici. G. Clin. med. 22, 114 (1941). — [1435] EKBOM, K. A.: Polyneuritis due to uliron. Svenska Läk.-Tidn. 37, 1163 (1940). — [1436] FREUSBERG, O.: Polyneuritis nach Uironverabreichung. Dtsch. med. Wschr. 64, 776 (1938). — [1437] GARVEY, P. H., JONES, N., WARREN, S. L.: Polyradiculoneuritis (Guillain-Barré-Syndrome) following the use of sulfanilamide and fever therapy. J. Amer. med. Ass. 115, 1955 (1940). — [1438] HAGEMANN, E., RICHTER: Nervenlähmung nach eigenmächtiger Uliron-Einnahme. Dtsch. Militärarzt 3, 494 (1938). — [1439] HALBERG, V.: Perifer Neuritis efter Uironbehandling. Nord. med. T. 6, 676 (1940). — [1440] HOFMANN, E.: Beobachtungen bei Uironbehandlung der Gonorrhoe. Derm. Wschr. 106, 101 (1938). — [1441] HÜLLSTRUNG, H., KRAUSE, FR.: Polyneuritis nach sulfonamidhaltigen Verbindungen bei Menschen und Tauben. Dtsch. med. Wschr. 64, 114 (1938). — [1442] KRANZ, H.: Uironschäden des Nervensystems. Zbl. ges. Neurol. Psychiat. 165, 269 (1939). — [1443] LEMKE, R.: Über Neuritis nach Uironmedikation. Münch. med. Wschr. 85, 452 (1938). — [1444] LEROY, A.: Polynévrite toxique provoquée par l'ulirone. J. belge Neurol. Psychiat. 39, 729 (1939). — [1445] LÖHE, H., SCHÖLZKE, K., ZÜRN, D.: Neue Wege in der Gonorrhoebehandlung. Med. Klin. 34, 11 (1938). — [1446] MERTENS, H.G: Über Sulfonamidschäden am Nervensystem unter besonderer Berücksichtigung der Injektionsneuritis. Ärztl. Wschr. 3, 364 (1948). — [1447] ORNSTEEN, A. M., FURST, W.: Peripheral neuritis due to sulfanilamide. J. Amer. med. Ass. 111, 2103 (1938). — [1448] RADERMECKER: Polynévrite consécutive à un traitement d'ulirone. J. belge Neurol. Psychiat. 39, 349 (1939). — [1449] ROST, J.: Polyneuritis nach peroraler Verabreichung sulfonamidhaltiger Arzneimittel. Mschr. Psychiat. Neurol. 100, 92 (1938). — [1450] SCHREUS: Praxis der Uiron-Behandlung der Gonorrhoe.. Med. Welt. (Stuttg.) 12, 11 (1938). — [1451] SCHUBERT, M.: Todesfall infolge Rückenmarkserweichung nach Uiron (Kombinationsschädigung). Derm. Wschr. 107, 1361 (1938). — [1452] TIETZE, A.: Periphere Lähmungen nach Uironbehandlung. Münch. med. Wschr. 85, 332 (1938). — [1453] VALKENBURG, C. T. VAN, KREUZWENDEDICH VON DEM BORNE, G. A.: Polyneuritis after uliron treatment. Lancet 235, 889 (1938). — [1454] VALKENBURG, C. T. VAN, KREUZWENDEDICH VON DEM BORNE: Polyneuritis na uirongebruik. Ned. T. Geneesk. 82, 4700 (1938).

Vincristin-Polyneuropathie

[1455] D'AGOSTINO, A. N., JARCHO, L. W.: A new neuropathy associated with vincristine (leurocristine) therapy. Clin. Res. 12, 106 (1964). — [1456] BRADLEY, W. G., LASSMAN, L. P., PEARCE, G. W., WALTON, J. N.: The neuromyopathy of vincristine in man. Clinical, electrophysiological and pathological studies. J. neurol. Sci. 10, 107 (1970). — [1457] CARBONE, P. P., BONO, V., FREI, E. III, BRINDLEY, C. O.: Clinical studies with vincristine. Blood 21, 640 (1963). — [1458] COSTA, G., GAILANI, S. HOLLAND, J. F.: Clinical studies with leurocristine. Proc. Amer. Ass. Cancer Res. 3, 312 (1962). — [1459] DAUN, H., HARTWICH, G.: Die Vincristin-Polyneuritis. Fortschr. Neurol. Psychiat. 39, 151 (1971). — [1460] FREUND, H.-J., KENDEL, K., OBRECHT, P.: Zur Klinik und Pathophysiologie der Vincristinwirkung am Nervensystem. Dtsch. Z. Nervenheilk. 196, 319 (1969). — [1461] GOTTSCHALK, P. G., DYCK, P. J., KIELY, J. M.: Vinca alkaloid neuropathy: Nerve biopsy studies in rats and in man. Neurology (Minneap.) 18, 875 (1968). — [1462] HAGGARD, M., CHAIRMAN, E., FERNBACH, D. J., HOLCOMB, T. M., SUTOW, W. W., VIETTI, T. J., WINDMILLER, J.: Vincristine in acute leukemia of childhood. Cancer (Philad.) 22, 438 (1968). — [1463] HARTWICH, G., DAUN, H.:

Erfahrungen mit Vincristin-Sulfat. Med. Welt (Stuttg.) N. F. 22, 706 (1971). — [1464] HILDEBRAND, J., COËRS, C.: Etude clinique, histologique et electrophysiologique des neuropathies associées au traitement par la vincristine. Europ. J. Cancer 1, 51 (1965). — [1465] JOHNSON, I. S., ARMSTRONG, J. G., GORMAN, M., BURNETT, J. P., Jr.: The vinca alkaloids: A new class of oncolytic agents. Cancer Res. 23, 1390 (1963). — [1466] KARON, M.: Leurocristine sulfate in the treatment of acute leukemia. Proc. Amer. Ass. Cancer Res. 3, 333 (1962). — [1467] KARON, M. R., FREIREICH, E. J., FREI, E.: A preliminary report on vincristine sulfate — a new active agent for the treatment of acute leukemia. Pediatrics 30, 791 (1962). — [1468] MARTIN, J., COMPSTON, N.: Vincristine sulphate in the treatment of lymphoma and leukaemia. Lancet 1963 II, 1080. — [1469] MORESS, G. R., D'AGOSTINO, A. N., JARCHO, L. W.: Neuropathy in lymphoblastic leukemia treated with Vincristine. Arch. Neurol. (Chic.) 16, 377 (1967). — [1470] SANDLER, S. G., TOBIN, W., HENDERSON, E. S.: Vincristine-induced neuropathy. A clinical study of fifty leukemic patients. Neurology (Minneap.) 19, 367 (1969). — [1471] SELAWRY, O. S., HANANIAN, J.: Vincristine treatment of cancer in children. J. Amer. med. Ass. 183, 741 (1963). — [1472] WAROT, P., GOUDEMAND, M., HABAY, D.: Troubles neurologiques provoqués par les alcaloïdes de Vinca rosea (La polynévrite de la pervenche). Rev. neurol. 113, 464 (1965).

Andere neurotoxische Substanzen

[1473] ARDEN, G. P.: The value of phenylbutazone in orthopaedic conditions. Rheumatism N. S. 10, 44 (1954). — [1474] BARTHOLOMEW, A. A.: Neuropathy after thalidomide („Distaval"). Brit. med. J. 1961 II, 1570. — [1475] FILIPIDIS, V., SUCHENWIRTH, R.: Polyneuritis nach Sulfamylphenylbutansultam (Ospolot). Med. Mschr. 22, 129 (1968). — [1476] GOLDNER, J. C.: Neurotoxicity of antibiotics. Minn. Med. 51, 1629 (1968). — [1477] HABER, R. W., JOSEPH, M.: Neurological manifestations after amphotericin B therapy. Brit. med. J. 1962 I, 230. — [1478] HANSEN, H. A., NORDQVIST, P., SOURANDER, P.: Megaloblastic anemia and neurologic disturbances combined with folic acid deficiency. Observations on an epileptic patient treated with anticonvulsants. Acta med. scand. 176, 243 (1964). — [1479] HARTVIKSEN, K., STEENFELD-FOSS, O. W.: Polyneurit: en ny komplikasjon ved klorprotixen behandling (Truxal). T. norske Laegeforen 82, 1039 (1962). — [1480] HORTON, B. T., PETERS, G. A.: Clinical manifestation of excessive use of ergotamine preparation and management of withdrawal effect; report of 52 cases. Headache 2, 214 (1963). — [1481] JANSSEN, P. J.: Peripheral neuritis due to streptomycin. Amer. Rev. resp. Dis. 81, 726 (1960). — [1482] JOY, J. T., SCALETTAR, R., SODEE D. B.: Optic and peripheral neuritis, probable effect of prolonged chloramphenicol therapy. J. Amer. med. Ass. 173, 1731 (1960). — [1483] KELLY, M.: Phenylbutazone („butazolidin"): good or evil? Antirheumatic or analgesic? Med. J. Aust. 1954 II, 504. — [1484] NOVER, R.: Persistent neuropathy following chronic use of glutethimide. Clin. Pharmacol. Ther. 8, 283 (1967). — [1485] STAAL, A., MECHELSE, K., DELEEUW, B.: Neurologische complicatie bij toediening van een fungicied antibioticum. Ned. T. Geneesk. 107, 49 (1963).

Barbiturat-, CO- und Meprobamatintoxikation

[1487] BECK, H. G., SCHULZE, W. H., SUTER, G. M.: Carbon monoxide. — A domestic hazard. With especial reference to the problem in West Virginia. J. Amer. med. Ass. 115, 1 (1940). — [1488] BOULIN, R., UHRY, P., LEDOUX-LEBARD, G.: Polynévrite barbiturique. Bull. Soc. Méd. Paris 53, 938 (1937). — [1489] BRUNNSCHWEILER, H.: 1. Mono-névrite et polynévrite par intoxication par barbituriques. 2. Sur un cas de poly-radiculo-ganglio-névrite ayant pris les allures d'une paralysie ascendante Landry. Schweiz. Arch. Neurol. Psychiat. 46, 311 (1941). — [1490] CASPERS, J.: Polyneuritis und Herpes zoster als Spätfolgen akuter Luminalvergiftung. Nervenarzt 15, 246 (1942). — [1491] CLAUDE, H., LAMACHE, A., DAUSSY, H.: Troubles nerveux et trophiques d'origine barbiturique. Encéphale 22, 439 (1927). — [1492] DIREKTOROWITSCH, G.: Beachtenswerter neurologischer Befund nach einer Luminalvergiftung. Münch. med. Wschr. 77, 1191 (1930). — [1493] FERRARIS, M.: Polyneuriti e alterazioni trofiche da intossicazione barbiturica. Sist. Nerv. 11, 119 (1959). — [1494] HUONG, B. Q.: Multinévrite secondaire à une intoxication massive par le méprobamate. Rev. neurol. 106, 325 (1962). — [1495] LAEDERICH, L., BERNARD-PICHON, J.: Dermite bullo-ulcéreuse et polynévrite par intoxication barbiturique. Bull. Soc. Méd. Paris 49, 1413 (1933). — [1496] LEWIN, L.: Die Kohlenoxydvergiftung. Berlin: Springer 1920. — [1497] MANKOWSKY, B. N.: Neuritiden nach Kohlenoxydvergiftung. Dtsch. Z. Nervenheilk. 109, 84 (1929). — [1498] MEIGS, J. W., HUGHES, J. P. W.: Acute carbon monoxide poisoning. An analysis of one hundred five cases. Arch. industr. Hyg. 6, 344 (1952). — [1499] MERTENS, H. G.: Die disseminierte Neuropathie nach Koma. Zur Differenzierung der sogenannten toxischen Polyneuropathien. Nervenarzt 32, 71 (1961). — [1500] OLSEN, C. W., MARIACCI, A. A., RAY, J. W., AMYES, E. W.: Intravenous procaine hydrochloride in the treatment of asphyxia due to carbon monoxide. Bull. Los Angeles neurol. Soc. 14, 23 (1949). — [1501] OLSEN, C. W.: Lesions of peripheral nerves developing during coma. J. Amer. med. Ass. 160, 39 (1956). — [1502] RENFERT, H., Jr., DREW, A.: Peripheral neuritis as a sequela of carbon monoxide asphyxiation: A case report. Ann. intern. Med. 42, 942 (1955). — [1503] SANGER, E. B., GILLILAND, W. L.: Severe carbon monoxide poisoning with prolonged coma. Followed by transitory psychosis, peripheral polyneuritis and recovery. J. Amer. med. Ass. 114, 324 (1940). — [1504] SCHOTT, B., TOMMASI, M., BOURRAT, C., MICHEL, D.: Neuropathie périphérique démyélinisante au cours d'une intoxication par l'oxyde de carbone. Rev. neurol. 116, 429 (1967). — [1505] SNYDER, R. D.: Carbon monoxide intoxication with peripheral neuropathy. Neurology (Minneap.) 20, 177 (1970). — [1506] STERN, K., DANCEY, T. E., McNAUGHTON, F. L.: Sensory disturbances following insulin treatment of psychoses. J. nerv. ment. Dis. 95, 183 (1942). — [1507] VALLERY-RADOT, P., ISRAËL, R.: Un cas de polynévrite barbiturique. Bull. Soc. Méd. Paris 52, 520 (1936). — [1508] WILSON, G., WINKLEMAN, N. W.: Multiple neuritis following carbon monoxid poisoning. A clinicopathologic study. J. Amer. med. Ass. 82, 1407 (1924). — [1508 a] ZAHLE, V.: Perifere nervelaesioner ved acut kulilteforgiftning. Nord. Med. 35, 1665 (1947).

Alkoholpolyneuropathie

[1509] BISCHOFF, A.: Die alkoholische Polyneuropathie. Klinische, ultrastrukturelle und pathogenetische Aspekte. Dtsch. med. Wschr. 96, 317 (1971). — [1510] BONDUELLE, M., LORMEAU, G.: Réflexions sur les polynévrites alcooliques. Vie méd. 46, 333 (1965). — [1511] BRAUNSTEIN, S.: Die klinischen Besonderheiten der alkoholischen Polyneuritis. Diss., Basel 1939. — [1512] BRUCK, A.: Fall von Polyneuritis mit Beteiligung des Kehlkopfes. Berliner klin. Wschr. 44, 1521 (1907). — [1513] BUMKE, O., KANT, F.: Rausch- und Genußgifte. Giftsuchten. In: BUMKE, O., FOERSTER, O.: Handb. Neurol., Bd. XIII, 2. Berlin: Springer 1936. — [1514] CACHIN, M., PERGOLA, F., LEVILLAIN, R., JOUBAUD, F.: Polynévrites alcooliques et altérations hépatiques. Bull. Soc. Méd. Paris 72, 61 (1956). — [1515] CARNOT, P., BARIÉTY, B., BOLTANSKI: Crisis de tétanie au cours d'une polynévrite éthylique chez une malade par ailleurs specifique. Bull. Soc. Méd. Paris 43, 568 (1927). — [1516] ECKSTEIN, H.: Zur Ätiologie der Neuritis retrobulbaris. Confin. neurol. (Basel) 14, 8 (1954). — [1517] FENNELLY, J., FRANK, O., BAKER, H., LEEVY, C. M.: Peripheral neuropathy of the alcoholic: I, Aetiological role of aneurin and other B-complex vitamins. Brit. med. J. 1964 II, 1290. — [1518] FOLLY, M.: Polynévrite sensitivo-réflexe des membres et de la face, d'origine éthylique. Rev. neurol. 1929 I, 377. — [1519] FUNK, F.: Polyneuropathie und Lebererkrankung. Hab.-Schrift, Heidelberg 1970. — [1520] GOODHART, R., JOLLIFFE, N.: Effects of vitamin B (B 1) therapy on the polyneuritis of alcohol addicts. J. Amer. med. Ass. 110, 414 (1938). — [1521] GORMAN, W. F.: Alcoholic neuritis. Ann. intern. Med. 37, 566 (1952). — [1522] GOTTLIEB, B.: Vitamin „B" deficiency as a cause of retrobulbar neuritis and peripheral neuritis in a chronic alcoholic and pipe smoker. Brit. J. Ophthal. 25, 557 (1941). — [1523] HENNE, M. M., TONNEL, M., HENNE, S.: Evolutions diverses souvent favorables de psychopolynévrites alcooliques traitées par strychninovitaminothérapie intense et prolongée. Ann. méd.-psychol. 119, 962 (1961). — [1524] HERMAN, M.: Argyll Robertson pupils in alcoholism. Arch. Neurol. Psychiat. (Chic.) 41, 800 (1939). — [1525] HORNABROOK, R. W.: Alcoholic neuropathy. Amer. J. clin. Nutr. 9, 398 (1961). — [1526] JACKSON, J.: New Engl. J. Med. 11, 351 (1822). Zit. nach JOLLIFFE,

N.: Vitamin deficiencies and liver cirrhosis in alcoholism. Quart. J. Stud. Alcohol 1, 517 (1940). — [1527] JANZEN, R., BALZEREIT, F.: Polyneuropathie bei Alkoholabsusus. Internist 9, 260 (1968). — [1528] JOLLIFFE, N., COLBERT, C. N.: The etiology of polyneuritis in the alcohol addict. J. Amer. med. Ass. 107, 642 (1936). — [1529] JUBA, A.: Über seltenere Formen von Rückenmarkserkrankung bei Alkoholismus chronicus. Dtsch. Z. Nervenheilk. 140, 271 (1936). — [1530] JUSTIN-BESANÇON, L., KLOTZ, P.: Le foie dans la polynévrite alcoolique. Presse méd. 44, 1213 (1936). — [1531] KOHLMEYER, K.: Neuritis und Polyneuritis heute unter besonderer Berücksichtigung der diabetischen und alkoholischen Nervenschäden. Therapiewoche 19, 1257 (1969). — [1532] LETTSOM, J. C.: Mem. Med. Soc. (Lond.) 1, 128 (1787). Zit. nach: JOLLIFFE, N.: Vitamin deficiencies and liver cirrhosis in alcoholism. Quart. J. Stud. Alcohol 1, 517 (1940). — [1533] MINOT, G. R., STRAUSS, M. B., COBB, S.: „Alcoholic" polyneuritis; dietary deficiency as a factor in its production. New Engl. J. Med. 208, 1244 (1933). — [1534] NEUNDÖRFER, B.: Ein Beitrag zur Alkoholpolyneuropathie. Klinisches Bild sowie elektromyographische und elektroneurographische Untersuchungsergebnisse. Fortschr. Neurol. Psychiat. 40, 270 (1972). — [1535] NIEDERMEYER, E., PROKOP, H.: Zum klinischen Bild der Alkohol-Polyneuritis. Arch. Psychiat. Nervenkr. 198, 274 (1959). — [1536] NIELSEN, J. M.: „Alcoholic" motor polyneuritis. Bull. Los Angeles neurol. Soc. 22, 69 (1957). — [1537] NONNE, M.: Über Polyneuritis alcoholica. Zbl. ges. Neurol. Psychiat. 48, 824 (1928). — [1538] O'CONNELL, D. J., MCLEMAN, J., STERN, R. O.: Cranial nerve palsies as a manifestation of peripheral neuritis in alcoholic insanity. J. ment. Sci. 80, 103 (1934). — [1539] PERNIOLA, F.: L'estratto di muscolo di pesce nella polyneurite alcoolica. Rif. med. 1934, 1882. — [1540] PEYRE, E., FRICAUD, P.: A propos d'une conception nouvelle des polynévrites alcooliques. Presse méd. 44, 2021 (1936). — [1541] SCHEID, W., HUHN, A.: Chronischer Alkoholismus: Alkoholpsychosen, Alkoholpolyneuritis und andere Schädigungen des Nervensystems. In: Almanach für Neurologie und Psychiatrie. München: Lehmann 1967. — [1542] SCHWOB, R. A., HAMONET, C., HEULEU, J. N.: Etude électromyographique avec mesures de la vitesse de conduction des fibres nerveuses motrices des polynévrites alcooliques. A propos de 37 cas. Bull. Soc. Méd. Paris 119, 949 (1968). — [1543] SECUNDA, L., TROWBRIDGE, E. H., Jr.: The occurrence of polyneuritis and abnormal pupillary reactions in chronic alcoholism. Quart. J. Stud. Alcohol 2, 669 (1942). — [1544] SIEBERT, H.: Über den nicht ungünstigen Verlauf von amnestischen und polyneuritischen Alkoholpsychosen. Mschr. Psychiat. Neurol. 83, 217 (1932). — [1545] SPILLANE, J. D.: Nutritional disorders of the nervous system. Edinburgh: Livingstone 1947. — [1545 a] STEINBRECHER: Alkoholismus und Nervensystem. Int. Symp. über die sozial-med. Bedeutung und Klinik des Alkoholismus. Bremen 1970. — [1546] VICTOR, M., ADAMS, R. D.: The effect of alcohol on the nervous system. In: Metabolic and toxic diseases of the nervous system. Baltimore: Williams and Wilkins Comp. 1953, 526. — [1547] VICTOR, M.: Alcohol and nutritional diseases of the nervous system. J. Amer. med. Ass. 167, 65 (1958). — [1548] VILLARET, M., JUSTIN-BESANÇON, L., KLOTZ, H. P.: Le problème pathogénetique de la polynévrite alcoolique. Bull. Soc. Méd. Paris 52, 1162 (1936). — [1549] WANAMAKER, W. M. SKILLMAN, T. G.: Motor nerve conduction in alcoholics. Quart. J. Stud. Alcohol 27, 16 (1966). — [1550] WECHSLER, I. S.: Etiology of polyneuritis. Arch. Neurol. Psychiat. (Chic.) 29, 813 (1933). — [1551] WEINGARTEN, K.: Neurologische Folgekrankheiten des chronischen Alkoholismus. In: Arbeitstagung über Alkoholismus. Wien: Kryspin-Exner 1962. — [1552] WILLIAMSON, R. T.: The loss of the tendo achillis reflex and its diagnostic value in „alcoholic" failure of the heart. Lancet 1907, 1774.

Arsen

[1553] ALTHAUSEN, T. L., GUNTHER, L.: Acute arsenic poisoning. A report of seven cases and a study of arsenic excretion with especial reference to the hair. J. Amer. med. Ass. 92, 2002 (1929). — [1554] ASCHER, S., MOLL, H.: Zur Differentialdiagnose der chronischen Arsenvergiftung. Münch. med. Wschr. 111, 1334 (1969). — [1555] BARRÉ, J. A., MONIATTE: Polynévrite arsenicale grave d'origine médicamenteuse. Presse méd. 42, 690 (1934). — [1556] CHHUTTANI, P. N., CHAWLA, L. S., SHARMA, T. D.: Arsenical neuropathy. Neurology (Minneap.) 17, 269 (1967). — [1557] DEUTSCH, L.: Über einen Fall von Polyneuritis cranialis arsenicosa. Nervenarzt 10, 508 (1937). — [1558] DÖRLE, M., ZIEGLER, K.: Schädigungen bei

Rebschädlingsbekämpfung. Z. klin. Med. 112, 237 (1930). — [1559] ERLICKI, A., RYBALKIN: Über Arseniklähmung. Arch. Psychiat. Nervenkr. 23, 861 (1892). — [1560] FREUND, E.: Polyneuritis infolge Arsenvergiftung durch Einatmung giftiger Gase. Wien. med. Wschr. 83, 785 (1933). — [1561] FROHN, W.: Über gewerbliche Arsenvergiftungen bei Winzern. Münch. med. Wschr. 85, 1630 (1938). — [1562] GRINSCHGL, G.: Zum Vorkommen und klinischen Bild der Arsenikvergiftung in Alpenländern und Donauraum. Wien. klin. Wschr. 68, 238 (1956). — [1563] GRINSCHGL, G.: Vier Fälle von Arsenikvergiftung in einer Familie. Wien. med. Wschr. 68, 248 (1956). — [1564] GRUBMÜLLER, J.: Arsenpolyneuritis nach therapeutischen Arsengaben. Wien. klin. Wschr. 59, 655 (1947). — [1565] HASSIN, G. B.: Symptomatology of arsenical polyneuritis. J. nerv. ment. Dis. 72, 628 (1930). — [1566] HEYMAN, A., PFEIFFER, J. B., Jr., WILLET, R. W., TAYLOR, H. M.: Peripheral neuropathy caused by arsenical intoxication. A study of 41 cases with observations on the effects of BAL (2,3, Dimercapto-Propanol). New Engl. J. Med. 254, 401 (1956). — [1567] HÖRMANN: Arsenpolyneuritis. Klin. Wschr. 1, 344 (1922). — [1568] KOCH, D., GRAEFE, C.-W.: Morbus addison und chronische Arsenintoxikation. (Eine differentialdiagnostische Gegenüberstellung.) Münch. med. Wschr. 88, 1329 (1941). — [1569] KOCH: Über Polyneuritis bei chronischer Arsenvergiftung. Psychiat.-neurol. Wschr. 44, 289 (1942). — [1570] LÜTHY, F.: Die peripheren Neuritiden bei den gewerblichen Vergiftungen nebst Beiträgen zur Frage der Exposition. Z. Unfallmed. Berufskr. 32, 34 (1938). — [1571] MATRAS, A.: Über beruflich erworbene Arsenschädigungen der Haut bei Weinbauern. Arch. Derm. Syph. (Berl.) 176, 603 (1938). — [1572] MÜHLENS, P.: Über eine Massen-Arsenvergiftung nach Weingenuß an Bord. Dtsch. med. Wschr. 58, 854 (1932). — [1573] NICOLETTI, F.: La polinevrite arsenicale. (Illustrazione di un caso di personale osservazione.) Acta neurol. (Napoli) 17, 24 (1962). — [1574] SCHMITT, W.: Psychose und Polyneuritis bei Arsenvergiftung durch arsenhaltigen Honig. Nervenarzt 26, 95 (1955). — [1575] SCHÖNDORF, T.: Chronische Arsenvergiftung durch Rebschädlingsbekämpfungsmittel. Z. klin. Med. 133, 713 (1937). — [1576] STOKVIS, B.: Verschijnselen van tabes door chronische arsenicumvergiftiging. Ned. T. Geneesk. 79, 4454 (1935). — [1577] STRANSKY, E., URSCHÜTZ, M.: Zur Kenntnis der Arsenpolyneuritis. Wien. klin. Wschr. 62, 936 (1950). — [1578] VÁRADY, J.: Ein als infektiöse Polyneuritis diagnostizierter Fall von Arsen-Vergiftung. Samml. Vergiftungsf. 11, 21 (1940). — [1579] VRIES, E. DE: Een geval van polyneuritis arsenicalis. Geneesk. T. Ned.-Ind. 74, 1671 (1934). — [1580] WILLCOX, W. H.: Acute arsenical poisoning. Brit. med. J. 1922 II, 118.

Benzin und Benzol

[1581] CONTAMIN, F., GOULON, M., MARGAIRAZ, A.: Polynévrites observées chez des sujets utilisant comme moyen de chauffage des appareils a combustion catalytique de l'essence. Rev. neurol. 103, 341 (1960). — [1582] KANDEL, P.: Das klinische Bild und die Abgrenzung des Guillain-Barréschen Syndroms. Schweiz. Arch. Neurol. Psychiat. 75, 83 (1955). — [1583] LANDÉ, K., KALINOWSKY, L.: Zur Klinik der gewerblichen Berufserkrankungen durch Benzol. (1. Chronische Benzolvergiftung mit tödlicher Blut- und Gefäßschädigung. 2. Benzolneuritis des Nervus medianus.) Med. Klin. 24, 655 (1928). — [1584] SOUPAULT, M., FRANÇAIS, R.: Deux cas de polynévrite toxique causée par un mélange de benzine et d'ether de pétrole. Bull. Soc. Méd. Paris 18, 1054 (1901).

Blei

[1585] ANSWER: Polyneuritis in monotype casting. J. Amer. med. Ass. 104, 340 (1935). — [1586] CANTAROW, A., TRUMPER, M.: Lead poisoning. Baltimore: Williams & Wilkins Comp. 1944. — [1587] GOODWIN, T. C.: Lead poisoning: Report of a case in a child with extensive peripheral neuritis. Bull. Johns Hopk. Hosp. 55, 347 (1934). — [1588] KISSEL, P., HARTEMANN, P., DEBRY, G., JÉROME, M.: Forme ataxique de la polynévrite saturnine. Rev. neurol. 99, 581 (1958). — [1589] LIPKOWITSCH, I. G.: Neuralgien, Neuritiden und Perineuritiden beruflichen Ursprungs. Zbl. Gew.-Hyg. 11, 153 (1934). — [1590] LÖWENSTEIN, F.: Über periphere Bleilähmungen. Diss., Basel 1934. — [1591] OLIVER, TH.: Lead poisoning. London:

Lewis 1914. — [1592] REMAK, E.: Neuritis und Polyneuritis. In: NOTHNAGEL, H.: Spezielle Pathologie und Therapie. Bd. XI, 3, 3. Abt. Wien: Hölder 1900. — [1593] RÖPKE, F.: Über die Wirkung des Bleis auf das periphere Nervensystem. (4 Fälle von Bleivergiftung mit nervösen Symptomen.) Diss., München 1934. — [1594] TELEKY, L.: Gewerbliche Vergiftungen. Berlin-Göttingen-Heidelberg: Springer 1955.

Quecksilber

[1595] BAADER, E. W., HOLSTEIN, E.: Das Quecksilber. Seine Gewinnung, technische Verwendung und Giftwirkung mit eingehender Darstellung der gewerblichen Quecksilbervergiftung nebst Therapie und Prophylaxe. In: Veröffentlichungen aus dem Gebiete der Medizinalverwaltung. Bd. 40. Berlin: Schoelz 1933. — [1596] CROUZON, DELAFONTAINE: Un cas de paralyse mercurielle professionelle atypique. Rev. neurol. 1926 I, 642. — [1597] HOLSTEIN, E.: Pyramidenbahnerkrankungen bei der Bleivergiftung. Arch. Gewerbepath. Gewerbehyg. 2, 676 (1931). — [1598] KANTARJIAN, A. D.: A syndrome clinically resembling amyotrophic lateral sclerosis following chronic mercurialism. Neurology (Minneap.) 11, 639 (1961). — [1599] WEGER, A. M.: Veränderungen des Nervensystems bei Arbeitern des Quecksilberbetriebes. Arch. Gewerbepath. Gewerbehyg. 1, 522 (1930).

Schwefelkohlenstoff

[1600] ANDRÉ-VAN LEEUWEN, M., ANDRÉ, M. J.: Un cas de diplopie sulfocarbonée probable. Rev. Oto-neuro-ophtal. 22, 509 (1950). — [1601] BONHOEFFER, K.: Über die neurologischen und psychischen Folgeerscheinungen der Schwefelkohlenstoffvergiftung. Mschr. Psychiat. Neurol. (Basel) 75, 195 (1930). — [1602] GUILLAIN, G., COURTELLEMONT, V.: Polynévrite sulfocarbonée. Rev. neurol. 12, 120 (1904). — [1603] HEYDT, A. VON DER: Schwefelkohlenstoffpolyneuritis. Nervenarzt 22, 93 (1951). — [1604] KÖSTER, G.: Beitrag zur Lehre von der chronischen Schwefelkohlenstoffvergiftung. Arch. Psychiat. Nervenkr. 32, 569 (1899). — [1605] LÉCHELLE, P., GIROT, L., THÉVENARD, A.: Un cas de polynévrite par inhalations de vapeurs de sulfure de carbone. Bull. Soc. Méd. Paris 44, 1452 (1928). — [1606] MENDEL, F.: Zur Lehre von der Schwefelkohlenstoffvergiftung. Klin. Wschr. 38, 783 (1901). — [1607] ROGER, H., ROGER, J.: Le neurosulfocarbonisme. Ann. méd.-psychol. 108, 1 (1950). — [1608] ZEGLIO, P.: Su di una complessa sindrome nervosa da intossicazione solfocarbonica. Med. d. Lavoro 33, 121 (1942). — [1609] ZEGLIO, P.: Le alterazioni della funzionalità gastrica nel solfocarbonismo cronico. Med. d. Lavoro 33, 217 (1942). — [1610] ZEGLIO, P.: Sulla terapia della polineuriti solfocarboniche con vitamina B_1. Med. d. Lavoro 33 160 (1942). — [1611] ZEGLIO, P.: Sulla prognosi delle polineuriti solfocarboniche. Med. d. Lavoro 37, 288 (1946). — [1612] ZEGLIO, P.: Un caso di polineurite solfocarbonica ad insorgenza singolare. Rass. Med. industr. 18, 126 (1949).

Thallium

[1613] ADLER, A.: Nagelveränderungen bei Thaliumvergiftung. Derm. Z. 63, 259 (1932). — [1614] ALLSOP, J. L.: Thallium poisoning. Aust. Ann. Med. 2, 144 (1953). — [1615] ALTHOFF: 7 Fälle von Thallium-Vergiftung in einer Familie. Dtsch. Z. ges. gerichtl. Med. 11, 478 (1928). — [1616] AMLER, G., MEIER-EWERT, K.: Zum Problem der Thalliumpsychose. Arch. Psychiat. Nervenkr. 196, 349 (1957). — [1617] ANDRÉ, W.: Ein bemerkenswerter Therapieerfolg bei Thallium-Intoxikation. Ther. d. Gegenw. 98, 289 (1959). — [1618] BADINAND, L.: A propos d'un cas d'intoxication volontaire par le thallium. Bull. Soc. Méd. Paris 67, 247 (1951). — [1619] BENTAL, E., LAVY, S., AMIR, N.: Encephalographic changes due to arsenic thallium and strychnine poisonings. Confin. neurol. (Basel) 21, 233 (1961). — [1620] BÖHMER, K.: Kriminelle Thalliumvergiftung. Dtsch. Z. ges. gerichtl. Med. 30, 146 (1938). — [1621] BÖHMER, K.: Neuere Beobachtungen bei Thalliumvergiftung. Dtsch. Z. ges. gerichtl. Med. 30, 270 (1938). — [1622] BOHNENKAMP, H.: Die Thalliumvergiftung. Neue dtsch. Klinik 14, 472

(1936). — [1623] Boor, W. de: Über Thalliumpsychosen. Samml. Vergiftungsf. 14, 351 (1952/54). — [1624] Brennecke, H. H.: Über zwei Fälle von Thalliumvergiftung. Med. Klin. 31, 1494 (1935). — [1625] Brumm, G.: Beitrag zur Klinik der Thalliumvergiftung. Münch. med. Wschr. 85, 1024 (1938). — [1626] Bumke, O.: Ein Fall von Thalliumvergiftung. Münch. med. Wschr. 78, 1586 (1931). — [1627] Buschke, A., Peiser, B., Klopstock, E.: Über einen Fall von akuter Thalliumvergiftung beim Menschen nebst weiteren Beobachtungen bei der klinischen Verwendung des Thalliums. Dtsch. med. Wschr. 52, 1550 (1926). — [1628] Buzzo, A., Fonso Gandolfo, C.: Vergiftung mit Thalliumazetat. Arch. Med. leg. (B. Aires) 2, 159 (1932); ref.: Dtsch. Z. ges. gerichtl. Med. 20, 164 (1933). — [1629] Cau, G.: Deux observations cliniques d'intoxication au Thallium. Ann. Méd. lég. 38, 282 (1958). — [1630] Crémieux, A., Boudouresques, J., Alliez, J., Tatossian, A.: La polynévrite thallique. A propos de deux observations. Rev. neurol. 103, 532 (1960). — [1631] Dell'Acqua, G.: Über einen Fall von Thalliumvergiftung mit trophischen Störungen der Nägel. Med. Klin. 39, 558 (1943). — [1632] Deutsch, J.: Ein Fall von akuter Thalliumvergiftung mit Zelio-Rattengiftkörnern. Klin. Wschr. 8, 2052 (1929). — [1633] Donalies, G.: Selbstmordversuch eines Familienpfleglings vermittels Zeliopaste (Thallium). Ärztl. Sachverst.-Ztg. 43, 327 (1937). — [1634] Duncan, W. S., Crosby, E. H.: A case of thallium poisoning following the prolonged use of a depilatory cream. J. Amer. med. Ass. 96, 1866 (1931). — [1635] Eberhartinger, Ch.: Die diagnostische Bedeutung von Haarveränderungen bei Thalliumvergiftung. Wien. med. Wschr. 112, 329 (1962). — [1636] Egen, B.: Gewerbliche Thalliumvergiftung. Zbl. Arbeitsmed. 5, 141 (1955). — [1637] English, J. C.: A case of thallium poisoning complicating pregnancy. Med. J. Aust. 1, 780 (1954). — [1638] Erbslöh, J.: Thalliumvergiftung in der zweiten Schwangerschaftshälfte. Arch. Toxikol. 18, 156 (1960). — [1639] Fellinger, K.: Thalliumvergiftung. Wien. klin. Wschr. 48, 858 (1935). — [1640] Frank, H.: Vergiftung mit Mäuseweizen (Thallium). Z. ärztl. Fortbild. 28, 122 (1931). — [1641] Frank, S. B., Hirsch, D. R.: Thallium intoxication. Report of two cases. J. Amer. med. Ass. 150, 586 (1952). — [1642] Fridli, R.: Über die jodometrische Bestimmung des Thalliums auch in Gegenwart von Ferri-Eisen. Seine Bestimmung in Leichenteilen. Dtsch. Z. ges. gerichtl. Med. 15, 478 (1930). — [1643] Fridli, R.: Eine Thalliumvergiftung. Dtsch. Z. ges. gerichtl. Med. 21, 461 (1933). — [1644] Fuld, J.: Über Thalliumvergiftung beim Kinde. Münch. med. Wschr. 75, 1124 (1928). — [1645] Ghalioungui, P.: Two cases of thallium poisoning. Lancet 1932 II, 1433. — [1646] Ginsburg, H. M., Nixon, C. E.: Thallium poisoning. A preliminary report of eleven cases at the General Hospital of Fresno County, California. J. Amer. med. Ass. 98, 1076 (1932). — [1647] Gjertz, A.: A case of thallium poisoning. Acta med. scand. 85, 531 (1935). — [1648] Gleich, M.: Thallium acetate poisoning in the treatment of ringworm of the scalp: report of two cases. J. Amer. med. Ass. 97, 851 (1931). — [1649] Göricke, A.: Die Thalliumvergiftung und ihre neuzeitlichen Behandlungsmethoden. Med. Welt (Stuttg.) 17, 577 (1943). — [1650] Görl, P.: Ein Fall von Thalliumvergiftung. Münch. med. Wschr. 78, 84 (1931). — [1651] Gonzáles Urueña, J.: Das Thallium als Gift. Schwere Psychose mit Polyneuritis nach Einnahme von 1,168 g des essigsauren Salzes. Rev. argent. Dermatosif. 16, 330 (1932); ref.: Dtsch. Z. ges. gerichtl. Med. 22, 18 (1933). — [1652] Goroncy, Berg, R.: Über Thalliumvergiftung. Dtsch. Z. ges. gerichtl. Med. 20, 215 (1933). — [1653] Greenbaum, S. S., Schamberg, J. F.: Reports of thallium acetate poisoning following the use of Koremlu. J. Amer. med. Ass. 96, 1868 (1931). — [1654] Greving, R., Gagel, O.: Über Thalliumvergiftung bei Mensch und Tier. Münch. med. Wschr. 75, 283 (1928). — [1655] Greving, R., Gagel, O.: Polyneuritis nach akuter Thalliumvergiftung. Klin. Wschr. 7, 1323 (1928). — [1656] Grossman, H.: Thallotoxicosis. Report of case and review. Pediatrics 16, 868 (1955). — [1657] Grübel, W.: Selbstmord- und Giftmordversuch mit Rattengift (Thalliumpräparat). Dtsch. med. Wschr. 64, 1111 (1938). — [1658] Grulee, C. G., Clark, E. H.: Thallotoxicosis in a preschool nursery. Report of four cases. Amer. J. Dis. Child 81, 47 (1951). — [1659] Guttmann, M., Hecht, H., Langecker, H.: Thalliumvergiftung. Münch. med. Wschr. 78, 777 (1931). — [1660] Haase, W.: Kasuistischer Beitrag zur Symptomatologie der Thalliumvergiftung. Ärztl. Wschr. 7, 184 (1952). — [1661] Hahn, M.: Zur Klinik der Thalliumpolyneuritis. Diss., Hamburg 1950. — [1662] Hampel: Beitrag über einen Fall akuter Thalliumvergiftung. Klin. Wschr. 11, 396 (1932). — [1663] Hartl, K.: Über Thalliumvergiftung. Z. ges. inn. Med. 5, 51 (1950). — [1664] Heier, H.: Zwei Fälle von Thalliumvergiftung. Diss., Berlin 1931. — [1665] Heiman, M.: Zur Symptomatologie und Therapie der Thalliumvergiftung. Med. Klin. 32, 1462 (1936).

— [1666] HEINICHEN, W.: Vorstellung eines Falles von Thalliumvergiftung. Münch. med. Wschr. 77, 1609 (1930). — [1667] HEYNDRICKX, M. A.: Etude toxicologique d'un cas d'empoisonnement aigu par raticide au thallium. Ann. Méd. lég. 34, 210 (1954). — [1668] HORSTMANN, H.: Eine Thalliumvergiftung vor der Geburt mit tödlicher Wirkung auf das Neugeborene. Zbl. Gynäk. 70, 50 (1948). — [1669] HUBLER, W. R.: Partial alopecia due to thallium. Arch. Derm. Syph. (Chic.) 80, 223 (1959). — [1670] HUWYLER, J.: Die Polyneuritis nach Thalliumvergiftungen. Schweiz. med. Wschr. 80, 127 (1950). — [1671] JOHNSON, W.: A case of thallium poisoning during pregnancy. Med. J. Aust. 47, 540 (1960). — [1672] KAMMLER, M.: Beobachtungen zur Differentialdiagnose bei Thalliumvergiftung. Diss., Köln 1936. — [1673] KAPS, L.: Kriminelle tödliche subakute Thallium-Vergiftung. Wien. klin. Wschr. 40, 967 (1927). — [1674] KLEMPERER, E.: Zur Kenntnis der Symptomatologie der Thalliumvergiftung. Wien. klin. Wschr. 47, 814 (1934). — [1675] KLINGEMANN, H.: Die Thalliumvergiftung. Ärztl. Wschr. 4, 52 (1949). — [1676] KOLODZIEJ, H.: Über 5 Fälle schwerster krimineller Thallium-Vergiftung. Samml. Vergiftungsf. 7, 93 (1936). — [1677] KOSZLER, V.: Zur Frage der Genese des Haarausfalls bei Thalliumvergiftung. Wien. Arch. inn. Med. 22, 473 (1932). — [1678] KRSEK, H.: Zwei Fälle von Mord durch Thallium. Čas. Lék. Čes. 73, 40 (1934); ref.: Dtsch. Z. ges. gerichtl. Med. 23, 115 (1934). — [1679] KÜPPER, R.: Beitrag zur Klinik der Thalliumvergiftung. Psychiat.-neurol. Wschr. 41, 507 (1939). — [1680] LANGE, F.: Doppelseitige Opticusatrophie nach akuter Thalliumvergiftung. Klin. Mbl. Augenheilk. 121, 221 (1952). — [1681] LE BRETON, R., MARTIN, L., HERVOUET DES FORGES, L.: Double intoxication par le chlorure de thallium. Ann. Méd. lég. 38, 269 (1958). — [1682] LEHMAN, J., GAFFNEY, L.: Thallium poisoning. A report of three cases. Ann. intern. Med. 6, 60 (1932). — [1683] LESCHKE, E.: Fortschritte in der Erkennung und Behandlung der wichtigsten Vergiftungen. Münch. med. Wschr. 78, 1695 (1931). — [1684] LILLIE, W. I., PARKER, H. L.: Retrobulbar neuritis due to thallium poisoning. J. Amer. med. Ass. 98, 1347 (1932). — [1685] LOWMAN, C. L.: Muscle strength testing. Phys. Ther. Rev. 20, 69 (1940). — [1686] LUBENAU: Vergiftung mit Zelio-Paste (Thalliumvergiftungen). Z. Medizinalbeamte 41, 106 (1928). — [1687] LUDWIG, H.: Einige Vergiftungsfälle aus der täglichen Spitalpraxis. Schweiz. med. Wschr. 92, 1222 (1962). — [1688] LUDWIG, W., GANNER, H.: 3 Fälle von Thallium-Vergiftung. Samml. Vergiftungsf. 6, 119 (1935). — [1689] MAARSEVEEN, A. VAN: Een geval van thallium-intoxicatie tijdens de zwangerschap. Ned. T. Geneesk. 106, 1765 (1962). — [1690] MAHLO, E.: Über Thalliumvergiftungen. Mschr. Psychiat. Neurol. 86, 235 (1933). — [1691] MAHONEY, W.: Retrobulbar neuritis due to thallium poisoning from depilatory cream; report of three cases. J. Amer. med. Ass. 98, 618 (1932). — [1692] MANTEY, A.: Zur Diagnose und Therapie der Thallium-Vergiftung. Ther. d. Gegenw. 98, 135 (1959). — [1693] MATTHYS, R.: Neuf observations d'empoisonnement criminel par le Thallium. Ann. Méd. lég. 34, 237 (1954). — [1694] MENZ, H.: Beitrag zur forensischen Beurteilung von Thallium-Psychosen. Psychiat. Neurol. med. Psychol. (Lpz.) 4, 111 (1952). — [1695] MERKEL, H.: Über Todesfälle im Gefolge von therapeutischen Maßnahmen. 3 tödliche Vergiftungen durch innere Darreichung von Thalliumacetat. 1 Todesfall nach intravesicaler Benzidininjektion. Dtsch. Z. ges. gerichtl. Med. 13, 237 (1929). — [1696] MERTENS, H. G.: Die vegetativen Syndrome der Thalliumvergiftung. Klin. Wschr. 30, 843 (1952). — [1697] MILNE, J. A.: Thallium and its risks. Brit. med. J. 1931 I, 473. — [1698] MOESCHLIN, S., GONDRAU, G.: Epileptiforme Anfälle bei Thalliumvergiftung. Schweiz. med. Wschr. 80, 519 (1950). — [1699] MOESCHLIN, S.: Klinik und Therapie der Vergiftungen. Stuttgart: Thieme 1959. — [1700] MU, J. W., FRAZIER, C. N.: Nervous and cutaneous manifestations in a case of thallium poisoning. Nat. med. J. China 16, 86 (1930); ref.: Dtsch. Z. ges. gerichtl. Med. 16, 320 (1931). — [1701] MUNCH, J. C., GINSBURG, H. M., NIXON, C. E.: The 1932 thallotoxicosis outbreak in California. J. Amer. med. Ass. 100, 1315 (1933). — [1702] NEW YORK CITY POISON CONTROL CENTER: Thallium and metapyrilene poisonings. N. Y. St. J. Med. 6, 1345 (1961). — [1703] NICOLETTI, F.: Su tre casi di morte in seguito a somministrazione terapeutica di acetato di tallio. Arch. Antrop. crim. 50, 236 (1930); ref.: Dtsch. Z. ges. gerichtl. Med. 18, 236 (1932). — [1704] NORDMAN, R.: Thallium-Vergiftung bei einem Kind. Neue öst. Z. Kinderheilk. 2, 297 (1957). — [1705] OLMER, D., TIAN, A.: Intoxication par l'acétate de thallium. Présence du thallium dans le liquide céphalo-rachidien. C. R. Soc. Biol. 65, 742 (1908). — [1706] OSTEN, H.: Thallium-Vergiftungen. Samml. Vergiftungsf. 11, 55 (1940). — [1707] PASSARGE, C., WIECK, H. H.: Thallium-Polyneuritis. Fortschr. Neurol. Psychiat. 33, 477 (1965). — [1708] PETERSOHN,

K. L.: Thalliumvergiftung in der Schwangerschaft. Arch. Toxikol. 18, 160 (1960). — [1709] PFLEGEL, H.: Ein Fall von Thalliumvergiftung. Selbstmordversuch mit Rattengift. Dtsch. med. Wschr. 62, 1507 (1936). — [1710] PROKOPTCHOUK, A. J., BACHKIEVITCH, M. S., CHAMCHINE, W.: Observations cliniques et expérimentales sur l'intoxication après l'emploi de thallium aceticum. Acta derm.-venereol. (Stockh.) 11, 385 (1930). — [1711] RAMBAR, A. C.: Acute thallium poisoning. Report of a case due to accidental ingestion of rat poison containing thallium sulphate. J. Amer. med. Ass. 98, 1372 (1932). — [1712] REY, W. VAN, HEINECKER, R., KAEMMERER, E.: Beitrag zur Klinik der akuten Thalliumvergiftung (Übersicht über 48 Fälle). Medizinische 27/28, 1814 (1958). — [1713] RITTERSKAMP, P.: Thallium-Vergiftung. (Mord mit Zeliopaste.) Samml. Vergiftungsf. 7, 201 (1936). — [1714] ROQUET-DOFFINY, Y., HERBILLON, F.: Intoxication au thallium. Arch. belges Derm. 19, 204 (1963). — [1715] RUBENSTEIN, M. W.: Poisoning from thallium acetate. Report of a case. Arch. Derm. Syph. (Chic.) 23, 477 (1931). — [1716] RUDY, A.: Severe thallium acetate intoxication caused by the use of a depilatory called „Koremlu". New Engl. J. Med. 207, 1151 (1932). — [1717] RÜTHER, W.: EKG-Veränderungen bei der Thalliumvergiftung durch Schädigung des Nervus vagus. (Ein Beitrag zur Symptomatologie der Thalliumvergiftung.) Klin. Wschr. 20, 247 (1941). — [1718] SCHENK, E.: Über Thalliumvergiftung. Dtsch. med. Wschr. 65, 643 (1939). — [1719] SCHILD, W., SCHRADER, A.: Bemerkungen zur Thalliumvergiftung unter besonderer Berücksichtigung der BAL-Therapie. Nervenarzt 23, 288 (1952). — [1720] SCHNEIDER, PH.: Beiträge zur Kenntnis der Organveränderungen bei tödlicher Thalliumvergiftung. Beitr. gerichtl. Med. 13, 122 (1935). — [1721] SCHRADER, KNORR: Thallium-Vergiftung. Samml. Vergiftungsf. 7, 61 (1936). — [1722] SCHRADER, G., WIEGAND, O.: Arsen-Thallium-Giftmord. Samml. Vergiftungsf. 7, 135 (1936). — [1723] SCHÜTZLER, H., KREUSCH, E.: Fehldiagnosen und psychiatrische Komplikationen bei Thalliumvergiftung. Nervenarzt 22, 90 (1951). — [1724] SCHWARTE, W.: Über Thalliumstaubvergiftung. Münch. med. Wschr. 86, 1299 (1939). — [1725] SHORT, G. L.: A case of polyneuritis from thallium acetate. J. Amer. med. Ass. 97, 101 (1931). — [1726] SLUYTERS, A.: Een geval van thalliumvergiftiging. Ned. T. Geneesk. 73, 3678 (1929). — [1727] SMITH, J. F.: A case of thallium poisoning. Glasg. med. J. 116, 51 (1931). — [1728] SPRADO, K.: Zur Thalliumvergiftung. Dtsch. med. Wschr. 64, 537 (1938). — [1729] STARKENSTEIN, E., LANGECKER, L.: Thallium-Vergiftung, akute, als Folge fehlerhafter Arzneiverordnung und Arzneigabe. Samml. Vergiftungsf. 5, 117 (1934). — [1730] STEIDLE, H.: Thallium, das neue Mord- und Selbstmordgift. Med. Welt (Stuttg.) 13, 1557 (1939). — [1731] STEIN, M. D., PERLSTEIN, M. A.: Thallium poisoning: report of two cases. Amer. J. Dis. Child. 98, 80 (1959). — [1732] STEIN, R. O.: Falldarstellung. Wien. klin. Wschr. 41, 212 (1928). — [1733] STEIN, R. O.: Verf. stellt eine 20jährige Patientin mit einer durch Thalliumvergiftung erzeugten Alopecie vor. Med. Welt (Berl.) 24, 1181 (1928). — [1734] STEINBERG, H. J.: Accidental thallium poisoning in adults. Sth. med. J. (Bghm, Ala.) 54, 6 (1961). — [1735] STIEFLER, G.: Alopecie universalis bei Polyneuritis. Dtsch. Z. Nervenheilk. 110, 1 (1929). — [1736] STIEFLER, G.: Über Thalliumvergiftung. Wien. klin. Wschr. 49, 486 (1936). — [1737] STINE, G. H.: Optic neuritis and optic atrophy due to thallium poisoning following the prolonged use of Koremlu cream. Report of a case. Amer. J. Ophthal. 15, 949 (1932). — [1738] STÜMPKE, G.: Zur Frage der Thalliumvergiftung. Derm. Z. 58, 10 (1930). — [1739] STUTZER, I. M.: Thalliumvergiftung und Schwangerschaft. Zbl. Gynäk. 69, 811 (1947). — [1740] SZENTKIRÁLYI, S. VON: Sekundäre Anämie nach einer Thallium-aceticum-Epilation. Derm. Wschr. 85, 1083 (1927). — [1741] UHLIRZ: Thalliumvergiftung. Wien. med. Wschr. 79, 484 (1929). — [1742] UNSELD, E.: Thalliumvergiftung bei Selbstmordversuch mit Rattengift (Zeliokörnern). Med. Welt (Stuttg.) 9, 487 (1935). — [1743] VÁRADI, P.: Thalliumvergiftung. Orv. Hetil. 1930 I, 628. — [1744] VIGNOLO-LUTATI, K.: Neuer kasuistischer Beitrag zu den experimentellen und therapeutischen Thalliumalopecien. Mh. prakt. Dermat. 8, 373 (1908). — [1745] VUORI, A. K.: Ett fall av thalliumförgiftning. Nord. Med. 12, 3565 (1941). — [1746] WARING, T. P.: Another case of thallium poisoning following the use of Koremlu cream. J. Amer. med. Ass. 20, 703 (1931). — [1747] WAWERSIK, F.: Thallium-Diencephalose. Nervenarzt 20, 101 (1949). — [1748] WELTY, J. A., BERREY, B. H.: Acute thallotoxicosis. J. Pediat. 37, 756 (1950). — [1749] WENDER, O.: Ein Fall von Thallium-Vergiftung. Samml. Vergiftungsf. 7, 199 (1936). — [1750] WERNER, H.: Thalliumvergiftung. Med. Klin. 27, 263 (1931). — [1751] WOHLSTEIN, E.: Zur praktischen Verwendbarkeit der Thallium aceticum-Epilation. Ther. d. Gegenw. 69, 431 (1928). — [1752] ZEUS, L.: Zur Therapie der Thalliumvergiftung. Fortschr. Therap. 15, 286 (1939).

Tri-Aryl-Phosphat

[1753] ARING, C. D., ROSEMANN, E., ROSENBAUM, M., SPIES, D. T.: Peripheral nerves in cases of nutritional deficiency. Arch. Neurol. Psychiat. (Chic.) 45, 772 (1941). — [1754] BILECKI, G., SCHILF, E.: Zustandsbild einer 10 Jahre alten Orthotrikresylphosphat-Vergiftung nebst neurologischer Erörterung. Dtsch. Z. Nervenheilk. 166, 45 (1951). — [1755] BONDUELLE, BRISSET, CH.: Polynévrite par intoxication au triorthocrésylphosphate par voie percutanée. Rev. neurol. 79, 367 (1947). — [1756] BORGMAN, W.: Die Vergiftung durch Ortho-Trikresylphosphat unter besonderer Berücksichtigung der perkutanen Einwirkung. Med. Mschr. 6, 281 (1952). — [1757] BRAAK, J. W. G. TER, CARRILLO, R.: Polyneuritis nach Gebrauch eines Abortivums (Tri-Ortho-Kresyl-Phosphat-Vergiftung). Dtsch. Z. Nervenheilk. 125, 86 (1932). — [1758] BRAUN, E.: Über die Lähmungen nach Trikresylphosphatvergiftung. Dtsch. med. Wschr. 70, 118 (1944). — [1759] BURLEY, B. T.: Polyneuritis from Tricresylphosphate. J. Amer. med. Ass. 98, 298 (1932). — [1760] CHAUMIER, E.: Les paralysies par le phosphore et ses composés. Paris 1905. Zit. nach: CREUTZFELDT, H. G., ORZECHOWSKI, G.: Trikresylphosphat-Vergiftungen. Samml. Vergiftungsf. 12, 147 (1941—43). — [1761] CRANDALL, F. G.: Paralysis- from spurious Jamaica ginger extract. Calif. west. Med. 35, 180 (1931). — [1762] CREUTZFELDT, H. G., ORZECHOWSKI, G.: Trikresylphosphat-Vergiftungen. Samml. Vergiftungsf. 12, 147 (1941—43). — [1763] CRITCHLEY, M.: Orthotricresyl phosphate poisoning. Lancet 1946, 253. — [1764] DEBRE, R., BLOC, H.: Intoxication collective à forme polynévritique à bord d'un navire par l'ingestion d'huile contenant du triorthophosphate crésyle. Bull. Soc. Méd. Paris 54, 1726 (1938). — [1765] DENISON, R., YASKIN, J. C.: Apiol polyneuritis. Report of a case. J. Amer. med. Ass. 104, 1812 (1935). — [1766] ELSAESSER, K. H.: Hirnnervenlähmungen bei Orthotrikresylphosphat-Vergiftung. Z. ges. inn. Med. 2, 749 (1947). — [1767] ELSAESSER, K. H.: Nervenlähmungen durch Weich-Igelit (Orthotrikresylphosphat-Intoxikation). Dtsch. Gesundh.-Wes. 3, 168 (1948). — [1768] FLÜGEL, F., CICHON, E.: Zwei Fälle eigenartiger Genußmittelvergiftungen (Tri-Ortho-Kresyl-Phosphat-Polyneuritis). Nervenarzt 15, 249 (1942). — [1769] GÄRTNER, W., ELSAESSER, K.-H.: Gewerbliche Ortho-Trikresylphosphatvergiftung. Arch. Gewerbepath. Gewerbehyg. 12, 1 (1943). — [1770] GEITHNER, R.: Zur Apiolneuritis. Dtsch. med. Wschr. 59, 773 (1933). — [1771] GEORGI: Klinisches und Humoralpathologisches zur Apiolvergiftung unter besonderer Berücksichtigung eines im zeitlichen Zusammenhang mit Apiolverabreichung interferierenden Encephalitisrezidiv. Arch. Psychiat. Nervenkr. 98, 285 (1933). — [1772] GROSS, D.: Klinik der Triarylphosphatvergiftung in Marokko 1959. Diagnostisch-symptomatologischer Teil. In: Die Tri-Aryl-Phosphat-Vergiftung in Marokko 1959. Stuttgart: Thieme 1967, S. 54—84. — [1773] GROSS, D.: Ergebnisse der allgemeinen Kontrolluntersuchung nach Abschluß der Rotkreuz-Aktion am 30. Juni 1961. In: Die Tri-Aryl-Phosphat-Vergiftung in Marokko 1959. Stuttgart: Thieme 1967, 135. — [1774] GSELL, O., LÜTHY, F.: Ein neues gefährliches Abortivum. Polyneuritis durch in Apiolkapseln enthaltenes Tri-Ortho-Kresylphosphat. Schweiz. med. Wschr. 62, 577 (1932). — [1775] HABERMANN, H.: Das spastische Syndrom bei der o-Trikresylphosphatvergiftung. Dtsch. med. Wschr. 73, 122 (1948). — [1776] HELLMUTH, K., GRÜN, R.: Ein weiterer Fall von Polyneuritis nach subakuter Vergiftung mit Apiol. Dtsch. med. Wschr. 1932 I, 695. — [1777] HENSCHLER, D.: Die Trikresylphosphatvergiftung. Klin. Wschr. 36, 663 (1958). — [1778] HENSCHLER, D., NEUMANN, W.: Toxikologische Beiträge zu der Triarylphosphatvergiftung in Marokko. Münch. med. Wschr. 102, 2473 (1960). — [1778 a] HOROVITZ, F.: Polyneuritis from apiol used as abortifacient. Clujul. med. 14, 152 (1933). — [1779] HOSTON, R. D.: Outbreak of polyneuritis due to orthotricresyl phosphate poisoning. Lancet 1946, 207. — [1780] HUET, W. G.: Neuritis verursacht durch Creosotum phosphoricum. Zbl. Neurol. 26, 60 (1907). — [1781] HUME, E. E.: The first cases of Jamaica ginger paralysis in the United States army. Milit. Surg. 67, 621 (1930). — [1782] HUMPE, F.: Vergiftungen durch den Gebrauch eines „Fettersatz"-Stoffes (Orthotrikresylphosphat). Münch. med. Wschr. 89, 448 (1942). — [1783] ITALLIE, L. VAN, HARMSMA, A., ESVELD, L. W. VAN: Die Untersuchung von Abortiva, besonders „Apiol". Arch. exp. Path. Pharmak. 165, 84 (1932). — [1784] JAGDHOLD, H.: Über schwere Polyneuritis nach Gebrauch von Apiol. Dtsch. med. Wschr. 58, 623 (1932). — [1785] JAGDHOLD, H.: Über Apiollähmungen. Arch. Psychiat. Nervenkr. 99, 826 (1933). — [1786] JAGDHOLD, H.: Über die „Apiollähmungen" und ihre Prognose. Nervenarzt 7, 82 (1934). — [1787] JANZ, D., NEUNDÖRFER, B.: Klinische und elektromyographische Untersuchungen nach

Triarylphosphat-Polyneuropathie. Dtsch. Z. Nervenheilk. 194, 51 (1968). — [1787a] JUHÁSZ-SCHÄFFER, A.: Retrobulbärneuritis durch Apiolvergiftung. Klin. Wschr. 11, 1232 (1932). — [1788] KIDD, J. G., LANGWORTHY, O. R.: Jake paralysis, paralysis following ingestion of Jamaica ginger extract adulterated with tri-ortho-cresyl-phosphate. Bull. Johns Hopk. Hosp. 52, 39 (1933). — [1789] KIELY, C. E.: Discussion. J. Amer. med. Ass. 98, 304 (1932). — [1790] KIELY, C. E., RICH, M. L.: Epidemic of motor neuritis in Cincinnati, Ohio, due to drinking adulterated Jamaica ginger: History, symptomatology and clinical report. Publ. Hlth Rep. (Wash.) 47, 2039 (1932). — [1791] KÖNIG, L.: Spätschäden nach Trikresylphosphat(TKP-)Intoxikationen. Ergebnis der Nachuntersuchungen von 32 in der Zeit von 1941 bis 1949 erkrankten Personen. Nervenarzt 40, 163 (1969). — [1792] KORTHAUS, D.: Beitrag zur Kenntnis der Gesundheitsschädigungen durch Igelit. Med. Klin. 44, 1543 (1949). — [1793] LEONHARD, K.: Einige Beobachtungen bei einer Gruppenvergiftung mit Triorthokresylphosphat. Nervenarzt 26, 457 (1955). — [1794] MANN, L.: Drei Fälle von Apiolvergiftung. Dtsch. med. Wschr. 58, 734 (1932). — [1795] MANN, L.: Drei Fälle von Apiolvergiftung. Arch. Psychiat. Nervenkr. 98, 282 (1933). — [1796] MERTENS, H. G.: Zur Klinik der Triorthokresylphosphatvergiftungen. (Zugleich Bericht über mehrere Fälle von Vergiftungen in einem Igelitherstellungsbetrieb.) Arch. Psychiat. Nervenkr. 179, 458 (1948). — [1797] PARNITZKE, K. H.: Symptomenwandel und katagenetische Probleme bei der Ortho-Tricresylphosphat-Vergiftung. Psychiat. Neurol. med. Psychol. (Lpz.) 4, 86 (1952). — [1798] RECHNITZ, E.: Sechs Fälle von Polyneuritis toxica nach Einnahme von Apiolkapseln. Münch. med. Wschr. 1932 I, 100. — [1799] REUTER, A.: Gebrauch von „Apiol" als Ursache einer charakteristischen Form von Polyneuritis. Klin. Wschr. 17, 286 (1932). — [1800] ROGER, M. H.: La polynévrite apiolique. Rev. neurol. 1932 I, 1427. — [1801] ROTT, W.: Ein Beitrag zur Kenntnis der Spätzustände nach Triorthokresylphosphatvergiftung. Dtsch. Z. Nervenheilk. 167, 74 (1951). — [1801a] SAX, N. I.: Dangerous properties of industrial materials. New York: Reinhold Publishing Corporation 1963, 1273. — [1802] SCHEID, W.: Über die Schädigungen durch Triorthokresylphosphat. Nervenarzt 18, 56 (1947). — [1803] SEIFERT, J.: Über Apiolvergiftung. Zbl. Gynäk. 57, 1223 (1933). — [1804] SEMLER, R., HIRSCHMANN, H.: Zwei Vergiftungsfälle von Orthotrikresylphosphat. Ärztl. Wschr. 1947, 981. — [1805] SMITH, M. J., ELROVE, E.: The epidemic of the so-called ginger paralysis in southern California in 1930—31. Publ. Hlth Rep. (Wash.) 46, 1227 (1913). — [1806] SMITH, M. L.: Discussion. J. Amer. med. Ass. 98, 303 (1932). — [1807] STÄHELIN, R.: Über Triorthokresylphosphat-Vergiftungen. Samml. Vergiftungsf. 11, 207 (1940). — [1808] STAEHELIN, R.: Über Triorthokresylphosphatvergiftungen. Schweiz. med. Wschr. 71, 1 (1941). — [1809] STANOJEVIĆ, L., VUJIĆ, V.: Über gehäufte toxische Polyneuritiden nach Gebrauch eines Abtreibungsmittels. Med. Klin. 1931 II, 1821. — [1810] VOGEL, P.: Die Neuropathologie der Trikresylphosphatvergiftung. Dtsch. med. Wschr. 72, 500 (1947). — [1811] VONDERAHE, A. B.: Discussion. J. Amer. med. Ass. 98, 303 (1932). — [1812] VORA, D. D., DASTUR, D. K., BRAGANCA, B. M., PARIHAR, L. M., IYER, C. G. S., FONDEKAR, R. B., PRABHAKARAN, K.: Toxic polyneuritis in Bombay due to ortho-cresylphosphate poisoning. J. Neurol. Neurosurg. Psychiat. 25, 234 (1962). — [1813] WALTHARDT, K. M.: Die klinische Bedeutung der Nerven- und Muskelchronaxie bei Spätschäden nach Triorthokresylphosphat-Vergiftung. Samml. Vergiftungsf. 11, 231 (1940). — [1814] WALTHARD, K. M.: Quelques remarques sur l'intoxication par le phosphate tri-orthocrésylique. (Note préliminaire.) Schweiz. Arch. Neurol. Psychiat. 48, 149 (1941). — [1815] WALTHARD, K. M.: Die klinische Bedeutung der Nerven- und Muskelchronaxie bei Spätschäden nach Triorthokresylphosphatvergiftung. Schweiz. med. Wschr. 22, 392 (1941). — [1816] WALTHARD, K. M.: Le réflexe rotulien dans la paralysie, séquele tardive de l'intoxication par le phosphate triorthocrésilique. Schweiz. Arch. Neurol. Psychiat. 49, 263 (1942). — [1817] WEBER, M. D.: A follow-up study of 35 cases of paralysis caused by adulterated Jamaica-ginger extract. Med. Bull. Veterans' Adm. (Wash.) 13, 228 (1937). — [1818] WERDEN, D. H.: Ascending paralysis resulting from the drinking of „Jamaica ginger"; a clinical study of fifty cases. Ann. intern. Med. 5, 1257 (1932). — [1819] ZELIGS, M. A.: Upper motor neuron sequelae in „jake" paralysis: Clinical follow-up study. J. nerv. ment. Dis. 87, 464 (1938).

Weitere nicht als Arzneimittel angewandte neurotoxische Substanzen

[1820] ANSWER: Di-Nitrophenol and neuritis. J. Amer. med. Ass. 104, 237 (1935). — [1821] ANSWER: Cotton dyes and polyneuritis. J. Amer. med. Ass. 106, 237 (1936). — [1822] BIDSTRUP, P. L., HUNTER, D.: Toxic chemicals in agriculture. Brit. med. J. 1952, 277. — [1823] BOGAERT, L. VAN: Deux cas de névrite, dont l'un avec dysgueusie, dus à l'α-dinitrophénol. Bull. Soc. Méd. Paris 51, 1393 (1935). — [1824] PANSE, F.: Beziehungen von Gewerbekrankheiten zum Nervensystem. Zbl. ges. Neurol. Psychiat. 59, 129 (1931). — [1824 a] PETRY, H.: Polyneuritis durch E 605. Zbl. Arbeitsmed. 1, 86 (1951).

Porphyrie

[1825] ABRAHAMS, A., GAVEY, C. J., MACLAGAN, F. F.: A fatal case of acute porphyria with unusual features. Brit. med. J. 1947, 327. — [1826] AGOSTINI, L., BIGNAMI, A., MARCHIAFAVA, G.: An anatomo-clinical study of two cases of acute porphyria. Internat. Kongr. Neuropathol. 2, 587 (1955). — [1827] ALAJOUANINE, TH., CASTAIGNE, P., GAJDOS, A., LEPERCO, R.: Un cas de porphyrie idiopathique avec paralysies. Bilan clinique dix mois après le début. Etude biochimique. Rev. neurol. 82, 281 (1950). — [1828] BARKER, L. F., ESTES, W. L.: Family hematoporphyrinuria and its association with chronic gastroduodenal dilatation, peculiar fits and acute polyneuritis. A preliminary report. J. Amer. med. Ass. 59, 718 (1912). — [1829] BARRAQUER-BORDAS, L., BARRAQUER-FERRÉ, L., SAVAL, F.: Polyneuropatía porfírica. Med. clin. (Barcelona) 20, 369 (1953). — [1830] BECKER, J., ESSER, H.: Zur Klinik der Porphyrie. Dtsch. Z. Nervenheilk. 173, 359 (1955). — [1831] BECKER, J.: Zur Frage der rezidivierenden Polyneuritis. Dtsch. Z. Nervenheilk. 175, 1 (1956). — [1832] BECKER, J.: Akute Porphyrie und Periarteriitis nodosa in der Neurologie. Berlin-Göttingen-Heidelberg: Springer 1961. — [1833] BERG, M.: Acute porphyria. Clinical and pathologic observations. Arch. intern. Med. 76, 335 (1945). — [1834] BINGEL, A.: Die Bedeutung der Porphyrine für die Pathogenese gewisser neurologischer Krankheitsbilder. Zbl. ges. Neurol. Psychiat. 82, 680 (1936). — [1835] BINGEL, A.: Über Porphyrie. Fortschr. Neurol. Psychiat. 9, 265 (1937). — [1836] BIRATH, G.: Akute Porphyrie. Nord. Med. 12, 1531 (1936). — [1837] BONDUELLE, M.: Les manifestations neurologiques de la porphyrie aigue. (Essai de synthèse clinique.) Paris méd. 40, 179 (1950). — [1838] BONDUELLE, M., SIGWALD, J., DEBUIRE, PIOT: Les manifestations neurologiques de la porphyrie aiguë. A propos de quatre observations. Rev. neurol. 82, 233 (1950). — [1839] BONDUELLE, M., BOUYGUES, P., PUECH, H.: Les manifestations neurologiques de la porphyrie aiguë. La forme polynévritique a évolution cyclique. Rémarques cliniques et pronostiques, à propos de sept cas. Presse méd. 65, 199 (1957). — [1840] BOSTROEM, A.: Über toxisch bedingte aufsteigende Lähmung mit Hämatoporphyrie, zugleich Beitrag zur Auffassung der Landryschen Paralyse. Z. ges. Neurol. Psychiat. 56, 181 (1920). — [1841] BROWN, W. L., WILLIAMS, H. O.: Recurrent haematoporphyrinuria with toxic symptoms not due to sulphonal. Lancet 1909, 1105. — [1842] CARRIÉ, C.: Die Porphyrie. Ihr Nachweis, ihre Physiologie und Klinik. Leipzig: Thieme 1936. — [1843] CAVANAGH, J. B., MELLICK, R. S.: On the nature of the peripheral nerve lesions associated with acute intermittent porphyria. J. Neurol. Neurosurg. Psychiat. 28, 320 (1965). — [1844] CLARK, C. E. E., LAWRENCE, H. E.: Über einen Fall von akuter Porphyrie. J. nerv. ment. Dis. 108, 502 (1948). — [1845] COURVILLE, C. H., MASON, V. R.: Acute ascending (Landry) paralysis with acute idiopathic hematoporphyria. Arch. Neurol. (Chic.) 25, 848 (1931). — [1846] DENNY-BROWN, D., SCIARRA, D.: Changes in the nervous system in acute porphyria. Brain 68, 1 (1945). — [1847] EHRENBERG, L.: Zur Kasuistik der mit Landryscher Lähmung einhergehenden Porphyrinurie. Klin. Wschr. 2, 1508 (1923). — [1848] ERBSLÖH, W.: Zur Pathologie und path. Anatomie der toxischen Polyneuritis nach Sulfonalgebrauch. Dtsch. Z. Nervenheilk. 23, 197 (1903). — [1849] ERBSLÖH, F.: Neurologische Aspekte der akuten Porphyrie. Gastroenterologia (Basel) 97, 384 (1962). — [1850] FIORE, J. A. DI: Acute muscular atrophy with porphyria. Report of a case. Med. Clin. N. Amer. 30, 397 (1946). — [1851] FREEDMA, A., YEAGLEY, J. D., BROOKS, J. B.: Acute porphyria with improvement during and following pregnancy. Ann. intern. Med. 36, 1111 (1952). — [1852] GARCIN, R., LAPRESLE, J.: Manifestations nerveuses des porphyries. Sem. Hôp. Paris 26, 3404 (1950). — [1853] GARCIN, R.: Manifestations nerveuses des porphyries. Canad. med. Ass. J. 75, 973 (1956). — [1854] GEISSLER, J.: Zur Kenntnis der Porphyria acuta. Klin. Wschr. 18, 378 (1939). — [1855] GIBSON, Q. H., HARRISON, D. C., MONTGOMERY, D. A. D.: A case of acute porphyria. Brit. med. J. 1950 I, 275. — [1856] GOLDBERG, A.: Acute intermittent porphyria. A study of 50 cases. Quart. J. Med. N. S. 28, 183 (1959). — [1857] GOLDEN, L. A.: Hematoporphyrinuric neuritis. Report of a case. Amer. J. med. Sci. 206, 474 (1943). — [1858] GRAY, CH. H., RIMINGTON, C., THOMSON, S.: A case of chronic porphyria associated with recurrent jaundice. Quart. J. Med. 17, 123 (1948). — [1859] GRAY, CH. H.: Acute porphyria. Report of a case. Arch. intern. Med. 85, 459 (1950). — [1860] GROGG, E.: 4. Zur Frage der nervösen Veränderungen bei akuter Porphyrie. Schweiz. Arch. Neurol. Psychiat. 67, 292 (1951). — [1861] GRÜNEWALD, E. A.: Studien zur Pathogenese der landryschen Paralyse. J. Psychol. Neurol. (Lpz.) 29, 403 (1923). — [1862] GRUND, G.: Über Hämatoporphyrie mit Polyneuritis. Zbl. inn. Med. 44, 810 (1919). — [1863] GÜNTHER, H.: Die Hämatoporphyrie. Dtsch. Arch. klin. Med. 105, 89 (1912). — [1864] GÜNTHER, H.: Die Bedeutung der Hämatoporphyrine in Physiologie und Pathologie. Ergebn. allg. Path. path. Anat. 20, 608 (1922). — [1865] HALPERN, R. M., COPSEY, H. G.: Acute idiopathic porphyria. Report of a case. Med. Clin. N. Amer. 30, 385 (1946). — [1866] HAMMES, E. M., FRARY, L. G.: Polyneuritis associated with ether anesthesia occurring in three members of one family. Arch. Neurol. (Chicago) 35, 617 (1936). — [1867] HARE, E. H.: Acute porphyria presenting with mental symptoms. J. ment. Sci. 99, 144 (1953). — [1868] HARRIS, A. W.: Chron. progressive (endotoxische) Polyneuritis. Brain 48, 368 (1935). — [1869] HART, F. D., COLLARD, P.: Acute idiopathic porphyria presenting as a progressive paresis of Landry type. Brit. med. J. 1950, 278. — [1870] HIERONS, R.: Changes in the nervous system in acute porphyria. Internat. Kongr. Neuropathol. 2, 573 (1955). — [1871] HIERONS, R.: Changes in the nervous system in acute porphyria. Brain 80, 176 (1957). — [1872] HOAGLAND, P. I.: Acute porphyria: Report of two cases with neurologic manifestations. Proc. Mayo Clinic 17, 273 (1942). — [1873] JOERGENSEN, J., EITH, K.: Acute Porphyria. Lancet 1947 I, 307. — [1874] KALDEWEY, W.: Landrysche Paralyse, Porphyrie, Sulfonal. Z. ges. Neurol. Psychiat. 145, 165 (1933). — [1875] KILOH, L. G., NEVIN, S.: Acute porphyria with severe neurological changes. Proc. roy. Soc. Med. 43, 948 (1950). — [1876] KLIMKOVÁ-DEUTSCHOVÁ, E.: Neurologische Störungen bei Porphyrie und ihre Dynamik. J. neurol. Sci. 1, 211 (1964). — [1877] KLINGER: Akute Porphyrie. Klin. Wschr. 13, 1771 (1934). — [1878] KRATZENSTEIN, E.: Über einen Fall von akuter Porphyrie. Klin. Wschr. 13, 1651 (1934). — [1879] KREINDLER, A., POILICI, I., IONASESCU, V., APPEL, E.: Klinische und pathologisch-anatomische Kennzeichen der akuten intermittierenden Porphyrie. Dtsch. Z. Nervenheilk. 185, 20 (1963). — [1880] LÖFFLER, W.: Über Porphyrinurie mit akuter aufsteigender Paralyse. Korresp.-Bl. schweiz. Ärz. 49, 1871 (1919). — [1881] LOWRY, P. T., SCHMID, R., HAWKINSON, V. E., SCHWARTZ, S., WATSON, C. J.: Porphyria: clinical manifestations in relation to chemical findings. Minn. Univ. Hosp. Bull. 22, 97 (1950). — [1882] LÜTHY, F.: Über die Erblichkeit und Therapie der Porphyrie. Klin. Wschr. 18, 1034 (1939). — [1883] LYONS, H. A.: Acute porphyria with spinal fluid changes. Ann. intern. Med. 33, 711 (1950). — [1884] MAGENDANTZ, H.: Ein Fall von akuter Porphyrie. Nervenarzt 9, 76 (1936). — [1885] MAGUN, R., TÖLKEN, O.: Beitrag zum neurologischen Bild der akuten Porphyrie. Medizinische 1958, 754. — [1886] MARCHAND, L., AJURIAGUERRA, J. DE: Porphyrie aiguë post-émotionnelle; exophthalmie; syndrome parétique extensif avec troubles psychiques. Encéphale 38, 113 (1949). — [1887] MATIAR-VAHAR, H.: Ein Polyneuritis-Längsschnitt bei einer akuten Porphyrie. Nervenarzt 33, 227 (1962). — [1888] MATIAR-VAHAR, H., LUNGERSHAUSEN, E.: Zur Symptomatologie der akuten intermittierenden Porphyrie. Dtsch. med. Wschr. 92, 1809 (1967). — [1889] MICHELI, F., DOMINICI, G.: Familiäre Porphyrinurie mit polyneuritischen Symptomen. Minerva med. 1930 II, 469, 505. — [1890] MICHELI, F., DOMINICI, G.: Über zwei Fälle von familiärer Porphyrie mit letalem Ausgang. Dtsch. Arch. klin. Med. 171, 154 (1931). — [1891] MÖLLER, F., PERSSON, ST.: Porphyrinurie mit Landryscher Paralyse. Svenska Läk.-Tidn. 31, 1001 (1934). — [1892] MONEDERO: Beitrag zur Kenntnis der Ätiologie und formalen Pathogenese der Polyneuritiden unter besonderer Berücksichtigung der porphyrischen, diabetischen und idiopathischen Formen. Diss., Köln 1964. — [1893] NAEF, R. W., BERRY, R. G., SCHLEZINGER, N. S.: Neurologic aspects of porphyria. Neurology (Minneap.) 9, 313 (1959). — [1894] NESBITT, S., WATKINS,

C. H.: Akute Porphyrie. Amer. J. med. Sci. 203, 74 (1942). — [1895] NESBITT, S.: Akute Porphyrie. J. Amer. med. Ass. 124, 286 (1944). — [1896] NOËL, R.: La porphyrie aiguë intermittente et ses manifestations neurologiques. Acta neurol. belg. 52, 611 (1952). — [1897] PAARMANN, H. F.: Über Schäden des Nervensystems bei Porphyrie. Frankfurt. Z. Path. 65, 527 (1954). — [1898] PALMER, H. W.: Ein Fall von akuter Hämatoporphyrie mit akuter aufsteigender Lähmung. Ann. intern. Med. 13, 150 (1940). — [1899] PÉRON, N., DROGUET, P., GOULON, M.: Porphyrinurie avec polynévrite. Rev. neurol. 81, 752 (1949). — [1900] PETERS, G. A.: Acute porphyria: report of two cases with electrical studies in one. Ann. intern. Med. 30, 1237 (1949). — [1901] RAU, L.: Acute idiopathic porphyry. Lancet 1940 II, 647. — [1902] RAVN, J.: Störung der Leberfunktion bei zwei Fällen akuter Porphyrie nebst einigen Bemerkungen über den Begriff Porphyrie. Acta psychiat. (Kbh.) 10, 459 (1935). — [1903] RIDLEY, A.: The neuropathy of acute intermittent porphyria. Quart. J. Med. N. S. 38, 307 (1969). — [1904] ROTH, E.: Über zwei besondere Fälle von chronischer Porphyrie. Arch. klin. Med. 178, 185 (1935). — [1905] SACHS, P.: Ein Fall von akuter Porphyrie mit hochgradiger Muskelatrophie. Klin. Wschr. 1931, 1123. — [1906] SCHMIDT, P. R.: Neurologische und psychische Störungen bei Porphyrinkrankheiten. Fortschr. Neurol. Psychiat. 20, 422 (1952). — [1907] SCHWARZ, G. A., MOULTON, J. A. L.: Porphyria. A clinical and neuropathologic report. Arch. intern. Med. 94, 221 (1954). — [1908] SCHWARTZOVÁ, K., VYKLICKÝ, L.: A contribution to the study of polyneuritis in haematoporphyrinuria. Čs. Neurol. (Praha) 20, 188 (1957). — [1909] STEINBRECHER, W.: Chronische Polyneuritis bei toxischer Porphyrie. Fortschr. Neurol. Psychiat. 27, 601 (1959). — [1910] STICH, W.: Porphyrien. In: Erbliche Stoffwechselkrankheiten. München-Berlin: Urban & Schwarzenberg 1962, 342. — [1911] STRUCK, G.: Beobachtung eines Falles von allergischer Polyneuritis. Nervenarzt 23, 389 (1952). — [1912] TAYLOR, I., SOLOMON, N. L., WEILAND, G. S., FIGGE, F. H. J.: Chronic porphyria. J. Amer. med. Ass. 131, 26 (1946). — [1913] THIELE, R.: Ein Fall von akuter genuiner Hämatoporphyrie mit Polyneuritis und symptomatischer Psychose. Mschr. Psychiat. Neurol. 55, 337 (1924). — [1914] THORNER, M. W.: Multiple neuritis from therapy with hematoporphyrin hydrochloride. J. Amer. med. Ass. 108, 969 (1937). — [1915] TÖLKEN: Zum klinischen Bild der porphyrischen Polyneuropathie. Zbl. ges. Neurol. Psychiat. 148, 253 (1958/59). — [1916] VANNOTTI, A.: Klinik und Pathogenese der Porphyrien. Ergebn. inn. Med. Kinderheilk. 49, 337 (1935). — [1917] VANNOTTI, A.: Porphyrine und Porphyrinkrankheiten. Berlin: Springer 1937. — [1918] VANNOTTI, A.: Porphyrinurie und Porphyrinkrankheiten. In: Handb. inn. Med. VII, 2779. Berlin-Göttingen-Heidelberg: Springer 1955. — [1919] VOICULESCU, VL., IONESCU, I. I.: Neurologische Erscheinungen bei akuter Porphyrie. Neurologia (Buc.) 1, 33 (1956). — [1920] WALDENSTRÖM, J.: Some observations on acute porphyria and other conditions with a change in the excretion of porphyrins. Acta med. scand. 83, 281 (1934). — [1921] WALDENSTRÖM, J.: Die akute Porphyrie, ein oft verkanntes Krankheitsbild. Svenska Läk.-Tidn. 1935, 281. — [1922] WALDENSTRÖM, J.: Studien über Porphyrie. Acta med. scand., Suppl. 79—82, 1 (1937). — [1923] WALDENSTRÖM, J.: Neurological symptoms caused by socalled acute porphyria. Acta psychiat. scand. 14, 375 (1939). — [1924] WALDENSTRÖM, J.: Studies on the incidence and heredity of acute porphyria in Sweden. Acta genet. (Basel) 6, 122 (1956). — [1925] WEHRLE, J.: Akute Porphyrie mit besonderer klinischer Symptomatik. (Myasthenie, Anfallsgeschehen, Guillain-Barrésches Liquorsyndrom.) Nervenarzt 26, 69 (1955). — [1926] WEINGARTEN, K.: Über einen Fall von Porphyrie. Wien. klin. Wschr. 62, 575 (1950). — [1927] WEISS, H.: Zur Kenntnis der Porphyrinkrankheiten. Arch. klin. Med. 149, 255 (1925). — [1928] WOHLFAHRT, S.: Hämatoporphyrinurie mit Muskelatrophien. Svenska Läk.-Tidn. 1933, 492.

Schwangerschaft

[1929] ALBECK: Über Polyneuritis gravidarum. Arch. Gynäk. 117, 41 (1922). — [1930] ALDRICH, C. J.: Puerperal and gestational paralyses. Amer. J. Obstet. 46, 326 (1902). — [1931] BAY, E.: Über einen Fall von aufsteigender Polyneuritis mit Korsakow nach Schwangerschaftstoxikose. Nervenarzt 12, 194 (1939). — [1932] BAYLE: Des névrites puerpérales; grossesse et puerpérium. Thèse, Lyon 1896; zit. nach: HÖSSLIN, R. VON: Die Schwangerschaftslähmungen der Mütter. Arch. Psychiat. Nervenkr. 40, 445 (1905). — [1933] BEATTY,

T. E.: Second report of the new lying-in hospital. Dubl. J. med. Sci. 12, 273 (1838). — [1934] BERKWITZ, N. J., LUFKIN, N. H.: Toxic neuronitis of pregnancy. A clinico-pathological report. Surg. Gynec. Obstet. 54, 743 (1932). — [1935] BERNHARDT, M.: Über Neuritis puerperalis. Dtsch. med. Wschr. 20, 935 (1894). — [1936] BROSTER: Case of paralysis with wasting of one lower extremity. Lancet 1879 II, 872. — [1937] CAFFIER: Landrysche Paralyse (Polyneuritis) in der Gravidität. Klin. Wschr. 8, 520 (1929). — [1938] CHARPENTIER: Contribution à l'histoire des paralysies puerpérales. Thèse, Paris 1872; zit. nach: HÖSSLIN, R. VON: Die Schwangerschaftslähmungen der Mütter. Arch. Psychiat. Nervenkr. 40, 445 (1905). — [1939] CHOLMELEY, W.: Case of paralysis after parturition. Med. Tms. Gaz. (Lond.) 1876 I, 198. — [1940] CORTÉ: Des paraplégies puerpérales. Thèse, Paris 1875; zit. nach HÖSSLIN, R. VON: Die Schwangerschaftslähmungen der Mütter. Arch. Psychiat. Nervenkr. 40, 445 (1905). — [1941] CUTLER: A case of puerperal polyneuritis following delivery. Boston Med. Surg. J. 135, 620 (1896). — [1942] DANZIGER, F.: Rachen- und Kehlkopfsymptome bei der Polyneuritis (puerperalis). Mschr. Ohrenheilk. 30, 175 (1896). — [1943] DESNOS, PINARD, JOFFROY: Sur un cas d'atrophie musculaire des quatre membres, à évolution très rapide, survenue pendant la grossesse et consécutivement à des vomissements incoercibles. L'union méd. 47, 134, 160 (1889). — [1944] DEVIC, E.: Un cas de psychose polynévritique. Provence méd. 7, 100, 112 (1892). — [1945] DRAŽANČIĆ, F.: Polyneuritis gravidarum. Liječn. Vjesn. 61, 126 (1939). — [1946] EULENBURG, A.: Über puerperale Neuritis und Polyneuritis. Dtsch. med. Wschr. 21, 118, 140 (1895). — [1947] FALLS, F. H.: Discussion. J. Amer. med. Ass. 101, 2023 (1933). — [1948] FARANI, A.: Ein Fall von „Polyneuritis gravidarum". Zbl. Gynäk. 38, 802 (1914). — [1949] FOUTS, P. J., GUSTAFSON, G. W., ZERFAS, L. G.: Successful treatment of a case of polyneuritis of pregnancy. Amer. J. Obstet. Gynec. 28, 902 (1934). — [1950] FUSSEL, E. F.: On paralysie occurring in childbed. St. Georges Hosp. Rep. 1, 197 (1866). — [1951] GALLAVARDIN: Polynévrite ourlienne au cours de la grossesse. Lyon méd. 89, 97 (1898). — [1952] HANDFORD: Jahrb. dtsch. Med. II, 279; zit. nach: HÖSSLIN, R. VON: Die Schwangerschaftslähmungen der Mütter. Arch. Psychiat. Nervenkr. 40, 445 (1905). — [1953] HIGIER, H.: Eine Combination von Polioencephalomyelitis und puerperaler Polyneuritis. Wien. med. Presse 1896, 1081, 1108, 1133 u. 1160. — [1954] HILDEBRANDT, A., OTTO, H.: Über Schwangerschaftspolyneuritis und ihre Beziehung zum Vitamin B_1. Münch. med. Wschr. 87, 1619 (1938). — [1955] HÖSSLIN, R. VON: Die Schwangerschaftslähmungen der Mütter. Arch. Psychiat. Nervenkr. 38, 730 (1904). — [1956] HÖSSLIN, R. VON: Die Schwangerschaftslähmungen der Mütter. Arch. Psychiat. Nervenkr. 40, 445 (1905). — [1957] HORNUNG, R., CREUTZFELDT, H. G.: Lähmungen vom Landryschen Typ in der Schwangerschaft. Dtsch. med. Wschr. 56, 1470 (1930). — [1958] JANZ, D.: Über das Karpaltunnelsyndrom als Grundlage von Schwangerschaftsparaesthesien. Dtsch. med. Wschr. 87, 1454 (1962). — [1958 a] JOHANSEN, M.: Beitrag zur Polyneuritis in graviditate. Münch. med. Wschr. 43, 649 (1896). — [1959] KINDLER, K.: Die Schwangerschaftsneuropathien. (Ein Fall von Polyneuritis acutissima in der Schwangerschaft unter dem Bilde der Landryschen Paralyse.) Zbl. Gynäk. 73, 1783 (1951). — [1960] KNAGGS: Transact. Ophthalm. Soc. U. K. 16, 330 (1896); zit. nach: HÖSSLIN, R. VON: Die Schwangerschaftslähmungen der Mütter. Arch. Psychiat. Nervenkr. 40, 445 (1905). — [1961] KÖSTER, G.: Über puerperale Neuritis. Münch. med. Wschr. 43, 650 (1896). — [1962] KORSAKOW, S. S.: Über eine besondere Form psychischer Störung, combiniert mit multipler Neuritis. Arch. Psychiat. Nervenkr. 21, 669 (1890). — [1963] KRAMM, H.: Beitrag zur Polyneuritis in der Schwangerschaft: Zbl. Gynäk. 62, 234 (1938). — [1964] KREUZMAN: Ein Fall von Hyperemesis gravidarum, gefolgt von Polyneuritis in graviditate. N. Y. med. Wschr. 1900, 1332. — [1965] LAVAKE, R. T.: Discussion. J. Amer. med. Ass. 101, 2023 (1933). — [1966] LUBIN, S.: Toxic neuronitis of pregnancy. Amer. J. Obstet. Gynec. 26, 442 (1933). — [1967] LUIKART, R. H.: Discussion. J. Amer. med. Ass. 110, 2022 (1933). — [1968] LUNZ, M. A.: Über Polyneuritis puerperalis. Dtsch. med. Wschr. 20, 886 (1894). — [1969] MADER: Zur Polyneuritis peripherica puerperarum et gravidarum. Wien. klin. Wschr. 8, 537, 555 (1895). — [1970] MADGE, H. M.: A case of paralysis during pregnancy. Brit. med. J. 1871, 696. — [1971] MAISEL, J. J., WOLTMAN, H. W.: Neuronitis of pregnancy without vomiting. J. Amer. med. Ass. 103, 1930 (1934). — [1972] MARKOVITS, G.: Aufsteigende Polyneuritis auf Grund von Graviditätstoxikose. Psychiat. neurol. Wschr. 36, 30 (1934). — [1973] MINKIEWICZ, M.: Beitrag zur Casuistik der Polyneuritis puerperalis. Dtsch. med. Wschr. 26, 514 (1900). — [1974] MOEBIUS, P. J.: Über Neuritis puerperalis. Münch. med. Wschr. 34, 153 (1887). —

[1975] MOEBIUS, P. J.: Weitere Fälle von Neuritis puerperalis. Münch. med. Wschr. **39**, 799 (1892). — [1976] MOEBIUS: Puerperale Neuritis. Schmidt's Jahrb. **1901**, 144. — [1977] MORELLI: Polyneuritis symmetrica mixta. Münch. med. Wschr. **50**, 2022 (1903). — [1978] MUENCHMEIER: Über Neuritis puerperalis. Zbl. Gynäk. **24**, 1323 (1900). — [1979] NEUWEILER, W.: Polyneuritis in der Schwangerschaft. Münch. med. Wschr. **87**, 1403 (1940). — [1980] NEUWEILER, W.: Polyneuritis in der Schwangerschaft. Med. Klin. **1940 II**, 1179. — [1981] NOTHNAGEL, H.: Über Neuritis in diagnostischer und pathologischer Beziehung. Volkmann's Samml. klin. Vortr. **103**, 835 (1876). — [1982] PLASS, E. D., MENGERT, W. F.: Gestational polyneuritis. J. Amer. med. Ass. **101**, 2020 (1933). — [1983] PLASS, E. D.: Discussion. J. Amer. med. Ass. **101**, 2023 (1933). — [1984] REMAK, E.: Neuritis und Polyneuritis. In: NOTHNAGEL, H.: Spezielle Pathologie und Therapie, Bd. XI, 3, 3. Abt. Wien: Hölder 1900. — [1985] REYNOLDS, E. S.: Peripheral neuritis connected with pregnancy and the puerperal state. Brit. med. J. **1897**, 1080. — [1986] SAENGER, A.: Über Neuritis puerperalis. Mittlg. Hmb. Staatskr.-Anst. **1**, 842 (1897). — [1987] SAENGER, A.: Über Nervenerkrankungen in und nach dem Puerperium. Zbl. Gynäk. **24**, 274 (1900). — [1988] SCHANZ, F.: Über die Beteiligung des Opticus bei der puerperalen Polyneuritis. Dtsch. med. Wschr. **22**, 443 (1896). — [1989] SCHATZ, F. J.: Discussion. J. Amer. med. Ass. **101**, 2023 (1933). — [1990] SIEMERLING, E.: Zur Klinik und pathologischen Anatomie des unstillbaren Erbrechens der Schwangeren mit Polyneuritis multiplex und Psychosis polyneuritica. Zbl. Gynäk. **41**, 625 (1917). — [1991] SOTTAS, E., SOTTAS, J.: Note sur un cas de paralysie puerpérale généralisée. Gaz. Hôp. **1892**, 1153. — [1992] SPILLANE, J. D.: Nutritional disorders of the nervous system. Livingstone: Williams & Wilkins 1947. — [1993] STÄHLER, F.: B$_1$-Hypovitaminosen in der Schwangerschaft. Münch. med. Wschr. **84**, 327 (1937). — [1994] STÄHLER, F.: Untersuchungen über den Vitamin B$_1$-Stoffwechsel gesunder und polyneuritiskranker Schwangerer und Wöchnerinnen. Dtsch. med. Wschr. **64**, 1137 (1938). — [1995] STEMBO, L.: Ein Fall von Schwangerschaftspolyneuritis nach unstillbarem Erbrechen. Dtsch. med. Wschr. **21**, 461 (1895). — [1996] STIEFEL: Peripheral neuritis complicating pregnancy. N. Y. Polyclinic 1893; zit. nach: HÖSSLIN, R. VON: Die Schwangerschaftslähmungen der Mütter. Arch. Psychiat. Nervenkr. **40**, 445 (1905). — [1997] STRAUSS, M. B., MCDONALD, W. J.: Polyneuritis of pregnancy. A dietary deficiency disorders. J. Amer. med. Ass. **100**, 1320 (1933). — [1998] SURE, J. H.: Discussion. J. Amer. med. Ass. **101**, 2023 (1933). — [1999] TURNEY, H. G.: Polyneuritis in relation to gestation and the puerperium. St. Thom. Hosp. Rep. N. S. **25**, 1 (1897/98). — [2000] WHITEFIELD: Peripheral neuritis due to the vomiting of pregnancy. Lancet **1889**, 627. — [2001] WILSON, K. M., GARVEY, P.: Polyneuritis gravidarum. A „presumable" toxemia of pregnancy. Amer. J. Obstet. Gynec. **23**, 775 (1932).

Diabetes mellitus

[2002] AAGENAS: Neurological complications in younger diabetics with special regard to the autonomic disturbances. IV. Congr. Féd. Int. Diab. **1961**, 103. — [2003] AARSETH, S.: Cardiovascular-renal disease in diabetes mellitus. Acta med. scand. **146**, Suppl. 281, 194 (1953). — [2004] ALDERMAN, J. E.: Anterior neuropathy in diabetes. Arch. Neurol. Psychiat. (Chic.) **39**, 194 (1938). — [2005] ALLAN, F. N.: Diabetic neuropathies. Med. Clin. N. Amer. **50**, 565 (1966). — [2006] ALTHAUS, J.: Neuritis of the circumflex nerve in diabetes. Lancet **1890 I**, 455. — [2007] ANCONA, F.: Diabete e olfatto. Arcisped. S. Anna Ferrara **3**, 257 (1950). — [2008] ANCONA, F.: Considerations on hearing disorders in juvenile diabetes. Arcisped. S. Anna Ferrara **9**, 435 (1956). — [2009] ARING, C. D.: Diabetic neuritis (neuropathy). Arch. Neurol. (Chic.) **2**, 211 (1960). — [2010] ARNOTT, G., DELAHOUSSE, J., JAILLARD, J.: Névrite multiple et successive chez un homme de 60 ans présentant un état prédiabétique révélé par la hyperglycémie intraveineuse et le test au diabinèse. Congr. Psychiat. Neurol. Franc. LXIV Session, Grenoble, Sept. 1966, 713. Paris: Masson 1966. — [2011] ASBURY, A. K., ALDREDGE, H., HERSHBERG, R., MILLER FISHER, C.: Oculomotor palsy in diabetes mellitus: A clinico-pathological study. Brain **93**, 555 (1970). — [2012] AUCHÉ, B.: Des altérations des nerfs périphériques chez les diabétiques. Arch. Méd. exp. **2**, 635 (1890). — [2013] AUERBACH, L.: Über das Verhältnis des Diabetes mellitus zu Affektionen des Nervensystems. Dtsch.

Arch. klin. Med. 41, 484 (1887). — [2014] AXELSSON, A., FAGERBERG, S.-E.: Auditory function in diabetes. Acta oto-laryng. (Stockh.) 66, 49 (1968). — [2015] AYAD, H.: The pathophysiology of impotence in diabetics. Excerpta med. (Amst.) 74, 102 (1964). — [2016] AZERAD, E., BOUDIN, G., PÉPIN, B., LUBETSKY, J.: Sur une forme particulière amyotrophique de neuropathie diabétique. Presse méd. 69, 1419 (1961). — [2017] BAILEY, A. A.: Neurologic complications associated with diabetes. Diabetes 4, 32 (1955). — [2018] BAILEY, C. C., ROOT, H. F.: Neuropathic joint lesions in diabetes mellitus. J. clin. Invest. 21, 649 (1942). — [2019] BAILEY, C. C., ROOT, H. F.: Neuropathic foot lesions in diabetes mellitus. New Engl. J. Med. 236, 397 (1947). — [2020] BALLIN, R. H. M., THOMAS, P. K.: Hypertrophic changes in diabetic neuropathy. Acta neuropath. (Berl.) 11, 93 (1968). — [2021] BARANY, F. R., COOPER, E. H.: Pilomotor and sudomotor innervation in diabetes. Clin. Sci. 15, 533 (1956). — [2022] BÁRÁNY, F. R., COOPER, E. H.: The pilomotor response to noradrenaline in diabetes mellitus. Clin. Sci. 16, 275 (1957). — [2023] BARTLEY, O., BROLIN, I., FAGERBERG, S.-E., WILHELMSEN, L.: Neurogenic disorders of the bladder in diabetes mellitus. Acta med. scand. 180, 187 (1966). — [2024] BAUER, H., SEITZ, D.: Diabetes mellitus und Nervensystem. Dtsch. med. J. 17, 639 (1966). — [2025] BERCHTOLD, P.: Quantitative Bestimmung der Pallästhesie bei diabetischer Neuropathie. Eine bio-thesiometrische Studie. Praxis 56, 1211 (1967). — [2026] BERGE, K. G., WOLLAEGER, E. E., SCHOLZ, D. A., ROOKE, E. D., SPRAGUE, R. G.: Steatorrhea complicating diabetes mellitus with neuropathy. Diabetes 5, 25 (1956). — [2027] BERGER: Über diabetische und nephritische Neuralgien. Breslauer ärztl. Z. 4, 281 (1882). — [2028] BERNARD, D., FÉRÉ, CH.: Des troubles nerveux observés chez les diabétiques. Arch. Neurol. (Paris) 4, 336 (1882). — [2029] BERNHARDT, M.: Zur Frage von der Aetiologie der peripherischen Facialislähmung. Berl. klin. Wschr. 29, 181, 224 (1892). — [2030] BISCHOFF, A.: Die diabetische Amyotrophie — eine Form der diabetischen Neuropathie? Zbl. ges. Neurol. Psychiat. 148, 254 (1958). — [2031] BISCHOFF, A.: Zur diabetischen Amyotrophie (Neuromyopathie). Schweiz. med. Wschr. 89, 519 (1959). — [2032] BISCHOFF, A.: Klinik und pathologische Anatomie der diabetischen Neuromyopathie. IV. Congr. Féd. Int. Diab. 1961, 100. — [2033] BISCHOFF, A.: Die motorischen Lähmungen bei Diabetes mellitus. Dtsch. med. Wschr. 87, 1793 (1962). — [2034] BISCHOFF, A.: Die diabetische Neuropathie. Stuttgart: Thieme 1963. — [2035] BLOCH-MICHEL, H., CAUCHOIX, J., CAMBIER, J.: Un cas d'arthropathie diabétique. Bull. Soc. Méd. Paris 75, 84 (1959). — [2036] BLOCH-MICHEL, H., CAUCHOIX, J., CAMBIER, J.: Les arthropathies nerveuses du diabète. Etude clinique et radiologique. Presse méd. 67, 809 (1959). — [2037] BLOCH-MICHEL, H., CAUCHOIX, J., CAMBIER, J.: Les arthropathies nerveuses du diabète. Etude du contexte neurologique. Discussion nosologique, pathogénique et thérapeutique. Presse méd. 67, 842 (1959). — [2038] BONARDI, S.: Sclerosi diffusa pseudo-sistematizzata des midollo spinale con polinevrite in un caso di diabete mellito. Morgagni 39, 557 (1897). — [2039] BONKALA, A.: Relation between neuritis and the clinical background in diabetes mellitus. Arch. intern. Med. 85, 944 (1950). — [2040] BOSANQUET, F. D., HENSON, R. A.: Sensory neuropathy in diabetes mellitus. Folia psychiat. neerl. 60, 117 (1957). — [2041] BOUCHARD, CH.: Sur la perte des réflexes tendineux dans le diabète sucré. Progr. méd. 12, 819 (1884). — [2042] BOUDIN, G., PÉPIN, B., BOURGUIGNON, A., AUFFRET, M.: Neuropathie périphérique diabétique avec particularités séméiologiques (fasciculations musculaires, myodème avec onde secondaire), manifestation initiale et révélatrice d'un diabète. Bull. Soc. Méd. Paris 74, 789 (1958). — [2043] BOUDIN, G., PÉPIN, B.: Neuropathies diabétiques. Diabète (Le Raincy) 8, 139 (1960). — [2044] BOULET, P., MIROUZE, J., BARJON, P., FABRE, S.: Etude de 94 neuropathies diabétiques (présentation statistique). Diabète (Le Raincy) 9, 83 (1961). — [2045] BRILL, H. H.: Diabetic neuropathy. J. med. Ass. Ga 49, 440 (1960). — [2046] BROCH, O. J., KLÖVSTAD, O.: Polyneuritis in diabetes mellitus. Acta med. scand. 127, 514 (1947). — [2047] BRUNS, L.: Über neuritische Lähmungen beim Diabetes mellitus. Berl. klin. Wschr. 27, 509 (1890). — [2048] BUSCHMANN, G., FRITZE, E., MARSCH, A.: Verlaufsbeobachtungen bei 1500 Diabetikern. Dtsch. med. Wschr. 83, 1284 (1958). — [2049] BUZZARD, TH.: Illustrations of some less known forms of peripheral neuritis, especially alcoholic monoplegia, and diabetic neuritis. Brit. med. J. 1890 I, 1419. — [2050] CAMMARN, M. R., WECKESSER, E. C.: Dupuytren's contracture and diabetes mellitus. IV. Congr. Féd. Int. Diab. 1961, 105. — [2051] CHARCOT, J. M.: Sur un cas de paraplégie diabétique. Arch. Neurol. (Paris) 19, 305 (1890). — [2052] CHARRIN, GUIGNARD, L.: Etude sur la pathogénie de quelques douleurs osseuses. Arch. gén. Méd. 150, 658 (1882). — [2053] CHRISTI-BUICLI: Notes sur quelques points de la symptomatologie du diabète. Thèse, Paris 1873. — [2054] CELIKOGLU, S.: Les contractures palmaires chez les diabétiques. Türk. Tip. Cem. Mec. 25, 271 (1959). — [2055] COHEN, W. C.: Severe diabetic neuropathy. A case study with special reference to the autonomic nervous system. Diabetes 8, 63 (1959). — [2056] COLBY, A. O.: Neurologic disorders of diabetes mellitus. Diabetes 14, 424, 516 (1965). — [2057] COLLENS, W. S., ZILINSKY, J. D., BOAS, L. C.: Quantitative estimation of vibratory sense as a guide for treatment of peripheral neuritis in diabetes. Proc. Amer. Diab. Ass. 6, 457 (1947). — [2058] COLLIER, J.: Paralysis of the oculomotor nervetrunks in diabetes. Proc. roy. Soc. Med. 23, 627 (1929). — [2059] COLLIER, J.: Peripheral neuritis. Edinb. med. J. 39, 672, 697 (1932). — [2060] CONSTAM, G. R.: Die Diagnose des latenten Diabetes. Dtsch. med. Wschr. 93, 537 (1968). — [2061] CONTAMIN, F., DEUIL, R.: Ostéo-arthropathie médiotarsienne par neuropathie diabétique. Bull. Soc. Méd. Paris 76, 400 (1960). — [2062] CORNILLON, J.: Des névralgies diabétiques. Rev. Méd. (Paris) 4, 213 (1884). — [2062 a] CRITCHLEY, M.: The neurology of old age. Lancet 1931 I, 1221. — [2063] DAEPPEN, J.: Les neuropathies diabétiques. Praxis 49, 902 (1960). — [2064] DAWEKE, H.: Diabetische Polyneuritis (Neuropathia diabetica) aus internistischer Sicht. Med. Welt (Stgt.) 1970, 585. — [2065] DAZZI, P.: Le complicanze neurologiche del diabete mellito. Riv. Pat. nerv. ment. 76, 1 (1955). — [2066] DEGENHARDT, D. P., GOODWIN, M. A.: Neuropathic joints in diabetes. J. Bone Jt. Surg. 42, 769 (1960). — [2067] DEMANGE, E.: Diabète. Sci. méd. (Paris) 28, 525 (1883). — [2068] DIEULAFOY: Paralysie des nerfs moteurs de l'oeil chez les diabétiques. Presse méd. 13, 713 (1905). — [2069] DI FIORE, J. A.: Diabetic oculomotor neuropathy (report of a case). Amer. J. Ophthal. 50, 808 (1960). — [2070] DIGIESI, V., PALMAS, S., MALAVASI, A.: La neuropatia diabetica: studio della sensibilità gustativa. Rass. Neurol. veg. 22, 434 (1968). — [2071] DREYFUS, P. M., HAKIM, S., ADAMS, R. D.: Diabetic ophthalmoplegia. Arch. Neurol. Psychiat. (Chic.) 77, 337 (1957). — [2072] DUNCAN, G. G.: Diabetes mellitus. In: DUNCAN, G. G.: Diseases of metabolism. Philadelphia: Saunders 1953, 891. — [2073] DYNES, J. B.: Diabetic neuropathy. Med. Clin. N. Amer. 47, 473 (1963). — [2074] EEG-OLOFSSON, O., PETERSÉN, I.: Childhood diabetic neuropathy. A clinical and neurophysiological study. Acta paediat. (Uppsala) 55, 163 (1966). — [2075] EICHHORST, H.: Beiträge zur Pathologie der Nerven und Muskeln. 3. Neuritis diabetica und ihre Beziehungen zum fehlenden Patellarsehnenreflex. Virchows Arch. path. Anat. 127, 1 (1892). — [2076] ELLENBERG, M.: Diabetic neuropathy; pitfalls in diagnosis. Arch. intern. Med. 100, 906 (1957). — [2077] ELLENBERG, M.: Diabetic neuropathy precipitating after institution of diabetic control. Amer. J. med. Sci. 236, 466 (1958). — [2078] ELLENBERG, M.: Diabetic neuropathy presenting as the initial clinical manifestation of diabetes. Ann. intern. Med. 49, 620 (1958). — [2079] ELLENBERG, M.: Diabetic neuropathy following stress situations. Amer. J. med. Sci. 238, 418 (1959). — [2080] ELLENBERG, M., KRAINER, L.: Diabetic neuropathy. Review of literature and a case report with post-mortem findings. Diabetes 8, 279 (1959). — [2081] ELLENBERG, M.: Diabetic neuropathy precipitated by diabetic control with tolbutamide. J. Amer. med. Ass. 169, 1755 (1959). — [2082] ELLENBERG, M.: Diabetic neuropathy: Evaluation of factors in onset. Ann. N. Y. Acad. Sci. 82, 245 (1959). — [2083] ELLENBERG, M.: Diabetic neuropathy: A consideration of factors in onset. Ann. intern. Med. 52, 1067 (1960). — [2084] ELLENBERG, M.: Absent deep reflexes: a diagnostic clue in unsuspected diabetes. Amer. J. med. Sci. 242, 183 (1961). — [2085] ELLENBERG, M.: Diabetic neuropathy, with special reference to visceral neuropathy. Advanc. intern. Med. 12, 11 (1964). — [2086] ELLENBERG, M.: Diabetic neurogenic vesical dysfunction. Arch. intern. Med. 117, 348 (1966). — [2087] ELLENBERG, M., WEBER, H.: Retrograde ejaculation in diabetic neuropathy. Ann. intern. Med. 65, 1237 (1966). — [2088] ELLENBERG, M.: Neurologic complications and functional abnormalities in diabetes. N. Y. St. J. Med. 66, 1642 (1966). — [2089] ELLENBERG, M., WEBER, H.: The incipient asymptomatic diabetic bladder. Diabetes 16, 331 (1967). — [2090] ELLENBERG, M.: Present status of diabetic neuropathy. Proc. VI. Congr. int. Diab. Fed. 1967, 615. — [2091] ELLENBERG, M.: Diabetic neuropathic ulcers. J. Mt. Sinai Hosp. 35, 585 (1968). — [2092] EPSTEIN, S. H.: Diabetic neuropathy and its prognosis. Neurology (Minneap.) 1, 228 (1951). — [2093] ERBSLÖH, F., SCHRADER, A.: Klinik und Pathogenese neurologischer Krankheitsbilder beim Diabetes mellitus. Med. Klin. 58, 50 (1963). — [2094] FAGERBERG, S. E.: Studies on the pathogenesis of the diabetic neuropathy. II. Relation between clinically demonstrable neuropathy and patho-anatomic investigation of nerve. Acta med. scand. 156, 295 (1956). — [2095] FAGERBERG, S. E.: Studies on the pathogenesis of the diabetic neuropathy. III. Diabetic relation in relation to diabetic vessel complications. Acta med. scand. 157, 401 (1957). — [2096] FAGERBERG, S. E.: Studies on the pathogenesis of the diabetic neuropathy. IV. Angiopathia diabetica Vasae nervorum. Acta med. scand. 159, 59 (1957). — [2097] FAGERBERG, S. E.: Diabetic neuropathy. A clinical and histological study on the significance of vascular affections. Acta med. scand. 164 (1959), Suppl. 345. — [2098] FAGERBERG, S. E.: Neuropathie diabétique. Wld. Neurol. 2, 509 (1961). — [2099] FAGERBERG, S. E., PETERSÉN, I., STEG, G., WILHELMSEN, L.: Motor disturbances in diabetes mellitus. A clinical study using electromyography and nerve conduction velocity determination. Acta med. scand. 174, 711 (1963). — [2100] FEUDELL, P.: Neuropathia diabetica. Die Erkrankungen peripherer Nerven bei Diabetes mellitus. Berlin: VEB Verlag Volk und Gesundheit. 1963. — [2101] FOSTER, D. B., BASSETT, R. C.: Neurogenic arthropathy (Charcot Joint) associated with diabetic neuropathy. Arch. Neurol. Psychiat. (Chic.) 57, 173 (1947). — [2102] FRASER, TH. R., BRUCE, A.: On a case of diabetic neuritis, with a description of the postmortem examination of the nerves and muscles. Edinb. med. J. 42, 300 (1896). — [2103] FRERICHS, TH. v.: Über den Diabetes. Berlin: Hirschwald 1884. — [2104] FRY, I. K., HARDWICK, C., SCOTT, G. W.: Diabetic neuropathy: a survey and follow-up of 66 cases. Guy's Hosp. Rep. 111, 113 (1962). — [2105] GARCIN, P., LAPRESLE, J.: Complications nerveuses périphériques et centrales du diabète sucré. Assises Méd. 14, 346 (1956). — [2106] GARELLO, L., MASTROPAOLO, C.: Complicanze neuropsichiatriche del diabete mellito. Minerva med. 52, 1301 (1961). — [2107] GARLAND, H.: Diabetic amyotrophy. Brit. med. J. 1955 II, 1287. — [2108] GARLAND, H.: Diabetic amyotrophy. In: WILLIAMS, D.: Modern trends in Neurology. London: Butterworth 1957. — [2109] GARLAND, H.: Endogenous hypoglycaemia. Brain 81, 485 (1958). — [2110] GARLAND, H.: Neurological complications of diabetes mellitus: Clinical aspects. Proc. roy. Soc. Med. 53, 137 (1960). — [2111] GASTAGER, H., KORP, W., LATOUSCHEK, L.: Zur Häufigkeit der „diabetischen Neuropathie". Wien. klin. Wschr. 74, 906 (1962). — [2112] GIBBELS, E., SCHLIEP, G.: Diabetische Polyneuropathie: Probleme der Diagnostik und Nosologie. Dargestellt auf Grund des neueren Schrifttums und einer Analyse von 100 eigenen Fällen. Fortschr. Neurol. Psychiat. 38, 369 (1970). — [2113] GILBERT-DREYFUS, ZARA, M., COHEN, A.: Les neuropathies diabétiques. Rev. lyon. Méd. 7, 561 (1958). — [2114] GILL, R. D.: The diabetic (cord) bladder. J. Urol. (Baltimore) 36, 730 (1936). — [2115] GILLIATT, R. W.: Clinical aspects of diabetic neuropathy. In: Biochemical aspects of neurological disorders. Oxford: Blackwell 1967. — [2116] GOLDSTEIN, J. E., COGAN, D. G.: Diabetic ophthalmoplegia with special reference to the pupil. Amer. J. Ophthal. 64, 592 (1960). — [2117] GOMENSORO, J. B., TEMESIO, P., FERRARI, A.: Neuropatia diabetica. Rev. clin. esp. 80, 1 (1961). — [2118] GOODMAN, J. I., BAUMOEL, S., FRANKEL, L., MARCUS, L. J., WASSERMANN, S.: The diabetic neuropathies. Springfield (USA): Thomas 1953. — [2119] GOODMAN, J. I.: Femoral neuropathy in relation to diabetes mellitus. Report of 17 cases. Diabetes 3, 266 (1954). — [2120] GREENBAUM, D., RICHARDSON, P. C., SALMON, M. V., URICH, H.: Pathological observations on six cases of diabetic neuropathy. Brain 87, 201 (1964). — [2121] GREENBAUM, D.: Observations on the homogenous nature and pathogenesis of diabetic neuropathy. Brain 87, 215 (1964). — [2121 a] GREENFIELD, J. G., SHY, G. M., ALVORD, E. C., BERG, J. L.: An atlas of muscle pathology in neuromuscular diseases. Edinburgh: Livingstone 1957. — [2122] GREGERSEN, G.: Diabetic amyotrophy — a well-defined syndrome? Acta med. scand. 185, 303 (1969). — [2123] GREGOIRE, A.: De la paralysie faciale chez les diabétiques. Thèse, Paris 1883. — [2124] GRIESINGER, W.: Studien über Diabetes. Arch. physiol. Heilk. 3, 1 (1859). — [2125] GRUBE, K.: Über das Verhalten des Patellarreflexes bei Diabetes mellitus. Neurol. Zbl. 12, 770 (1893). — [2126] GRUBE, K.: On the loss of knee-jerk and on peripheral neuritis in diabetes mellitus. Lancet 1899 II, 203. — [2127] HAMILTON, C. R. jr., DOBSON, H. L., MARSHALL, J.: Diabetic amyotrophy: Clinical and electronmicroscopic studies in six patients. Amer. J. med. Sci. 256, 81 (1968). — [2128] HARRIMAN, D.: The ischaemic factor in diabetic neuropathy. Proc. IV. int. Congr. Neuropath. 3, 164 (1962). — [2129] HEAD, C. D.: A case of diabetes mellitus with multiple neuritis, so-called diabetes tabes. Northw. Lancet 24, 447 (1904). — [2130] HERSCHMANN, H.: Weiterer Beitrag zur Frage des Vorkommens neurologischer Symptome bei latenter Zuckerkrankheit. Wien. med. Wschr. 82, 367 (1932). — [2131] HERSON, R. N.: Diabetic neuropathy and hepatomegaly. Proc. roy. Soc. Med. 41, 104 (1948). — [2132] HIRSON, C.: Localised muscular atrophy in diabetes. Lancet 1953 I, 968. — [2133] HIRSON, C., FEINMANN, E. L., WADE, J.:

Diabetic neuropathy. Brit. med. J. 1953 I, 1408. — [2134] HOFFMANN, K.: Diabetische Neuropathie am Auge. Klin. Mbl. Augenheilk. 153, 180 (1968). — [2135] HOLT, E.: Bilateral trophic changes of the feet in diabetes. J. Amer. med. Ass. 91, 959 (1928). — [2136] HOPF, H. C., WEBER, J.: Über den Einfluß zusätzlicher Noxen auf Neuritis und Polyneuritis bei latentem Diabetes mellitus. Verh. dtsch. Ges. inn. Med. 72, 1141 (1966). — [2137] ISAACS, H., GILCHRIST, G.: Diabetic amyotrophy. S. Afr. med. J. 34, 501 (1960). — [2138] JACKSON, W. P. U.: Ocular nerve palsy with severe headache in diabetics. Brit. med. J. 1955 II, 408. — [2139] JANZEN, R.: Die sogenannte diabetische Neuropathie. Dtsch. med. Wschr. 89, 2051 (1964). — [2140] JERSILD, M., LAURITZEN: Sensibilité vibratoire chez les diabétiques. Diabète 5, 237 (1957). — [2141] JOHNSON, J. L.: Diabetic neuropathy. Quart. Bull. Northw. Univ. med. Sch. 34, 154 (1960). — [2142] DEJONG, R. N.: The nervous system complications of diabetes mellitus, with special reference to cerebrovascular changes. J. nerv. ment. Dis. 111, 181 (1950). — [2143] JORDAN, W. R., CRABTREE, H. H.: Paralysis of the bladder in diabetic patients. Arch. intern. Med. 55, 17 (1935). — [2144] JORDAN, W. R., RANDALL, L. O., BLOOR, W. R.: Neuropathy in diabetes mellitus. Arch. intern. Med. 55, 26 (1935). — [2145] JORDAN, W. R.: Neuritic manifestations in diabetes mellitus. Arch. intern. Med. 57, 307 (1936). — [2145 a] JORDAN, W. R.: The effect of diabetes on the nervous system. Sth. med. J. (Bghm, Ala.) 36, 45 (1943). — [2146] JØRGENSEN, M. B., BUCH, N. H.: Studies on inner-ear function and cranial nerves in diabetics. Acta oto-laryng. (Stockh.) 53, 350 (1961). — [2147] JØRGENSEN, M. B., BUCH, N. H.: Studies on the sense of smell and taste in diabetics. Acta oto-laryng. (Stockh.) 53, 539 (1961). — [2148] JØRGENSEN, M. B.: The inner-ear in diabetes mellitus. Arch. Otolaryng. 74, 373 (1961). — [2149] KALM, H.: Diabetische Polyneuropathie. Verhandl. Deutsch. Ges. inn. Med., 72. Kongreß 1966, 1129. — [2150] KARCHER, G.-P.: Vergleichende Untersuchungen über die chronischen, vorwiegend sensiblen Polyneuritiden beim Diabetiker und nach Contergangebrauch. Diss., München 1963. — [2151] KEEN, H.: Autonomic neuropathy in diabetes mellitus. Postgrad. med. J. 35, 272 (1959). — [2152] KELLY, P. J.: Management of complications seen in the lower extremities of diabetic patients. Proc. Mayo Clin. 34, 511 (1959). — [2153] KING, F. P.: Paralysis of the extraocular muscles in diabetes. Arch. intern. Med. 104, 318 (1959). — [2154] KOCEN, R. S.: Diabetes mellitus with acute polyneuritis. Brit. med. J. 1957 II, 100. — [2155] KOURILSKY, R., PIÉRON, R., JACQUILLAT, C., VERLEY, J. M., KALMANSON, D., LANGUMIER, J.: Un cas de neuropathie diabétique avec troubles trophiques ex examen histologique du système nerveux central. Bull. Soc. Méd. Paris 76, 218 (1960). — [2156] KRAUS, W. M.: Involvement of the peripheral neurons in diabetes mellitus. Trans. Amer. neurol. Ass. 75, 200 (1921). — [2157] KRAUS, W. M.: Involvement of the peripheral neurons in diabetes mellitus. Arch. Neurol. Psychiat. (Chic.) 7, 202 (1922). — [2158] KUNZE, K., NOELLE, H.: Über neuere Ergebnisse zur diabetischen Polyneuropathie. Med. Klin. 60, 720 (1965). — [2159] KUNZE, K.: Neurophysiologische Untersuchungen bei diabetischer Neuropathie. Verhandl. Dtsch. Ges. inn. Med., 72. Kongreß 1966, 1175. — [2160] LEBON, J., LEBON, P.: L'anosmie d'origine diabétique (un cas). Rev. Oto-neuro-ophthal. 31, 367 (1959). — [2161] LECORCHÉ: Troubles nerveux dans le diabète chez les femmes. Arch. neurol. (Paris) 10, 395 (1885). — [2162] LIPPMANN, E. M., GROW, J. L.: Neurogenic arthropathy associated with diabetes mellitus. Review of the literature and report of one case in a juvenile diabetic. J. Bone Jt. Surg. 37, 971 (1955). — [2163] LOCKE, S., LAWRENCE, D. G., LEGG, M. A.: Diabetic amyotrophy. Amer. J. Med. 34, 775 (1963). — [2164] LOCKE, S.: The peripheral nervous system in diabetes mellitus. Diabetes 13, 307 (1964). — [2165] LOCKE, S.: Diabetes and the nervous system. Med. Clin. N. Amer. 49, 1081 (1965). — [2166] LUDES, H.: Zur Klinik der diabetischen Spätkomplikationen. Med. Welt (Stuttg.) 1961 I, 259. — [2167] MAIER, C., FREHNER, H. U.: Zur Frage der diabetischen Komplikationen. Schweiz. med. Wschr. 86, 1340 (1956). — [2168] MALINS, J.: Clinical diabetes mellitus. London: Eyre & Spottiswoode 1968. — [2169] MARCHAL (DE CALVI) CH.-J. M.: Recherches sur les accidents diabétiques. Paris: P. Asselin 1864. — [2170] MARTIN, M. M.: Diabetic neuropathy. A clinical study of 150 cases. Brain 76, 594 (1953). — [2171] MARTIN, M. M.: Involvement of autonomic nervefibres in diabetic neuropathy. Lancet 1953 I, 560. — [2172] MARULLO, T.: Osservationi clinico audiometriche in soggetti diabetici. Arcisped. S. Anna Ferrara 3, 1 (1950). — [2173] MATTHEWS, J. D.: Neuropathy in diabetes mellitus. Lancet 1955 I, 474. — [2174] MAURIAC, P., BROUSTET, P., TRAISSAC, F. J.: Les complications nerveuses du diabète. Paris méd. 85, 19 (1932). — [2175] MAYNE, N.: Neuropathy in the diabetic and non-diabetic populations. Lancet **1965** II, 1313. — [2176] MAYNE, N.: The short-term prognosis in diabetic neuropathy. Diabetes **17**, 270 (1968). — [2177] McCULLOUGH, C. C.: Diabetic neuropathic ulcers of the feet. Missouri Med. **58**, 117 (1961). — [2178] MELANDER, R.: Comment se comportent les réflexes du tendon rotulien et du tendon d'achille dans le diabète sucré? Acta med. scand. **74**, 396 (1931). — [2179] MICHON, P., LARCAN, A., HURIET, C., VICARI, F., VERT, P.: Les neuropathies diabétiques. Statistique portant sur 498 cas de diabète. Bull. Soc. Méd. Paris **77**, 433 (1961). — [2180] MIRSKY, I. A., FUTTERMAN, P., BROH-KAHN, R. H.: The quantitative measurement of vibratory perception in subjects with and without diabetes mellitus. J. Lab. clin. Med. **41**, 221 (1953). — [2181] MONTUSCHI, E., MELTON, G.: Severe diabetic neuropathy with right phrenic palsy. Proc. roy. Soc. Med. **41**, 101 (1949). — [2182] MOUREN, P., SERRATRICE, G., VIGOUROUX, R.: Les paralysies des nerfs crâniens dans le diabète. Marseille-méd. **103**, 445 (1966). — [2183] MULDER, D. W., LAMBERT, E. H., BASTRON, J. A., SPRAGUE, R. G.: The neuropathies associated with diabetes mellitus. A clinical and electromyographic study of 103 unselected diabetic patients. Neurology (Minneap.) **11**, 275 (1961). — [2184] MUMENTHALER, M.: Neurologische Komplikationen des Diabetes mellitus. Schweiz. med. Wschr. **93**, 518 (1963). — [2185] MURALT, R. H. v.: Neuropathien und Arthropathien beim Diabetes mellitus. Praxis **45**, 45 (1956). — [2186] MURI, J.: Diabetic arthropathy and intercapillary glomerulosclerosis. Acta med. scand. **135**, 391 (1949). — [2187] MURPHY, F. D., MOXON, G. F.: Diabetes mellitus and its complications. An analysis of 827 cases. Amer. J. med. Sci. **182**, 301 (1931). — [2188] NEUNDÖRFER, B.: Ein Beitrag zur Differentialdiagnose fehlender oder abgeschwächter Achillessehnenreflexe. Dtsch. med. Wschr. **95**, 2474 (1970). — [2189] NIVIÈRE: De la perte des réflexes tendineux dans le diabète sucré. Thèse, Paris 1888. — [2190] NOELLE, H.: Hirnnervenschäden bei Diabetes mellitus. Dtsch. Arch. klin. Med. **210**, 306 (1965). — NOELLE, H.: Die Korrelation von neurologischen Krankheitsbildern zu latentem und manifestem Diabetes mellitus. Verhandlg. Dtsch. Ges. inn. Med., 72. Kongreß 1966, 1161. — [2192] OAKLEY, W., CATTERALL, R. C. F., MARTIN, M. M.: Aetiology and management of lesions of the feet in diabetes. Brit. med. J. **1956** II, 953. — [2193] ODEL, H. M., ROTH, G. M., KEATING, F. R., jr.: Autonomic neuropathy simulating the effects of sympathectomy as a complication of diabetes mellitus. Diabetes **4**, 92 (1955). — [2194] OZKER, R. R., RICHARDS, N. G., SCHUHMACHER, O. P.: Acute polyneuritis following severe diabetic acidosis. Ohio St. med. J. **55**, 1521 (1959). — [2195] PEACOCK, J., CALDERON, R.: Diabetic amyotrophy. A report of two cases. Henry Ford Hosp. Bull. **12**, 135 (1964). — [2196] PETERSEN, A.: Arthropathia diabetica. Acta orthop. scand. **30**, 217, 225 (1960). — [2197] PICKERING, G.: The anatomical and functional aspects of the neurological lesions of diabetes. Proc. roy. Soc. Med. **53**, 142 (1960). — [2198] PIRART, J.: Diabetic neuropathy: a metabolic or a vascular disease? Diabetes **14**, 1 (1965). — [2199] PIRART, J., COËRS, CH.: Diabetic neuropathy — a critical appraisal. Proc. VI. Congr. intern. Diab. Fed. 1967, 633. — [2200] PITRES, A., MARCHAND, L.: Les polynévrites diabétiques. Progr. méd. **32**, 295 (1917). — [2201] PLUM, F.: The neurologic complications of diabetes mellitus. In: WILLIAMS, R. H.: Diabetes. New York: Huber 1960, 602. — [2202] POMERANZE, J.: Subthreshold diabetes. Ann. intern. Med. **51**, 219 (1959). — [2203] PRYCE, D.: A case of perforating ulcers of both feet associated with diabetes and ataxic symptoms. Lancet **1887** II, 11. — [2204] PRYCE, T. D.: On diabetic neuritis, with a clinical and pathological description of three cases of diabetic pseudo-tabes. Brain **16**, 416 (1893). — [2205] PUFF, K.-H.: Die sogenannte diabetische Amyotrophie. Dtsch. med. Wschr. **87**, 255 (1962). — [2206] RAFF, M. C., ASBURY, A. K.: Ischemic mononeuropathy and mononeuropathy multiplex in diabetes mellitus. New Engl. J. Med. **279**, 17 (1968). — [2207] RAFF, M. C., SANGALANG, V., ASBURY, A. K.: Ischemic mononeuropathy multiplex associated with diabetes mellitus. Arch. Neurol. (Chic.) **18**, 487 (1968). — [2208] RAVAULT, P. P., DEVIC, M., LEJEUNE, E.: Considération sur les aréflexis et „névrites" des membres inférieurs au cours du diabète. (A propos de l'étude clinique de 200 diabétiques.) Rev. lyon. Méd. **3**, 759 (1954). — [2209] RAVEN, TH. F.: Disappearance and return of the knee-jerk in diabetes. Brit. med. J. **1887**, 303. — [2210] RAVERDY, PH.: Les complications nerveuses du diabète. Rev. méd. franç. **42**, 125 (1961). — [2211] RECORDIER, A. M., SERRATRICE, G., ACQUAVIVA, P.: Acropathies ulcéro-mutilantes au cours du diabète sucré. Marseille-méd. **102**, 521 (1965). — [2212] REICH, A.: A case of diabetic multiple peripheral neuritis. Med. Rec. (N. Y.) **45**, 59 (1894). — [2213] RENNERT, H.: Zur Pathogenese der diabetischen Polyneuropathie. Ärztl. Wschr. **13**, 1128 (1958). — [2214] REYNOLDS, R. A.: Zur Frage der diabetischen Tabes. Jb.

Psychiat. Neurol. 46, 267 (1929). — [2215] RILLIET, B.: Les troubles sexuels chez les diabétiques. Praxis 55, 1334 (1966). — [2216] RIMBAUD, L.: A propos d'un cas de névrite diabétique. Gaz. Hôp. 82, 1555 (1909). — [2217] ROOT, H. F.: Rare paralysis in diabetes mellitus. Med. Clin. N. Amer. 5, 1433 (1922). — [2218] ROOT, H. F., ROGERS, M. H.: Diabetic neuritis with paralysis. New Engl. J. Med. 202, 1049 (1930). — [2219] ROSS, A. T.: Recurrent cranial nerve palsies in diabetes mellitus. Neurology (Minneap.) 12, 180 (1962). — [2220] RUBIN, A., BABBOTT, D.: Impotence and diabetes mellitus. J. Amer. med. Ass. 168, 498 (1958). — [2221] RUCKER, W. C.: Paralysis of the third, fourth and sixth cranial nerves. Amer. J. Ophthal. 46, 787 (1958). — [2222] RUDY, A., MUELLNER, S. R.: The neurogenic bladder in diabetes mellitus. Early recognition and treatment with a report of cases. J. Urol. (Baltimore) 45, 844 (1941). — [2223] RUDY, A.: Diabetic neuropathy. New Engl. J. Med. 233, 684 (1945). — [2224] RUDY, A., EPSTEIN, S. H.: Review of one hundred cases of „diabetic neuropathy" followed from one to ten years. J. clin. Endocr. 5, 92 (1945). — [2225] RUNDLES, R. W.: Diabetic neuropathy. General review with report of 125 cases. Medicine (Baltimore) 24, 111 (1945). — [2226] RUNDLES, R. W.: Diabetic neuropathy. Bull. N. Y. Acad. Med. 26, 598 (1950). — [2227] SABATTINI, L., PAZZAGLIA, P.: Multinevrite in diabete latente. G. Psichiat. Neuropat. 96, 399 (1968). — [2228] SAYK, J.: Über die Sensibilitätsstörungen der diabetischen Polyneuropathie. Verhandl. Dtsch. Ges. inn. Med., 72. Kongreß 1966, 1151. — [2229] SAUER, H., DÜSSLER, A.: Über das Krankheitsbild der diabetischen Polyneuritis und seine Behandlung mit Vitamin B_{12}. Dtsch. med. Wschr. 79, 1046 (1954). — [2230] SCHRADER, A., WEINGES, K.: Peripher-neurologische Erkrankungen beim Diabetes mellitus. Internist 2, 100 (1961). — [2231] SCHREIBER, F.-K.: Zur Behandlung der Neuropathia diabetica. Dtsch. med. Wschr. 86, 531 (1961). — [2232] SCHÖFFLING, K., FEDERLIN, K., DITSCHUNEIT, H., PFEIFFER, E. F.: Disorders of sexual function in male diabetics. Diabetes 12, 519 (1963). — [2233] SEITZ, D.: Zur Klinik und Pathogenese der Polyneuritis diabetica. Dtsch. Z. Nervenheilk. 175, 15 (1956). — [2234] SERGENT, E., KAUFMANN, N. H.: Névrite du circonflexe et diabète. Bull. Soc. Méd. Paris 49, 840 (1925). — [2235] SEVRINGHAUS, E. L.: A study of five hundred diabetics. Amer. J. med. Soc. 182, 311 (1931). — [2236] SHARPY-SCHAFER, E. P., TAYLOR, P. J.: Absent circulatory reflexes in diabetic neuritis. Lancet 1960 I, 559. — [2237] SHEPPE, W. M.: Neuropathic (Charcot) joints occurring in diabetes mellitus. Diabetes 8, 192 (1959). — [2238] SHUMAN, CH. R., GILPIN, S. F.: Diabetic neuropathy: Controlled therapeutic trials. Amer. J. med. Sci. 227, 612 (1954). — [2239] SKILLERN, P. G., LOCKHART, G.: Optic neuritis and uncontrolled diabetes mellitus in 14 patients. Ann. intern. Med. 51, 468 (1959). — [2240] SNYDACKER, D.: Diabetic neuropathy as a cause of extraocular muscle palsy. Trans. Amer. Acad. Ophthal. Otolaryng. 62, 704 (1958). — [2241] STEINESS, I.: Vibratory perception in diabetics. A biothesiometric study. Acta med. scand. 158, 327 (1957). — [2242] STEINESS, I.: Vibratory perception in diabetics during arrested blood flow to the limb. Acta med. scand. 163, 195 (1959). — [2243] STEINESS, I.: Influence of diabetic status on vibratory perception during ischaemia. Acta med. scand. 170, 319 (1961). — [2244] STEINESS, I.: Diabetic neuropathy. Acta med. scand. 173 (1963), Suppl. 391. — [2245] SULLIVAN, J. F.: The neuropathies of diabetes. Neurology (Minneap.) 8, 243 (1958). — [2246] SULLIVAN, J. F., FLYNN, R. E.: Diabetes mellitus and syndromes of the central and peripheral nervous system. Arch. Neurol. (Chic.) 1, 111 (1959). — [2247] TRAUTMANN, J. C., KEARNS, TH. P.: Diabetes and the eye. Postgrad. Med. 42, 133 (1969). — [2247 a] TREUSCH, J. V.: Diabetic neuritis: A tentative working classification. Proc. Mayo Clin. 20, 393 (1945). — [2248] TSCHABITSCHER, H., HEISS, W.-D., PERNHAUPT, G., PROSENZ, P.: Das Verhalten des Liquorzuckers unter Glucosebehandlung mit besonderer Berücksichtigung der diabetischen Polyneuropathie. Wien. klin. Wschr. 79, 922 (1967). — [2249] TUNBRIDGE, R. E., PALEY, R. G.: Primary optic atrophy in diabetes mellitus. Diabetes 5, 295 (1956). — [2250] TUSHNET, L.: Impotence and diabetes mellitus. J. med. Soc. N. J. 57, 256 (1960). — [2251] VIALLEFONT, H.: Les manifestations neuro-ophthalmologiques du diabète. Bull. Soc. Ophthal. Fr. 67, 63 (1967). — [2252] WEBER, R. B., DAROFF, R. B., MACKEY, E. A.: Pathology of oculomotor nerve palsy in diabetics. Neurology (Minneap.) 20, 835 (1970). — [2253] WEINSTEIN, E. A., DOLGER, H.: External ocular muscle palsies occurring in diabetes mellitus. Arch. Neurol. Psychiat. (Chic.) 60, 597 (1948). — [2254] WOLFE, E. S., KROSNICK, A.: Cranial neuropathy in diabetes mellitus. A problem in differential diagnosis. J. med. Soc. 66, 75 (1969). — [2255] WOLTMAN, H. H., WILDER, R. M.: Diabetes mellitus. Pathologic changes in the spinal cord and peripheral nerves. Arch. intern. Med. 44, 576 (1929). — [2256] ZIEMSSEN, H. W. v.: Neuralgie und Neuritis bei Diabetes mellitus. Ärztl. Intelligenzbl. München 32, 618 (1885).

Hypoglykämie

[2257] BARRIS, R. W.: Pancreatic adenoma (hyperinsulinism) associated with neuromuscular disorders. Ann. intern. Med. 38, 124 (1953). — [2258] BLAU, A., REIDER, N., BENDER, M. B.: Extrapyramidal syndrome and encephalographic picture of progressive internal hydrocephalus in chronic hypoglycemia. Ann. intern. Med. 10, 910 (1936). — [2259] LAMBERT, E. H., MULDER, D. W., BASTRON, J. A.: Regeneration of peripheral nerves with hyperinsulin neuronopathy. Report of a case. Neurology (Minneap.) 10, 851 (1960). — [2260] LAROCHE, GUY, LELOURDY, BUSSIERE, J. A.: Les hypoglycémies spontanées chroniques. Presse méd. 36, 513 (1928). — [2261] LEVRAT, M., BRETTE, R.: Cancer langerhansien du pancréas avec hypoglycémie douleurs musculaires et myosite dégénérative d'origine métabolique. Presse méd. 2, 530 (1948). — [2262] LIDZ, T., MILLER, J. M., PADUET, P., STEDEM, A. F. A.: Muscular atrophy and pseudologia fantastica associated with islet adenoma of the pancreas. Arch. Neurol. Psychiat. (Chic.) 62, 304 (1949). — [2263] MULDER, D. W., BASTRON, J. A., LAMBERT, E. H.: Hyperinsulin neuronopathy. Neurology (Minneap.) 6, 627 (1956). — [2264] ROSNER, L., ELSTAD, R.: The neuropathy of hypoglycemia. Neurology (Minneap.) 14, 1 (1964). — [2265] SILFVERSKIÖLD, B. P.: „Polyneuritis hypoglycemica." Late peripheral paresis after hypoglycemic attacks in two insuloma patients. Acta med. scand. 125, 502 (1946). — [2266] STERN, K., DANCEY, T. E., McNAUGHTON, F. L.: Sensory disturbances following insulin treatment of psychoses. J. nerv. ment. Dis. 95, 183 (1942). — [2267] TOM, M. I., RICHARDSON, J. C.: Hypoglycaemia from islet cell tumor of pancreas with amyotrophy and cerebrospinal nerve cell changes: Case report. J. Neuropath. exp. Neurol. 10, 57 (1951). — [2268] TRETHOWAN, W. H.: Persistent sensory symptoms following spontaneous hypoglycemia. Response to chlorpromazine. J. nerv. ment. Dis. 121, 274 (1955). — [2269] WILLNER, V., WEINSTEIN, V. A.: Islet cell adenoma of the pancreas with increased insulin excretion in urine. N. Y. State J. Med. 50, 1103 (1950).

Myxödem

[2270] BLOOMER, H. A., KYLE, L. H.: Myxedema. A reevaluation of clinical diagnosis based on eighty cases. Arch. intern. Med. 104, 234 (1959). — [2271] CREVASSE, L. E., LOGUE, R. B.: Peripheral neuropathy in myxedema. Ann. intern. Med. 50, 1433 (1959). — [2272] CURRIER, F. P., BRINK, J. R.: Multiple neuritis and hypothyroidism. Dis. nerv. Syst. 9, 144 (1948). — [2273] DYCK, P. J., LAMBERT, E. H.: Polyneuropathy associated with hypothyroidism: Electrophysiologic, quantitative histologic and teased fiber, and electron microscopic study of nerve biopsies. Trans. Amer. neurol. Ass. 94, 245 (1969). — [2274] FINCHAM, R. W., CAPE, C. A.: Neuropathy in myxedema. A study of sensory nerve conduction in the upper extremities. Arch. Neurol. (Chic.) 19, 464 (1968). — [2275] GOLDBLATT, S.: Pallhypesthesia. Depression of the appreciation of vibration in trauma and in disease; a preliminary report. Arch. Neurol. Psychiat. (Chic.) 59, 292 (1948). — [2276] IKEDA, J. K., MARVIN, S. L.: Peripheral neuropathy in hypothyroidism. Report of case. Bull. Los Angeles neurol. Soc. 25, 106 (1960). — [2277] KÖNIG, M. P., SCHMIDHAUSER, M.: Neurologische Störungen als Leitsymptom einer langdauernden Hypothyreose mit Tod im Myxödemcoma. Schweiz. med. Wschr. 93, 1083 (1963). — [2278] MASSON, M.: Les manifestations neurologiques et musculaires du myxoedème. Presse méd. 70, 1809 (1962). — [2279] NICKEL, S. N., FRAME, B.: Neurologic manifestations of myxedema. Neurology (Minneap.) 8, 511 (1958). — [2280] NICKEL, S. N., FRAME, B., BEBIN, J., TOURTELLOTTE, W. W., PARKER, J. A., HUGHES, B. R.: Myxedema neuropathy and myopathy. A clinical and pathologic study. Neurology (Minneap.) 11, 125 (1961). — [2281] PEARCE, J., AZIZ, H.: The neuromyopathy of hypothyroidism. Some new observations. J. Neurol. Sci. 9, 243 (1969). — [2282] SANDERS, V.: Neurologic manifestations of myxedema. New Engl. J. Med. 266, 547 (1962). — [2283] SANDERS, V.: Neurologic manifestations of myxedema. New Engl. J. Med. 266, 599 (1962).

Acromegalie und Hyperparathyreoidismus

[2284] ARNOLD, J.: Weitere Beiträge zur Akromegaliefrage. Virchows Arch. path. Anat. 135, 1 (1894). — [2285] GERSTER, J. C., GAUTHIER, G.: Polyneuropathy in a case of primary hyperparathyroidism: Disappearance of the neurological picture after surgical correction of the hyperparathyroidism. Helv. med. Acta 35, 296 (1969/70). — [2286] LIST, C. F.: Doppelseitige Medianusneuritis bei Akromegalie. Dtsch. Z. Nervenheilk. 124, 279 (1932). — [2287] MARIE, P., MARINESCO, G.: Sur l'anatomie pathologique de l'acromégalie. Arch. Méd. exp. 3, 539 (1891). — [2288] STEWART, B. M.: The hypertrophic neuropathy of acromegale. A rare neuropathy associated with acromegaly. Arch. Neurol. (Chic.) 14, 107 (1966).

Mangel- und Fehlernährung

[2289] ANAND, M. P.: Iatrogenic megaloblastic anaemia with neurological complications. Scot. med. J. 9, 388 (1964). — [2290] CLARKE, C. A., SNEDDON, I. B.: Nutritional neuropathy. In prisoners-of-war and internees from Hong-Kong. Lancet 1946 I, 734. — [2291] CLARKE, C. A., SIRCUS, W.: Nutritional neuropathy in prisoners-of-war repatriated from Hong-Kong. A follow-up. Lancet 1952 II, 113. — [2292] CRUICKSHANK, E. K.: Painful feet in prisoners-of-war in the far east. Review of 500 cases. Lancet 1946 II, 369. — [2293] CRUICKSHANK, E. K.: Dietary neuropathies. Vitam. and Horm. 10, 1 (1952). — [2294] DENNY-BROWN, D.: Neurological conditions resulting from prolonged and severe dietary restriction. (Case reports in prisoners-of-war, and general review). Medicine (Baltimore) 26, 41 (1947). — [2295] DENNY-BROWN, D.: Nutritional disease. Fed. Proc. 17, Suppl. 2, 35 (1958). — [2296] DUMONT, A.: Contribution à l'étude clinique et pathogénique du béri-béri observé au Congo belge. Arch. int. Méd. exp. 10, 155 (1935). — [2297] GOPALAN, C.: The „burning feet" syndrome. Indian med. Gaz. 81, 22 (1946). — [2298] GRANT, H. C., HOFFBRAND, A. V., WELLS, D. G.: Folate deficiency and neurological disease. Lancet 1965 II, 763. — [2299] HANSEN, H. A., NORDQUIST, P., SOURANDER, P.: Megaloblastic anemia and neurologic disturbances combined with folic acid deficiency. Observations on an epileptic patient treated with anticonvulsants. Acta med. scand. 176, 243 (1964). — [2300] LAI, C. S., RANSOME, G. A.: Burning-feet Syndrome. Case due to malabsorption and to riboflavine responding. Brit. med. J. 1970 II, 151. — [2301] LONG, M. T., CHILDRESS, R. H., BOND, W. H.: Megaloblastic anemia associated with the use of anticonvulsant drugs. Report of a case and review of the literature. Neurology (Minneap.) 13, 697 (1963). — [2302] MAGUN, R.: Erkrankungen des Nervensystems bei Fehlernährung. Dtsch. Z. Nervenheilk. 169, 490 (1953). — [2303] MILLER-FISHER, B. A.: Residual neuropathological changes in Canadians held prisoners of war by the Japanese (Strachan's disease). Canad. Serv. med. J. 11, 157 (1955). — [2304] PERAITA, M.: Neuropathien infolge mangelhafter Ernährung. Arch. Psychiat. Nervenkr. 114, 611 (1941). — [2305] PERAITA, M.: Deficiency neuropathies observed in Madrid during the civil war. Brit. med. J. 1946, 784. — [2306] SCHLESINGER, B.: Nährschäden des Nervensystems. In: BUMKE, O., FOERSTER, O.: Handb. Neurol. Bd. XIII. Berlin: Springer 1937, 1008. — [2307] SCHRETZENMAYR, A.: Beobachtungen an 1200 Beri-Beri-Patienten. Med. Welt (Stuttg.) 12, 454 (1938). — [2308] SCHRETZENMAYR, A.: VI. Die Beriberi des Menschen. Ergebn. inn. Med. Kinderheilk. 60, 314 (1941). — [2309] SIMPSON, I.: „Burning feet" in British prisoners-of-war in the far east. Lancet 1946 I, 959. — [2310] SMITH, D. A.: Nutritional neuropathies in the civilian internment camp, Hong Kong, January, 1942 — August, 1945. Brain 69, 209 (1946). — [2311] SMITH, D. A., WOODRUFF, M. F. A., BENNET, J.: Deficiency diseases in Japanese prison camps. Spec. Rep. Ser. med. Res. Coun. (Lond.) 1951, 274. — [2312] SPECKMANN, K.: Veränderungen am Nervensystem bei Mangelernährung. Nervenarzt 18, 262 (1947).

Gastro-, entero-pankreatogene Malabsorption

[2313] BAUMAN, M. B., DIMASE, J. D., OSKI, F., SENIOR, J. R.: Brown bowel and skeletal myopathy associated with vitamin E depletion in pancreatic insufficiency. Gastroenterology 54, 93 (1968). — [2314] BINDER, H. J., SOLITAIRE, G. B., SPIRO, H. M.: Neuromuscular disease in patients with steatorrhoea. Gut 8, 605 (1967). — [2315] BRESSON, Y., COLLOMB, H., BALLON, G., DUMAS, M., PETIT, M.: Test de shilling dans les neuropathies dites nutritionnelles. Bull. Soc. méd. Afr. noire Langue franç. 13, 632 (1968). — [2316] COOKE, W. T., SMITH, W. T.: Neurological disorders associated with adult coeliac disease. Brain 89, 683 (1966). — [2317] EDELMANN, J.: Über ein bisher nicht bearbeitetes pankreohepatisches Syndrom. Wien. klin. Wschr. 1936 II, 1336. — [2318] ELDERS, C.: Tropical sprue and pernicious anaemia. Aetiology and treatment. Lancet 1925 I, 75. — [2319] HALL, W. H.: Proximal muscle atrophy in adult celiac disease. Amer. J. dig. Dis., N. S. 13, 697 (1968). — [2320] JANZEN, R.: Nervensystem und Resorptionsstörungen (Malabsorption). Dtsch. med. Wschr. 89, 296 (1964). — [2321] KATSCH, G., GÜLZOW, B.: Die Krankheiten der Bauchspeicheldrüse. In: Handb. d. Inn. Med. 4. Aufl. III/2. Berlin: Springer 1953, 295. — [2322] MAYER, R. F.: Peripheral nerve function in vitamin B_{12} deficiency. Arch. Neurol. (Chic.) 13, 355 (1965). — [2323] NAISH, J., CAPPER, W. M.: Intestinal cul-de-sac phenomena in man. Lancet 1953, 597. — [2324] REINWEIN, H.: Die Erkennung und Deutung des Malabsorption-Syndroms. Dtsch. med. Wschr. 84, 713 (1959). — [2325] REINWEIN, H.: Die Klinik des Malabsorption-Syndroms. Gastroenterologia (Basel) 97, 313 (1962). — [2326] WOLFF, H.: Neurologische Komplikationen bei Dünndarmerkrankungen. Verh. dtsch. Ges. inn. Med. 63, 467 (1957).

„Hepatogene" Polyneuropathie, Störungen des Fett- und Harnsäurestoffwechsels

[2327] FESSEL, W. J.: Fat disorders and peripheral neuropathy. Brain 94, 531 (1971). — [2327 a] FULTON, J. K.: Essential lipemia, acute gout, peripheral neuritis, and myocardial disease in a Negro man. Arch. intern. Med. 89, 303 (1952). — [2327 b] GREENE, M. L., GLUECK, C. J., FUJIMOTO, W. Y., SEEGMILLER, J. E.: Benign symmetric lipomatosis (Launois-Bensaude adenolipomatosis) with gout and hyperlipoproteinemia. Amer. J. Med. 48, 239 (1970). — [2328] MANCKE, R.: Über Neuritis bei Pigmentzirrhose. Dtsch. Z. Nervenheilk. 25, 279 (1932). — [2328 a] MÜHLER, E.: Zur Frage der hepatogenen Polyneuritis. Dtsch. Z. Nervenheilk. 180, 176 (1960). — [2329] THOMAS, P. K., WALKER, J. G.: Xanthomatous neuropathy in primary biliary cirrhosis. Brain 88, 1079 (1965). — [2330] WAYBURN, E., GUERARD, C. R.: Relation between multiple peripheral neuropathy and cirrhosis of the liver. Arch. intern. Med. 66, 161 (1940). — [2331] ZILLIG, G.: Neurologische und psychische Störungen bei Lebererkrankungen. Nervenarzt 18, 297 (1947). — [2332] ZILLIG, G.: Neurologische und psychopathologische Befunde bei Lebererkrankungen. Arch. Psychiat. Nervenkr. 181, 21 (1948).

Nephrogene Polyneuropathie

[2333] APPENZELLER, O., KORNFELD, M., ALBUQUERQUE, MACGEE, J.: Neuropathy in chronic renal disease. A microscopic, ultrastructural, and biochemical study of sural nerve biopsies. Arch. Neurol. (Chic.) 24, 449 (1971). — [2334] ASBURY, A. K., VICTOR, M., ADAMS, R. D.: Uremic polyneuropathy. Trans. Amer. neurol. Ass. 87, 100 (1962). — [2335] ASBURY, A. K.: Peripheral neuropathy due to nitrofurantoin. Lancet 1963 I, 334. — [2336] ASBURY, A. K., VICTOR, M., ADAMS, R. D.: Uremic polyneuropathy. Arch. Neurol. (Chic.) 8, 413 (1963). — [2337] BARBER, N. D., NAKAMOTO, S., MCCORMACK, L. J., KOLFF, W. J.: Pathologic anatomy of 13 patients after prolonged periodic hemodialyses. Trans. Amer. Soc. artif. intern. Org. 9, 21 (1963). — [2338] BOLTON, C. F., BALTZAN, M. A., BALTZAN, R. B.: Effects of renal transplantation on uremic neuropathy. A clinical and electrophysiologic study. New Engl. J. Med. 284, 1170 (1971). — [2339] CALLAGHAN, N.: Restless legs syndrome in uremic neuropathy. Neurology (Minneap.) 16, 359 (1966). — [2340] CASE records of the Massachusetts Gen. Hosp.: Case 42—1962. New Engl. J. Med. 266, 1378 (1962). — [2341] CHARCOT, J. M.: Lectures of the diseases of the nervous system. New York: Hafner Publ. Comp. 1962. — [2342] CHAUMONT, P., LEFEBVRE, J., LERIQUE, J. L.: Explorations électrologiques au cours des insuffisances rénales graves. Rev. neurol. 108, 199 (1963). — [2343] DAYAN, A. D., GARDNER-THORPE, C., DOWN, P. F., GLEADLE, R. I.: Peripheral neuropathy in uremia. Pathological studies on peripheral nerves from 6 patients. Neurology (Minneap.) 20, 649 (1970). —

[2344] DINAPOLI, R. P., JOHNSON, W. J.: Neurologic complications in chronic renal failure. Med. Clin. N. Amer. 52, 845 (1968). — [2345] DOBBELSTEIN, H., ALTMEYER, B., EDEL, H., GURLAND, H. J., MÜLLER, R., PICHLMAIER H., JABOUR, A.: Periphere Neuropathie bei chronischer Niereninsuffizienz, bei Dauerdialysebehandlung und nach Nierentransplantation. Med. Klin. 63, 616 (1968). — [2346] FUNCK-BRENTANO, J. L., VANTELON, J.: Les polynévrites des urémies chroniques traitées par hémodialyses répétées. Internat. Kongr. Nephrol. 2. Prag 1963, 173. — [2347] GOMBOS, E. A., LEE, T. H., HARTON, M. R., CUMMINGS, J. W.: One years's experience with an intermittent dialysis program. Ann. intern. Med. 61, 462 (1964). — [2348] GONZALEZ, F. M., PABICO, R. C., BROWN, H. W., MAHER, J. F., SCHREINER, G. E.: Further experience with the use of routine intermittent hemodialysis in chronic renal failure. Trans. Amer. Soc. artif. intern. Org. 9, 11 (1963). — [2349] HEGSTROM, R. M., MURRAY, J. S., PENDRAS, J. P., BURNELL, J. M., SCRIBNER, B. H.: Hemodialysis in the treatment of chronic uremia. Trans. Amer. Soc. artif. intern. Org. 7, 136 (1961). — [2350] HEGSTROM, R. M., MURRAY, J. S., PENDRAS, J. P., BURNELL, J. M., SCRIBNER, B. H.: Two year's experience with periodic hemodialysis in the treatment of chronic uremia. Trans. Amer. Soc. artif. intern. Org. 8, 266 (1962). — [2351] HONET, J. C., JEBSEN, R. H., TENCKHOFF, H. A., MCDONALD, J. R.: Motor nerve conduction velocity in chronic renal insufficiency. Arch. phys. Med. 1966, 647. — [2352] JEBSEN, R. H., TENCKHOFF, H., HONET, J. C.: Natural history of uremic polyneuropathy and effects of dialysis. New. Engl. J. Med. 277, 327 (1967). — [2353] KONOTEY-AHULU, F. I. D., BAILLOD, R., COMTY, C. M., HERON, J. R., SHALDON, S., THOMAS, P. K.: Effect of periodic dialysis on the peripheral neuropathy of end-stage renal failure. Brit. med. J. 1965 II, 1212. — [2354] LINDHOLM, D. D., BURNELL, J. M., MURRAY, J. S.: Experience in the treatment of chronic uremia in an outpatient community hemodialysis center. Trans. Amer. Soc. artif. intern. Org. 9, 3 (1963). — [2355] MARIN, O. S. M., TYLER, H. R.: Hereditary interstitial nephritis associated with polyneuropathy. Neurology (Minneap.) 11, 999 (1961). — [2356] MURRAY, J. S., PENDRAS, J. P., LINDHOLM, D. D., ERICKSON, R. V.: Twenty-five months' experience in the treatment of chronic uremia at an outpatient community hemodialysis center. Trans. Amer. Soc. artif. intern. Org. 10, 191 (1964). — [2356 a] NIELSEN, V. K.: The peripheral nerve function in chronic renal failure. I. Clinical symptoms and signs. Acta med. scand. 190, 105 (1971). — [2356 b] NIELSEN, V. K.: The peripheral nerve function in chronic renal failure. II. Intercorrelation of clinical symptoms and signs and clinical grading of neuropathy. Acta med. scand. 190, 113 (1971). — [2357] PRESWICK, G., JEREMY, D.: Subclinical polyneuropathy in renal insufficiency. Lancet 1964, 731. — [2357 a] PRILL, A.: Die neurologische Symptomatologie der Niereninsuffizienz. Schriftenreihe Neurologie, Bd. 2. Berlin-Heidelberg-New York: Springer 1969. — [2358] SCHUPAK, E., MERRILL, J. P.: Experience with long-term intermittent hemodialysis. Ann. intern. Med. 62, 509 (1965). — [2359] TENCKHOFF, H. A., BOEN, F. S. T., JEBSEN, R. H., SPIEGLER, J. H.: Polyneuropathy in chronic renal insufficiency. J. Amer. med. Ass. 192, 13, 1121 (1965). — [2360] TYLER, H. R.: Neurological complications of dialysis, transplantation, and other forms of treatment in chronic uremia. Neurology (Minneap.) 15, 1081 (1965). — [2361] TYLER, H. R., GOTTLIEB, A. A.: Peripheral neuropathy in uremia. Intern. Kongreß f. Neurologie 2, 351 (1965). — [2362] TYLER, H. R.: Neurologic disorders seen in the uremic patient. Arch. intern. Med. 126, 781 (1970). — [2363] VERSACI, A. A., OLSEN, K. J., MCMAIN, P. B., NAKAMOTO, S., KOLFF, W. J.: Uremic polyneuropathy: And motor nerve conduction velocities. Trans. Amer. Soc. artif. intern. Org. 10, 328 (1964). — [2364] WULLEN, F.: Zur Frage der urämischen Polyneuropathie. Med. Klin. 60, 840 (1965).

Paraneoplastische Polyneuropathie

[2365] ALAJOUANINE, TH., BERTRAND, I., SAMSON, M.: Deux observations anatomocliniques de neuropathie cancéreuse. Rev. neurol. 106, 318 (1962). — [2366] BAUMANN, G.: Sensible Polyneuropathie beim Bronchialkarzinom. Schweiz. Arch. Neurol. Neurochir. Psychiat. 101, 1 (1968). — [2367] BAUMBERGER, K., MUMENTHALER, M.: Neurologische Syndrome als Fernwirkung maligner Tumoren. Schweiz. med. Wschr. 101, 452 (1971). — [2368] BEARDWELL, A.: Peripheral neuropathy in association with carcinoma of thyroid. Brit. med. J. 1961, 1012.

— [2369] Boruchow, I. B., Sanders, V., Pabico, R., Mintz, D. H.: Peripheral neuropathy in bronchogenic carcinoma. Arch. intern. Med. 110, 461 (1962). — [2370] Boudin, G., Pepin, B., Brion, S., Labet, R., Lauras, A., Lyon, G.: Affections malignes et neuropathies dégeneratives. A propos de 4 observations anatomo-cliniques. Presse méd. 70, 977 (1962). — [2371] Brain, Lord, Adams, R. D.: Epilogue: A guide to the classification and investigation of neurological disorders associated with neoplasms. In: Brain, Lord W. R., and Norris, F. H., Jr.: The remote effects of cancer on the nervous system. New York and London: Grune & Stratton 1965, 216. — [2372] Brain, R., Henson, R. A.: Neurological syndroms associated with carcinoma. The carcinomatous neuromyopathies. Lancet 1958, 971. — [2373] Castellotti, V., Mocchetti, E.: Neuropatia prossimale motoria paraneoplastica. Riv. Neurol. 34, 562 (1964). — [2374] Croft, P. B., Wilkinson, M.: Carcinomatous neuromyopathy its incidence in patients with carcinoma of the lung and carcinoma of the breast. Lancet 1963, 184. — [2375] Croft, P. B., Wilkinson, M.: The incidence of carcinomatous neuromyopathy in patients with various types of carcinoma. Brain 88, 427 (1965). — [2376] Croft, P. B., Henson, R. A., Urich, H., Wilkinson, P. C.: Sensory neuropathy with bronchial carcinoma: A study of four cases showing serological abnormalities. Brain 88, 501 (1965). — [2377] Croft, P. B., Urich, H., Wilkinson M.: Peripheral neuropathy of sensorimotor type associated with malignant disease. Brain 90, 31 (1967). — [2378] Croft, P. B., Wilkinson, M.: The course and prognosis in some types of carcinomatous neuromyopathy. Brain 92, 1 (1969). — [2379] Denny-Brown, D.: Primary sensory neuropathy with muscular changes associated with carcinoma. J. Neurol. Neurosurg. Psychiat. 11, 73 (1948). — [2380] Dodgson, M. C. H., Hoffman, H. L.: Sensory neuropathy associated with carcinoma of the esophagus: Report of a case. Ann. intern. Med. 38, 130 (1953). — [2381] Dyck, P. J., Bailey, A. A., Olszewski, J.: Carcinomatous neuromyopathy: A case of sensory neuropathy and myopathy with onset three and one-half years before clinical recognition of the bronchogenic carcinoma. Canad. med. Ass. J. 79, 913 (1958). — [2382] Franke, H.: Neuromyopathie bei Bronchialcarcinom. Internist 11, 137 (1970). — [2383] Furtado, D.: Les neuropathies paracancéreuses. Rev. d'Oto-neuro-ophtal. 32, 364 (1960). — [2384] Gautier, J., Lamisse, F., Le Chevalier, P.-L., François, A., Sauvage, D.: Neuromyopathie et syndrome cutané atypique associés à un cancer de l'oesophage. Sem. Hôp. Paris 45, 2948 (1969). — [2385] Gray, K. W., Woolf, A. L., Wright, E. A.: Two cases of primary sensory neuropathy associated with carcinoma. Guy's Hosp. Rep. 104, 157 (1955). — [2386] Guichard, A., Cabanne, F., Tommasi, M., Fayolle, J.: Polynévrites chez les cancéreux et polynévrites paranéoplasiques. A propos de trois cas personnels. Lyon méd. 196, 309 (1956). — [2387] Hahnemann, S.: Polyneuritis som første symptom ved cancer pulmoni. Ugeskr. Læg. 123, 581 (1961). — [2388] Hart, P. L. de V.: Carcinoma complicated by proximal motor neuropathy due to vitamin-B deficiency. Brit. med. J. 1954, 606. — [2389] Heathfield, K. W. G., Williams, J. R. B.: Peripheral neuropathy and myopathy associated with bronchogenic carcinoma. Brain 77, 122 (1954). — [2390] Henson, R. A., Russell, D. S., Wilkinson, M.: Carcinomatous neuropathy and myopathy. A clinical and pathological study. Brain 77, 82 (1954). — [2391] Henson, R. A., Urich, H.: Peripheral neuropathy and carcinoma. Proc. Aust. Ass. Neurol. 5, 399 (1968). — [2392] Henson, R. A., Urich, H.: Peripheral neuropathy associated with malignant disease. In: Vinken, P. J., Bruyn, G. W.: Handbook of Clinical Neurology 8, 131. Amsterdam: North-Holland Publ. Comp. 1970. — [2393] Herishanu, Y., Wolf, E., Taustein, I., Biran, S.: The carcinomatous neuropathy. A clinical and electro-physiological comparative study, with special reference to the effect of treatment on the nervous system. Europ. Neurol. 4, 370 (1970). — [2394] Hildebrand, J., Coërs, C.: The neuromuscular function in patients with malignant tumours. Electromyographic and histological study. Brain 90, 67 (1967). — [2395] Holt, G. W.: The nervous system and occult cancer idiopathic neuronal dysfunctions and multiple system syndromes. Amer. J. med. Sci. 250, 120 (1965). — [2396] Janzen, R.: Reaktionen des Nervensystems und Malignome. In: Krebsforschung und Krebsbekämpfung, Bd. VI. München-Berlin-Wien: Urban & Schwarzenberg 1967, 252. — [2397] Jewesbury, E. C. O.: Carcinomatous neuropathy. Proc. roy. Soc. Med. 52, 479 (1959). — [2398] Keil, Ch., Mutsers, A., Cauwenberge, H. van: Deux observations de cancers gastriques avec polynévrite chez des adultes jeunes. Essai d'interpretation pathogenique des accidents nerveux. Acta clin. belg. 7, 169 (1952). — [2399] Kremer, M., Pratt, R. T. C.: Sensory neuropathy. Proc. roy. Soc. Med. 45, 230 (1952). — [2400] Lennox, B., Prichard, S.:

The association of bronchial carcinoma and peripheral neuritis. Quart. J. Med. N. S. 19, 97 (1950). — [2401] MOODY, J. F.: Electrophysiological investigations into the neurological complications of carcinoma. Brain 88, 1023 (1965). — [2402] MÜLLER, E., SPANKE, O., LEHMANN, I.: Neurogene Störungen bei extrazerebralen Malignomen. Med. Klin. 64, 1470 (1969). — [2403] NEWMAN, M. K., GUGINO, R. J.: Neuropathies and myopathies associated with occult malignancies. J. Amer. med. Ass. 190, 575 (1964). — [2404] POSNER, J. B.: Neurological complications of systemic cancer. Med. Clin. N. Amer. 55, 625 (1971). — [2405] RICHWIEN, R.: Zur metacarcinomatösen Neuromyopathie beim kleinzelligen Bronchuscarcinom. Dtsch. Z. Nervenheilk. 187, 539 (1965). — [2406] SHY, G. M., SILVERSTEIN, I.: A study of the effects upon the motor unit by remote malignancy. Brain 88, 515 (1965). — [2407] SMITH, W. T., WHITFIELD, A. G. W.: Malignant sensory neuropathy. Lancet 1955, 282. — [2408] TROJABORG, W., FRANTZEN, E., ANDERSEN, I.: Peripheral neuropathy and myopathy associated with carcinoma of the lung. Brain 92, 71 (1969). — [2409] UEHLINGER, E.: Sensorische und motorische Neuropathie bei Lungenkarzinom. Schweiz. med. Wschr. 87, 1580 (1957). — [2410] SUMMER, K.: Zur Klinik und Differentialdiagnose des Polyneuritissyndroms beim Bronchuskarzinom. Krebsarzt 15, 296 (1960). — [2411] WEBER, F. P., HILL, T. R.: Complete degeneration of the posterior columns of the spinal cord with chronic polyneuritis in a case of widespread carcinomatous disease elsewhere. J. Neurol. Psychopath. 14, 57 (1933). — [2412] WILKINSON, M., CROFT, P. B., URICH, H.: The remote effects of cancer on the nervous system. Proc. roy. Soc. Med. 60, 683 (1967). — [2413] WYBURN-MASON, R.: Bronchial carcinoma presenting as polyneuritis. Lancet 1948 I, 203.

Myelom, M. Hodgkin, Leukämien, maligne Retikulosen

[2414] AGUAYO, A., THOMPSON, D. W., HUMPHREY, J. G.: Multiple myeloma with polyneuropathy and osteosclerotic lesions. J. Neurol. Neurosurg. Psychiat. 27, 562 (1964). — [2415] ALAJOUANINE, TH., THUREL, R., CASTAIGNE, P., LHERMITTE, F.: Leucémie aiguë avec syndrome polynévritique et infiltration leucosique des nerfs. Rev. neurol. 81, 249 (1949). — [2416] ALLISON, R. S., GORDON, D. S: Reticulosis of the nervous system simulating acute infective polyneuritis. Lancet 1955 II, 120. — [2417] AVINIER, G.: Un cas de leucémie aiguë avec manifestation oculaires et nerveuses rares chez un nourrisson. Ann. oculist. (Paris) 162, 203 (1925). — [2418] BAKER, G. P., OLIVER, R. A. M.: Neurological complications of acute leukaemia in remission. Lancet 1962 I, 837. — [2419] BARRON, K. D., ROWLAND, L. P., ZIMMERMAN, H. M.: Neuropathy with malignant tumor metastases. J. nerv. ment. Dis. 131, 11 (1960). — [2420] BERG, L.: Hypoglycorrhachia of non-infectious origin: Diffuse meningeal neoplasia. Neurology (Minneap.) 3, 811 (1953). — [2421] BERNARD, J., SELIGMANN, M., TANZER, J., LAPRESLE, J., BOIRON, M., NAJEAN, Y.: Les localisations neuro-méningées des leucémies aiguës et leur traitement par les injections intrarachidiennes d'améthoptérine. Nouv. Rev. franç. Hémat. 2, 812 (1962). — [2422] BLANCHARD, B. M.: Peripheral neuropathy (noninvasive) associated with lymphoma. Ann. intern. Med. 56, 774 (1962). — [2423] BLASCHY, R.: Polyneuritisähnliches Krankheitsbild bei Leukämie. Münch. med. Wschr. 76, 2166 (1929). — [2424] BOCK, H. E.: Neoplastische Prozesse des retothelialen Systems unter Berücksichtigung der Lymphogranulomatose und des Plasmozytoms. Regensbg. Jb. ärztl. Fortbild. 4, 203 (1955). — [2425] BORCHERS, H. G., MITTELBACH, F.: Neurologische Störungen bei Blutkrankheiten. Internist 2, 105 (1961). — [2426] BOUDIN, G., CASTAIGNE, P., LEMENAGER: Les manifestations neurologiques de la maladie de Hodgkin. Déductions sur les voies nerveuses sensitives par où chemine le prurit. Sem. Hôp. Paris 26, 3455 (1950). — [2427] BOUDIN, G., PÉPIN, B., BRION, S.: Neuropathie périphérique dégénérative et myélome (observation anatomo-clinique). Bull. Soc. Méd. (Paris) 12/13, 490 (1961). — [2428] BRANDT, S.: Altérations leucémiques du système nerveux. Acta psychiat. scand. 20, 107 (1945). — [2429] BROWDER, J., DE VEER, J. A.: Lymphomatoid diseases involving the spinal epidural space. A pathologic and therapeutic consideration. Arch. Neurol. Psychiat. (Chic.) 41, 328 (1939). — [2430] CAMERON, D. G., HOWELL, D. A., HUTCHISON, J. L.: Acute peripheral neuropathy in Hodgkin's disease. Report of a fatal case with histologic features of allergic neuritis. Neurology (Minneap.) 8, 575 (1958). — [2431] CLARKE, E.: Plasma cell myeloma of the orbit. Brit. J. Ophthal. 37, 543

(1953). — [2432] CLARKE, E.: Cranial and intracranial myelomas. Brain 77, 61 (1954). — [2433] CLARKE, E.: Peripheral neuropathy associated with multiple myelomatosis. Neurology (Minneap.) 6, 146 (1956). — [2434] CLARKE, E.: Neurologische Symptome der multiplen Myelomatose. Dtsch. med. Wschr. 81, 1472 (1956). — [2435] CORNIL, OLMER, D., OLMER, J., ALLIES: Paralysie ascendante de Landry avec leucocytomyélie et syndrome de Frouin au cours d'une leucémie myéloïde. Sang 6, 114 (1932). — [2436] CRITCHLEY, MACD., GREENFIELD, J. G.: Spinal symptoms in chloroma and leukaemia. Brain 53, 11 (1930). — [2437] CROW, R. S.: Peripheral neuritis in myelomatosis. Brit. med. J. 1956 II, 802. — [2438] CURRIE, S., HENSON, R. A., MORGAN, H. G., POOLE, A. J.: The incidence of the non-metastatic neurological syndromes of obscure origin in the reticuloses. Brain 93, 629 (1970). — [2439] CURRIE, S., HENSON, R. A.: Neurological syndromes in the reticuloses. Brain 94, 307 (1971). — [2440] DAVISON, C., BALSER, B. H.: Myeloma and its neural complications. Arch. Surg. 35, 913 (1937). — [2441] DELISI: Sulle complicazioni nervose periferiche delle leucemie. Zbl. ges. Neurol. Psychiat. 56, 111 (1930). — [2442] DIAMOND, I. B.: Leukemic changes in the brain. A report of fourteen cases. Arch. Neurol. Psychiat. (Chic.) 32, 118 (1934). — [2443] DICKENMAN, R. C., CHASON, J. L.: Alterations in the dorsal root ganglia and adjacent nerves in the leukemias, the lymphomas and multiple myeloma. Amer. J. Pat. 34, 349 (1958). — [2444] DÖRING, G.: Über Retothelsarkome des Nasenrachenraumes mit neurologischen Komplikationen. (Beitrag zur Frage des Wachstums dieser Blastome an der Schädelbasis.) Z. ges. Neurol. Psychiat. 168, 432 (1940). — [2445] DOGAN, S.: Sensory neuropathy in Hodgkin's disease. Neuropsihijatrija (Zagreb) 1, 27 (1953). — [2446] EISENLOHR, G.: Leucaemia lienalis lymphatica et medularis mit multiplen Gehirnnervenlähmungen. Virchows Arch. path. Anat. 73, 56 (1878). — [2447] ERBSLÖH, F.: Das Zentralnervensystem bei Krankheiten des Blutes. In: Hdb. spez. pathol. Anat. u. Histol. Bd. XIII, 2. Berlin-Göttingen-Heidelberg: Springer 1958, 1428. — [2448] ESTES, H. R., MILLIKAN, C. H.: Polyneuritis and radiculitis associated with multiple myeloma: report of case. Proc. Mayo Clin. 29, 453 (1954). — [2449] FOTOPULOS, D., BLUMENTHAL, I.: Einseitige Abducenslähmung als initiales Zeichen bei akuter Leukämie. Psychiat. Neurol. med. Psychol. (Lpz.) 9, 163 (1957). — [2450] FRASER, J. S.: Affections of labyrinth and eight nerve in leukemia. Ann. Otol. (St. Louis) 37, 361 (1928). — [2451] FUNK, F., STAMMLER, A.: Generalisierte Reticulose mit ungewöhnlicher Beteiligung des Nervensystems. Fortschr. Neurol. Psychiat. 28, 237 (1960). — [2452] GARVEY, P. M., LAWRENCE, J. S.: Facial diplegia on lymphatic leucemia. J. Amer. med. Ass. 101, 194 (1933). — [2453] GINSBURG, S.: Hodgkin's disease. With predominant localization in the nervous system; early diagnosis and radiotherapy. Arch. intern. Med. 39, 571 (1927). — [2454] GRAVELEAU, J., POURQUET, P., MORIN, M.: Manifestations neurologiques parahodgkiniennes. Deux observations anatomo-cliniques. Bull. Soc. Méd. Paris 26/27, 1022 (1960). — [2455] GROSZ, K.: Diskussion. Wien. klin. Wschr. 23, 603 (1910). — [2456] GUPTA, S. P.: Neuropathy in lymphosarcoma. Case report. Indian J. med. Sci. 15, 717 (1961). — [2457] HAAS, A. M. L. DE: Syndrome de Landry dans un cas de leucemie. Rev. neurol. 85, 306 (1951). — [2458] HARRIS, W.: A case of leukaemic polyneuritis. Lancet 1921 I, 122. — [2459] HAYNAL, A., REGLI, F.: Neurologische Symptome bei Morbus Hodgkin. Schweiz. med. Wschr. 94, 1515 (1964). — [2460] HEESEN, H., ENGELHARDT, K., REIMER, F.: Polyneuropathie als Leitsymptom eines γ-9-Plasmocytoms. Z. Neurol. 199, 145 (1971). — [2461] HOLT, G. W.: Idiopathic neuropathy in cancer. A first sign in multiple system syndromes associated with malignancy. Amer. J. med. Sci. N. S. 242, 133 (1961). — [2462] HOWELL, A., GOUGH, J.: Acute lymphatic leukaemia with facial diplegia and double abducens palsy. Lancet 1932 I, 723. — [2463] HOWELL, A., GOUGH, J.: A case of lymphatic with facial diplegia and double abducenspalsy. Lancet 1932, 1127. — [2464] HUET: Névrite leucémique de l'auditif. Ann. Oto-laryng. (Paris) 47, 1050 (1928). — [2465] HUTCHINSON, E. C., LEONARD, B. J., MAUDSLEY, C., YATES, P. O.: Neurological complications of the reticuloses. Brain 81, 75 (1958). — [2466] HYMAN, C. B., BOGLE, J. M., BRUBAKER, C. A., WILLIAMS, K., HAMMOND, D.: Central nervous system involvement by leukemia in children. I. Relationship to systemic leukemia and description of clinical and laboratory manifestations. Blood 25, 1 (1965). — [2466 a] HYMAN, C. B., BERMAN, H. R., MARSHALL, G. J., MAEKAV, T.: Intrathecal methotrexate in the treatment of CNS complications of acute leukemia. Clin. Res. 7, 93 (1959). — [2467] KARON, M., FREIREICH, E. J., FREI, E., TAYLOR, R., WOLMAN, I. J., DJERASSI, I., LEE, S. L., SAWITSKY, A., HANANIAN, J., SELAWRY, O., JAMES, D., Jr., GEORGE, P., PATTERSON, R. B., BURGERT, O., Jr., HAURANI, F. I., OBERFIELD, R. A., MACY, C. T., HOOGSTRATEN, B., BLOM, J.: The role of vincristine in the treatment of childhood acute leukemia. Clin. Pharmacol. Ther. 7, 332 (1966). — [2468] LAMPEN, H., POTJAN, K.: Zum Problem der plasmazellulären Leukämie. Dtsch. med. Wschr. 82, 143 (1957). — [2469] LAROCHE, CHATELIN: Diplégie faciale périphérique au cours d'une leucémie lymphoide. Rev. neurol. 19, 642 (1911). — [2470] LEIDLER, F., RUSSELL, W. O.: The brain in leukemia. A clinicopathologic study of twenty cases with a review of the literature. Arch. Path. 40, 14 (1945). — [2471] MANNÈS, P., DERRIKS, R., DELPORTE, F., DEMEES, J.: Maladie de Hodgkin à forme de tumeur isolée du mediastin antérieur avec neuropathie sensitive de Denny-Brown. Lille méd. 10, 111 (1965). — [2472] MORETTI, G., STAEFFEN, J., LORRAIN, J., GAGGINI, R.: A propos d'une paralysie cubitale, manifestation clinique longtemps isolée et initiale d'une leucose subaiguë lymphoblastique. J. Méd. Bordeaux 1959, 836. — [2473] MORLEY, J. B., SCHWIEGER, A. C.: The relation between chronic polyneuropathy and osteosclerotic myeloma. J. Neurol. Neurosurg. Psychiat. 30, 432 (1967). — [2474] MORLEY, J. B., SCHWIEGER, A. C.: Aspects of chronic polyneuropathy associated with myeloma. Proc. Aust. Ass. Neurol. 5, 403 (1968). — [2475] MURPHY, J. P., BRODY, B. S.: Nerve root infiltration in myelogenous leukemia. J. Amer. med. Ass. 115, 1544 (1940). — [2476] NEUNDÖRFER, B., MASUHR, K. F.: Polyneuropathie und Carpaltunnelsyndrom beim Myelom. Z. Neurol. 198, 164 (1970). — [2477] OULIE, C.: Ascenderende polyradicultt ved akutt levkemi. Nord. méd. 49, 645 (1953). — [2478] PATTEN, J. P.: Remittent peripheral neuropathy and cerebellar degeneration complicating lymphosarcoma. Neurology (Minneap.) 21, 189 (1971). — [2479] PINCZEWSKI, HERSBERG, POTOK: Un cas de polynévrite au cours de leucémie. Rev. neurol. 1933 I, 233. — [2480] REVOL, L., LACROIX, P.-R., CROIZAT, P.: Contribution à l'étude des manifestations neurologiques au cours des leucémies. J. Méd. Lyon 44, 1007 (1963). — [2481] ROEMHELD, L.: Myeloische Leukämie mit tumorartigem Wachstum. (Ein klinischer Beitrag zur Frage der Einordnung der Leukämien.) Dtsch. Arch. klin. Med. 182, 75 (1938). — [2482] ROUQUES, L.: Les complications nerveuses des leucémies. Ann. Méd. 47, 152 (1946). — [2483] ROWLAND, L. P., SCHNECK, S. A.: Neuromuscular disorders associated with malignant neoplastic disease. J. chron. Dis. 16, 777 (1963). — [2484] RUDBERG, D.: Leukemia. Hygiea 78, 898 (1916). — [2485] RUSHTON, D. I.: Peripheral sensimotor neuropathy associated with a lokalized myeloma. Brit. med. J. 1965 II, 203. — [2486] SCAROLI, NOBILE: Leucemia limphatica acuta con interessanto della tonsilla faringea, invasione della cavita cranica compressione midollare da infiltrato epidurale. Zbl. ges. Neurol. Psychiat. 91, 531 (1939). — [2487] SCHEINKER, I.: Myelom und Nervensystem. Dtsch. Z. Nervenheilk. 147, 247 (1938). — [2488] SCHWAB, R. S., WEISS, S.: The neurologic aspect of leukemia. Amer. J. med. Sci. 189, 766 (1935). — [2489] SIEGEL, E., HEIDRICH, R.: Über kranielle Polyneuritis sowie multiple kranielle Neuritis und Mononeuritis. Z. ärztl. Fortbild. 59, 633 (1965). — [2490] SILVERSTEIN, A., DONIGER, D. E.: Neurologic complications of myelomatosis. Arch. Neurol. (Chic.) 9, 534 (1963). — [2491] SNAPPER, J., TURNER, L. G., MOSCOVITZ, H. L.: Multiple myeloma. New York: Grune & Stratton 1953. — [2491 a] SPARLING, H. J., ADAMS, R. D., PARKER, F., Jr.: Involvement of the nervous system by malignant lymphoma. Medicine (Baltimore) 26, 285 (1947). — [2492] STEPIEN: Meningopathie de la queue de cheval d'origine leucémique. Rev. neurol. 1929 I, 821. — [2493] TAPIE, J., CASSAR: Nervous complications in leukemia. Arch. Mal. Coeur 12, 218 (1919). — [2494] THIES, H., KIEFER, H., NOETZEL, H.: Die neurologischen Komplikationen bei maligner Lymphogranulomatose. Dtsch. med. Wschr. 86, 1952 (1961). — [2495] TRÖMNER, E., WOHLWILL, F.: Über Erkrankungen des Nervensystems, insbesondere der Hirnnerven, bei Leukämie. Dtsch. Z. Nervenheilk. 100, 233 (1927). — [2496] VERDA, D. J.: Malignant lymphomas of the spinal epidural space. Surg. Clin. N. Amer. 24, 1228 (1944). — [2497] VICTOR, M., BANKER, B. Q., ADAMS, R. D.: The neuropathy of multiple myeloma. J. Neurol. Neurosurg. Psychiat. 21, 73 (1958). — [2498] WALSH, J. C.: Neuropathy associated with lymphoma. J. Neurol. Neurosurg. Psychiat. 34, 42 (1971). — [2499] WHISNANT, J. P., SIEKERT, R. G., SAYRE, G. P.: Neurologic manifestations of the lymphomas. Med. Clin. N. Amer. 40, 1151 (1956). — [2500] WILLI, H.: Die Leukosen im Kindesalter. Basel: Karger 1936. — [2501] WILLIAMS, H. M., DIAMOND, H. D., CRAVER, L. F.: The pathogenesis and management of neurological complications in patients with malignant lymphoma and leukemia. Cancer 11, 76 (1958). — [2502] WILLIAMS, H. M., DIAMOND, H. D., CRAVER, L. F., PARSONS, H.: Neurological complications of lymphomas and leukemias. Springfield, USA: Thomas 1959, 94. — [2471 a] MOORE, R. J., ODA, J.: Malignant lymphoma with diffuse involvement of the peripheral nervous system. Neurology (Minneap.) 12, 186 (1962).

Meningiosis blastomatosa

[2503] ALAJOUANINE, TH., BOUDIN, G., NICK, J., CONTAMIN: Polyradiculonévrite généralisée rapidement mortelle; méningite cancéreuse et infiltration directe des racines au contact des méninges malades. Rev. neurol. 82, 40 (1950). — [2504] ALAJOUANINE, TH., BERTRAND, I., CASTAIGNE, P., BLATRIX, C.: Pinéaloblastome avec envahissement méningé et radiculaire diffus. Rev. neurol. 83, 268 (1950). — [2505] BRONFMAN, S., REUMONT, M.: La sarcomatose méningée primitive. (Etude clinique et histopathologique.) Acta neurol. belg. 47, 729 (1947). — [2506] DANISCH, F., NEDELMANN, E.: Bösartiges Thymom bei einem 3^1/$_2$jährigen Kind mit eigenartiger Metastasierung ins Zentralnervensystem. (Zugleich ein Beitrag zur Klinik und pathologischen Anatomie der Geschwulstmetastasierung auf dem Liquorwege.) Virchows Arch. path. Anat. 268, 492 (1928). — [2507] DIXON, G. J., KERR, A. S., SHARP, M. E.: Meningitis carcinomatosa: A report on two cases. Brain 69, 223 (1946). — [2508] DUFOUR, H.: Méningite sarcomateuse diffuse avec envahissement de la moelle et des racines. Cytologie positive et spéciale du liquide céphalo-rachidien. Rev. neurol. 12, 104 (1964). — [2509] DUMAS, A. G., NOLAN, L. E.: Carcinomatosis of meninges simulating pachymeningitis hemorrhagica interna: report of case. J. nerv. ment. Dis. 83, 547 (1936). — [2510] ERBSLÖH, F., WOLFERT, E.: Zur Pathogenese der chronischen diffusen Meningopathien. Dtsch. Z. Nervenheilk. 167, 51 (1951). — [2511] GRIEPENTROG, F.: Ein Beitrag zur diffusen meningealen Sarkomatose. Arch. Psychiat. Nervenkr. 188, 549 (1952). — [2512] GRUND, G.: Über die diffuse Ausbreitung von malignen Tumoren, insbesondere Gliosarkomen in den Leptomeningen. Dtsch. Z. Nervenheilk. 31, 283 (1906). — [2513] GUILLAIN, G., VERDUN, M.: La forme méningée des tumeurs cérébrales. Bull. Soc. Méd. Paris 27, 521 (1911). — [2514] HEIMANN, F.: Über metastatische Karzinome der Meningen. Diss. Leipzig 1908. — [2515] HEINEMANN, J.: Über die Metastasierung maligner Tumoren ins ZNS. Virchows Arch. path. Anat. 205, 418 (1911). — [2516] HELLENDALL, H.: Über Pachymeningitis carcinomatosa. Neurol. Zbl. 19, 651 (1900). — [2517] JACOBS, L. L., RICHLAND, K. J.: Carcinomatosis of the leptomeninges. Review of literature and report of four cases. Bull. Los Angeles neurol. Soc. 16, 335 (1951). — [2518] JANZEN, R.: Reaktionen des Nervensystems und Malignome. In: Krebsforschung und Krebsbekämpfung. Bd. VI. München-Berlin-Wien: Urban & Schwarzenberg 1967, 252. — [2519] KINO, F.: Zur Kenntnis der diffusen Carcinose der Meningen. Z. ges. Neurol. Psychiat. 103, 198 (1926). — [2520] KOOY, F. H.: Concerning the extension of sarcoma Piae Matris. Psychiat. neurol. Bl. (Amst.) 22, 447 (1918). — [2521] LILIENFELD, BENDA: Über einen Fall von multipler metastatischer Karzinose der Nerven und Hirnhäute. Berl. klin. Wschr. 27, 729 (1901). — [2522] MARBURG, O., ANDERSON, J. L., REZEK, P.: Diffuse polymorphous interarachnoidal meningothelioma. J. Neuropath. exp. Neurol. 1, 326 (1943). — [2523] MARCHAND, L., ACHALLE, PERRIN, J.: Un cas de sarcomatose méningée. Ann. méd.-psychol. 112, 481 (1954). — [2524] MCCORMACK, L. J., HAZARD, J. B., GARDNER, W. J., KLOTZ, J. G.: Cerebrospinal fluid changes in secondary carcinoma of meninges. Amer. J. Clin. Path. 23, 470 (1953). — [2525] MOREAU, R., BOUDIN, G., AUQUIER, L., LE HENAFF: Carcinomatose diffuse du système nerveux, avec polyradiculonévrite cancéreuse et cécité par infiltration des nerfs optiques. Bull. Soc. Méd. Paris 68, 705 (1952). — [2526] MUNCH-PETERSEN, C. J.: Ein Fall von Gehirnmetastasen. Zur Beleuchtung der Wichtigkeit histologischer Gehirnuntersuchungen bei Cancerpatienten. Acta psychiat. scand. 7, 363 (1932). — [2527] NIELSEN, A.: Diffuse leptomeningeal tumors of the brain. Acta chir. scand. 82, 151 (1939). — [2528] NONNE, M.: Über diffuse Sarkomatose der Pia mater des ganzen Centralnervensystems. Dtsch. Z. Nervenheilk. 21, 396 (1902). — [2529] PETER, C.: Metastatische Carcinose der weichen Hirnhäute mit Tumorzellbefund im Liquor. Z. ges. Neurol. Psychiat. 89, 1 (1924). — [2530] PETTE, H.: Ausbreitungsweise diffuser meningealer Hirn- und Rückenmarksgeschwülste und ihre Symptomatologie. Dtsch. Z. Nervenheilk. 109, 155 (1929). — [2531] PLAUT, A.: Diffuse spinal-meningeal metastases from paranasal carcinoma. J. Neuropath. exp. Neurol. 13, 385 (1954). — [2532] REHN, E.: Über echte und falsche Strangdegenerationen bei sekundärer Karzinomatose der Rückenmarkshäute. Virchows Arch. path. Anat. 186, 307 (1906). — [2533] REITMAN, N., ROTHSCHILD, K.: The non-infectious nature of the Guillain-Barré syndrome with a possible explanation for the albuminocytologic dissociation. Ann. intern. Med. 32, 923 (1950). — [2534] SCHEID, W.: Zur Klinik der intrakraniellen Carcinommetastasen. Allg. Z. Psychiat. 113, 66 (1939). — [2535] SCHEINKER, I.: Zur Pathologie und klinischen Symptomatologie der diffusen Karzinomatose der Meningen. Psychiat. et Neurol. (Basel) 101, 275 (1939). — [2536] SCHUBERTH, O.: Über diffuse Sarkomatose und Gliomatose in den Meningen des zentralen Nervensystems. Dtsch. Z. Nervenheilk. 93, 34 (1926). — [2537] SELINSKY, H.: Metastatic carcinoma of brain and cord simulating polyneuritis. Arch. Neurol. Psychiat. (Chic.) 23, 197 (1930). — [2538] STAMMLER, A., MARGUTH, F., SCHMIDT-WITTKAMP, E.: Die Meningitis carcinomatosa und sarcomatosa. Fortschr. Neurol. Psychiat. 32, 53 (1964). — [2539] STRASSNER, H.: Über die diffusen Geschwülste der weichen Rückenmarkshäute mit besonderer Berücksichtigung der extramedullären Gliomatose. Dtsch. Z. Nervenheilk. 37, 305 (1909). — [2540] TOP, F. H., BROSIUS, W. L.: Differential diagnosis of poliomyelitis. With report of a case of diffuse sarcomatosis of the meninges suspected to be poliomyelitis. J. Pediat. 10, 27 (1937). — [2541] WELLER, C. V.: Unusual cardiac and cerebral metastases in melanosarcoma. J. Cancer Res. 7, 313 (1922). — [2542] WESTPHAL, A.: Über multiple Sarkomatose des Gehirns und der Rückenmarkshäute. Arch. Psychiat. Nervenkr. 26, 770 (1894). — [2538 a] STAMMLER, A., FOTAKIS, N.: Die „Neuritis carcinomatosa und sarcomatosa". Fortschr. Neurol. Psychiat. 35, 349 (1967).

M. Boeck

[2543] ALAJOUANINE, T., FERREY, D., HOUDART, R., ARDOUIN, M.: Forme neurooculaire pure de la maladie de Besnier-Boeck-Schaumann. Amblyopie rapide par atteinte successive des deux nerfs optiques à un an de distance. Rev. neurol. 86, 255 (1952). — [2544] ALBEAUX-FERNET, M. M., HOUDART, R., CHAEBOT, J., ESCOUROLLE, I., ROMANI, J.-D., ROCHEDIX, J.-D.: Syndrome neurohypophysaire chez un garçon de 21 ans. Granulome épithelioide du nerf optique, maladie de Besnier-Boeck-Schaumann probable. Ann. Endocr. (Paris) 15, 788 (1954). — [2545] ASZBANAZY, C. L.: Sarcoidosis of the central nervous system. J. Neuropath. exp. Neurol. 11 392 (1952). — [2546] BOECK, C.: Nochmals zur Klinik und zur Stellung des „beningnen Miliarlupoids". Arch. Derm. Syph. (Wien) 121, 707 (1916). — [2547] BUSCH, G.: Morbus Besnier-Boeck-Schaumann als Ursache des Kleinhirnbrückenwinkelsyndroms. Nervenarzt 33, 410 (1962). — [2548] CARES, R. M., GORDON, B. S., KREUGER, E.: Boeck's sarcoid in chronic meningoencephalitis. Organic psychosis with massive softening due to Boeck's disease. J. Neuropath. exp. Neurol. 16, 544 (1957). — [2549] COLOVER, J.: Sarcoidosis with involvement of the nervous system. Brain 71, 451 (1948). — [2550] CRITCHLEY, M., PHILLIPS, P.: Uveo-parotitic paralysis. Lancet 1924 II, 906. — [2551] DEGKWITZ, R., SCHAEFER, W. H.: Zur Klinik der generalisierten Boeck'schen Sarkoidose mit intracerebralen Herden. Nervenarzt 36, 70 (1965). — [2552] DÉROT, M., TCHOBROUTSKY, J., ROUDIER, R.: Coma hypoglycémique mortel par hypopituitarisme secondaire à la localisation hypophysaire d'une sarcoidose (maladie de Besnier-Boeck-Schaumann). Bull. Soc. Méd. Paris 75, 225 (1959). — [2553] ERNSTING, W., SILLEVIS SMITT, W. G.: Neurologic manifestations in Besnier-Boeck-Schaumann disease. Geneesk. Bl. 41, 1 (1944). — [2554] FEILING, A.: Mumps: A critical review. Quart. J. Med. 8, 255 (1914). — [2555] FRANCESETTI, A., MORSIER, G. DE: La neuro-uvéo-parotide (syndrome de Heerfordt). Rev. méd. Suisse rom. 61, 129 (1941). — [2556] GARLAND, H. G., THOMSON, J. G.: Uveo-parotid tuberculosis (febris uveoparotidea of Heerfordt). Quart. J. Med. 2, 157 (1933). — [2557] GARLAND, H. G., THOMSON, J. G.: Uveo-parotid tuberculosis. Lancet 1934 II, 743. — [2558] HAZEGHI, P.: Les formes nerveuses de la sarcoidose. Étude anatomoclinique de deux cas. Schweiz. Arch. Neurol. Psychiat. 94, 21 (1964). — [2559] HEERFORDT, C. F.: Über eine „Febris uveo-parotidea subchronica", an der Glandula parotis und der Uvea des Auges lokalisiert und häufig mit Paresen cerebrospinaler Nerven kompliziert. Albrecht v. Graefes Arch. Ophthal. 70, 254 (1909). — [2560] HOWELL, R. G.: Sarcoidosis with involvement of the central nervous system. Proc. roy. Soc. Med. 47, 1065 (1954). — [2561] KAEMMERER, E., SCHLEICHER-GOTTRON, E.: Beitrag zur klinischen Symptomatologie und pathologischen Histologie des kombinierten Befalls von Haut und Hirn bei der Besnier-Boeck-Schaumann'schen Erkrankung. Derm. Wschr. 144, 1397 (1961). — [2562] KUHLEFELT, E.: A case of sub-chronic febrile uveo-parotid inflammation. Brit. J. Ophthal. 1, 621 (1917). — [2563] LONGCOPE, W. T., FREIMANN, D. G.: A study of sarcoidosis. Medicine (Baltimore) 31, 1 (1952). — [2564] MACBRIDE, H. J.: Uveo-parotitic paralysis. J. Neurol. Psychopath. 4, 242 (1923). — [2565] MANZ, F.: Hirnnervenbeteiligung bei Polyneuropathie (Polyneuritis cranialis). Med. Welt (Stuttg.) 1968, 609. — [2566] MAZZA, G.: Über das multiple benigne Sarkoid der Haut (Boeck). Arch. Derm. Syph. (Wien) 91, 57 (1908). — [2567] MCCULLOCH,

J. D.: Case of „uveo-parotitis". Trans. ophthal. Soc. U. K. 47, 410 (1927). — [2568] MEYER, J. S., FOLEY, J. M., CAMPAGNA-PUITO, D.: Granulomatous angiitis of the meninges in sarcoidosis. Arch. Neurol. Psychiat. (Chic.) 69, 587 (1953). — [2569] OTTONELLO, P., ANARDI, T.: Contributo alla conoscenza dell' uveoparotite e dei suoi aspetti neurologici. Riv. Pat. nerv. ment. 56, 185 (1940). — [2570] RABEUDING, G., PARNITZKE, K. H.: Meningo-cerebrale Form der Boeck'schen Erkrankung (Klinik und EEG). Psychiat. et Neurol. (Basel) 148, 84 (1964). — [2571] REVILLIOD, L.: Paralysie ourlienne. Rev. méd. Suisse rom. 1896, 752. — [2572] ROGERS, B., BODMAN, J. H.: Polyneuritis preceded by inflammation of parotid, lachrymal and mammary glands. Bristol med.-chir. J. 43, 84 (1926). — [2573] SCHUBERT, J. C. F., GÜLLNER, H. R., FISCHER, M., KROPP, R.: Boecksches Sarkoid des Nervensystems. Fünf eigene Beobachtungen. Dtsch. med. Wschr. 96, 945 (1971). — [2574] SLENKOW, H. A., TYLER, H. R., MATSON, D. D., NELSON, D. H.: Hypopituitarism due to hypothalamic sarcoidosis. Amer. J. med. Sci. 238, 456 (1959). — [2575] STAEHLIN, H. R.: Zur Frage der Besnier-Boeck-Schaumann'schen Erkrankung und der Periarteriitis nodosa. Virchows Arch. path. Anat. 309, 235 (1942). — [2576] TEPPER R.: Uveoparotid syndrome (Heerfordt's disease). Brit. med. J. 1947 II, 1034. — [2577] THOMPSON, W. C.: Uveoparotitis. Arch. intern. Med. 59, 646 (1937). — [2578] VIETS, H. R.: Acute polyneuritis with facial diplegia. Arch. Neurol. Psychiat. (Chic.) 17, 794 (1927). — [2579] WALDENSTRÖM, J.: Some observations on uveoparotitis and allied conditions with special reference to symptoms from nervous system. Acta med. scand. 91, 53 (1937).

Polycythämie

[2580] ADAMS, L. J.: Polycythaemia vera, with special reference to the nervous manifestations: An analysis of nine cases. Canad. med. Ass. J. 32, 128 (1935). — [2581] ALAJOUANINE, TH., BOUDIN, G., ANDRÉ, R., GOUDAL, H.: Les manifestations nerveuses de la maladie de Vaquez. Bull. Soc. Méd. Paris 68, 538 (1952). — [2582] BROCKBANK, T. W.: Neurologic aspects of polycythemia vera. Amer. J. med. Sci. 178, 209 (1929). — [2583] BROWN, G. E., GIFFIN, H. Z.: Studies of the vascular changes in cases of polycythemia vera. Amer. J. med. Sci. 171, 157 (1926). — [2584] CHALGREN, W., JOHNSON, D. R.: Peripheral neuritis due to polycythemia vera. Minn. Med. 34, 145, 183 (1951). — [2585] CHRISTIAN, H. A.: The nervous symptoms of polycythemia vera. Amer. J. med. Sci. 154, 547 (1917). — [2586] DAMESHEK, W., HENSTELL, H. H.: Diagnosis of polycythemia. Ann. intern. Med. 13, 1360 (1940). — [2587] FETTERMAN, J. L., SPITLER, D. K.: Vascular disorders of peripheral nerves. J. Amer. med. Ass. 114, 2275 (1940). — [2588] JOHNSON, D. R., CHALGREN, W. S.: Polycythemia vera and the nervous system. Neurology (Minneap.) 1, 53 (1951). — [2589] LHERMITTE, J.: Les manifestations nerveuses de la polyglobulie. Gaz. Hôp. 103, 661 (1930). — [2589 a] LIESSENS, P.: Manifestations neurologiques au cours de la maladie de Vaquez. Acta Neurol. Psychiat. Belg. 51, 300 (1951). — [2590] MEYER, E.: Neuralgie des Plexus brachialis bei Polyzythämie. Dtsch. med. Wschr. 48, 341 (1922). — [2591] MINDER-VON GOUMOËNS, I.: Polyzythämie, Polyglobulie und neurologische Symptome. Übersicht anhand von fünf eigenen Beobachtungen. Praxis 60, 423, 465 (1971). — [2592] NORMAN, I. L., ALLEN, E. V.: The vascular complications of polycythemia. Amer. Heart J. 13, 257 (1937). — [2593] SILVERSTEIN, A., GILBERT, H., WASSERMAN, L. R.: Neurologic complications of polycythemia. Ann. intern. Med. 57, 909 (1962). — [2594] SLOAN, L. H.: Polycythemia rubra vera. Neurologic complications; report of four cases. Arch. Neurol. Psychiat. (Chic.) 30, 154 (1933). — [2595] STURGIS, C. C.: Hematology. Springfield, Ill.: Thomas 1948. — [2596] TINNEY, W. S., HALL, B. E., GRIFFIN, H. Z.: Central nervous system manifestations and polycythemia vera. Proc. Mayo Clin. 18, 300 (1943).

M. Waldenström

[2597] AARSETH, S., OFSTAD, E., TORVIK, A.: Macroglobulinaemia Waldenström. A case with haemolytic syndrome and involvement of the nervous system. Acta med. scand. 169, 691 (1961). — [2598] BIGNER, D. D., OLSON, W. H., McFARLIN, D. E.: Peripheral polyneuropathy, high and low molecular weight IgM, and amyloidosis. Arch. Neurol. (Chic.) 24, 365 (1971). — [2599] BING, J., NEEL, A. V.: Two cases of hyperglobulinaemia with affection of the central nervous system on a toxi-infectious basis. (Myelitis, polyradiculitis, spinal-fluid changes.) Acta med. scand. 88, 492 (1936). — [2600] BING, J., FOG, M., NEEL, A. V.: Reports of a third case of hyperglobulinemia with affection of the central nervous system on a toxi-infectious basis, and some remarks on the differential diagnosis. Acta med. scand. 91, 409 (1937). — [2601] BOURHIS, J. LE, FÈVE, J.-R., BESANÇON, C., LEROUX, M.-J.: Neuropathie périphérique avec infiltration amyloïde des nerfs au cours d'une macroglobulinémie de Waldenström. Rev. neurol. 111, 474 (1964). — [2602] Clinicopathologic Conference: Macroglobulinemia. Amer. J. Med. 28, 951 (1960). — [2603] DARNLEY, J. D.: Polyneuropathy in Waldenström's macroglobulinemia. Neurology (Minneap.) 12, 617 (1962). — [2604] DAYAN, A. D., LEWIS, P. D.: Demyelinating neuropathy in macrocryoglobulinemia. Neurology (Minneap.) 16, 1141 (1966). — [2605] ENDTZ, L. J.: Sur l'origine d'une polyneuropathie dans un cas de macroglobulinémie de Waldenström. Presse méd. 68, 2181 (1960). — [2606] FAHEY, J. L., BARTH, W. F., SOLOMON, A.: Serum hyperviscosity syndrome. J. Amer. med. Ass. 192, 464 (1965). — [2607] GARCIN, R., MALLARMÉ, J., RONDOT, P.: Forme névritique de la macroglobulinémie de Waldenström. Bull. Soc. Méd. Paris 74, 562 (1958). — [2608] GARCIN, R., MALLARMÉ, J., RONDOT, P., ENDTZ, L. J. (de Leyde): Forme névritique de la macroglobulinémie de Waldenström. (A propos d'une nouvelle observation.) Sang 31, 441 (1960). — [2609] GARCIN, R., MALLARMÉ, J., RONDOT, P.: Névrites dysglobulinémiques. Presse méd. 70, 111 (1962). — [2610] GOTHAM, J. E., WEIN, H., MEYER, J. S.: Clinical studies of neuropathy due to macroglobulinemia (Waldenström's syndrome). Canad. med. Ass. J. 89, 806 (1963). — [2611] KAPPELER, R., KREBS, A., RIVA, G.: Beobachtungen an 16 Fällen von Makroglobulinämie Waldenström. Schweiz. med. Wschr. 87, 1246 (1957). — [2612] KAPPELER, R., KREBS, A., RIVA, G.: Klinik der Makroglobulinämie Waldenström. Beschreibung von 21 Fällen und Übersicht der Literatur. Helv. med. Acta 25, 54 (1958). — [2613] LOGOTHETIS, J., SILVERSTEIN, P., COE, J.: Neurologic aspects of Waldenström's macroglobulinemia. Report of a case. Arch. Neurol. (Chic.) 3, 564 (1960). — [2614] NICK, J., CONTAMIN, F., BRION, S., GUILLARD, Mme GUIRAUDON: Macroglobulinémie de Waldenström avec neuropathie amyloïde. Observation anatomo-clinique. Rev. neurol. 109, 21 (1963). — [2615] RICCI, C., ARTURI, F., CARNEVALE, S., TIZZANI, P. L., BLEFARI, D.: La sindrome di Waldenström. Studio clinico e biochimico di 6 casi. Haemat. lat. (Milano) 52, 823 (1967). — [2616] SARIC, R., MOREAU, F., TIGNOL, J.: Neuropathie précédant de loin une maladie de Waldenström: Effect du traitement prolongé par le Melphalan. J. Méd. Bordeaux 144, 1301 (1967). — [2617] SOLOMON, A.: Neurological manifestations of macroglobulinemia. In: The remote effects of cancer on the nervous system. New York-London: Grune & Stratton 1964, 112. — [2618] VIGNALOU, J., MALLARMÉ, J., BERTHAUX, COLAS-BELCOUR, LEMARCHAL: Macroglobulinémie de Waldenström avec syndrome neurologique. Bull. Soc. Méd. Paris 74, 498 (1958). — [2619] VITAL, CL., PENNEC, J.-J. LE, DUVERT, M.: Pathologie des neuropathies périphériques de la maladie de Waldenström. J. Méd. Bordeaux 144, 1273 (1967). — [2620] WALDENSTRÖM, J.: Die Makroglobulinämie. Ergebn. inn. Med. Kinderheilk. 9, 585 (1958). — [2621] ZLOTNICK, A.: Macroglobulinemia of Waldenström. Amer. J. Med. 24, 461 (1958).

Kryoglobulinämie

[2622] BOUDIN, G., BARBIZET, J., DALLOZ, J.-D.: Cryoglobulinémie et lympho-réticulosarcome. Observation d'un cas avec purpura nécrotique, syndrome de Raynand, parotidite et névrite multiple. (Névrite d'origine anoxique.) Presse méd. 67, 594 (1959). — [2623] BUTLER, K. R., PALMER, J. A.: Cryoglobulinaemia in polyarteritis nodosa with gangrene of extremities. Canad. med. Ass. J. 72, 686 (1955). — [2624] GARCIN, R., MALLARMÉ, J., RONDOT, P.: Cryoglobulinémie et névrite multiple des membres inférieurs. Rev. neurol. 97, 142 (1957). — [2625] GARCIN, R., MALLARMÉ, J., HARTMANN, L., RONDOT, P.: Cryoglobulinémie et névrite multiple des membres inférieurs (présentation de malade). Bull. Soc. Méd. Paris 73, 835 (1957). — [2626] GARCIN, R., RONDOT, P., GRUPPER, CH.: Cryoglobulinémie et périartérite noueuse à manifestations multinévritiques. Rev. neurol. 103, 589 (1960). — [2627] HÖRLIN, W.,

FUCHS, G., KAFFARNIK, H.: Beitrag zum Krankheitsbild der Kryoglobulinämie. Med. Welt (Stuttg.) 1960 I, 630. — [2628] LOGOTHETIS, J., KENNEDY, W. R., ELLINGTON, A., WILLIAMS, R. C.: Cryoglobulinemic neuropathy. Incidence and clinical characteristics. Arch. Neurol. (Chic.) 19, 389 (1968). — [2629] QUATTRIN, N., SERRA, C.: Electromyographic changes in paraproteinaemic diseases. Electromyography 4, 100 (1964). — [2630] SIGUIER, F., GODEAU, P., LÉVY, R., BINET, J. L., HAMIDA, B.: A propos d'un cas de neuropathie cryoglobulinémique. (Etude clinique et biologique.) Sem. Hôp. Paris 40, 1928 (1964).

Essentielle Myoglobinurie, Skleromyxödem Arndt-Gottron

[2631] HALLEN, O.: Ein Fall von Mononeuritis multiplex hypertrophicans beim Skleromyxödem Arndt-Gottron. Ein Beitrag zur Klinik neuritischer Krankheitsbilder bei Paraproteinämien. Dtsch. Z. Nervenheilk. 196, 85 (1969). — [2632] LARCAN, A., ROUILLARD, J., FRANTZ, J., MASIUS, N., HURIET, C., STREIFF, F.: Les myoglobinuries essentielles. Contribution à l'étude de la maladie de Meyer-Betz. A propos de 2 observations. Presse méd. 71, 523 (1963).

Paramyloidose

[2633] ALAJOUANINE, TH., BERTRAND, J., NICK, J., CONTAMIN, F., CATHALA, H.-P., NICOLLE, M.: Paramyloïdose avec atteinte prédominante des nerfs périphériques. Étude anatomo-clinique. Rev. neurol. 103, 313 (1960). — [2634] ANDERSSON, R., KASSMAN, T.: Vitreous opacities in primary familial amyloidosis. Acta ophthal. (Kbh.) 46, 441 (1968). — [2635] ANDERSSON, R.: Hereditary amyloidosis with polyneuropathy. Acta med. scand. 188, 85 (1970). — [2636] ANDRADE, C.: A peculiar form of peripheral neuropathy. Familiar atypical generalized amyloidosis with special involvement of the peripheral nerves. Brain 75, 408 (1952). — [2637] ANTUNES, L., RIBEIRO DO ROSÁRIO, M., BARROS, F., SILVA, P., COELHO, B.: Études sur la paramyloidose portugaise à forme polinevritique (type C. Andrade). I. Remarques sur le tableau clinique et résultats de quelques examens complémentaires. Acta Acta neuropath. (Berl.), Suppl. 2, 12 (1963). — [2638] ARAKI, S., MAWATARI, S., OHTA, M., NAKAJIMA, A., KUROIWA, Y.: Polyneuritic amyloidosis in a Japanese family. Arch. Neurol. (Chic.) 18, 593 (1968). — [2639] ARAKI, S., MAWATARI, S., INOKUCHI, T.: Amino acids of serum and urine in familial amyloidotic polyneuropathy. Arch. Neurol. (Chic.) 23, 9 (1970). [2640] BECKER, P. E., ANTUNES, L., RIBEIRO DO ROSÁRIO, M., BARROS, F.: Paramyloidose der peripheren Nerven in Portugal. Z. menschl. Vererb.- u. Konstit.-Lehre 37, 329 (1964). — [2641] CANIJO, M., PINHO Y COSTA, P.: Polineuropatia amiloidotica familiar. Rev. clin. esp. 111, 583 (1968). — [2642] CASTAIGNE, P., CAMBIER, J., AGUSTIN, P.: La neuropathie amyloïde. Presse méd. 73, 1171 (1965). — [2643] CHAMBERS, R. A., MEDD, W. E., SPENCER, H.: Primary amyloidosis. With special reference to involvement of the nervous system. Quart. J. Med. N. S. 27, 207 (1958). — [2644] CLARK, R. M., BENNETT, R. F.: Peripheral nerve involvement in systemic primary amyloidosis. Lab. Invest. 6, 125 (1957). — [2645] COIMBRA, A., ANDRADE, C.: Familial amyloid polyneuropathy. An electron microscope study of the peripheral nerve in five cases. — I. Interstitial changes. Brain 94, 199 (1971). — [2646] COIMBRA, A., ANDRADE, C.: Familial amyloid polyneuropathy: An electron microscope study of the peripheral nerve in five cases. — II. Nerve fibre changes. Brain 94, 207 (1971). — [2647] DELANK, H.-W., KOCH, G., KÖNN, G., MISSMAHL, H.-P., SUWELACK, K.: Familiäre Amyloid-Polyneuropathie Typus Wohlwill-Corino Andrade. Ärztl. Forsch. 19, 401 (1965). — [2648] ERBSLÖH, F.: Eine seltene Form der chronisch fortschreitenden Polyneuritis (familiäre Paramyloidose). Materia medica Nordmark 13, 157 (1961). — [2649] FINDLEY, J. W., ADAMS, W.: Primary systemic amyloidosis simulating constrictive pericarditis. With steatorrhea and hyperesthesia. Arch. intern. Med. 81, 342 (1948). — [2650] FISHER, H., PREUSS, F. S.: Primary systemic amyloidosis with involvement of the nervous system. Report of a case. Amer. J. clin. Path. 21, 758 (1951). — [2651] FRANKE, R., ZIMMERMANN, H.: Über Paramyloidose. Unter Berücksichtigung einer Organelektrophorese. Ärztl. Wschr. 10, 173 (1955). — [2652] FRENCH, J. M., HALL, G., PARISH, D. J., SMITH, W. T.: Peripheral and autonomic nerve involvement in primary amyloidosis associated with uncontrollable diarrhoea and steatorrhoea. Amer. J. Med. 39, 277 (1965). — [2653] GÖTZE, W., KRÜCKE, W.: Über Paramyloidose mit besonderer Beteiligung der peripheren Nerven und granulärer Atrophie des Gehirns, und über ihre Beziehungen zu den intracerebralen Gefäßverkalkungen. Arch. Psychiat. Nervenkr. 114, 183 (1941). — [2654] JACKSON, C. E., FALLS, H. F., BLOCK, W. D., RUKAVINA, J. G., CAREY, J. H.: Inheritance of primary systemic amyloidosis. Amer. J. hum. Genet. 12, 434 (1960). — KABELITZ, H. J., LEITZKE, K.: Zur klinischen Diagnose und Pathogenese der Paramyloidose. Klin. Wschr. 34, 516 (1956). — [2656] KANTARJIAN, A. D., DEJONG, R. N.: Familial primary amyloidosis with nervous system involvement. Neurology (Minneap.) 3, 399 (1953). — [2657] KAUFMAN, H. E., HAASE, G. R., BARTTER, F. C., THOMAS, L. B.: Primary amyloidosis: Clinical staff conference at the national institutes of health. Ann. intern. Med. 52, 668 (1960). — [2658] KERNOHAN, J. W., WOLTMAN, H. W.: Amyloid neuritis. Arch. Neurol. Psychiat. (Chic.) 47, 132 (1942). — [2659] KLEIN, D.: La polyneuropathie amyloïde héréditaire. Acta neuropath. (Berl.) Supp. 2, 49 (1963). — [2660] KLEIN, D., RABINOWICZ, TH., RICHON, CH.-A.: Polyneuropathie amyloïde dans une famille suisse. Etude clinique, anatomique et génétique. Livre jubilaire du Dr. Ludo van Bogaert, 1963, 424. — [2661] KRÜCKE, W.: Das Zentralnervensystem bei generalisierter Paramyloidose. Arch. Psychiat. Nervenkr. 185, 165 (1950). — [2662] KRÜCKE, W.: Die Paramyloidose. Ergebn. inn. Med. Kinderheilk. 11, 299 (1959). — [2663] LESSEN, H. VAN, HAEBERLIN, F.: Primäre Amyloidose mit Amyloidneuropathie. Frankf. Z. Path. 71, 634 (1961/62). — [2664] MALECI, O., MONTANARI, M.: Illustrazione anatomo-clinica di un caso di amiloidosi dei nervi periferici. Riv. Neurol. 18, 623 (1948). — [2665] MISSMAHL, H. P.: Erbbedingte generalisierte Amyloidosen. Dtsch. med. Wschr. 89, 709 (1964). — [2666] MUNSAT, T. L., POUSSAINT, A. F.: Clinical manifestations and diagnosis of amyloid polyneuropathy. Report af three cases. Neurology (Minneap.) 12, 413 (1962). — [2667] NAVASQUEZ, S. DE, TREBLA, A.: A case of primary generalized amyloid disease. Brain 61, 116 (1938). — [2668] NIELSEN, J. M., MARVIN, S. L.: Neuroradicular amyloidosis. Bull. Los Ang. neurol. Soc. 21, 188 (1956). — [2669] NORSTRAND, I. F., MARGULIES, M. E.: Peripheral neuronopathy (Charcot-Marie-Tooth disease) in association with gastrointestinal symptoms. N. Y. State J. Med. 58, 863 (1958). — [2670] RITAMA, V., BJÖRKESTEN, G. AF: Amyloid neuropathy. A clinical and pathological manifestation of primary atypical amyloidosis. With a case report. Ann. Med. intern. Fenn. 43, 152 (1954). — [2671] ROSS, J., GRENZMANN, M., HEYMER, B., ESCH, D.: Beitrag zur Klinik und Morphologie der sporadischen primären Amyloidose mit Amyloidneuropathie. Dtsch. Arch. klin. Med. 214, 34 (1967). — [2672] RUKAVINA, J. G., BLOCK, W. D., JACKSON, C. E., FALLIS, H. F., CAREY, J. H., CURTIS, A. C.: Primary systemic amyloidosis: A review and an experimental genetic, and clinical study of 29 cases with particular emphasis on the familial form. Medicine (Baltimore) 35, 239 (1956). — [2673] SCHLESINGER, A. S., DUGGINS, V. A., MASUCCI, E. F.: Peripheral neuropathy in familial primary amyloidosis. Brain 85, 357 (1962). — [2674] SILVA HORTA, J. DA: Pathologische Anatomie der portugiesischen Paramyloidosenfälle mit besonderer Bevorzugung des peripheren Nervensystems. Acta neuroveg. (Wien.) 12, 105 (1955). — [2675] STRICH, S. J., WADE, G.: Primary amyloidosis. Presenting with peripheral neuritis and intractable heartfailure. Lancet 1953 II, 70. — [2676] SULLIVAN, J. F., TWITCHELL, T. E., GHERARDI, G. J., VANDERLAAN, W. P., Jr.: Amyloid polyneuropathy. Neurology (Minneap.) 5, 847 (1955). — [2677] WOHLWILL, F.: Formas atípicas da amiloidose. Amat. lusit. 1, 373 (1942). — [2678] ZIMMERMANN, H.: Ein neuer Fall von sog. Paramyloidose mit eigenartiger Verteilung des Paramyloids. Verh. dtsch. Ges. Path. 38, 311 (1955).

Hereditäre sensible Neuropathie

[2679] BEIGELBÖCK, W.: Zum Erbgang der „Trophoneurose". Wien. klin. Wschr. 48, 1282 (1938). — [2680] BLACKWOOD, W.: Biopsy technique in the diagnosis of peripheral neuropathies (especially hereditary and sensory neuropathy). Proc. Int. Congr. Neuropath., Rom, 1952, 415. — [2681] BOGAERT, L. VAN: Arthropathies mutilantes symétriques des extrémités inférieures. Presse méd. 48, 1026 (1940). — [2682] BOGAERT, L. VAN: Etude histopathologique d'une observation d'arthropathie mutilante symétrique familiale. (Famille de B.) Sa non-appartenance à la syringomyélie. Ses rapports avec la neuropathie radiculaire sensorielle héréditaire (Hicks et Denny Brown). Acta neurol. belg. 53, 37 (1953). — [2683] BOGAERT, L. VAN: Essai de classement et d'interprétation de quelques acro-ostéolyses mutilantes et non mutilantes actuellement connues. Acta neurol. belg. 53, 90 (1953). — [2684] BOGAERT, L. VAN: Familial ulcers, mutilating lesions of the extremities, and acro-osteolysis. Brit. med. J. 1957 II, 367. — [2685] BRUNS, O.: Familiale symmetrische Gangrän-Arthropathie an den Füßen, möglicherweise beruhend auf familiärer Syringomyelie im Lumbosacral-Mark. Neurol. Cbl. 22, 599 (1903). — [2686] CAMBIER, J.: Thevenard's disease or Denny-Brown's hereditary sensory neuropathy. Presse méd. 70, 2446 (1962). — [2687] CAMPBELL, A. M. G., HOFFMAN, H. L.: Sensory radicular neuropathy associated with muscle wasting in two cases. Brain 87, 67 (1964). — [2688] CAMPBELL, A. M. G.: Hereditary sensory neuropathy. In: VINKEN, P. J., BRUYN, C. W.: Handbook of Clinical Neurology 8, 180. North-Holland Publ. Comp., Amsterdam 1970. — [2689] CANTIÈRE, J.: Maladie de Thévenard ou neuropathie sensitive héréditaire de Denny-Brown. Presse méd. 70, 2446 (1962). — [2690] DENNY-BROWN, D.: Hereditary sensory radicular neuropathy. J. Neurol. Neurosurg. Psychiat. 14, 237 (1951). — [2691] GIACCAI, L.: Familial and sporadic neurogenic acro-osteolysis. Acta radiol. (Stockh.) 38, 17 (1952). — [2692] GÖBELL, R., RUNGE, W.: Eine familiäre Trophoneurose der unteren Extremitäten. Arch. Psychiat. Nervenkr. 57, 297 (1917). — [2693] HELLER, I. H., ROBB, P.: Hereditary sensory neuropathy. Neurology (Minneap.) 5, 15 (1955). — [2694] HICKS, E. P.: Hereditary perforating ulcer of the foot. Lancet 1922 I, 319. — [2695] JACOB, W., SCHRADER, A., WILD, H.: Klinische Beobachtungen zur Frage der sogenannten neuro-vasculären Dystrophie (ulcerierende Akropathie). Dtsch. Z. Nervenheilk. 172, 309 (1954). — [2696] JUGHENN, H., KRÜCKE, W., WADULLA, H.: Zur Frage der familiären Syringomyelie. (Klinisch anatomische Untersuchungen über „familiäre neuro-vasculäre Dystrophie der Extremitäten".) Arch. Psychiat. Nervenkr. 182, 153 (1949). — [2697] KUROIWA, Y., MURAI, Y.: Hereditary sensory radicular neuropathy. With special reference to conduction velocity study. Neurology (Minneap.) 14, 574 (1964). — [2698] LASSMANN, G., PARTSCH, H.: Hereditäre sensorische Neuropathie. I. Mitteilung. Dtsch. Z. Nervenheilk. 197, 330 (1970). — [2699] MANDELL, A. J., SMITH, C. K.: Hereditary sensory radicular neuropathy. Neurology (Minneap.) 10, 627 (1960). — [2700] MOSCHELLA, S. L., WIRE, G. E.: Sensory radicular neuropathy of the hereditary type. Arch. Derm. Syph. (Chic.) 94, 449 (1966). — [2701] OGDEN, T. E., ROBERTS, F., CARMICHAEL, E. A.: Some sensory syndromes in children: Indifference to pain and sensory neuropathy. J. Neurol. Neurosurg. Psychiat. 22, 267 (1959). — [2702] ORTIZ DE ZARATE, J. C.: Hereditary ulcero mutilating acropathy of Thevenard or hereditary sensory radicular neuropathy of Hicks and Denny-Brown. Acta neuropsiquiát. argent. 3, 15 (1957). — [2703] PALLIS, C., SCHNEEWEISS, J.: Hereditary sensory radicular neuropathy. Amer. J. Med. 32, 110 (1962). — [2704] PARTSCH, H.: Hereditäre sensorische Neuropathie (Denny-Brown). Wien. klin. Wschr. 82, 129 (1970). — [2705] REIMANN, H. A., MCKECHNIE, W. G., STANISLAVLJEVIC, S.: Hereditary sensory radicular neuropathy and other defects in a large family. Reinvestigation after twenty years and report of a necropsy. Amer. J. Med. 25, 573 (1958). — [2706] SANVITO, W.: Acropathia ulcero-mutilante familiar. Arch. Neuro-psiquiat. (S. Paulo) 26, 39 (1968). — [2707] SCHOENE, W. C., ASBURY, A. K., ÅSTRÖM, K. E., MASTERS, R.: Hereditary sensory neuropathy. A clinical and ultrastructural study. J. neurol. Sci. 11, 463 (1970). — [2708] SCHULTZE, F.: Familiär auftretendes Malum perforans der Füße (familiäre lumbale Syringomyelie?). Dtsch. med. Wschr. 43, 545 (1917). — [2709] SMITH, E. M.: Familial neurotrophic osseus atrophy. A familial neurotrophic condition of the feet with anesthesia and loss of bone. J. Amer. med. Ass. 102, 593 (1934). — [2710] TAPPEINER, J.: Familiäre Akroosteolyse mit trophischen Hautgeschwüren. Wien. klin. Wschr. 76, 523 (1964). — [2711] THÉVENARD, A.: L'acropathie ulcéro-mutilante familiale. Rev. neurol. 74, 193 (1942). — [2712] THÉVENARD, A.: L'acropathie ulcéro-mutilante familiale. Acta neurol. belg. 53, 1 (1953). — [2713] THIEFFRY, S., SORREL-DEJERINE, J.: Forme spéciale d'ostéolyse essentielle héréditaire et familiale à stabilisation spontanée, survenant dans l'enfance. Presse méd. 66, 1858 (1958). — [2714] VIGNON, G., MÉGARD, M., MARIN, A.: Une observation anatomo-clinique d'acropathie ulcéro-mutilante. Presse méd. 83, 1954 (1956). — [2715] WALLACE, D. C.: Observations upon a predominantly sensory hereditary neuropathy. Proc. Aust. Ass. Neurol. 3, 101 (1965).

Neurale Muskelatrophie

[2716] ALAJOUANINE, TH., CASTAIGNE, P., CAMBIER, J., ESCOUROLLE, R.: Maladie de Charcot-Marie. Etude anatomo-clinique d'une observation suivie pendant 65 ans. Presse méd. 75, 2745 (1967). — [2717] ALLAN, W.: Relations of hereditary pattern to clinical severity as illustrated by peroneal atrophy. Arch. intern. Med. 63, 1123 (1939). — [2718] ASANO, N., KIZU, M., YAMADA, T., ASANO, N., KIJIMA, C.: A peculiar type of progressive muscular atrophy. Jap. J. hum. Genet. 5, 139 (1960). — [2719] BALLET, G., ROSE, F.: Un cas d'amyotrophie du type Charcot-Marie, avec atrophie des deux nerfs optiques. Rev. neurol. 12, 522 (1904). — [2720] BASSÖE, P., RYERSON, E. W.: Presentation of two colored sisters with the Charcot-Marie type of muscular atrophy. J. nerv. ment. Dis. 44, 455 (1916). — [2721] BELL, J.: On the peroneal type of progressive muscular atrophy. Treasure of human inheritance. London: Cambridge Univ. Press, Bd. IV, 2, 1935. — [2722] BERNHARDT, M.: Weiterer Beitrag zur Lehre von den hereditären und familiären Erkrankungen des Nervensystems. Über die spinalneuritische Form der progressiven Muskelatrophie. Virchows Arch. path. Anat. 133, 259 (1893). — [2723] BERTOLOTTI, M.: Étude clinique sur trois cas de maladie familiale dégénérative du système nerveux. Nouv. Iconogr. Salpêt. 23, 97 (1910). — [2724] BIEMOND, A., BECK, W.: Neural muscle atrophy with degeneration of the substantia nigra. Confin. neurol. (Basel) 15, 142 (1955). — [2725] BODECHTEL, G., SCHRADER, A.: Die Erkrankungen des Rückenmarks einschließlich multipler Sklerose und Neurofibromatose Recklinghausen. In: Handb. inn. Med., Bd. V, 2. Berlin-Göttingen-Heidelberg: Springer 1953. — [2726] BOETERS, H.: Der erbliche Muskelschwund. Genealogische Untersuchungen bei neurospinaler Muskelatrophie. Z. ges. Neurol. Psychiat. 160, 455 (1938). — [2727] BOETERS, H.: Erbleiden des Nervensystems beim Menschen. In: Handb. Erbbiologie des Menschen. Bd. V, 1. Berlin: Springer 1939, 59. — [2728] BOGAERT, L. VAN: Amyotrophies neurales à début tardif et myotonies atrophiques juxtaposées dans une même famille (Famille de T...). J. belge Neurol. Psychiat. 8, 459 (1947). — [2729] BOWDEN, R. E. M., GUTMANN, E.: Observations in case of muscular dystrophy with reference to diagnostic significance. Arch. Neurol. Psychiat. (Chic.) 56, 1 (1946). — [2730] BRIHAYE, M., NENQUIN-KLAASEN, E., BERTHOLET, G.: Atrophie musculaire neurogène du type Charcot-Marie-Tooth-Hoffmann, associée à une atrophie optique bilatérale. Acta neurol. belg. 56, 302 (1956). — [2731] BRODAL, A., BÖYESEN, S., FRÖVIG, A. G.: Progressive neuropathic (peroneal) muscular atrophy (Charcot-Marie-Tooth disease); histological findings in muscle biopsy specimens in fourteen cases, with notes on clinical diagnosis and familial occurrence. Arch. Neurol. Psychiat. (Chic.) 70, 1 (1953). — [2732] BÜRGI, H., STUCKI, P., PFÄNDLER, U., FREIBURGHAUS, O.: Nouvelles recherches sur les atrophies musculaires neurales dans une souche bernoise. J. Génét. hum. 13, 293 (1964). — [2733] CENDROWSKI, W.: An abortive form of neural progressive muscle atrophy in two siblings. Pol. med. J. 3, 669 (1964). — [2734] CHARCOT, J. M., MARIE, P.: Sur une forme particulière d'atrophie musculaire progressive souvent familiale débutant par les pieds et les jambes et atteignant plus tard les mains. Rev. méd. franç. 6, 97 (1886). — [2735] CHURCH, A.: The neuritic type of progressive muscular atrophy. A case with marked hereditary. J. nerv. ment. Dis. 33, 447 (1906). — [2736] DAWIDENKOW, S.: Über die neurotische Muskelatrophie Charcot-Marie. Klinisch-genetische Studien. Z. ges. Neurol. Psychiat. 107, 259 (1927). — [2737] DAWIDENKOW, S.: Über die scapulo-peroneale Amyotrophie. (Die Familie „Z".) Z. ges. Neurol. Psychiat. 122, 628 (1929). — [2738] DAWIDENKOW, S.: Über einige strittige Fragen der Nosographie des neurotischen Muskelschwunds. Z. ges. Neurol. Psychiat. 129, 244 (1930). — [2739] DAWIDENKOW, S.: Klinik und Therapie der progressiven Muskelatrophien. Berlin: Verlag Volk u. Gesundh. 1956. — [2740] DAWSON, C. W., ROBERTS, J. B.: Charcot-Marie-Tooth disease. J. Amer. med. Ass. 188, 659 (1964). — [2741] DEJERINE, J.: Contribution à l'étude de la névrite interstitielle hypertrophique et progressive de l'enfance. Rev. Méd. (Paris) 16, 881 (1896). — [2742] DONKIN, H. B.: Notes on three cases of an hereditary form of progressive amyotrophy. Brain 13, 436 (1890). — [2743] DYCK, P. J., LAMBERT, E. H., MULDER, D. W.: Charcot-Marie-Tooth disease: nerve conduction and clinical studies of a large kinship. Neurology (Minneap.) 13, 1 (1963). — [2744] EGGER, F.: Beitrag zur Lehre von der progressiven neuralen Muskelatrophie. Arch. Psychiat. Nervenkr. 29, 400 (1897). — [2745] EICHHORST, H.: Über Heredität der progressiven Muskelatrophie. Berl. klin. Wschr. 10, 497, 511 (1873). — [2746] ENGLAND, A. C., DENNY-BROWN, D.: Severe sensory changes, and trophic disorders, in peroneal muscular atrophy (Charcot-Marie-Tooth type). Arch. Neurol. Psychiat. (Chic.) 67, 1 (1952). — [2747] EULENBURG, M.: Über progressive Muskelatrophie. Dtsch. Klin. 8, 129 (1856). — [2748] FRANÇOIS, J., DESCAMPS, L.: Étude neuro-ophthalmologique de deux souches d'amyotrophie neurale hérédo-dégénérative, l'une du type Charcot-Marie-Tooth (Famille Joly), l'autre du type névrite hypertrophique de Dejerine-Sottas (Famille Molle). Acta neurol. belg. 49, 648 (1949). — [2749] FRIEDREICH, N.: Über progressive Muskelatrophie. Berlin: Hirschwald 1873. — [2750] FÜRST, TH.: Zur Erblichkeit der progressiven Muskelatrophie. Arch. Rassenbiol. 21, 424 (1929). — [2751] GIBSON, R.: Peroneal muscular atrophy with mental defect and myopathy in siblings. Brit. med. J. 1956 II, 1281. — [2752] GORDON, A.: Familial muscular atrophy. Arch. Neurol. Psychiat. (Chic.) 30, 460 (1933). — [2753] HÄNEL, P.: Über eine Form von noch nicht beschriebener hereditärer neurotischer Muskelatrophie. Diss., Jena 1890. — [2754] HATCH, F. F.: Progressive neuro-muscular atrophy (peroneal type of Charcot, Marie and Tooth); with report of three cases in a family, without heredity. Boston med. surg. J. 172, 393 (1915). — [2755] HELDENBERGH, C.: Un cas d'amyotrophie du type Charcot-Marie chez un adulte et d'origine héréditaire. Belg. méd. 4, 705 (1897). — [2756] HEMPTENMACHER, C.: De aetiologia atrophiae muscularis progressiva. Diss., Berlin 1862. — [2757] HERRINGHAM, W. P.: Muscular atrophy of the peroneal type affecting many members of a family. Brain 11, 230 (1889). — [2758] HERZOG, I.: Neurale progressive Muskelatrophie und Störungen der inneren Sekretion. Méd. Klin. 22, 1300 (1926). — [2759] HOFFMANN, J.: Über progressive neurotische Muskelatrophie. Arch. Psychiat. Nervenkr. 20, 660 (1889). — [2760] HOFFMANN, J.: Weiterer Beitrag zur Lehre von der progressiven neurotischen Muskelatrophie. Dtsch. Z. Nervenheilk. 1, 95 (1891). — [2761] HOFFMANN, J.: Über einen eigenartigen Symptomenkomplex, eine Kombination von angeborenem Schwachsinn mit progressiver Muskelatrophie, als weiterer Beitrag zu den erblichen Nervenkrankheiten. Dtsch. Z. Nervenheilk. 6, 150 (1895). — [2762] IMBERCIADORI, E.: Rilieve clinici e citogenetici su di un ceppo famigliare di atrofia muscolare progressiva neurale tipo Charcot-Marie. Riv. Neurobiol. 10, 509 (1964). — [2763] KLOTZ, E., MEYER, J. E.: Über sensible und trophische Störungen bei der neuralen Muskelatrophie. Nervenarzt 26, 184 (1955). — [2764] KOCH, E., KRASS, R.: Neurale Muskelatrophie bei eineiigen Zwillingen. Verh. dtsch. Ges. inn. Med. 64, 277 (1959). — [2765] KRAUS, W.: Atrophia nervi optici und neurotische Muskelatrophie. Z. Augenheilk. 16, 503 (1906). — [2766] LENZ, F.: Die krankhaften Erbanlagen. In: Menschliche Erblehre und Rassenhygiene, Bd. II. München: Lehmann 1936. — [2767] LIETZ, S.: Zur Problematik der neuralen Muskelatrophie (Typ Charcot-Marie) an Hand einer Sippenuntersuchung. Psychiat. Neurol. med. Psychol. (Lpz.) 15, 255 (1963). — [2768] LISI, L. DE: Osservazioni e studi sulla trasmissione ereditaria dell' atrofia muscolare progressiva tipo Charcot-Marie. Riv. Pat. nerv. ment. 31, 390 (1926). — [2769] LORENTZ, P.: Observation d'une atrophie musculaire de Charcot-Marie dans une famille valaisanne. J. Génét. hum. 13, 207 (1964). — [2770] MACKLIN, M. T., BOWMAN, J. T.: Inheritance of peroneal atrophy. J. Amer. med. Ass. 86, 61. (1926). — [2771] MAHLSTEDT, H.: Zur Klinik und Differentialdiagnose der neuralen Muskelatrophie Charcot-Marie-Hoffmann. Diss., Freiburg 1933. — [2772] MOFFIE, D.: Familial occurrence of neural muscle atrophy (Tooth-Marie-Charcot) combined with cerebral atrophy and parkinsonism. Psychiat. Neurol. Neurochir. (Amst.) 64, 381 (1961). — [2773] MURAKAMI, U.: Hereditary disorders of the nervous system in isolates of Japan. J. Génét. hum. 13, 265 (1964). — [2774] ORANSKY, W.: Über einen hereditären Typus progressiver Muskeldystrophie. Dtsch. Z. Nervenheilk. 99, 147 (1927). — [2775] PETTE, H.: Neurale Muskelatrophie. In: BUMKE, O., FOERSTER, O.: Handb. Neurol., Bd. XVI. Berlin: Springer 1936. — [2776] RATH, A. Z.: Muskelatrophie und Schizophrenie. Arch. Psychiat. Nervenkr. 78, 28 (1926). — [2777] RAYMOND, F.:Leçons sur les maladies du système nerveux. Paris: Doin 1900/01. — [2778] REINHARDT: Beitrag zur Kasuistik der neurotischen Muskelatrophie. Dtsch. Z. Nervenheilk. 11, 431 (1897). — [2779] SCHNEIDER, D. E., ABELES, M. M.: Charcot-Marie-Tooth diseases with primary optic atrophy. Report of two cases occurring in brothers. J. nerv. ment. Dis. 85, 541 (1937). — [2780] SCHULTZE, F.: Über eine eigentümliche progressive atrophische Paralyse bei mehreren Kindern derselben Familie. Berl. klin. Wschr. 21, 649 (1884). — [2781] SCHULTZE, F.: Über die vererbbare neurale und neurospinale Muskelatrophie. Dtsch. Z. Nervenheilk. 112, 1 (1930). — [2782] SCHWARTZ, A. R.: Charcot-Marie-Tooth disease. Arch. Neurol. (Chic.) 9, 623 (1963). — [2783] SCHWARTZ, L. A.: Clinical histopathological and inheritance factors in peroneal muscular atrophy (Charcot-Marie-Tooth type). J. Mich. med.

Soc. 43, 219 (1944). — [2784] SOCA, F. V.: Sur un nouveau cas d'amyotrophie a type Charcot-Marie. Nouv. Iconogr. Salpêt. 15, 53 (1902). — [2785] SOUQUES, A.: Deux cas d'atrophie musculaire Charcot-Marie. Nouv. Iconogr. Salpêt. 27, 175 (1914). — [2786] STARK, P.: Étude clinique et génétique d'une famille atteinte d'atrophie musculaire progressive neurale (amyotrophie de Charcot-Marie). Diss. Genf 1958. — [2787] STEINTHAL, M.: Zur Vererbung der neuralen progressiven Muskelatrophie. Arch. Rassenbiol. 21, 425 (1929). — [2788] STIEFLER, G.: Zur Klinik der neuralen Form der progressiven Muskelatrophie. Verh. Ges. dtsch. Naturf. Ärzte, 78. Vers., 2. T., 2. H., 248. — [2789] SUCKLING, C. W.: The leg type of progressive muscular atrophy. Brit. med. J. 1887 I, 66. — [2790] THOMAS, H. M.: Progressive neural muscular atrophy. Johns Hopk. Hosp. Bull. 6, 45 (1895). — [2791] TOOTH, H. H.: The peroneal type of progressive muscular atrophy. Diss., London 1886. — [2792] TRONCONI, V.: Studio genialogico di un parentado affetto da distrofia miotonica con variacioni fenotipiche intrafamiliari di tipo atrofia muscolare progressiva neurogena. Riv. sper. Freniat. 72, 313 (1948). — [2793] VAJDA, L.: Ein Beitrag zur Pathogenese der neuralen Muskelatrophie. Mschr. Psychiat. Neurol. 130, 422 (1955). — [2794] VIRCHOW, R.: Ein Fall von progressiver Muskelatrophie. Virchows Arch. path. Anat. 8, 537 (1855). — [2795] WALD, I., LOESCH, D., WOCHNIK, D.: Concerning the relationship between dystrophia myotonica and peroneal muscular atrophy. Psychiat. et Neurol. (Basel) 143, 392 (1962). — [2796] WEITZ, W.: Über die Vererbung der neurotischen Muskelatrophie Charcot-Marie. Bibliogr. genet. (Den Haag) 6, 91 (1930). — [2797] WOHLFAHRT, S.: De l'amyotrophie progressive à type Charcot-Marie. Acta med. scand. 63, 195 (1926). — [2798] WORATZ, G.: Progressive neurale Muskelatrophie mit bisher bei dieser Krankheit unbekanntem X-chromosomal-dominantem Erbgang. Klinisch genetische Studien an einer großen Sippe aus Sachsen. Zugleich ein Beitrag zur Erkennung des X-chromosomal-dominanten Erbgangs. Habil.-Schr., Leipzig 1960. — [2799] WORATZ, G.: Neurale Muskelatrophie mit dominantem X-chromosomalem Erbgang. Abh. dtsch. Akad. Wissensch., Berlin 1964/II.

Myatrophische Ataxie

[2800] BIEMOND, A.: Neurotische Muskelatrophie und Friedreichsche Tabes in derselben Familie. Dtsch. Z. Nervenheilk. 104, 113 (1928). — [2801] BOGAERT, L. VAN, MOREAU, M.: Combinaison de l'amyotrophie de Charcot-Marie-Tooth et de la maladie de Friedreich chez plusieurs membres d'une même famille. Encéphale 34, 312 (1939). — [2802] BROSER, F., HENN, R. H. E., HOPF, H. C.: Zur Genese peripher-atrophischer Lähmungen bei spinaler Heredoataxie. Nervenarzt 38, 291 (1967). — [2803] CONRAD, K., OTT, B.: Über Beziehungen zwischen neuraler Muskelatrophie und hereditärer Ataxie (Friedreich). Med. Klin. 50, 638 (1955). — [2804] GATTI, B.: Le amiotrofic nel morbo di Friedreich. Riv. sper. Freniat. 82, 893 (1958). — [2805] GÖTZE, W.: Neurale Muskelatrophie und Heredoataxie als Erscheinungsformen einer einheitlichen Erkrankung. Arch. Psychiat. Nervenkr. 113, 550 (1941). — [2806] HALLERVORDEN, J.: Die hereditäre Ataxie. In: BUMKE, O., FOERSTER, O.: Handb. Neurol., Bd. XVI. Berlin: Springer 1936, 657. — [2807] HIERONS, R.: Familial peroneal muscular atrophy and its association with the familial ataxias and tremor and longevity. J. Neurol. Psychiat. 19, 155 (1956). — [2808] HOPF, H. C., PORT, F. K.: Friedreichsche Ataxie mit Beteiligung der peripheren Nerven nach Art der neuralen Muskelatrophie (Myatrophische Ataxie). Dtsch. Z. Nervenheilk. 194, 1 (1968). — [2809] MONACO, P.: Sulle forme di passaggio tra Friedreich e atrofia muscolare di Charcot-Marie-Tooth. Acta neurol. (Napoli) 19, 275 (1964). — [2810] PAPPWORTH, M. H., O'MAHONY, P. F.: An unusual familial cerebellar syndrome. J. nerv. ment. Dis. 119, 437 (1954). — [2811] POURSINES, Y., CREMIEUX, A., ROGER, J.: Amyotrophie distale du type Charcot-Marie avec nystagmus. Etude clinique et biopsies musculaires. Rev. Neurol. 91, 358 (1954). — [2812] ROTH, M.: On a possible relationship between hereditary ataxia and peroneal muscular atrophy; with a critical review of the problem of „intermediate forms" in the degenerative disorders of the central nervous system. Brain 71, 416 (1948). — [2813] SHEPHERD, M.: Report of a family suffering from Friedreich's disease, peroneal muscular atrophy, and schizophrenia. J. Neurol. Psychiat. 18, 297 (1955). — [2814] UHLE, G.: Friedreichsche Ataxie. In: Handb. d. spez. pathol. Anat. u. Histol., Bd. XIII, 1 a. Berlin-Göttingen-Heidelberg: Springer 1957. — [2815] WERTHEMANN, A.:

Über kombinierte familiäre Nerven- und Muskelkrankheiten. Z. ges. Neurol. Psychiat. 111, 683 (1927).

Progressive hypertrophische Neuritis

[2816] ACHARD, E., THEIRS, J.: Polynévrite chronique hypertrophique de l'adult. Rev. neurol. 42, 146 (1924). — [2817] ANDERMANN, F., LLOYD-SMITH, D. L., MAVOR, H., MATHIESON, G.: Observations on hypertrophic neuropathy of Dejerine and Sottas. Neurology (Minneap.) 12, 712 (1962). — [2818] ANDRÉ VAN LEEUWEN, M.: De la valeur des troubles pupillaires en dehors de la syphilis, comme signe précoce ou forme fruste d'une affection hérédo-dégénérative. II. Une souche de névrite hypertrophique, présentant des troubles pupillaires chez chacun des membres atteints. La famille V. T. Mschr. Psychiat. Neurol. 105, 275 (1942). — [2819] ANDRÉ VAN LEEUWEN, M.: De la valeur des troubles pupillaires, en dehors de la syphilis, comme signe précoce ou forme fruste d'une affection hérédo-dégénerative. III. Une souche d'amyotrophie de Charcot-Marie-Tooth présentant des troubles pupillaires chez un grand nombre de ses membres et chez l'un d'eux, des lesions typiques de névrite hypertrophiques. La famille Smits. Mschr. Psychiat. Neurol. 108, 1 (1943). — [2820] AUSTIN, J. H.: Observations on the syndrome of hypertrophic neuritis (the hypertrophic interstitial radiculoneuropathies). Medicine (Baltimore) 35, 187 (1956). — [2821] BEDFORD, P. D., JAMES, F. E.: A family with the progressive hypertrophic polyneuritis of Dejerine and Sottas. J. Neurol. Psychiat. 19, 46 (1956). — [2822] BELL, J.: On the peroneal type of progressive muscular atrophy. Treasure of human inheritance. Bd. IV, 2. London: Cambridge Univ. Press 1935. — [2823] BÉRARD-BADIER, CHAMPEAU, J., PAOLI, F., GAGNIÈRE, B., COSSA, P.: Étude anatomoclinique d'une névrite hypertrophique de Dejerine-Sottas à caractère nettement familial. Rev. neurol. 104, 391 (1961). — [2824] BOVERI, P.: Über die familiäre hypertrophische Neuritis: Typus Gombault-Dejerine-Sottas und Typus Pierre Marie. Münch. med. Wschr. 58, 1238 (1911). — [2825] BRASCH, M.: Über eine Abart (Dejerine) der neurotischen Muskelatrophie. Neurol. Cbl. 22, 748 (1903). — [2826] BRASCH, M.: Über eine besondere Form der neurotischen Muskelatrophie (Dejerine-Sottas). Dtsch. Z. Nervenheilk. 26, 302 (1904). — [2827] BRUNS, G.: Zur Kenntnis der hypertrophischen Neuritis (Roussy-Cornil). Beitr. path. Anat. 111, 407 (1951). — [2828] CASTEDO, C., HERMIDA, M. E.: Neuritis hipertrófica progressiva. Acta neuropsiquiat. 2, 169 (1956). — [2829] CHERSSONSKIJ, R.: Ein Fall von hypertrophischer, interstitieller, progr. Neuritis Dejerine-Sottas. Sovr. Psichonevrol. 2, 661 (1926). — [2830] COOPER, E. L.: Progressive familial hypertrophic neuritis (Dejerine-Sottas). Brit. med. J. 1936 I, 793. — [2831] CORNIL, L., CHALNOT, RAILEANU, THOMAS: Névrite hypertrophique, progressive, non familiale. Rev. neurol. 37, 1187 (1930). — [2832] Cox, M. J.: Progressive familial hypertrophic polyneuritis. Proc. roy. Soc. Med. 49, 183 (1956). — [2833] CREUTZFELDT, H. G., CURTIUS, F., KRÜGER, K. H.: Zur Klinik, Histologie und Genealogie der Dejerine-Sottasschen Krankheit. Arch. Psychiat. Nervenkr. 186, 341 (1951). — [2834] CROFT, P. B., WADIA, N. H.: Familial hypertrophic polyneuritis. Review of a previously reported family. Neurology (Minneap.) 7, 356 (1957). — [2835] DAWIDENKOW, S.: Über die dominante und die rezessive Form der Neuritis hypertrophica familiaris. Z. ges. Neurol. Psychiat. 143, 713 (1933). — [2836] DEJERINE, J., SOTTAS: Sur la névrite interstitielle, hypertrophique et progressive de l'enfance. C. R. Soc. Biol. (Paris) 45, 63 (1893). — [2837] DEJERINE, J.: Contribution à l'étude de la névrite interstitielle hypertrophique et progressive de l'enfance. Rev. Méd. (Paris) 16, 881 (1896). — [2838] DEJERINE, J., ANDRÉ-THOMAS: Sur la névrite interstitielle hypertrophique et progressive de l'enfance. (2e observation suivie d'autopsie.) Nouv. Iconogr. Salpêt. 19, 477 (1906). — [2839] DIDDLE, A. W., STEPHENS, R. L.: Hypertrophic interstitial neuritis with papilledema. Arch. Neurol. Psychiat. (Chic.) 40, 151 (1938). — [2840] GATHIER, J. C., BRUYN, G. W.: Hypertrophic interstitial neuropathy (Dejerine-Sottas). In: VINKEN, P. J., BRUYN, G. W.: Handbook of Clinical Neurology 8, 169. Amsterdam: North-Holland Publ. Comp. 1970. — [2841] HALLIDAY, J. R., WHITING, A. J.: The peroneal type of muscular atrophy. With an account of a family group of cases. Brit. med. J. 1909 II, 1114. — [2842] HOFFMANN, J.: Neuritis hypertrophica interstitialis. Neurol. Cbl. 21, 567 (1902). — [2843] HOFFMANN, J.: Über progressive hypertrophische Neuritis. Dtsch. Z. Nervenheilk. 44, 65 (1912). — [2844] JULIÃO, O. F.: Étude sur la névrite hypertrophique progressive de

Dejerine-Sottas. Arch. Neuro-psiquiat. (S. Paulo) 10, 221 (1952). — [2845] KATAYAMA, H.: Über Neuritis interstitialis hypertrophica et progressiva Dejerine-Sottas. Psychiat. Neurol. jap. 41, 53 (1937). — [2846] LAUDA, E.: Zur Kasuistik der hereditären, progressiven neurotischen Muskelatrophie mit tabischen Symptomen. Dtsch. Z. Nervenheilk. 75, 267 (1922). — [2847] MARIE, P.: Forme spéciale de la névrite interstitielle hypertrophique progressive de l'enfance. Rev. neurol. 14, 557 (1906). — [2848] RICKER, K., MERTENS, H. G., PAAL, G.: Polyneuropathy and Stiff-man Syndrome. Europ. Neurol. 5, 11 (1971). — [2849] RUSSELL, W. R., GARLAND, H. G.: Progressive hypertrophic polyneuritis, with case reports. Brain 53, 376 (1930). — [2850] SCHALLER, W. F., NEWMAN, H. W.: Névrite interstitielle hypertrophique. Rev. neurol. 63, 529 (1935). — [2851] SEARS, W. G.: A family showing hypertrophic interstitial neuritis. Proc. roy. Soc. Med. 24, 1060 (1931). — [2852] SLAUCK, A.: Über progressive hypertrophische Neuritis (Hoffmannsche Krankheit). Z. ges. Neurol. Psychiat. 92, 34 (1924). — [2853] SLAUCK, A.: Neuritis interstitialis bzw. hypertrophica progressiva. Klin. Wschr. 8, 927 (1929). — [2854] SOUQUES, A.: Forme atypique de névrite hypertrophique progressive. An. Med. Cir. (Barcelona) 19, 484 (1926). — [2855] THÉVENARD, A., BOGAERT, L. VAN, BERDET, H., ROUGERIE, J.: Névrite hypertrophique progressive. Un cas familial ayant débuté dans l'adolescence. Amélioration très importante après énervation sinucarotidienne bilatérale. Rev. neurol. 94, 3 (1956). — [2856] THOMAS, P. K., LASCELLES, R. G.: Hypertrophic neuropathy. Quart. J. Med., N. S. 36, 223 (1967). — [2857] VILLARET, M., HAGUENAU, J., KLOTZ, P. H.: Névrite hypertrophique familiale. Rev. neurol. 63, 211 (1935). — [2858] WEITZ, W.: Über die Vererbung der neurotischen Muskelatrophie Charcot-Marie. Bibliogr. genet. (Den Haag) 6, 91 (1930). — [2859] WEITZ, W.: Erbliche Nervenkrankheiten. In: Menschliche Erblehre und Rassenhygiene. Bd. I/2. München: Lehmann 1940.

Rezidivierende „hypertrophische" Neuritis

[2860] ADAMS, R. D., ASBURY, A. K., MICHELSEN, J. J.: Multifocal pseudohypertrophic neuropathy. Transact. Amer. neurol. Ass. 90, 30 (1965). — [2861] AUSTIN, J. H.: Recurrent polyneuropathies and their corticosteroid treatment. Brain 81, 157 (1958). — [2862] BRAWLEY, B. W., KELLY, W. A.: Interstitial hypertrophic neuritis of the eighth cranial nerve. Case report. J. Neurosurg. 25, 461 (1966). — [2863] HARRIS, E., NEWCOMB, W. D.: A case of relapsing interstitial hypertrophic polyneuritis. Brain 52, 108 (1929). — [2864] NATRASS, F. J.: Recurrent hypertrophic neuritis. J. Neurol. Psychiat. 2, 159 (1921). — [2865] REISNER, H., SPIEL, W.: Zur Frage der Polyneuritis hypertrophicans. Wien. Z. Nervenheilk. 5, 388 (1952).

Familiäre rezidivierende polytope Neuropathie

[2866] BOETERS, H.: Erbleiden des Nervensystems beim Menschen. In: Handb. der Erbbiologie des Menschen. Bd. V, 1. Springer 1939, 192. — [2867] DAVIES, D. M.: Recurrent peripheral-nerve palsies in a family. Lancet 1954 II, 266. — [2868] EARL, C. J., FULLERTON, P. M., WAKEFIELD, G. S., SCHUTTA, H. S.: Hereditary neuropathy, with liability to pressure palsies. A clinical and electrophysiological study of four families. Quart. J. Med. N. S. 33, 481 (1964). — [2869] MATIAR-VAHAR, H., ROHRER, H.: Die familiäre rezidivierende polytope Neuropathie. Fortschr. Neurol. Psychiat. 39, 493 (1970). — [2870] STAAL, A., WEERDT, C. J. DE, WENT, L. N.: Hereditary compression syndrome of peripheral nerves. Neurology (Minneap.) 15, 1008 (1965). — [2871] WAHLE, H., TÖNNIS, D.: Familiäre Anfälligkeit gegenüber Druckschädigungen peripherer Nerven. Fortschr. Neurol. Psychiat. 26, 371 (1958).

Refsum-Syndrom

[2872] ASHENHURST, E. M., MILLAR, J. H. D., MILLIKEN, T. G.: Refsum's syndrome affecting a brother and two sisters. Brit. med. J. 1958, 415. — [2873] BAUM, J. L., TANNENBAUM, M., KOLODNY, E. H.: Refsum's syndrome with corneal involvement. Amer. J. Ophthal. 60, 699 (1965). — [2874] BIDER, E.: Zur Kenntnis des Refsumschen Syndroms. Retinopathia pigmentosa bei hereditärer Enzymopathie des Fettstoffwechsels. Ophthalmologica (Basel) 152, 356 (1966). — [2875] BILLINGS, J. J., O'CALLAGHAN, J., O'DAY, K.: Refsum's syndrome: Heredopathia atactica polyneuritiformis. Trans. ophthal. Soc. Aust. 17, 131 (1957). — BOUDAI, P., GALACTION-NITSELLA, O., GOURIA, E.: Refsum's disease. Heredopathia atactica polineuritiformis. Zh. Nevropat. Psikhiat. 65, 1139 (1965). — [2877] CAMMERMEYER, J.: Neuropathological changes in hereditary neuropathies: Manifestation of the syndrome heredopathia atactica polyneuritiformis in the presence of interstitial hypertrophic polyneuropathy. J. Neuropathol. exp. Neurol. 15, 340 (1956). — [2878] CAMPBELL, A. M. G., WILLIAMS, E. R.: Natural history of Refsum's syndrome in a Gloucestershire family. Brit. med. J. 1967 III, 777. — [2879] DEREUX. J.: La maladie de Refsum. Rev. neurol. 109, 599 (1963). — [2880] EDSTRÖM, R., GRÖNTOFT, O., SANDRING, H.: Refsum's disease. Three siblings, one autopsy. Acta psychiat. scand. 34, 38 (1959). — [2881] ELDJARN, L., TRY, K., STOKKE, O., MUNTHE-KAAS, A. W., REFSUM, S.: Heredopathia atactica polyneuritiformis. Biochemical defect and dietary treatment. Acta neurol. scand. 43 Suppl. 31, 61 (1967). — [2882] FLEMING, R.: Refsum's syndrome. An unusual hereditary neuropathy. Neurology (Minneap.) 7, 476 (1957). — [2883] FRANCESCHETTI, A., FRANCOIS, J., BABEL, J.: Les hérédo-dégénérescences Chorio-Rétiniennes. Paris: Masson 1963. — [2884] FRYER, D. G., WINCKLEMAN, A. C., WAYS, P. O., SWANSON, A. G.: Refsum's disease. A clinical and pathological report. Neurology (Minneap.) 21, 162 (1971). — [2885] GALVEZ-MONTEZ, J., MOLINO-NEGRO, P.: Enfermedad de Refsum. Arch. Soc. oftal. hisp.-amer. 26, 253 (1966). — [2886] GIRARD, P. F., ROUGIER, J., RAVAULT, M. P., MARIN, E., GIROD, M.: La maladie de Refsum; à propos d'une observation. Soc. Ophthal. Lyon, 10. III. 1968. — [2887] GORDON, N., HUDSON, R. E. B.: Refsum's syndrome. Heredopathia atactica polyneuritiformis. A report of three cases, including a study of the cardiac pathology. Brain 82, 41 (1959). — [2888] GREEN, L. N., HERZOG, I., ABERFELD, D.: A case of hypertrophic interstitial neuritis coexisting with dementia and cerebellar degeneration. J. Neuropath. exp. Neurol. 24, 682 (1965). — [2889] HARDERS, H., DIECKMANN, H.: Heredopathia atactica polyneuritiformis. Klinik und Diagnostik des REFSUM-Syndroms. Dtsch. med. Wschr. 89, 248 (1964). — [2890] HEYCOCK, J. B., WILSON, K.: Diabetes mellitus in a child showing features of Refsum's syndrome. Arch. Dis. Childh. 33, 320 (1958). — [2891] JAGER, B. V., FRED, H. L., BUTTLER, R. B., CARNES, W. H.: Occurrence of retinal pigmentation, ophthalmoplegia, ataxia, deafness and heart block. Amer. J. Med. 29, 888 (1960). — [2892] KAHLKE, W.: Refsum-Syndrom. Lipoidchemische Untersuchungen bei 9 Fällen. Klin. Wschr. 42, 1011 (1964). — [2893] KAHLKE, W., RICHTERICH, R.: Refsum's disease. Heredopathia atactica polyneuritiformis: An inborn error of lipid metabolism with storage of 3,7,11,15-Tetra-methyl-hexadecanoicacid. II. Isolation and identification of the storage product. Amer. J. Med. 39, 237 (1965). — [2894] KARYOFILIS, A., BERNEAUD-KÖTZ,.G., JACOBS, J.: Heredopathia atactica polyneuritiformis. Fortschr. Neurol. Psychiat. 38, 321 (1970). — [2895] KOLODNY, E. H., HASS, W. K., LANE, B., DRUCKER, W. D.: Refsum's syndrome: Report of a case including electronmicroscopic studies of the liver. Arch. Neurol. (Chic.) 12, 583 (1965). — [2896] KREMER, G. J.: Organlipoiduntersuchungen bei einem Kind mit Refsum-Syndrom. Klin. Wschr. 44, 1089 (1966). — [2897] LAURELL, S.: Separation and characterization of phytanic acid containing plasmatriglycerides from a patient with Refsum's disease. Biochim. biophys. Acta (Amst.) 152, 75 (1968). — [2898] NEVIN, N. C., CUMINGS, J. N., MCKEOWN, F.: Refsum's syndrome. Heredopathia atactica polyneuritiformis. Brain 90, 419 (1967). — [2899] NORDHAGEN, E., GRONDAHL, J.: Heredopathia atactica polyneuritiformis (Refsum's disease). Acta ophthal. (Kbh.) 42, 629 (1964). — [2900] OLESEN, TH. B.: A case of heredopathia atactica polyneuritiformis (Morb. Refsum). Acta psychiat. scand 32, 83 (1957). — [2901] PECKER, J., FEUVRIER, Y. M., LE HUEROU, Y.: Maladie de Refsum. Diagnostic avec certaines polyradiculonévrites à rechutes. Presse méd. 71, 829 (1963). — [2902] PETIT, J.: Le syndrome de Refsum. Ses manifestations ophthalmologiques. A propos d'une observation. Thèse, Rennes 1963. — [2903] QUINLAN, C. D., MARTIN, E. A.: Refsum's syndrome: Report of three cases. J. Neurol. Neurosurg. Psychiat. 33, 817 (1970). — [2904] RAVIN, M. B., SCHWARTZ, H.: Refsum's disease. Anesthesiology 23, 269 (1962). — [2905] REESE, H., BARETA, J.: Heredopathia atactica polyneuritiformis. J. Neuropath. exp. Neurol. 9, 385 (1950). — [2906] REFSUM, S.: Heredopathia atactica polyneuritiformis. A familial syndrome not hitherto described. A contribution to the clinical study of the hereditary diseases of the nervous system. Acta psychiat. (Kbh.) Suppl. 38, 1946. — [2907] REFSUM, S.: Heredopathía atáctica polyneuritiformis reconsideración. Wld. Neurol. 1, 334 (1960). — [2908] RICHTERICH, R., KAHLKE, W., MECHELEN, P. VAN, ROSSI, E.: Refsum's syndrome. (Heredopathia atactica polyneuritiformis): Ein angeborener Defekt im Lipidstoffwechsel mit Speicherung von 3,7,11,15-Tetramethylhexadecansäure. Klin. Wschr. 41, 800 (1963). — [2909] RICHTERICH, R., MECHELEN, P. VAN, ROSSI, E.: Refsum's disease: Heredopathia atactica polyneuritiformis. Amer. J. Med. 39, 230 (1965). — [2910] SALOMONSEN, L., SKATVEDT, M.: Four cases of heredopathia atactica polyneuritiformis (Refsum) in children. Acta paediat. (Uppsala) Suppl. 77, 44 (1949). — [2911] THIEBAUT, F., LEMOYNE, J., GUILLAUMAT, L.: La maladie de Refsum. Rev. neurol. 104, 152 (1961). — [2912] TOUSSAINT, D., COERS, C., TOPPET, N.: Heredopathia atactica polyneuritiformis (syndrome de Refsum). Constations cliniques et biopsiques. Bull. Soc. belge Ophtal. 122, 383 (1959). — [2913] TRY, K., STOKKE, O., ELDJARN, L.: The new cases of heredopathia atactica polyneuritiformis. Demonstrated phytanic acid accumulation. Scand. J. clin. Lab. Invest. 17, Suppl. 86, 195 (1965). — [2914] VELTEMA, A. N., VERJAAL, A.: Sur un cas d'hérédopathie ataxique polynévritique. Maladie de Refsum. Rev. neurol. 104, 15 (1961).

Metachromatische Leukodystrophie

[2915] BRAIN, W. R., GREENFIELD, J. G.: Late infantile metachromatic leuco-encephalopathy, with primary degeneration of the interfascicular oligodendroglia. Brain 73, 291 (1950). — [2916] DAYAN, A. D.: Peripheral neuropathy of metachromatic leucodystrophy: observations on segmental demyelination and remyelination and the intracellular distribution of sulphatide. J. Neurol. Neurosurg. Psychiat. 30, 311 (1967). — [2917] FRENCH, J. H., MEDINA, A., GRAZIANI, L. J., RAPIN, I., ZAPATA, G.: Metachromatic leukodystrophy. Clinical aspects. Neurology (Minneap.) 15, 293 (1965). — [2918] FULLERTON, P. M.: Motor nerve conduction velocity in metachromatic leucodystrophy. Electroenceph. clin. Neurophysiol. 15, 913 (1963). — [2919] HAGBERG, B., SOURANDER, P., THORÉN, L.: Peripheral nerve changes in the diagnosis of metachromatic leucodystrophy. Acta paediat. (Uppsala), Suppl. 135, 63 (1962). — [2920] HAGBERG, B., SOURANDER, P., SVENNERHOLM, L.: Sulfatide lipidosis in childhood. Report of a case investigated during life and a autopsy. Amer. J. Dis. Child. 104, 644 (1962). — [2921] ISLER, W., BISCHOFF, A., ESSLEN, E.: Die metachromatische Leukodystrophie. Diagnose durch Biopsie eines peripheren Nerven und Nachweis einer starken Verlangsamung der Nervenleitgeschwindigkeit bei einem Fall mit früh-infantiler Form. Helv. paediat. Acta 18, 107 (1963). — [2922] JACOBS, K., RADERMECKER, J., CLAES, C.: Caractères cliniques et électrophysiologiques des atteintes nerveuses périphériques dans la leucodystrophie métachromatique (7 cas). Acta neurol. belg. 68, 191 (1968). — [2923] JEFFERSON, M.: Late infantile metachromatic leucodystrophy. Proc. roy. Soc. Med. 51, 160 (1958). — [2924] KAMOSHITA, S.: Studies on metachromatic leucodystrophy. Part 2. Urine sediment examination for the diagnosis in lifetime. Acta Paediat. jap. 6, 16 (1964). — [2924 a] KOCH, G.: Degenerative Entmarkungskrankheiten. In: BECKER, P. E.: Humangenetik, Bd. V, 1. Stuttgart: Thieme 1967. — [2925] THIEFFRY, S., LYON, G., AICARDI, J., CHAUMONT, P., LERIQUE, A.: L'atteinte du système nerveux périphérique dans la leucodystrophie métachromatique. Signes cliniques et électriques. (A propos de trois observations.) Rev. neurol. 110, 508 (1964). — [2926] WEBSTER, H. DE F.: Schwann cell alterations in metachromatic leukodystrophy: preliminary phase and electron microscopic observations. J. Neuropath. exp. Neurol. 21, 534 (1962). — [2927] YUDELL, A., GOMEZ, M. R., LAMBERT, E. H., DOCKERTY, M. B.: The neuropathy of sulfatide lipidosis (metachromatic leukodystrophy). Neurology (Minneap.) 17, 103 (1967).

Bassen-Kornzweig-Syndrom

[2928] BASSEN, F. A., KORNZWEIG, A. L.: Malformation of the erythrocytes in a case of atypical retinitis pigmentosa. Blood 5, 381 (1950). — [2929] DRUEZ, G.: Un nouveau cas d'acanthocytose. Dysmorphie érythrocytaire congénitale avec rétinite, troubles nerveux et stigmates dégéneratifs. Rev. Hémat. 14, 3 (1959). — [2930] FORSYTH, C. C., LLOYD, J. K.,

FOSBROOKE, A. S.: A-beta-lipoproteinaemia, a case report. Arch. Dis. Childh. 40, 47 (1965). — [2931] JAMPEL, R. S., FALLS, H. F.: Atypical retinitis pigmentosa acanthrocytosis, and heredogenerative neuromuscular disease. Arch. Ophthal. 59, 818 (1958). — [2932] KORNZWEIG, A. L., BASSEN, F. A.: Retinitis pigmentosa, acanthrocytosis, and heredodegenerative neuromuscular disease. Arch. Ophthal. N. S. 68, 183 (1957). — [2933] LAMY, M., FRÉZAL, J., POLONOVSKI, J., DRUEZ, G., REY, J.: Congenital absence of beta-lipoproteins. Pediatrics 31, 277 (1963). — [2934] MIER, M., SCHWARTZ, S. O., BOSHES, B.: Acanthrocytosis, pigmentary degeneration of the retina and ataxic neuropathy: A genetically determined syndrome with associated metabolic disorder. Blood 16, 1586 (1960). — [2935] SALT, H. B., WOLFF, O. H., LLOYD, J. K., FOSBROOKE, A. S., CAMERON, A. H., HUBBLE, D. V.: On having no beta-lipoprotein. A syndrome comprising a-beta-lipoproteinaemia, acanthocytosis, and steatorrhoea. Lancet 1960 II, 325. — [2936] SCHWARTZ, J. F., ROWLAND, L. P., EDER, H. A., MARKS, P. M., OSSERMAN, E., ANDERSON, H., HIRSCHBERG, E.: Bassen-Kornzweig-Syndrome. Neuromuscular disorder resembling Friedreich's ataxia associated with retinitis pigmentosa, acanthocytosis, steatorrhea, and an abnormality of lipid metabolism. Trans. Amer. neurol. Ass. 86, 49 (1961). — [2937] SCHWARTZ, J. F., ROWLAND, L. P., EDER, H., MARKS, P. A., OSSERMAN, E. F., HIRSCHBERG, E., ANDERSON, H.: Bassen-Kornzweig Syndrome: Deficiency of serum-β-lipoprotein. A neuromuscular disorder resembling Friedreich's ataxia, associated with steatorrhea, acanthocytosis, retinitis pigmentosa, and a disorder of lipid metabolism. Arch. Neurol. (Chic.) 8, 438 (1963). — [2938] SINGER, K., FISHER, B., PERLSTEIN, M. A.: Acanthrocytosis. A genetic erythrocytic malformation. Blood 7, 577 (1952). — [2939] WOLFF, J. A., BAUMAN, W. A.: Studies concerning acanthocytosis: A new genetic syndrome with absent beta liproprotein. Amer. J. Dis. Child. 102, 478 (1962). — [2940] ZÖLLNER, N.: Abetalipoproteinämie. Gastroenterologia (Basel) 93, 268 (1962).

Louis-Bar-Syndrom

[2941] AGUILERA, F., NEGRETE, O.: Un caso de ataxia-telangiectasia. Rev. clin. esp. 107, 51 (1967). — [2942] ANDREWS, B. F., KOPACK, F. M., BRUTON, O. C.: A syndrome of ataxia, oculocutaneous telangiectasia, and sinopulmonary infections. U. S. armed Forces med. J. 11, 587 (1960). — [2943] BIEMOND, A., BOLHUIS, J. H. VAN: Atrophia cerebelli met oculocutane telangiëctasieën en bronchiëctasieën als familiaal syndroom. Ned. T. Geneesk. 103, 2253 (1959). — [2944] BODER, E., SEDGWICK, R. P.: Ataxia-telangiectasia. Pediatrics 21, 523 (1958). — [2945] BODER, E., SEDGWICK, R. P.: Ataxia-telangiectasia. A review of 101 cases. Develop. Med. Child. Neurol. 8, 110 (1963). — [2946] BODER, E., SEDGWICK, R. P.: Ataxia-telangiectasia. Un nuevo sindrome en las ataxias progresivas de la infancia y en las de las facomatosis. Minerva pediat. 16, 623 (1964). — [2947] BONNEVIER, J. O.: A case of ataxia-telangiectasia. Acta paediat. (Uppsala) 50, 283 (1961). — [2948] CENTERWALL, W. R., MILLER, M. M.: Ataxia, telangiectasia, and sinopulmonary infections. A syndrome of slowly progressive deterioration in childhood. J. Dis. Child. 95, 385 (1958). — [2949] DUNN, H. G.: Ataxia-telangiectasia. Canad. med. Ass. J. 91, 1106 (1964). — [2950] FIREMAN, P., BOESMAN, M., GITLIN, D.: Ataxia-telangiectasia. A dysgammaglobulinemia with deficient 1 A (B_2A) globulin. Lancet 1964 I, 1193. — [2951] GIMENO, A., LIAÑO, H., KREISLER, M.: Ataxia telangiectasia with absence of IgG. J. neurol. Sci. 8, 545 (1969). — [2952] GUTMANN, L., LEMLI, L.: Ataxia-telangiectasia associated with hypogammaglobulinemia. Arch. Neurol. (Chic.) 8, 318 (1963). — [2953] JAGENBURG, O. R.: Ataxia-telangiectasia. Report of 3 cases with special reference to the urinary amino-acid excretion. Acta Soc. Med. upsalien. 70, 217 (1965). — [2954] KARPATI, G., EISEN, A. H., ANDERMANN, F., BACAL, H. L., ROBB, P.: Ataxia-telangiectasia. Further observations and report of 8 cases. Amer. J. Dis. Child. 110, 51 (1965). — [2955] KOREIN, J., STEINMAN, P. A., SENZ, E. H.: Ataxia-telangiectasia. Report of a case and review of the literature. Arch. Neurol. (Chic.) 4, 272 (1961). — [2956] LAMY, M., JAMMET, M.-L., MARTIN, E., DEJOULX, B.: L'ataxie-telangiectasie. Arch. franç. Pédiat. 21, 645 (1964). — [2957] LOUIS-BAR, D.: Sur un syndrome progressif comprenant des télangiectasies capillaires cutanées et conjonctivales symétriques, à disposition naevoïde et des troubles cérébelleux. Confin. neurol. (Basel) 4, 32 (1941). — [2958] MARTIN, L.: Aspect choréo-athétosique du syndrome d'ataxie-telangiectasie. Acta neurol. belg. 64, 802 (1964). — [2959] MARTIN, L.:

The nosological position of ataxia-telangiectasia. Retrospective study of the first observation. J. neurol. Sci. 3, 2 (1966). — [2960] McKusick, V. A., Gross, H. E.: Ataxia-telangiectasia and Swiss-type agammaglobulinemia. J. Amer. med. Ass. 195, 739 (1966). — [2961] Mendoza, H. R.: Ataxia-telangiectasia. Dos casos en hermanos. Arch. Pediat. (Barcelona) 15, 273 (1964). — [2962] Miller, S. J. H.: The syndrome of Madame Louis-Bar. Trans. Ophthal. Soc. U. K. 85, 437 (1965). — [2963] Paine, R., Efron, M.: Atypical variants of the ataxia-telangiectasia syndrome. Develop. Med. Child. Neurol. 5, 14 (1963). — [2964] Pascual Castroviejo, I., Rodriguez, T., Ojeda Casas, A.: Ataxia-telangiectasia. Presentacion de dos hermanas con agamma (1 A) globulinemia. Rev. clin. esp. 109, 439 (1968). — [2965] Pelc, S., Visy, H.: Ataxie familiale avec télangiectasies oculaires (syndrome de Louis-Bar). Acta neurol. belg. 60, 905 (1960). — [2966] Pickup, J. D., Pugh, R. J.: Familial ataxia-telangiectasia. Arch. Dis. Childh. 36, 344 (1961). — [2967] Peterson, R. D. A., Kelly, W. D., Good, R. A.: Ataxia-telangiectasia. Its association with a defective thymus, immunological deficiency disease and malignancy. Lancet 1964 I, 1189. — [2968] Peterson, R. D. A., Blaw, M., Good, R. A.: Ataxia-telangiectasia. Possible clinical counterpart of animals rendered immunologically incompetent by thymectomy. J. Pediat. 63, 601 (1963). — [2969] Pérez-Soler, A., Espadaler, J. M.: Ataxia-telangiectasia. Rev. esp. Oto-neuro-oftal. 23, 166 (1964). — [2970] Reye, C., Mosman, N. S. W.: Ataxia-telangiectasia. Report of a case. Amer. J. Dis. Child. 99, 238 (1960). — [2971] Robinson, A.: Ataxia-telangiectasia presenting with craniostenosis. Arch. Dis. Childh. 37, 652 (1962). — [2972] Sedgwick, R. P., Boder, E.: Progressive ataxia in childhood with particular reference to ataxia-telangiectasia. Neurology (Minneap.) 10, 705 (1960). — [2973] Siekert, R. G., Keith, H. M., Dion, F. R.: Ataxia-telangiectasia in children. Proc. Mayo Clin. 34, 581 (1959). — [2974] Smeby, B.: Ataxia-telangiectasia. Acta paediat. (Uppsala) 55, 239 (1966). — [2975] Solitare, G. B., Lopez, V. F.: Louis-Bar's syndrome (ataxia-telangiectasia). Neuropathologic observations. Neurology (Minneap.) 17, 23 (1967). — [2976] South, M. A., Cooper, M. D., Wollheim, F. A., Good, R. A.: The IgA system, Part 2 (The clinical significance of IgA deficiency. Studies in patients with agammaglobulinemia and ataxia-telangiectasia). Amer. J. Med. 44, 168 (1968). — [2977] Teller, W. M., Millichap, J. G. Ataxia-telangiectasia (Louis-Bar Syndrome) with prominent sinopulmonary disease. J. Amer. med. Ass. 175, 779 (1961). — [2978] Thieffry, S., Arthuis, M., Aicardi, J., Lyon, G.: L'ataxie-télangiectasie. Sept observations personelles. Rev. neurol. 105, 390 (1961). — [2979] Williams, H. E., Demis, D. J., Higdon, R. S.: Ataxia-telangiectasia. Arch. Derm. 82, 937 (1960). — [2980] Young, R. R., Austen, K. F., Moser, H. W.: Abnormalities of serum gamma 1A globulin and ataxia telangiectasia. Medicine (Baltimore) 43, 423 (1964).

Sachverzeichnis

Die fettgedruckten Seitenzahlen weisen auf die zusammenfassende Darstellung und die Bibliographie hin.

P. = Polyneuritis oder Polyneuropathie

Achillessehnenreflexstörung bei Alkohol-P. 50
— bei diabetischer P. 51
— bei Hydantoin-P. 51
— bei nephrogener P. 51
Acrodermatitis chronica atrophicans 18, 22, 25, 29, 36, 53, 71, 72, 130
Acromegalie 20, 57, 96, 175
Ageusie s. Geschmacksstörungen
Akkomodationsstörung 53, 54, 90
Alkohol-P. 7, 8, 10, 11, 15, 19, 23, 27, 30, 34, 35, 37, 43, 46, 47, 50, 55, 56, 64, 85, 86, 87, 154, 155
—, Symptomenprofil (Abb. 16) 86
Alter s. Manifestationsalter
Altersprofil bei Alkohol-P. (Abb. 1 a) 6
— bei diabetischer P. (Abb. 1 b) 6, (Abb. 1 c, 1 d) 7
Amenorrhoe s. Sexualfunktionsstörungen
Amphotericin 84
Amyloidose, primäre, s. Amyloid-P.
Amyloid-P., familiäre Form 5, 10, 11, 17, 21, 28, 32, 36, 49, 50, 58, 103, 104, 186, 187
—, sporadische Fälle 6, 10, 17, 21, 28, 31, 36, 49, 50, 58, 103, 104, 186, 187
Amyotrophie s. diabetische Amyotrophie
Anhidrosis s. vasomot.-neurotroph. Störungen
Anosmie 55, 56, 58, 99
Antabus-P. 14, 19, 26, 54, 80, 145
„anterior-compartment"-Syndrom 46
Anticoagulantien 76, 138, 139
Antiepileptica 84
Apiol-Intoxikation s. Tri-Aryl-Phosphat-P.
Armplexuslähmung 22, 41, 42, 68, 69, 70, 71, 72, 74
Armplexusneuritis, hereditäre 11, 24, 58, 61, 70, 71, 126
—, idiopathische, s. neuralgische Schulteramyotrophie

Arsen-P. 15, 20, 23, 27, 30, 34, 47, 55, 87, 155, 156
„arteriosklerotische" P. 76, 138
Arthropathie s. vasomot.-neurotroph. Störungen

Bannwarth-Syndrom 69
Barbiturat-Intoxikation 23, 30, 40, 47, 54, 84, 85, 153, 154
Barium-Intoxikation 87
Bassen-Kornzweig-Syndrom 5, 11, 21, 58, 107, 108, 195, 196
Benzin-Intoxikation 20, 23, 27, 40, 43, 87, 156
Benzol-Intoxikation 87, 156
Beri-Beri 20, 28, 31, 34, 48, 57, 97, 175
bis-Mono-isopropylamino-fluorophosphinoxyd-Intoxikation 20, 90
Blasenstörungen bei Amyloid-P., sporadische Fälle 50
— bei diabetischer P. 49
— bei idiopathischer Polyradiculoneuritis 49
— bei luetischer P. 49
— bei Meningiosis blastomatosa 50
— bei Porphyrie-P. 49
— bei Schwangerschafts-P. 49
— bei Thallium-P. 49
— bei Tri-Aryl-Phosphat-P. 49
Blei-P. 23, 27, 40, 44, 88, 156, 157
Bluttransfusion, P. nach 71
Botulismus 39, 43, 53, 72, 131
Brennschmerzen s. „burning-feet"-Syndrom
Brucellosen 18, 22, 41, 72, 130
„Burning-feet"-Krankheit 16, 20, 28, 31, 32, 33, 34, 48, 97, 175
„burning-feet"-Syndrom bei „Burning-feet"-Krankheit 32
— bei diabetischer P. 32
— bei INH-P. 32
— bei M. Waldenström 32

„burning-feet"-Syndrom bei Myelom-P. 32
— bei nephrogener P. 32
— bei Nitrofurantoin-P. 32
— bei Periarteriitis nodosa-P. 32
— bei rheumatischer Arthritis 32
— bei Thalidomid-P. 32

Carpaltunnel-Syndrom bei Schwangerschaft 27
Chloramphenicol 84
Chlorjodhydroxychinolin 16, 19, 80, 145
Chloroquin-P. 19, 40, 42, 54, 80, 146
Chlorprotixen 84
Cirrhose, primäre biliäre 16, 57, 98
CO-Intoxikation 23, 30, 40, 47, 54, 84, 85, 153, 154
Colistin 84
Contergan s. Thalidomid-P.
Corticosteroide 78
Crampi s. Reizerscheinungen, motorische

DDT-P. 14, 19, 27, 35, 54, 80, 146
Dengue-Fieber 74, 137
Diabetes mellitus s. diabetische P.
—, latenter 94
diabetische Amyotrophie 20, 42, 46
diabetische P. 7, 8, 10, 16, 20, 24, 27, 29, 31, 32, 34, 35, 36, 38, 42, 43, 46, 48, 49, 50, 51, 56, 57, 63, 93—96, 167—174
—, Häufigkeit (Tab. 13) 93
—, Symptomenprofil (Abb. 18) 95
Dialysebehandlung, chronische 98
Dichlorobenzen 80
2,4-D (= Di-Chlorophenglyoxylsäure) 16, 20, 23, 55, 80, 81
Dinitrobenzol-Intoxikation 90
Dinitrophenol-Intoxikation 90
Diphtherie s. Rachen- u. Wunddiphtherie
disseminierte Neuropathie nach Intoxikations-Komata 23, 30, 40, 47, 84, 85, 153, 154
Dissociation, albumino-cytologische, im Liquor 66, 67
Disulfiram s. Antabus-P.
Doriden s. Glutethimid
Drucklähmung 85
Druckschmerzhaftigkeit der Mm. bei Arsen-P. 34
— — bei Porphyrie-P. 34
Druckschmerzhaftigkeit der Mm. und Nn. bei diabetischer P. 34
— — — — bei INH-P. 34
— — — — bei neuralgischer Schulteramyotrophie 33
— — — — bei Nitrofurantoin-P. 34
— — — — bei Periarteriitis nodosa-P. 34
— — — — bei Schwangerschafts-P. 34

Druckschmerzhaftigkeit der Mm. und Nn. bei serogenetischer P. 34
Druckschmerzhaftigkeit der Nn. bei Alkohol-P. 34
— — — bei idiopathischer Polyradiculoneuritis 33
— — — bei Myelom-P. 34
— — — bei nephrogener P. 34
— — — bei Thalidomid-P. 34
Druckschmerzhaftigkeit der Zehenendglieder 33

Embolie 74
Encephalitis epidemica 18, 22, 39, 43, 68, 122
Erbgang s. Vererbungsmodus
Erektionsschwäche s. Sexualfunktionsstörungen
Ergotamin 84

Fallhand bei Blei-P. 44
familiäre rezidivierende Armplexus-Neuritis s. Armplexus-Neuritis, hereditäre
familiäre rezidivierende polytope Neuropathie 11, 24, 58, 107, 193
Fisher-Syndrom 13, 25, 51, 52, 61, 67, 68, 120
Fleckfieber 22, 53, 74
Folsäuremangel 97
Friedreich-Füße 105
Furadantin s. Nitrofurantoin-P.
Furaltadon-P. 15, 82, 148—150

Gangrän s. vasomot.-neurotroph. Störungen
Gelenkveränderungen s. vasomot.-neurotroph. Störungen
Geruchsstörungen s. Anosmie
Geschlechtsverteilung (Tab. 2, 3, 4) 9, 10, 11
— bei Alkohol-P. 10, 11
— bei Amyloid-P., familiäre Form 10
— bei Amyloid-P., sporadische Fälle 10
— bei diabetischer P. 10
— bei idiopathischer Polyradiculoneuritis 9
— bei Lupus erythematodes 10
— bei Meningiosis blastomatosa 9
— bei Myelom-P. 9
— bei neuraler Muskelatrophie 10
— bei paraneoplastischer P. 9
— bei Periarteriitis nodosa-P. 9
— bei Porphyrie-P. 10
— bei progressiver hypertrophischer Neuritis 10
— bei rheumatischer Arthritis u. Polyarthritis 10

Geschlechtsverteilung bei Wegenerscher Granulomatose 9
Geschmacksstörungen 56, 57, 99
Glutethimid 84
Gold-P. 14, 19, 30, 40, 42, 54, 81, 146
Gravidität s. Schwangerschafts-P.
Grippe 13, 18, 22, 26, 68, 122, 123
Guillain-Barré-Syndrom 66

Hämophilie 76, 138, 139
Hauptmanif.-Typen, allgemeine Angaben 12
Haut, Marmorierung, s. vasomot.-neurotroph. Störungen
—, Pigmentierungen, s. vasomot.-neurotroph. Störungen
Hautdurchblutung, Veränderungen, s. vasomot.-neurotroph. Störungen
Hautfarbe, Veränderungen, s. vasomot.-neurotroph. Störungen
Hauttemperatur, Veränderungen, s. vasomot.-neurotroph. Störungen
Hepatitis epidemica 18, 43, 68, 120, 121
„hepatogene" P. 98, 176
Herbicide 80, 81, 146
hereditäre sensible Neuropathie 5, 11, 17, 31, 36, 58, 104, 105, 187, 188
—, Synonyma 104
Heredopathia atactica polyneuritiformis s. Refsum-Syndrom
Herpes zoster 13, 18, 20, 26, 39, 41, 43, 68, 123
Hirnnervenlähmungen bei Alkohol-P. 55
— bei Amyloid-P., familiäre Form 58
— bei Amyloid-P., sporadische Fälle 58
— bei Antabus-P. 54
— bei Bassen-Kornzweig-Syndrom 58
— bei Botulismus 53
— bei Chlorjodhydroxychinolin 80
— bei DDT-P. 54
— bei diabetischer P. 56, 57
— bei disseminierter Neuropathie nach Intoxikations-Komata 54
— bei familiärer rezidivierender polytoper Neuropathie 58
— bei Fisher-Syndrom 52
— bei Gold-P. 54
— bei idiopathischer Polyradiculoneuritis 52
— bei Imipramin-P. 54
— bei INH-P. 54
— bei Insektenstichmening(o-encephalomyel)itis 22, 69
— bei Kryoglobulinämie 57
— bei Leukämie mit Infiltration oder Kompression 57
— bei Louis-Bar-Syndrom 58

Hirnnervenlähmungen bei luetischer P. 53
— bei Lupus erythematodes 54
— bei lymphocytärer Meningitis 13, 22, 29, 70
— bei malignen Retikulosen mit Infiltration oder Kompression 57
— bei Mangelernährung 57
— bei Meningiosis blastomatosa 24, 58
— bei Mononucleose 22, 69
— bei M. Boeck 17, 58
— bei M. Hodgkin mit Infiltration oder Kompression 57
— bei M. Waldenström 57
— bei Mumps 69
— bei Myelom-P. 57
— bei Nitrofurantoin-P. 54
— bei Periarteriitis nodosa-P. 54
— bei Porphyrie-P. 56
— bei postdiphtherischer P. 52, 53
— bei Refsum-Syndrom 58
— bei rheumatischer Arthritis 54
— bei Ruhr 53
— bei Salvarsan-P. 54
— bei Schwangerschafts-P. 56
— bei serogenetischer P. 53
— bei Thalidomid-P. 54
— bei Thallium-P. (Tab. 9) 55
— bei Trichloräthylen 54
— bei Uliron-P. 54
— bei Zeckenbißmening(o-encephalomyel)itis 21, 69
Hörstörungen 53, 55, 56, 57, 58, 70, 105
Horner-Syndrom 57, 101
Hungerdystrophie 20, 28, 57, 97, 98
Hydantoin-P. 14, 19, 26, 37, 51, 54, 81, 147
Hydrallazin-P. 23, 54, 81, 147
Hyperaesthesie s. Hyperpathie
Hyperceratose s. vasomot.-neurotroph. Störungen
Hyperhidrosis s. vasomot.-neurotroph. Störungen
Hyperinsulinismus 20, 27, 31, 41, 57, 96, 174
Hyperlipidämie 98, 176
Hyperparathyreoidismus 20, 57, 96
Hyperpathie bei „Burning-feet"-Krankheit 33
— bei INH-P. 33
— bei Myelom-P. 33
— bei nephrogener P. 33
— bei Nitrofurantoin-P. 33
— bei Thalidomid-P. 33
— bei Thallium-P. 33
hypertrophische Neuritis des N. statoacusticus 107

Hyperuricämie 98
Hypoglykämie s. Hyperinsulinismus
Hypothyreose s. Myxödem-P.

Ichthyosis bei Refsum-Syndrom 49
idiopathische Polyradiculoneuritis 9, 12, 13, 17, 18, 25, 33, 36, 37, 38, 39, 41, 42, 46, 49, 52, 59, 60, 61, 62, 66—68, 112—118
—, Definition 66, 67
— im Kindesalter 9, 17, 18, 29, 41, 46, 66—68, 118—120
—, Synonyma 66
—, Vorerkrankungen 67
Imipramin 19, 40, 54, 81, 147
Ingwerschnaps-Intoxikation s. Tri-Aryl-Phosphat-P.
INH-P. 14, 15, 19, 23, 26, 30, 32, 33, 34, 35, 47, 54, 64, 81, 82, 147, 148
Insecticide 16, 20, 80, 81, 90, 146
Insektenstichmening(o-encephalo-myel)itis 22, 26, 29, 69, 125
Insulinschock, P. nach 16, 27, 57, 96
Insulom s. Hyperinsulinismus
Isoniazid s. INH-P.

Kälteparaesthesien bei Tri-Aryl-Phosphat-P. 27
Kanamycin 84
Kernsyndrom, sensibles, bei diabetischer P. 16, 94
Kreosotphosphat-Intoxikation s. Tri-Aryl-Phosphat-P.
Kryoglobulinämie 21, 24, 28, 31, 57, 103, 185, 186

Lageempfinden, Störungen 37, 38
Landry-Guillain-Barré-Syndrom 66
Landrysche Paralyse 60, 66, 74, 92, 101
Lepra 22, 36, 47, 73, 135
Leptospirosen 18, 22, 39, 41, 73, 135
Letalität s. Mortalität
Leukämie mit Infiltration oder Kompression 21, 24, 31, 41, 57, 101, 179—181
— ohne Infiltration oder Kompression 21, 101, 179—181
Louis-Bar-Syndrom 5, 11, 17, 21, 51, 58, 108, 196, 197
Lues s. luetische P.
luetische P. 13, 18, 22, 29, 39, 49, 53, 73, 135, 136
Lupus erythematodes 8, 10, 14, 19, 23, 26, 30, 40, 54, 78, 143, 144
lymphocytäre Meningitis 13, 18, 21, 26, 29, 39, 41, 51, 69, 70, 125, 126

Malabsorption, gastro-enterogene 16, 20, 27, 31, 57, 98, 175, 176

Malaria 74, 137
maligne Retikulosen mit Infiltration oder Kompression 21, 24, 28, 31, 57, 101, 102, 179—181
maligne Retikulosen ohne Infiltration oder Kompression 21, 31, 57, 101, 179—181
Mangelernährung 16, 28, 32, 34, 50, 57, 97, 98, 175
Manif.-Alter bei Alkohol-P. 7, 8
— bei Amyloid-P., familiäre Form 5
— bei Amyloid-P., sporadische Fälle 6
— bei Bassen-Kornzweig-Syndrom 5
— bei diabetischer P. 7, 8
— bei hereditärer sensibler Neuropathie 5
— bei Louis-Bar-Syndrom 5
— bei Lupus erythematodes 8
— bei Meningiosis carcinomatosa 8
— bei Meningiosis glioblastomatosa 8
— bei Meningiosis sarcomatosa 8
— bei metachromatischer Leukodystrophie 5
— bei Mononucleose 8
— bei neuraler Muskelatrophie 5
— bei paraneoplastischer P. 8
— bei Periarteriitis nodosa-P. 8
— bei Porphyrie-P. 6
— bei progressiver hypertrophischer Neuritis 5
— bei Refsum-Syndrom 5
— bei Schwangerschafts-P. 6, 7
Manif.-Typ, asymmetrischer, s. Mononeuritis multiplex und Schwerpunktsp. 21—24
—, —, Häufigkeit bei „entzündlichen" P. (Abb. 6) 22
—, —, Häufigkeit bei infiltrierenden und komprimierenden Prozessen (Abb. 8) 24
—, —, Häufigkeit bei vasculär bedingten P. (Abb. 7) 23
Manif.-Typ, symmetrisch-paretischer 17—21
—, —, Häufigkeit bei den „entzündlichen" P. (Abb. 4) 18
—, —, Häufigkeit bei den medikamentös-toxischen P. (Abb. 5) 19
Manif.-Typ, symmetrisch-sensibler 12—17
—, —, Häufigkeit bei den „entzündlichen" P. (Abb. 2) 13
—, —, Häufigkeit bei den medikamentös-toxischen P. (Abb. 3) 14
Masern 5, 18, 22, 39, 68, 121
Mastdarmfunktionsstörungen bei Amyloid-P., sporadische Fälle 50
— bei diabetischer P. 49, 50
— bei idiopathischer Polyradiculoneuritis 49
— bei luetischer P. 49

Mastdarmfunktionsstörungen bei Meningiosis blastomatosa 50
— bei Porphyrie-P. 49
— bei Schwangerschafts-P. 49
— bei Thallium-P. 49
Meessche Querstreifen 47, 87
Meningiosis blastomatosa 8, 9, 21, 24, 31, 41, 43, 49, 51, 58, **102, 182, 183**
— carcinomatosa (s. Meningiosis blastomatosa) 8
— glioblastomatosa (s. Meningiosis blastomatosa) 8
— sarcomatosa (s. Meningiosis blastomatosa) 8
Meprobamat **85**
metachromatische Leukodystrophie 5, 11, 17, 21, 51, **107, 195**
Mononucleose 8, 13, 18, 22, 26, 39, 41, 43, 69, **123, 124**
Morbus Bang 29, 72, **130, 131**
Morbus Boeck 17, 21, 24, 58, **102, 183, 184**
Morbus Hodgkin mit Infiltration oder Kompression 21, 24, 31, 42, 57, **101, 179—181**
Morbus Hodgkin ohne Infiltration oder Kompression 17, 21, 28, 31, 57, **101, 179—181**
Morbus Kussmaul-Maier s. Periarteriitis nodosa
Morbus Waldenström 17, 21, 24, 28, 31, 32, 48, 49, 57, **103, 184, 185**
Morbus Weil s. Leptospirosen
Morbus Whipple 98
Mortalität bei idiopathischer Polyradiculoneuritis (Tab. 10) 62
— bei Porphyrie-P. 62
Motorische Ausfälle, Häufigkeit bei der Alkohol-P. 15
— —, Häufigkeit bei den anderen Formen der P., s. Manif.-Typ, symmetrisch-paretischer
Motorische Ausfälle, proximal betonte, bei Chloroquin-P. 42
— —, — —, bei diabetischer P. 42
— —, — —, bei Gold-P. 42
— —, — —, bei idiopathischer Polyradiculoneuritis 41
— —, — —, bei Myxödem-P. 42
— —, — —, bei paraneoplastischer P. 42
— —, — —, bei Porphyrie-P. 42
— —, — —, bei postdiphtherischer P. 42
Motorische Ausfälle, Überwiegen bei Benzin-Intoxikation 40
— —, bei Chloroquin-P. 40
— —, bei disseminierter Neuropathie nach Intoxikations-Komata 40
— —, bei Encephalitis epidemica 39
— —, bei Gold-P. 40

Motorische Ausfälle, Überwiegen bei Herpes zoster 39
— —, bei Hyperinsulinismus 41
— —, bei idiopathischer Polyradiculoneuritis 38, 39
— —, bei Imipramin-P. 40
— —, bei Leukämie mit Infiltration oder Kompression 41
— —, bei luetischer P. 39
— —, bei Lupus erythematodes 40
— —, bei lymphocytärer Meningitis 39
— —, bei Masern 39
— —, bei Meningiosis blastomatosa 41
— —, bei Mononucleose 39
— —, Mumps 39
— —, bei neuralgischer Schulteramyotrophie 39
— —, bei paraneoplastischer P. 41
— —, bei Periarteriitis nodosa-P. 40
— —, bei Porphyrie-P. 41
— —, bei Refsum-Syndrom 41
— —, bei Schwangerschafts-P. 41
— —, bei serogenetischer P. 39
— —, bei Thallium-P. 40
— —, bei Tri-Aryl-Phosphat-P. 40, 41
— —, bei Uliron-P. 40
— —, bei Zeckenbißmening(o-encephalomyel)itis 39
— —, —, Häufigkeit bei den „entzündlichen" P. (Abb. 11) 39
— —, —, Häufigkeit bei den medikamentös-toxischen P. (Abb. 12) 40
Mumps 13, 18, 22, 26, 39, 69, **124, 125**
Muskelatrophie, fehlende, bei postdiphtherischer P. 46
Muskelkrämpfe s. Reizerscheinungen, motorische
myatrophische Ataxie 11, 21, 58, **106, 191, 192**
Myelom mit Infiltration oder Kompression peripherer Nerven 57
Myelom-P. 9, 17, 21, 28, 31, 32, 33, 34, 43, 48, 57, **100, 101, 179—181**
Myoglobinurie, essentielle **103**
myotonische Dystrophie **106**
Myxödem-P. 16, 20, 27, 38, 42, 57, **96, 174**

Nagelveränderungen s. vasomot.-neurotroph. Störungen
Neomycin **84**
Neosalvarsan s. Salvarsan-P.
Neouliron s. Uliron-P.
nephrogene P. 16, 20, 28, 31, 32, 33, 34, 35, 38, 43, 51, 57, **98, 99, 176, 177**
N. abducens 52, 53, 54, 55, 56, 57, 58, 69, 70, 72, 89, 94, 108

Sachverzeichnis

N. accessorius 52, 53, 54, 55, 56, 58, 69
N. auricularis magnus 73
N. axillaris 70, 71
N. cochlearis s. Hörstörungen
N. facialis 52, 53, 54, 55, 56, 57, 58, 60, 67, 68, 69, 70, 72, 73, 80, 92, 94
N. femoralis 51, 74
N. glossopharyngeus 52, 53, 54, 55, 56, 57, 58, 67, 69, 70, 72, 92, 101
N. hypoglossus 52, 53, 54, 55, 56, 57, 58, 69
N. medianus 87
N. oculomotorius 52, 53, 54, 55, 56, 57, 58, 69, 70, 72, 89, 94, 108
N. opticus 53, 54, 55, 56, 57, 58, 70, 71, 74, 80, 89, 97, 102, 106
N. peronaeus 33, 34, 43, 44, 73, 74, 82, 88, 105, 106
N. phrenicus 45, 55
N. recurrens 53, 54, 55, 56, 57, 58, 69
N. tibialis 33, 43, 74
N. trigeminus 52, 53, 54, 55, 56, 57, 58, 69, 70, 72, 73, 83
N. trochlearis 52, 53, 54, 55, 56, 57, 58, 69, 70, 72
N. ulnaris 33, 73
N. vagus 52, 53, 54, 55, 56, 57, 58, 67, 69, 70, 92, 101
N. vestibularis 52, 53, 54, 55, 56, 57, 58, 70, 105
Neurale Muskelatrophie 5, 10, 11, 21, 25, 46, 49, 58, **105, 106**, **189—191**
neuralgische Schulteramyotrophie 22, 29, 33, 39, 45, 46, 61, **70**, **126**
Neurolymphomatose 22, **70**, **126**
Nialamid-P. 19, 23, 40, 82, 148
Niereninsuffizienz, chronische, s. nephrogene P.
Nierentransplantation 99
Nitrofural-P. 15, 82, **148—150**
Nitrofurantoin-P. 15, 19, 23, 26, 30, 32, 33, 34, 38, 44, 54, 82, **148—150**

Oberflächensensibilitätsstörungen s. Sensibilitätsstörungen 36, 37
Ödem s. vasomot.-neurotroph. Störungen
Ophthalmoplegie beim Fisher-Syndrom 52
Ospolot 19, 54, 84
Osteopathie s. vasomot.-neurotroph. Störungen
Oxychinolin s. Chlorjodhydroxychinolin

Pallanaesthesie 37, 38
Pankreasinsuffizienz **98, 175, 176**
Parachlorobenzen 80
Paraesthesien s. Reizerscheinungen, sensible
—, Häufigkeit beim Myxödem 16
Paramyloidose s. Amyloid-P.

paraneoplastische P. 8, 9, 16, 17, 20, 28, 31, 38, 41, 42, 43, 52, 58, 62, **99, 100** **177—179**
Paresen s. auch motorische Ausfälle
—, Atemmuskel- 42, 43
—, Bauchmuskel- 42, 43
—, Intercostalmuskel- 42, 43
—, Rückenmuskel- 42, 43
—, Stammmuskel- 42, 43
—, Zwerchfell- 42, 43
Paresen, zeitliche Entwicklung bei der idiopathischen Polyradiculoneuritis 59
—, — — bei postdiphtherischer P. 59
Paresenprofil bei Alkohol-P. 43
— bei Blei-P. 44
— bei diabetischer P. 43, 44
— bei idiopathischer Polyradiculoneuritis 43
— bei nephrogener P. 43
— bei neuralgischer Schulteramyotrophie 45, (Tab. 7) 44
— bei Nitrofurantoin-P. 44
— bei Porphyrie-P. 44
— bei postdiphtherischer P. 43
— bei Schwefelkohlenstoff-P. 44
— bei serogenetischer P. (Tab. 8) 45
— bei Thallium-P. 43
— bei Tri-Aryl-Phosphat-P. 43
— bei Vincristin-P. 43
Paresentrias 43
Patellarsehnenreflexe, gesteigerte, bei Tri-Aryl-Phosphat-P. 52
Patellarsehnenreflexstörung bei diabetischer P. 51
— bei lymphocytärer Meningitis 51
— bei Meningiosis blastomatosa 51
— bei paraneoplastischer P. 52
— bei Porphyrie-P. 51
Penicillin 40, 54, 82, 83, 150
Pentachlorphenol 81
Periarteriitis nodosa-P. 8, 9, 13, 14, 18, 19, 22, 26, 30, 32, 34, 36, 40, 47, 54, 62, 76, **77, 139—142**
—, Symptomenprofil (Abb. 15) 77
Phenylbutazon 84
Pigmentcirrhose 98
Polycythämie 17, 21, 24, 28, 31, 57, **102, 184**
Polymyxin 84
Polyneuritis atrophicans 46
Porphyrie, akute intermittierende 6, 10, 11, 16, 20, 23, 27, 30, 34, 36, 41, 42, 43, 44, 46, 49, 51, 56, 61, 62, **91, 92, 163—165**
— -P., Symptomenprofil (Abb. 17) 91
—, toxische, s. Porphyrie
Porphyrogene 91
postdiphtherische P. s. Rachen- und Wunddiphtherie

Potenzstörungen s. Sexualfunktionsstörungen
primäre biliäre Cirrhose 16, 57, **98**
Prognose s. auch Residualsymptome
progressive hypertrophische Neuritis 5, 10, 11, 21, 46, 49, 58, **106, 107, 192, 193**
Pseudotabes alcoholica 37
— diabetica 38
— peripherica 37
Pupillenstörungen 53, 54, 55, 56, 57, 58

Quecksilber-Intoxikation 15, **88, 157**

Rachendiphtherie 13, 18, 25, 29, 37, 42, 43, 46, 47, 52, 53, 59, **72, 73, 131—134**
Reflexablauf, pseudomyotonischer 96
Reflexstörungen, Häufigkeit bei Alkohol-P. 15
—, bei den anderen Formen der P. s. Manif.-Typ, symmetr.-sens.
Refsum-Syndrom 5, 11, 28, 31, 32, 38, 41, 49, 58, 107, **193—195**
Reizerscheinungen, motorische, bei Alkohol-P. 35
—, —, bei DDT-P. 35
—, —, bei diabetischer P. 35
—, —, bei INH-P. 35
—, —, bei nephrogener P. 35
—, —, bei rheumatischer Arthritis 35
—, —, bei Thalidomid-P. 35
—, —, bei Tri-Aryl-Phosphat-P. 35
Reizerscheinungen, sensible 23—29
—, —, allgemeine Angaben 25
—, —, der Tiefensensibilität bei diabetischer P. 29
—, —, — — bei Thalidomid-P. 29
—, —, — — bei Thallium-P. 29
—, —, Häufigkeit s. auch Manif.-Typ, symmetr.-sens.
—, —, Häufigkeit bei medikamentöstoxischen P. (Abb. 9) 26 (Abb. 9) 26
—, —, Lokalisation perioral 25, 27
Residualsymptome bei diabetischer P. (Tab. 11) 62, 63
— bei idiopathischer Polyradiculoneuritis 60, 61
— bei Thalidomid-P. 63
— bei Tri-Aryl-Phosphat-P. 63
Residualsymptome, fehlende, bei Fisher-Syndrom 61
—, —, bei postdiphtherischer P. 59
„restless legs" 99
Retrosternalschmerz 89
Rezidive bei familiärer rezidivierender polytoper Neuropathie 61, 62
— bei idiopathischer Polyradiculoneuritis 61

Rezidive bei neuralgischer Schulteramyotrophie 61
— bei paraneoplastischer P. 62
— bei Periarteriitis nodosa-P. 62
— bei Porphyrie-P. 61
rezidivierende „hypertrophische" Neuritis 62, **107, 193**
rheumatische Arthritis 10, 14, 19, 23, 26, 30, 32, 35, 47, 54, **78, 79, 144, 145**
rheumatische Polyarthritis s. rheumatische Arthritis
Rickettiosen 22, 74, **136**
Röteln 5, 18, **68, 121**
Ruhr 18, 25, 29, 34, 40, 41, 53, 74, **136**

Salvarsan-P. 15, 19, 30, 54, **83, 150**
Scapula alata 46
Scharlach 74, **137**
Schlafdrucklähmung 23
Schluckstörungen s. Hirnnervenlähmungen
Schmerzen s. Spontanschmerzen
—, fehlende, bei Hyperinsulinismus 31
—, Muskel-, bei Vincristin-P. 30
—, Schulter-, bei serogenetischer P. 29
Schwangerschafts-P. 6, 7, 20, 23, 27, 29, 30, 34, 41, 49, 56, **92, 93, 165—167**
Schwefelkohlenstoff-P. 20, 27, 34, 36, 44, 47, 55, **88, 89, 157**
Schwerpunktpolyneuritis s. Manif.-Typ, asymmetr.
„senile" Polyneuropathie 76, **138**
Sensibilitätsstörungen, besondere Felderung 36
—, dissoziierte 36, 37
—, Häufigkeit bei Alkohol-P. 15
—, — bei den anderen Formen der P. s. Manif.-Typ, symmetr.-sens.
—, Oberflächen-, fleckförmige Begrenzung 36
—, Tiefen-, bei Alkohol-P. 37
— —, bei diabetischer P. 38
— —, bei Hydantoin-P. 37
— —, bei idiopathischer Polyradiculoneuritis 37
— —, bei Myxödem-P. 38
— —, bei nephrogener P. 38
— —, bei Nitrofurantoin-P. 38
— —, bei paraneoplastischer P. 38
— —, bei postdiphtherischer P. 37
— —, bei Refsum-Syndrom 38
sensory neuropathy s. paraneoplastische P.
serogenetische P. 18, 22, 25, 29, 34, 39, 45, 46, 53, **71, 127—130**
Serumneuritis s. serogenetische P.
Sexualfunktionsstörungen bei Amyloid-P., familiäre Form 50
— bei Amyloid-P., sporadische Fälle 50
— bei diabetischer P. 50

Sexualfunktionsstörungen bei P. bei Mangelernährung 50
— bei Thalidomid-P. 50
Silber-Intoxikation 90
Sjögren-Syndrom 23, 79, 145
Skeletveränderungen s. vasomot.-neurotroph. Störungen
Sklerodermie 19, 23, 79, 145
Skleromyxödem Arndt-Gottron, Mononeuritis multiplex bei 34, 103
Spontanschmerzen 29—32
—, fehlende, bei postdiphtherischer P. 29
—, Schulter-, bei neuralgischer Schulteramyotrophie 29
Sprue 98
Stelzenbeine 46, 105
„stiff-man"-Syndrom 106
Storchenbeine s. Stelzenbeine
Streptomycin 84
Sulfonamide s. Uliron-P.

Tetanus-Toxoid-Auffrischimpfung 53, 54, 71
Thalidomid-P. 15, 19, 26, 27, 29, 30, 32, 33, 34, 35, 36, 47, 50, 51, 63, 83, 150, 151
Thallium-P. 15, 20, 27, 29, 30, 33, 40, 43, 48, 49, 51, 55, 89, 157—160
Thrombangitis obliterans 30, 75, 138
Thrombopenie 76
Thrombose 74
Tiefensensibilitätsstörungen 37, 38
Toxoplasmose 18, 29, 40, 74, 136
Tri-Aryl-Phosphat-P. 20, 27, 30, 35, 40, 43, 46, 48, 49, 52, 63, 89, 90, 161, 162
Trichloräthylen-P. 54, 55, 83, 151, 152
Triorthokresylphosphat-P. s. Tri-Aryl-Phosphat-P.
Truxal s. Chlorprotixen
Typhus 18, 22, 29, 41, 53, 74, 137

Ulceration s. vasomot.-neurotroph. Störungen
Uliron-P. 19, 27, 30, 40, 54, 84, 152
Urämie s. nephrogene P.

Varicellen 5, 18, 68, 121, 122
vasomot.-neurotroph. Störungen, allgemeine Angaben 46
— — bei Alkohol-P. 47
— — bei Amyloid-P., familiäre Form 49
— — bei Amyloid-P., sporadische Fälle 49

vasomot.-neurotroph. Störungen bei Arsen-P. 47
— — bei diabetischer P. 48
— — bei disseminierter Neuropathie nach Intoxikations-Komata 47
— — bei hereditärer sensibler Neuropathie 49
— — bei idiopathischer Polyradiculoneuritis 46, 47
— — bei INH-P. 47
— — bei M. Waldenström 48, 49
— — bei Myelom-P. 48
— — bei Periarteriitis nodosa-P. 47
— — bei Refsum-Syndrom 49
— — bei rheumatischer Arthritis 47
— — bei Schwefelkohlenstoff-P. 47
— — bei Thalidomid-P. 47
— — bei Thallium-P. 48
— — bei Tri-Aryl-Phosphat-P. 48
Vererbungsmodus bei Amyloid-P. 11
— bei Bassen-Kornzweig-Syndrom 11
— bei familiärer rezidivierender Armplexusneuritis 11
— bei familiärer rezidivierender polytoper Neuropathie 11
— bei hereditärer sensibler Neuropathie 11
— bei Louis-Bar-Syndrom 11
— bei metachromatischer Leukodystrophie 11
— bei myatrophischer Ataxie 11
— bei neuraler Muskelatrophie 11
— bei Porphyrie-P. 11
— bei progressiver hypertrophischer Neuritis 11
— bei Refsum-Syndrom 11
—, dominanter (Tab. 5 a) 11
—, recessiver (Tab. 5 b) 11
Vibrationsempfindungsstörungen s. Tiefensensibilitätsstörungen 37, 38
Vinblastin 84
Vincristin-P. 15, 19, 26, 30, 36, 40, 43, 55, 63, 64, 84, 152, 153

Wegenersche Granulomatose 9, 14, 19, 22, 23, 30, 54, 77, 78, 142, 143
Wernicke-Encephalopathie 55, 87
Wunddiphtherie 13, 18, 25, 29, 37, 42, 43, 46, 47, 52, 53, 59, 72, 73, 134

Zeckenbißmening(o-encephalo-myel)itis 18, 22, 26, 29, 41, 43, 69, 125

Schriftenreihe Neurologie — Neurology Series

Herausgeber: H. J. BAUER, H. GÄNSHIRT, P. VOGEL.

1. KAHLE, W.: Die Entwicklung der menschlichen Großhirnhemisphäre.
   55 Abb. VII, 116 Seiten. 1969. DM 58,—; US $ 18.40.
2. PRILL, A.: Die neurologische Symptomatologie der akuten und chronischen Niereninsuffizienz.
   Befunde zur pathogenetischen Wertigkeit von Stoffwechsel-, Elektrolyt- und Wasserhaushaltsstörungen sowie zur Pathologie der Blut-Hirn-Schrankenfunktion.
   49 Abb. VIII, 177 Seiten. 1969. DM 64,—; US $ 20.30.
3. KUNZE, K.: Das Sauerstoffdruckfeld im normalen und pathologisch veränderten Muskel.
   Untersuchungen mit einer neuen Methode zur quantitativen Erfassung der Hypoxie in situ.
   67 Abb. VIII, 118 Seiten. 1969. DM 58,—; US $ 18.40.
4. PILZ, H.: Die Lipide des normalen und pathologischen Liquor cerebrospinalis.
   4 Abb., 23 Tabellen. VIII, 123 Seiten. 1970. DM 48,—; US $ 15.30.
5. RABE, F.: Die Kombination hysterischer und epileptischer Anfälle.
   Das Problem der „Hysteroepilepsie" in neuer Sicht.
   VII, 112 Seiten. 1970. Geb. DM 38,—; US $ 12.10.
6. ULRICH, J.: Die cerebralen Entmarkungskrankheiten im Kindesalter —,
   Diffuse Hirnsklerosen.
   35 Abb. 1 Farbtafel. XV, 202 Seiten. 1971. Geb. DM 74,—; US $ 23.50.
7. PUFF, K.-H.: Die klinische Elektromyographie in der Differentialdiagnose von Neuro- und Myopathien. Eine Bilanz.
   12 Abb. VIII, 84 Seiten. 1971. Geb. DM 48,—; US $ 15.30.
8. PISCOL, K.: Die Blutversorgung des Rückenmarkes und ihre klinische Relevanz.
   37 Abb., 3 Tabellen. VI, 91 Seiten. 1972. Geb. DM 48,—; US $ 15.30.
9. WIESENDANGER, M.: Pathophysiology of Muscle Tone.
   4 figures. VI, 46 pages. 1972. Cloth DM 28,—; US $ 8.90.
10. SPIESS, H.: Schädigungen am peripheren Nervensystem durch ionisierende Strahlen.
    35 Abb. VIII, 71 Seiten. 1972. Geb. DM 38,—; US $ 12.10.

Monographien aus dem Gesamtgebiete der Psychiatrie — Psychiatry Series

Herausgeber: H. HIPPIUS, W. JANZARIK, M. MÜLLER.

1. HARTMANN, K.: Theoretische und empirische Beiträge zur Verwahrlosungsforschung.
   12 Abb., 33 Tabellen. X, 149 Seiten. 1970. Geb. DM 38,—; US $ 12.10.
2. MATUSSEK, P.: Die Konzentrationslagerhaft und ihre Folgen.
   Mit R. Grigat, H. Haiböck, G. Halbach, R. Kemmler, D. Mantell, A. Triebel, M. Vardy, G. Wedel.
   19 Abb., 73 Tabellen. X, 272 Seiten. 1971. Geb. DM 38,—; US $ 12.10.
3. ADAMS, A. E.: Informationstheorie und Psychopathologie des Gedächtnisses.
   Methodische Beiträge zur experimentellen und klinischen Beurteilung mnestischer Leistungen.
   12 Abb. IX, 124 Seiten. 1971. Geb. DM 48,—; US $ 15.30.
4. NISSEN, G.: Depressive Syndrome im Kindes- und Jugendalter.
   Beitrag zur Symptomatologie, Genese und Prognose.
   11 Abb., 51 Tabellen. IX, 174 Seiten. 1971. Geb. DM 58,—; US $ 18.40.
5. MOSER, A.: Die langfristige Entwicklung Oligophrener.
   4 Abb., 30 Tabellen. X, 102 Seiten. 1971. Geb. DM 48,—; US $ 15.30.
6. FELDMANN, H.: Hypochondrie.
   Leibbezogenheit — Risikoverhalten — Entwicklungsdynamik.
   36 Abb., 5 Tabellen. VI, 118 Seiten. 1972. Geb. DM 48,—; US $ 15.30.

If you have any concerns about our products,
you can contact us on
ProductSafety@springernature.com

In case Publisher is established outside the EU,
the EU authorized representative is:
**Springer Nature Customer Service Center GmbH
Europaplatz 3, 69115 Heidelberg, Germany**

Printed by Libri Plureos GmbH
in Hamburg, Germany